Scheffer

Die Original Bachblütentherapie

Neue Einblicke und Erfahrungswerte

Mechthild Scheffer

Die Original Bachblütentherapie

Neue Einblicke und Erfahrungswerte

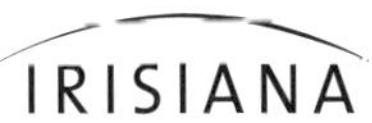

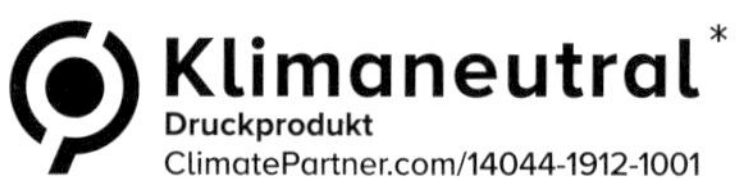

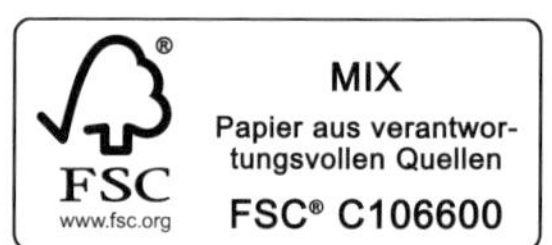

Penguin Random House Verlagsgruppe FSC® N001967

Bildnachweis
© Dr. Wolfgang Jan S. 39–45; © Simone Walter: S. 69; © Christine Schumann: S. 74-274 (Bachblüten-Fotografien); © Eva Tröbinger: S. 332; © Lukas Kaspar nach einer Vorlage von Eva Tröbinger: S. 336; © Hans Peter Kjer: S. 345; © Patricia Winkler-Payer: S. 389; © Julia Wagner: S. 413–416; © Verena Baumann: S. 422–423; © Luis Sloboda: S. 424–425

1. Auflage

Neumarkter Straße 28, 81673 München
Lektorat, Satz und Layout: Ulrike Müller-Kaspar, Langenlois
Umschlaggestaltung: Geviert, Grafik & Typografie
Umschlagmotiv: © Sabrina Nagel
Druck und Bindung: DZS Grafik d.o.o., Ljubljana
Printed in Slovenia
ISBN: 978-3-424-15394-1

Inhalt

Dank an meine Wegbegleiter

Zum Entstehen dieses Werkes haben viele Menschen beigetragen und es damit ein Stück weit auch zu ihrem eigenen Buch gemacht.

Wie entsteht ein solches Buch?

Den Anstoß gab die Frage meiner langjährigen Lektorin und Freundin Ulrike Müller-Kaspar – sehr viele meiner bisherigen Bücher haben wir gemeinsam ins Endstadium gebracht –, ob ich nicht auch einmal ein »persönliches Buch« schreiben möchte, in dem vieles, was ich immer wieder erzähle, zu lesen sein würde. Damals ahnte ich noch nicht, was diese Frage auslösen würde.

Zeitgleich beschäftigte mich die Frage, wie ich mit dem bis dahin unveröffentlichten Material aus dem Archiv des Instituts für Bachblütentherapie weiter verfahren könnte. Eines Morgens kam mir die zündende Idee: »Ich werde beides in einem Buch verbinden – das Persönliche und das Archivmaterial!«

Den Aufbau des umfangreichen Institutsarchivs verdanke ich wie vieles andere Beate Wüpper, die 25 Jahre lang in Hamburg meine Assistentin und engste Mitarbeiterin war. Ohne unser Zusammenwirken wären alle Bücher vor diesem Buch nicht entstanden, unser Ausbildungsprogramm nicht entwickelt worden und das »Institut für Bachblütentherapie, Forschung und Lehre Mechthild Scheffer« nie so erfolgreich geworden. Sie war und ist mir bis heute eine kritische und konstruktive Gesprächspartnerin – deshalb nach all den Jahren an dieser Stelle herzlichen Dank dafür!

Meine Texte entstehen vom Rohtext bis zur Endfassung in mehreren Stufen. Bei der anspruchsvollen Stufe der Rohtextbearbeitung half mir besonders Ingrid Haring, seit 25 Jahren meine Assistentin und seit vier Jahren meine engste Mitarbeiterin in Wien. Unsere umfangreichen fachlichen Diskussionen waren in der gesamten Entstehungszeit dieses Buches ausgesprochen wertvoll und hilfreich. Sie ist die einzige aktive, von mir ernannte Lehrbeauftragte der Original Bachblütentherapie, hat inzwischen ein eigenes Buch geschrieben und weitere Bachblüten-Produkte entwickelt.

Für die angenehme und flexible Zusammenarbeit bei der textlichen Endfassung danke ich meiner Freundin, der Journalistin Andrea Freund, ebenso auch für ihr gelungenes Interview in Kapitel 2.

Als schwierig erwies es sich, Anwendungsberichte zu jeder Einzelblüte zu finden (in der Regel werden ja Kombinationen von Blüten eingenommen). Bei der Suche war mir meine Schweizer Therapeutenkollegin Christa Bohny dankenswerterweise eine große Unterstützung.

Meinen Freunden Eva Tröbinger, Patricia Winkler-Payer und Hans Peter Kjer verdanke ich beeindruckende Spezialbeiträge aus ihrer langjährigen ärztlichen Praxiserfahrung mit den Bachblüten. Ich weiß es sehr zu schätzen, dass sie sich neben ihrer laufenden Praxistätigkeit die Zeit dafür genommen haben. Ihre Beiträge sind wertvolle Zeugnisse und Ergänzungen dieses Buches.

Wolfgang Jan hat es in seiner ärztlichen Praxis möglich gemacht, die Wirkung der Bachblüten mit zwei unterschiedlichen Verfahren optisch zu dokumentieren. Für den nicht unerheblichen damit verbundenen Aufwand möchte ich mich herzlich bei ihm bedanken.

Was wäre ein derartiges Buch ohne Bilder und Grafiken? Schon seit vielen Jahren sorgt Simone Walter für die anschauliche grafische Darstellung von theoretischen Sachverhalten in meinen Büchern und Vorträgen. Einiges davon werden Sie hier wiederfinden.

Der Musikerin und langjährigen Bachblüten-Fotografin Christine Schumann – sie hat vor Kurzem die DVD »Bachblüten – Eine musikalische Bilderreise« veröffentlicht –, danke ich herzlich für die schönen, neuen Bachblütenfotos für dieses Buch, die sie mir kostenfrei zur Verfügung gestellt hat. Wer einmal versucht hat, alle Bachblüten in der Natur zu finden und zu fotografieren, weiß, welcher zeitliche und organisatorische Einsatz damit verbunden war.

Meinem Verlagspartner bei Irisiana, Sven Beier, danke ich für die sehr gute Kooperation und seine Flexibilität bei der Termingestaltung.

Last but not least haben viele Freunde und Bekannte durch ihr Interesse die Entstehung dieses Buches unterstützt und indirekt gefördert. Auch das möchte ich an dieser Stelle dankend anerkennen.

Wien, im April 2021

Mechthild Scheffer

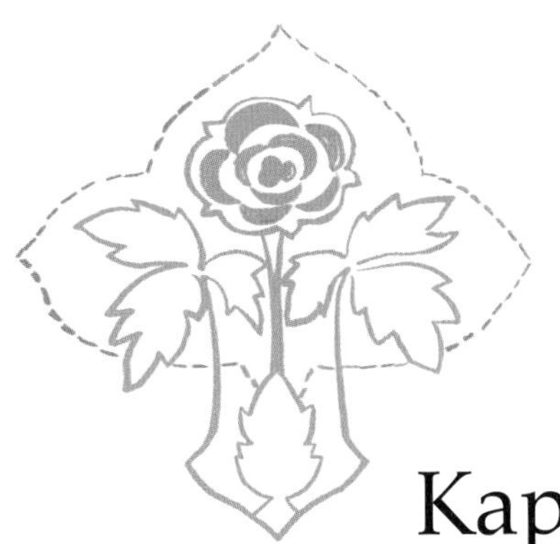

Kapitel 1: Die Medizin der Zukunft – Bachblütentherapie heute

»Wir blicken zurück und denken nach vorne«

Das Schreiben eines Buches hat mir noch nie so viel Freude und gleichzeitig so viel Arbeit gemacht.

Freude, weil ich interessante Erfahrungen und persönliche Erinnerungen aus meinen mehr als 40 Jahren mit den Bachblüten hier mit Ihnen teilen darf.

Arbeit, weil ich dafür monatelang das umfangreiche schriftliche Archiv des Instituts für Bachblütentherapie[1] auf bisher Unveröffentlichtes durchforstet habe. Das Wichtigste davon findet sich in diesem Buch. Dazu gehören sowohl eigene Erkenntnisse und Entwicklungen als auch viele aufschlussreiche Beiträge von Berufskollegen und Teilnehmerinnen unserer Seminare. Das und vieles mehr macht dieses Buch zu einer Fortsetzung meines Standardwerks[2].

Beide Bände gemeinsam enthalten den gesamten derzeitigen Stand des »Bachwissens« und können so als Basis für künftige Forschungen und Weiterentwicklungen dienen. Dass es diese geben wird, davon bin ich überzeugt.

Edward Bach hat die Bachblütentherapie als »Medizin der Zukunft« bezeichnet. In seinem Hauptwerk »Heile Dich selbst« erklärt er bereits 1931, dass die Ursache körperlicher Erkrankungen nicht auf der materiellen, sondern auf der geistigen Ebene liegt. Heilung auf körperlicher Ebene könne erst entstehen, wenn auf geistiger Ebene die Harmonie zwischen Persönlichkeit und Seele wiederhergestellt sei. Dieses können nur wir selbst tun. Bachs Aufforderung »Heile Dich selbst« gilt also für jeden Einzelnen ganz persönlich.

Bach war mit diesem Ansatz seiner Zeit weit voraus. Heute ist das schon etwas anders: Immer mehr Menschen suchen nach einer Medizin, die auch geistig-seelische Aspekte miteinbezieht, ihnen die wahre Ursache ihrer Krankheit er-

[1] Das gesamte Archiv meines Instituts für Bachblütentherapie mit Büchern in mehreren Sprachen, Film- und Tondokumenten möchte ich an eine geeignete Institution zur weiteren Verwendung abgeben.

[2] Siehe Kapitel 7: Dokumentation, Kommentierte Publikationsliste Nr. 23

klärt und ihnen zeigt, wie sie sich selbst heilen können. Die Bachblütentherapie ist deshalb so erfolgreich, weil sie genau dies tut.

Alles in allem stellt dieses Buch aber auch ein Vermächtnis dar – ganz im Sinne des Slogans der Frankfurter Allgemeinen Zeitung: »Wir blicken zurück und denken nach vorne.«

»Vom Höheren Selbst zum Höheren Wir«

In meinen bisherigen Büchern zur Bachblütentherapie ging es mir vor allem um Sie als Individuum. Ich zeigte darin, wie Sie als Einzelwesen Ihre »geistigen Missverständnisse« klären können, um dadurch immer wieder in Harmonie mit Ihrem Höheren Selbst und Ihrem Lebensplan zu kommen.

Dieses Buch aber postuliert auch, dass es jetzt nicht mehr nur um »Sie« als Einzelperson geht, sondern um mehr: Heute im 21. Jahrhundert wächst das Bewusstsein dafür, dass wir alle miteinander verbunden und Teil eines größeren Ganzen sind, für das wir Verantwortung tragen. Harmonisiert also jeder von uns sein eigenes Denken und Fühlen, so trägt er damit auch zur Heilung der Menschheit und letztlich des gesamten Planeten bei.

In diesem Sinne will dieses Buch Sie gleich doppelt inspirieren und begleiten: auf dem Weg Ihrer persönlichen Entfaltung und auch auf dem kollektiven Weg »vom Höheren Selbst zum Höheren Wir«.

So ist dieses Buch aufgebaut

- In erster Linie wende ich mich hier an die Leserinnen und Leser meiner bisherigen Bücher. Gleichwohl finden auch Neueinsteiger in diesem Buch wertvolle Hinweise. Vor allem aber möchte ich Menschen ansprechen, die nicht Patentrezepte suchen, sondern gerne mit- und nachdenken und kritische Fragen stellen.

- Ein umfangreiches Inhaltsverzeichnis und ein luftiges Layout sollen dazu beitragen, dass Sie sich in diesem vielschichtigen Buch leicht zurechtfinden.

- Das Buch ist als Ergänzung und Fortsetzung meines Standardwerkes konzipiert. Es enthält also nur Informationen, die nicht im Standardwerk zu finden sind. Um Ihnen die kompletten Informationen zu einem Thema leichter zugänglich zu machen, verweise ich deshalb immer wieder auf die entsprechenden Seiten im Standardwerk.

- Im Blütenkapitel (4) finden Sie auch prägnante Textpassagen aus Büchern von mir, die nicht mehr erhältlich sind.

- Zu Rescue, den »Notfalltropfen«, gibt es zwar keine grundsätzlich neuen Erfahrungen, wohl aber zu den einzelnen darin enthaltenen Blüten: Impatiens, Clematis, Rock Rose, Star of Bethlehem und Cherry Plum (siehe Kapitel 4).

- Viele Inhalte präsentiere ich in Frageform. Dabei greife ich Fragen auf, die mir in den vergangenen Jahren immer wieder gestellt wurden. Um diese vollständig zu beantworten, werden teilweise Informationen wiederholt, die auch an anderen Stellen des Buches zu finden sind.

Das ist neu in diesem Buch

- Kapitel 2 beschreibt erstmals die erstaunliche Entwicklung der Bachblütentherapie in den deutschsprachigen Ländern. Es ist sozusagen die Fortsetzung des Kapitels »Mein Weg mit den Bachblüten« ab Seite 308 im Standardwerk.

- Um den Weg »Vom Höheren Selbst zum Höheren Wir« anschaulich zu machen, stelle ich in Kapitel 3 kurz die sogenannten »Hermetischen Prinzipien« vor. Auf diese erstmalige Verknüpfung dieser kosmischen Gesetze mit der Bachblütentherapie bin ich stolz. Diese Verknüpfung liefert einen anregenden geistigen Überbau und hilfreiche Blickpunkte für das Verstehen der geistigen Irrtümer hinter den einzelnen Bachblüten-Potenzialen.

- Ebenfalls in Kapitel 3 finden Sie die eindrucksvolle Wirkung der Bachblüten bildlich dargestellt: Dunkelfeldmikroskopie und Kirliandiagnostik machen sichtbar, wie sich das menschliche Energiefeld sofort nach der Einnahme von Bachblüten verändert.

- In meinem Standardwerk ging es vor Jahren noch darum, die negativen Seelenzustände der menschlichen Natur ganz genau zu beschreiben, um Leserinnen und Lesern zu helfen, die entsprechenden Zustände bei sich und anderen zu erkennen. Dieses Ziel ist weitgehend erreicht. Deshalb liegt in Kapitel 4, dem »Blütenkapitel«, der Fokus mehr auf dem Potenzial jeder Blüte und den Möglichkeiten, dieses noch besser zu entfalten.

- Außerdem wird in Kapitel 4 erstmalig dargestellt, wie sich die einzelnen Blütenpotenziale im kollektiven Erleben zeigen.
- Neu und interessant, vor allem auch für die Therapeuten unter Ihnen, sind im Kapitel 6 die Beiträge von Eva Tröbinger, Hans-Peter Kjer und Patricia Winkler-Payer. Sie schildern, wie sie die Bachblüten in ihrer jeweiligen ärztlichen Praxis einsetzen: begleitend bei psychischen Störungen, chronischen Krankheiten und der Veränderung von Essgewohnheiten im Rahmen einer F. X.-Mayr-Kur.

Beim Schreiben dieses Buches habe ich mir vorgestellt, Sie besuchen gerade eines meiner Seminare, wo Sie mir immer wieder Fragen stellen und kompetente Antworten erhalten. Nutzen Sie dieses Buch als Lehr- und Lesebuch, aber auch als Nachschlagewerk.

Dabei wünsche ich Ihnen viel Freude und inspirierende Erkenntnisse. Auch über Rückmeldungen würde ich mich sehr freuen.

Kapitel 2:
Vier Jahrzehnte mit den Bachblüten – ein Interview

Über die erstaunliche Entwicklung der Bachblütentherapie in Deutschland, Österreich und der Schweiz hat die Hamburger Journalistin Andrea Freund mit mir gesprochen. Fazit: Auch diese Erfolgsgeschichte fing zuerst ganz bescheiden an – und war mit sehr viel Arbeit verbunden … aber es hat sich gelohnt!

Sie gelten als die Grande Dame der Bachblütentherapie. Ohne Sie würde es diese in ihrer heutigen Form wohl nicht geben.

Edward Bach hatte nur sechs Jahre, um die Blüten zu finden und das Therapiekonzept zu entwickeln – ich entfalte es nun seit mehr als 40 Jahren durch Seminare, Bücher und weitere Aktivitäten. Was er säte, habe ich zum Aufblühen gebracht. Tatsächlich hat sich niemand länger als ich ausschließlich der Bachblütentherapie angenommen.

Wann wussten Sie, dass dies Ihre Lebensaufgabe ist?

Das kam allmählich. Es hat mehrere Jahre gedauert, bis ich diesen Auftrag von Bach innerlich angenommen habe. Andere Menschen haben mich immer wieder darauf aufmerksam gemacht.

Das britische Medium Gaye Muir hat Sie offenbar auch darin bestätigt?

Diese hellsichtige Frau war damals berühmt und gab zeitweise Beratungen in der Schweiz. Ich buchte einen Termin, sicherheitshalber unter falschem Namen; sie konnte also offiziell nicht wissen, wer ich war. Noch heute höre ich sie zu mir sagen: »Ich sehe hier einen Mann, mittelgroß, es ist nicht Ihr Vater, es ist nicht Ihr Partner und auch nicht Ihr Lehrer, aber etwas von allem diesem – und mit dem sollen Sie noch enger zusammenarbeiten!«

Da war mir klar, es konnte sich nur um Bach handeln. Er ist 1936 gestorben, ich bin zwei Jahre später geboren … Seitdem sehe ich mich als so etwas wie seine geistige Kooperationspartnerin. Heute bin ich sogar der Meinung, dass sowohl Bach wie auch ich Teil eines größeren seelischen Entwicklungshelferteams sind, dessen Mitglieder teilweise in einem physischen Körper auf der Erde wirken, während andere auf der geistigen Ebene aktiv sind.

Glauben Sie, dass Edward Bach Ihnen geholfen hat?

Davon bin ich sogar überzeugt. Mein eindrücklichstes Erlebnis in dieser Hinsicht hatte ich Anfang der 1980er-Jahre: Ich arbeitete bereits seit drei, vier Jahren als Heilpraktikerin mit den Bachblüten. Auf meinem Praxisschreibtisch stand immer ein Bild von Edward Bach. Als ich mich an einem Samstagnachmittag darauf konzentrierte, um für einen nicht anwesenden Patienten eine Blütenmischung zusammenzustellen, schossen plötzlich aus Bachs Augen helle, wie elektrische, Blitze auf mich zu. Ich weiß nicht mehr, wie lange ich wie paralysiert vor dem Bild gesessen habe. Ich kann mich nur noch erinnern, dass ich anschließend todmüde ins Bett gefallen bin. Am nächsten Tag hatte ich das Ganze komplett vergessen. Ich musste das Erlebte wohl erst mal energetisch verkraften. Erst nach einigen Wochen war alles plötzlich wieder ganz präsent.

Was ist da Ihrer Meinung nach geschehen?

Heute denke ich, dass ich durch dieses Ereignis sehr viel Energie von Bach bekommen und aufgenommen habe. Erst diese Kraft hat mich wahrscheinlich in die Lage versetzt, meine anspruchsvolle Aufgabe – die Entfaltung und Verbreitung seines Werkes – überhaupt bewältigen zu können.

Sie haben bisher insgesamt 17 Bücher geschrieben, für Laien und medizinische Experten, die in insgesamt 14 Sprachen übersetzt wurden[1]. Welches davon ist für Sie selbst das interessanteste?

Schwer zu sagen. Eigentlich alle. Sie spiegeln in der Reihenfolge ihres Erscheinens auch meine persönliche Entwicklung wider; ebenso natürlich die Anforderungen des Marktes.

Mit meinem ersten medizinischen Titel, »Original Bach Blütentherapie. Lehrbuch für die Arzt- und Naturheilpraxis« wollte ich z. B. 1990 die angestrebte Registrierung der Bachblüten in Deutschland als homöopathische Arzneimittel unterstützen.

Die aktuelle Ausgabe meines Standardwerks mit dem »gesamten theoretischen und praktischen Bachblüten-Wissen« kam 2019 in der 4. Auflage auf den Markt. Aber mein wohl interessantestes oder sogar bestes Buch ist »Schlüssel zur Seele«[2], ein Arbeitsbuch zur Selbstdiagnose. Es erschien in den 1990er-Jah-

[1] Kommentierte Publikationsliste in Kapitel 7: Dokumentation

[2] Kurzfassung des Grundkonzepts in Kapitel 7: Dokumentation

ren, auf dem Höhepunkt des damaligen Bachblüten-Booms und ist heute leider vergriffen.

Welches Ihrer Bücher hat Sie bekannt gemacht?

Das war gleich mein allererstes 1981. Das Echo war überwältigend. Mir völlig unbekannte Menschen schickten mir Pralinen, Blumen, Bücher, Kartensets. Das war unglaublich, und ich habe das bei keinem anderen Buch noch einmal so erlebt. Die Zeit war wohl geistig reif dafür, dass die Bachblüten-Botschaft in die Öffentlichkeit kam, und die vielen Geschenke waren vielleicht der materielle Ausdruck eines Danks von der geistigen Ebene.

Direkt danach wurde ich auch mit Anfragen für Seminare überhäuft. Das erste fand kurz nach dem Erscheinen dieses Buches statt.

Wie liefen diese Seminare damals ab?

Manchmal meldeten sich mehr als 100 Menschen an. Das war einerseits herausfordernd, andererseits aber auch großartig. Zu Beginn ließ ich die Teilnehmer immer spontan eine Blüte ziehen und natürlich kamen die meisten Blüten mehrfach vor. Ich habe dann nacheinander die Blüten kurz vorgestellt und die betroffenen Teilnehmer haben geschildert, wie sie diesen Seelenzustand persönlich kennen. Dadurch konnte ich die verschiedenen Facetten einer Blüte jeweils sehr anschaulich besprechen.

Und dann folgten drei Jahrzehnte mit vielen Reisen …

Absolut. Ich wurde eingeladen zu zahllosen Seminaren im In- und Ausland, unter anderem nach Brasilien, Mexiko, Argentinien, in die USA, nach Lanzarote, Israel, Irland und Italien. Allein in Indien habe ich zehn Jahre hintereinander Kurse gegeben.

In Rechnitz im österreichischen Burgenland habe ich von 2006 bis 2011 jedes Jahr eine einwöchige Bachblüten-Sommerakademie ausgerichtet. Seminare hielten Professor Erwin Frohmann, ein feinfühliger Landschaftsarchitekt und Biologe, und der systemische Naturaufsteller Hky Eichhorn in Zusammenarbeit mit meiner Mitarbeiterin Ingrid Haring. Bei Themen wie »Pflanzenbotschaften als Seelenbotschaften« oder »Landschaft als Spiegel der Seele« kamen die Teilnehmer intensiv mit den Elementen der Natur und den Kräften der Bachblüten-Pflanzen in Kontakt.

Sie wurden auch von anderen bekannten Seminaranbietern eingeladen; die Liste liest sich wie das Who is Who der damaligen Esoterik-Szene.

Oh ja, ich habe zusammengearbeitet mit dem Ethnobotaniker Wolf-Dieter Storl, wir haben sogar gemeinsam ein Buch geschrieben. Außerdem mit dem ganzheitlichen Arzt Ruediger Dahlke und seiner Frau Margit, mit der Heilerin und Buchautorin Rosina Sonnenschmidt sowie mit der großartigen deutschen Matriarchatsforscherin Heide Göttner-Abendroth.

Regelmäßig als Referentin zu Gast war ich bei Ueli Sauter in der Schweiz. Er war übrigens der Erste, der in einem Sporthotel auf dem Stoos esoterische Ferienkurse anbot.

Und ich wurde immer wieder eingeladen von Ulrike und Claus Claussen in ihr Seminarzentrum in Todtmoos-Rütte im Schwarzwald und zu ihren Veranstaltungen auf Schloss Elmau.

Auch mit der Buchhandlung »Im Licht« in Zürich, mit Elisabeth Bond und Wolfgang Jäger, habe ich jahrelang zusammengearbeitet. Das waren sehr interessante Zeiten – der Aufbruch in das, was wir heute »freie Spiritualität« nennen.

Sicher auch mit vielen Anekdoten?

Ich erinnere mich z. B., wie ich in Todtmoos mit Claussens zum Bahnhof fuhr, um Keith Sherwood abzuholen. Er war aus den USA angereist und lehrte praktische Energiearbeit und Geistheilung. Als wir uns gegenseitig vorstellten, sagte er: »Hi, I'm in the Guru business!« – Damals war ich innerlich entsetzt über diese so profane Beschreibung seiner Tätigkeit.

Sie waren dann selbst sozusagen im »Guru business«: 1993 haben Sie das weltweit erste Ausbildungsprogramm in der Original Bachblütentherapie vorgestellt. Was war das Besondere daran?

Wir vermittelten kein theoretisches Wissen über die 38 Blüten; vielmehr erfolgte das Lernen über Selbsterfahrung. In unserer Ausbildung durchliefen die Teilnehmer von Anfang an einen ganz persönlichen Bachblüten-Prozess. Ihre eigenen Entwicklungsschritte haben sie in »Reaktionsprotokollen« festgehalten[3]. In diesen lässt sich präzise nachvollziehen, wie eine einzelne Bachblüte jeweils wirkt; und man sieht auch, welche eindrucksvollen persönlichen Ent-

[3] Beispiele in Kapitel 7: Dokumentation

wicklungsschritte durch passende Bachblüten-Mischungen möglich werden. Am Ende des ersten Seminarblocks gab es das amüsante Quiz: »Welcher Stresstyp sind Sie?« oder »Der Schiffsuntergang«. Sie finden es in Kapitel 7.

Wie umfangreich war diese Ausbildung?

Sie umfasste sechs verschiedene Seminare, die ich mit meinem Team, Beate Wüpper und Ingrid Haring, immer mehr verfeinert habe.

Sehr wichtig dabei war unter anderem das Seminar über die Grenzen der Bachblütentherapie, welches die Grazer Psychiaterin Dr. Eva Tröbinger hielt. Sie schildert ihre Arbeit auch in diesem Buch.[4]

Und wir haben, als einziger Seminarveranstalter überhaupt, Bachs Forderung nach Aufklärung der »geistigen Missverständnisse« zum Thema gemacht. Denn dieses ist der wohl wichtigste Schritt in Edward Bachs »Heile-Dich-selbst«-Prozess.

Die Ausbildung endete mit einem Kolloquium, bei dem ich bewusst keinen Titel wie »Bachblüten-Berater« verliehen habe, sondern nur das Zertifikat »Qualifikation Original Bachblütentherapie, Institut Mechthild Scheffer«. Der einleuchtende Grund: Unsere Teilnehmer brachten so unterschiedliche Vorbildungen mit, dass wir nur bescheinigen konnten, dass sie die Bachblütentherapie sicher beherrschten, nicht aber, dass sie anderen Menschen in Krisen auch psychologisch oder psychotherapeutisch weiterhelfen konnten. Diese Fähigkeit zu vermitteln oder aber zu überprüfen war nicht Teil unserer Ausbildung.

Gibt es diese Ausbildung noch?

In abgewandelter Form führt meine Lehrbeauftragte Ingrid Haring sie in ihrem Bachblüten-Zentrum in Wien fort.[5]

Sie waren auch regelmäßig als Referentin und Seminarleiterin zu Tagungen, Messen und Kongressen eingeladen, darunter viele Jahre zur »Medizinischen Woche« in Baden-Baden.

Darauf bin ich besonders stolz, denn hier referieren bis heute eigentlich nur naturheilkundliche Ärzte. Das Interesse an der Bachblütentherapie war dort erstaunlich groß.

---

[4] siehe Kapitel 6.

[5] www.bachblueten-zentrum.com

Welche Rolle spielten Radio- und Fernsehauftritte für den Bekanntheitsgrad der Bachblüten?

Eine große. Ich habe unzählige Radio-Interviews gegeben. Damals hatte das Internet noch keine Bedeutung, aber Radio und Fernsehen waren umso wichtiger. Meinen Durchbruch hatte ich 1992 bei »Talk im Turm« mit Erich Böhme. Danach war ich in allen relevanten Talkshows zu Gast, z. B. bei »Fliege«, in der »NDR Talk Show« und zweimal direkt hintereinander bei »Schiejok täglich« im österreichischen Fernsehen.

Das absolute Highlight war schließlich eine Einladung zu »Schreinemakers Live« 1995. Im Anschluss an die Sendung erhielten wir an die 125.000 Anrufe und Briefe.

So etwas ist heute unvorstellbar. Natürlich wollten noch mehr Menschen unsere Seminare besuchen und meine Bücher lesen. Auch der Absatz der Essenzen nahm noch einmal deutlich zu.

Sie haben die Bachblüten damals auch direkt vertrieben?

Bis ins Jahr 2000 haben wir die Essenzen vom Bach Centre in England importiert und über Apotheken in Deutschland, Österreich und der Schweiz vertrieben. Das war im Grunde der schwierigste Teil meiner Tätigkeit, denn weder meine englischen Vertragspartner noch ich waren kaufmännisch ausgebildet. Ich als »Großabnehmerin« kaufte z. B. zu den gleichen Preisen ein wie eine einzelne englische Apotheke ...

Trotz allem waren wir letztendlich auch im Vertrieb sehr erfolgreich. 1988 beispielsweise kamen 65 Prozent des weltweiten Bachblütenumsatzes aus den deutschsprachigen Ländern.

Neben all dem hatten Sie noch Zeit und Energie für zahlreiche kreative Projekte in Verbindung mit den Bachblüten.

Das hat mir fast am meisten Spaß gemacht und dabei ist wirklich einiges entstanden.

Mit dem Wiener Professor Günter Pernhaupt, einem Pionier in der medizinischen Versorgung von Drogenabhängigen, habe ich den Einsatz von Bachblüten bei seinen Patienten erprobt.

Im Frauengefängnis Hindelbank in der Schweiz kam es zu dem Projekt »Seelische Unterstützung von Straftäterinnen«.

Die Lettin Anastasia Geng hat die Bachblüten-Konzepte in Tanz umgesetzt:[6] Zu diesen getanzten Mandalas, bei denen sich alles um das Finden oder Aufrechterhalten der eigenen Mitte dreht, gibt es bis heute ein Ausbildungsprogramm und ein Buch[7], das ich für sie zunächst im Selbstverlag herausgegeben habe.

Im barocken Schloss Halbturn, unweit des Neusiedler Sees in Österreich, wurde 1997 die Ausstellung »Krank – Warum?« gezeigt. Sie dokumentierte die Vielfalt der Ursachen von körperlichen Erkrankungen. Den Beitrag zu den seelischen Ursachen habe ich beigesteuert in Form von 38 Bildern der Schweizer Malerin Verena Baumann, auf denen jeweils ein verzerrter Seelenzustand im Sinne der Bachblütentherapie dargestellt ist.[8]

Gibt es ein Projekt, das Ihnen besonders in Erinnerung geblieben ist?

Auf jeden Fall die Ausstellung »Erfühle Deine Seelenlandschaft« 1993 im Landesmuseum Burgenland in Eisenstadt. Schon die Entstehung der Exponate war ungewöhnlich: Der Maler Luis Sloboda hatte einige Tage lang jeweils die Tropfen einer Bachblüte eingenommen. Dadurch inspiriert, malte er dann eine Landschaft – insgesamt also 38 Bilder. Diese Arbeiten hingen in drei Ausstellungsräumen.

Die Besucher waren eingeladen, für sich herauszufinden, welches Bild ihnen persönlich am meisten und welches ihnen am wenigsten gefiel. Auf einem Tisch lag mein Standardwerk, und wer wollte, konnte sich darin informieren, was es mit den entsprechenden Blüten auf sich hat.

Wie war die Wirkung auf die Ausstellungsbesucher?

Es stellte sich fast immer heraus, dass das Bild, das sie am wenigsten mochten, ihren akut blockierten Seelenzustand widerspiegelte. Der Maler hatte die spezifische Energie der jeweiligen Blüte intuitiv so gut aufgenommen und in Malerei übertragen, dass die Besucher damit in Resonanz treten konnten. Das ist umso verblüffender, als die Bilder beim oberflächlichen Betrachten einander recht ähnlich sehen.[9]

---

[6] www.bachbluetentaenze.at

[7] Anastasia Geng: Bach-Blüten-Tänze (Neuauflage), Natura Med Verlag, 2009

[8] Einige Beispiele in Kapitel 7: Dokumentation

[9] Einige Beispiele in Kapitel 7: Dokumentation

Seit einigen Jahren kann man auf Ihre Initiative hin sämtlichen Blüten an einem Ort vereint in der Natur begegnen, in einem »Bachblüten-Kraftpark«.

An dieser Stelle gebührt mein Dank der Gemeinde Rechnitz im österreichischen Burgenland: Im ehemaligen Schlosspark des Ortes finden Besucher seit 2008 alle 38 Bachblüten-Pflanzen und -Bäume an Ort und Stelle. Davor steht jeweils eine Tafel mit der Kraftformel der jeweiligen Blüte. Auf einem meditativen Rundgang kann der Besucher herausfinden, welche Pflanze oder welche Kraftformel ihn derzeit am meisten anzieht. Wer mag, kann die entsprechende Kraftformel vor der Pflanze – vielleicht auch nur innerlich – aussprechen und sich so mit der Bachblüten-Energie aufladen, die er aktuell braucht. Zur offiziellen Eröffnung schrieb der renommierte österreichische Komponist Christian Kolonovits sogar einen Bachblüten-Kanon mit den Texten der Kraftformeln.

Im Wald von Gut Zichtau in Sachsen-Anhalt – auch hier habe ich Seminare gegeben – wurde 2014 ein ähnliches Projekt, der »Bachblüten-Kraftpfad«, realisiert.

Ihr Weg mit den Bachblüten hat Sie auch zu einer eigenen Neuentwicklung geführt. Wie kam es dazu und worum geht es dabei genau?

Ich habe herausgefunden, dass die meisten Menschen, die von sich sagen, sie würden »mit den Bachblüten arbeiten«, eigentlich nur »Rescue«, also die Notfalltropfen, einnehmen, aber die Wirkung einer individuellen Bachblüten-Mischung nie erfahren haben. Für diese Menschen wollte ich eine Brücke bauen zwischen den Notfalltropfen und der klassischen Bachblütentherapie. Deshalb habe ich unter dem Namen Reharmony sechs Bachblüten-Mischungen zur Stärkung der eigenen »seelischen Konstitution« entwickelt. Die seelische Konstitution zeigt sich im angeborenen »Reaktionstyp«.

Was genau ist mit »Reaktionstyp« gemeint?

Dieser Begriff entstammt einer Betrachtungsebene, auf der wir Menschen weniger individuell, sondern einander ähnlicher sind – wie z. B. in den Konstitutionstypen des indischen Ayurveda, Vata, Pitta und Kapha. Diesen entsprechen in der westlichen Naturell-Lehre von Carl Huter – übrigens ein Zeitgenosse von Edward Bach – das »Denk- und Empfindungsnaturell«, das »Tat- und Bewegungsnaturell« sowie das »Ruhe- und Ernährungsnaturell«. Den jeweiligen Eigenschaften dieser Reaktionsnaturelle habe ich in Zusammenarbeit mit einem indischen Ayurveda Arzt die entsprechenden Bachblüten-Potenziale zugeordnet.

Was ist hier der Unterschied zu individuellen Bachblüten-Mischungen?

Die Reharmony-Mischungen können nicht gezielt bei der Lösung von aktuellen persönlichen Problemen helfen. Vielmehr stärken sie dauerhaft die eigene seelische Konstitution. Das bedeutet, sie sorgen dafür, dass man sich einfach wohler in seiner Haut fühlt. In meinem Buch »Bachblüten-Ayurveda« – die erste Auflage hieß noch »Bachblüten nach Reaktionstyp« – ist das alles genau beschrieben. Und es gibt inzwischen sehr viele Berichte von Anwendern, die das bestätigen.

Planen Sie noch weitere Neuentwicklungen?

Ja, der bekannte Human-Design-Experte Peter Schöber[10] und ich entwickeln ein Programm, das den sogenannten Dekonditionierungsprozess des Human Design mit Bachblüten unterstützt.

Wenn Sie zurückblicken: Welche Erlebnisse und Begegnungen haben Sie in all den Jahren der Arbeit mit den Bachblüten besonders beeindruckt?

Da gab es natürlich viele. Drei davon möchte ich herausgreifen.

Eine unvergessliche Erfahrung war die Begegnung mit einem Sänger. Dieser suchte mich eines Tages in meinem Züricher Institut auf, um mir zu demonstrieren, wie er durch die Bachblütentherapie zu seiner wahren Stimme zurückgefunden hatte. Er war als Countertenor sehr bekannt und erfolgreich gewesen. Nach Einnahme der Bachblüten wollte oder konnte er nicht mehr in dieser hohen Stimmlage singen, bei der die Kopfstimme durch Brustresonanz und mit viel Kraftaufwand künstlich verstärkt wird. Nun aber sang er mir in seiner natürlichen Stimmlage, einem schönen, warmen Bariton, eine Opernarie vor. Später machte er selbst eine Ausbildung in der Bachblütentherapie und arbeitete als Berater.

Einzigartig war auch der Moment, in dem mir eine Seminarteilnehmerin eine Reclam-Ausgabe von Goethes »Faust« überreichte: Darin hatte sie alle 38 Bachblüten-Zustände gefunden und rot markiert. Überraschend ist das einerseits nicht, da die negativen Seelenzustände der Bachblütentherapie ein archetypisches Gefühlsrepertoire beschreiben, das in Märchen, großen Dichtungen und Sprichwörtern aller Zeiten seinen Ausdruck findet. Andererseits steht man er-

[10] www.humandesignservices.de

griffen vor der Leistung Goethes, dem es bewusst oder unbewusst gelungen war, dieses Gefühlsrepertoire komplett in sein berühmtestes Werk zu integrieren. Beispiele dafür sind:

Faust: »Habe nun, ach! Philosophie, Juristerei und Medizin, …« = Wild Oat, die ewige Suche nach der eigenen Berufung

Faust: »Wer lehret mich? Was soll ich meiden?« = Cerato, andere sollen mir sagen, was richtig für mich ist.

Etwas Ähnliches machte übrigens der Arzt und Psychiater Heinrich Hoffmann, als er in seinem »Struwwelpeter« einige verzerrte Seelenzustände geradezu dramatisch zur Darstellung brachte:

Hans-guck-in-die Luft = Clematis
Zappelphilipp = Impatiens
Suppenkaspar = Water Violet

Zum Dritten erinnere ich mich auch lebhaft an einen Vortrag, den ich 1990, kurz nach der Wende, im Hygienemuseum in Dresden hielt. Es ging um eine Einführung in die Bachblütentherapie. Der Saal war voll, aber das Publikum zeigte nahezu keine Reaktionen. Ich war zunehmend irritiert, das kannte ich so nicht. Am Schluss bekam ich aber sehr viel Beifall und es bildete sich eine lange Schlange von Menschen, die mir im persönlichen Gespräch ihre Fragen stellen wollten. Da erst verstand ich, dass sich die Menschen so verhalten hatten, wie sie es jahrzehntelang in der DDR getan hatten, nämlich nach dem Motto: »Nur keine persönlichen Reaktionen zeigen, die eventuell gegen mich verwendet werden könnten.« Dieses kollektive Verhaltensmuster ließ sich natürlich nicht binnen eines Jahres abbauen. Eine passende Bachblüte dafür wäre Walnut gewesen. Der überwältigende Andrang zeigte, wie groß die Sehnsucht der Menschen danach war, endlich risikolos sie selbst sein zu können.

Gibt es etwas, das Sie bedauern?

Bis heute fehlt eine echte Positionierung für die Bachblütentherapie: Handelt es sich um eine alternative oder komplementäre Heilweise, um Kräutermedizin, Charakterkunde, Psychologie? Die Bachblütentherapie passt in keine Schublade. Daher habe ich ein Informationsblatt entwickelt, das Behandler ihren Klienten und Gesprächspartnern mitgeben können.[11]

[11] Hier wiedergegeben zu Beginn von Kapitel 7: Dokumentation

Auch bedaure ich, dass die Leistung von Bach in der Fachwelt bisher immer noch nicht ausreichend erkannt und anerkannt ist. Gerade auch für Psychologen und psychosomatisch orientierte Ärzte könnte sein Therapiekonzept sehr wertvoll sein. Psychologen haben mir berichtet, dass sich die Dauer einer Psychotherapie um die Hälfte verringern kann, wenn sie diese mit einer Bachblütentherapie kombinieren: Der Klient gewinnt im Gespräch Erkenntnisse, die ihm immer wieder bewusst werden können, wenn er seine Bachblüten-Mischung einnimmt.

Schließlich bedaure ich auch, dass im Internet so viele falsche Informationen über die Bachblütentherapie kursieren.

Was halten Sie davon, dass die Bachblüten auch als Biotee, Lutschbonbons oder Kaugummi vermarktet werden?

Unter Marketinggesichtspunkten ist das verständlich, aber als Bachblüten-Expertin muss ich sagen: Das hat mit Bachs Erbe nichts zu tun, seine geistige Lehre wird hier für materielle Zwecke missbraucht.

Ist die große Zeit der Bachblüten noch im Kommen?

Möglicherweise. Die Bachblüten passen in einen energetischen Entwicklungsstrom, der jetzt immer stärker wird. Er begann in den 1960er-Jahren mit der Flower-Power-Bewegung, in den 1970er-Jahren kam die Friedensbewegung auf. Ich selbst arbeite seit 1981 mit der »Seelentherapie mit Blütenenergie«, deren vorläufiger Höhepunkt in den 1990er- und Anfang der 2000er-Jahre war. In der gleichen Zeit wurde Yoga populär, Meditation etwas Alltägliches, das Achtsamkeitsthema kam hinzu.

Die Idee, dass wir nicht nur aus einem Körper bestehen, sondern auch aus Seele und Geist, wird immer »normaler«. Edward Bach hat das schon vor knapp 100 Jahren gesagt – übrigens humorvoll auch sein Zeitgenosse Eugen Roth. Ich zitiere:

»Der Mensch missachtet die Befehle
des besseren Ich, der zarten Seele,
bis die beschließt, gekränkt und schwer,
mit dem verkehre ich nicht mehr.
Sie lebt seitdem verbockt und stumm
ganz teilnahmslos in ihm herum.«

Ganz ähnlich dachte auch ihr Zeitgenosse Rudolf Steiner, der 1921 die Anthroposophische Medizin begründete, die heute immer mehr Anhänger findet. Ich glaube, das Bedürfnis nach einer Medizin, die Körper, Geist und Seele, also den ganzen Menschen behandelt, ist heute so groß wie noch nie.

Das klingt, als wäre regelrecht ein Feld entstanden, das womöglich noch wächst.

Das würde ich mir wünschen. Roger Kalbermatten, Gründer der Firma Ceres und Schöpfer ganz spezieller pflanzlicher Urtinkturen, sagte mir schon in den 1990er-Jahren, dass die Bachblüten bereits ein sehr viel stärkeres morphogenetisches Feld hätten als zu Bachs Zeiten. Warum sollte das nicht noch wachsen?

Empfinden Sie sich als einen aktiven Teil dieser Zeitströmung?

Immer wieder höre ich, wie vielen Menschen ich durch mein Wirken sehr geholfen habe und immer noch helfe. Die Bachblüten haben sie auf den Weg ihrer geistig-seelischen Entwicklung gebracht.

Ist es nicht irgendwann langweilig, sich 40 Jahre lang mit demselben Thema zu beschäftigen?

Das kann gar nicht sein, denn jedes Gespräch ist neu und einmalig, die menschliche Natur ist unerschöpflich. Was mich persönlich am Konzept von Edward Bach auch heute noch immer wieder fasziniert und begeistert, ist seine präzise Beschreibung des Gefühlsrepertoires der menschlichen Natur. Ich kenne kein psychologisches System, das die komplexe Wirklichkeit der menschlichen Verhaltensmuster so differenziert und dabei so leicht verständlich beschreibt.

Wenn Sie Edward Bach heute persönlich treffen könnten, was würden Sie ihn fragen?

Ich würde ihn fragen, ob er findet, dass es mir gelungen ist, seine Aufgabe – die Entfaltung und Verbreitung seines Werkes – zu erfüllen. Ob er persönlich zufrieden ist mit mir und meiner Arbeit.

Kapitel 3:
Zu den geistigen Grundlagen der Bachblütentherapie

Was ist die Bachblütentherapie? Definitionen aus unterschiedlicher Sicht

Unzählige Male bin ich schon gefragt worden: Was genau ist eigentlich die Bachblütentherapie?

Diese Frage lässt sich aus unterschiedlichen Blickwinkeln verschieden ausführlich beantworten, siehe dazu auch Seite 38–43 im Standardwerk. Betrachten Sie den folgenden Abschnitt als ergänzende Sammlung von Informationen, die bei der Beantwortung der Frage hilfreich sein könnten.

Bei meinen allerersten Vorträgen musste ich noch klarstellen, dass es sich bei den Bachblüten nicht um Blüten handelt, die am Bach wachsen …

Meine Definition lautete damals:
»Bachblütentherapie ist Seelentherapie mit Blütenenergie«.

Zur Einstimmung zitierte ich in meinen Vorträgen häufig Friedrich Schiller:

»Suchst du das Höchste, das Größte,
die Pflanze kann es dich lehren,
was sie willenlos ist,
sei du es wollend – das ist's!«

Schiller beschreibt damit einen für das therapeutische Konzept der Bachblütentherapie wichtigen Punkt: Da eine Pflanze keinen eigenen Willen hat, verkörpert sie immer ihr harmonisches Potenzial. Nur wir Menschen müssen uns immer wieder neu dafür entscheiden, unser harmonisches Potenzial zu leben und entfalten zu wollen. Hierbei kann uns die Pflanze mit ihrem harmonischen Potenzial unterstützen.

Diesen Prozess beschrieb Bach als »die Reharmonisierung unserer Persönlichkeit«. Das bedeutet, disharmonische Seelenzustände wie »ungeduldig sein«

oder »sich minderwertig fühlen« werden zurückgeführt in ihre harmonische Form »geduldig sein können« und »Selbstvertrauen haben«.

Erfolgt keine Reharmonisierung, können disharmonische oder verzerrte Seelenzustände zur Entstehungsursache von körperlichen Krankheiten werden. Dem wollte Bach vorbeugen.

Aus dieser Sicht ist die Bachblütentherapie eine Maßnahme der Präventivmedizin, besonders der seelischen Gesundheitsvorsorge.

Wie aber kommt es zu disharmonischen Seelenzuständen oder anders ausgedrückt, zu den destruktiven Reaktionsmustern der menschlichen Natur?

Abstrakt gesehen entstehen sie, wenn unser menschliches Handeln bewusst oder unbewusst gegen zwei geistige Gesetze verstößt:

1. Das Gesetz der Einheit. Es besagt: Wir Menschen sind Teil eines größeren Ganzen, so wie die Zelle in einem Körper. Unser Handeln darf nicht in einem Widerspruch zu den Interessen des Großen Ganzen stehen.

2. Das Gesetz der Inneren Führung. Es besagt: Unsere Innere Führung oder Innere Stimme ist unsere Verbindung zum Großen Ganzen. Ihren Inspirationen sollen wir folgen. Überall dort, wo wir es nicht tun, unterbrechen wir die Verbindung zu unserem Höheren Selbst und damit zum Großen Ganzen.

Das gilt es zu erkennen.

Durch Reharmonisierung unserer disharmonischen Seelenzustände hilft uns die Bachblütentherapie, die Verbindung zu unserer Inneren Führung wieder herzustellen. Damit haben wir auch wieder Anschluss an unser Höheres Selbst und die kosmischen Kräfte des Großen Ganzen.

So gesehen lässt sich die Bachblütentherapie auch als eine Bewusstseinstherapie bzw. Bewusstseins-Wachstums-Therapie verstehen.

Da die Bachblütentherapie nicht mit materiellen Wirkstoffen, sondern mit »feinstofflichen«, also immateriellen Informationen arbeitet, gehört sie in den Bereich der Informationsmedizin. Aber sie geht noch darüber hinaus. Bach ist seit Paracelsus (gest. 1541) der Erste, der die spirituelle Ebene des Menschen wieder in sein Heilungskonzept einbezieht. Die wahren Krankheitsursachen sind für ihn sogenannte geistige Missverständnisse zwischen den Absichten der Seele und den Einsichten der Persönlichkeit eines Menschen. Durch Aufklärung dieser geistigen Missverständnisse werden in der Bachblütentherapie auch spirituelle Informationen und Erkenntnisse vermittelt.

Aus dieser Sicht ist die Bachblütentherapie also auch Spirituelle Medizin; Bach bezeichnete diese Art der Medizin als Medizin der Zukunft.

Aus heutiger Sicht ist die Bachblütentherapie auch ein perfektes Beispiel für das vielzitierte Salutogenese-Konzept, das sich mit der Entstehung und dem Erhalt von Gesundheit und gesunder Entwicklung befasst.

Was macht die Bachblütentherapie wirklich einzigartig?

Einzigartig ist die therapeutische Verknüpfung der beiden wesentlichen Ebenen der menschlichen Existenz:

Auf der geistigen Ebene bietet uns das präzise Raster der 38 Seelenpotenziale der menschlichen Natur ideelle Orientierung und Führung an.

Auf der materiellen Ebene gibt die selbstgewählte Bachblüten-Mischung dem Suchenden ein Mittel an die Hand, durch das er in Krisensituationen spürbar Hilfe und Unterstützung erfährt.

Auf der genialen Verknüpfung dieser beiden Ebenen beruhen die überzeugenden Erfolge der Original Bachblütentherapie.

Fragen und Aspekte zur Wirkungsweise der Bachblüten

Wie wirken die Bachblüten?

Diese Frage wurde mir sehr häufig von Journalisten gestellt, in der Annahme, dass es darauf eine einfache Antwort gäbe. Doch diese gibt es leider nicht. Hilfreich war oft der folgende metaphorische Vergleich: Stellen Sie sich vor, Ihre Gefühle und Gedanken wären Töne, die auf einer Seelenharfe mit 38 Saiten zum Klingen gebracht werden. Wir spielen darauf unsere Lebensmelodie.

Sind einige Harfensaiten verstimmt, klingt die Lebensmelodie nicht mehr harmonisch. Die passenden Bachblüten können die verstimmten Saiten unserer Seelenharfe wieder einstimmen.

Ein anderes Bild:

Die Bachblüten nehmen Einfluss auf die Kommunikation zwischen unserer Seele und unserer Persönlichkeit. Jede Bachblüten-Einnahme ist quasi ein Telefonanruf, der dafür sorgt, dass sich Seele und Persönlichkeit besser verstehen.

Was geschieht bei der Einnahme von Bachblüten energetisch?

Psychische Blockaden lösen sich, der Energiefluss kommt in Gang.

Wie entstehen psychische Blockaden?

Destruktive Verhaltensmuster werden zu Stolpersteinen auf dem Weg zur Erfüllung unseres Lebensplans. Sie verursachen Blockaden im »Flow« unserer psychischen Lebensenergie. Die in den Blockaden eingeschlossene Energie bildet seelische Schlacken, die sich nach einiger Zeit zu sogenannten Psychotoxinen entwickeln können.

Die konstruktiven Impulse der Bachblüten lösen diese Blockaden und seelischen Schlacken Schritt für Schritt wieder auf. Dadurch steht wieder mehr Energie für die Entfaltung des Lebensplans zur Verfügung.

Der jüdische Weisheitslehrer Rabbi Schachter vergleicht seelische Blockaden mit Geld auf einem Sperrkonto. Sein Rat: »Lösen se die Sperrkonten auf, und se sind wieder liquide.«

Wie wirken Bachblüten auf der Persönlichkeitsebene?

Unsere Seelenstärke wächst.

Je stärker wir mit unserer Seele verbunden sind und ihrem Auftrag folgen, desto mehr nimmt unsere Seelenkraft oder Seelenstärke zu.

Woran erkennen wir das?

Wir fühlen uns persönlich wohl und unsere Einstellung anderen Menschen gegenüber ist grundsätzlich wohlwollend. Wir können unsere Talente und Begabungen erfolgreich nutzen. Wir werden zunehmend fähiger, mit Krisen und Konflikten konstruktiv umzugehen und befriedigende Lösungen zu finden. Wir bewegen uns in einem liebevollen Schwingungsfeld.

Wir ziehen – nach dem Resonanzprinzip – immer mehr gleichgesinnte Menschen an, mit denen wir einen bereichernden Austausch pflegen. Auch der Blick für die Bedürfnisse der Gemeinschaft weitet sich.

Wie wirken Bachblüten aus Sicht der Psychoneuroimmunologie?

Die energetischen Impulse der Bachblüten optimieren das Zusammenspiel von Psyche, Nervensystem, Hormonsystem und Immunsystem. Vereinfacht kann man sagen, unser seelisches Immunsystem bekommt Unterstützung.

Letztlich vergrößert die Bachblütentherapie damit auch unsere Resilienz.

Zur Wirkung der Kraftformeln

In den Kraftformeln sind die Bachblüten-Potenziale in Worte gefasst. Sie beschreiben den Zustand, den man durch die Einnahme der jeweiligen Blüte erreichen möchte und erreichen kann.

Durch bewusste Fokussierung auf den angestrebten Zustand verstärkt die Kraftformel die Wirkung jeder individuellen Bachblüten-Mischung. Dabei ist aber entscheidend, die einzelnen Kraftsätze nicht nur aufzusagen, sondern sie beim Aussprechen tatsächlich zu fühlen und zu erleben. Wie immer wieder berichtet wird, wirkt in Situationen, in denen die Einnahmeflasche nicht verfügbar ist, das Aussprechen der persönlichen Kraftformel fast ebenso gut wie die physische Einnahme der Tropfen.

Dieses Phänomen zeigt auch die folgende Erfahrung aus meinen Seminaren: Bei der sogenannten Diagnoseübung sollten sich jeweils zwei Teilnehmer innerhalb einer Stunde gegenseitig eine Bachblüten-Mischung verordnen.

Dabei wurde, wie man sich leicht vorstellen kann, bildlich gesprochen, viel emotionaler Staub aufgewirbelt. Eine sensitive Assistentin sagte mir später, die energetische Atmosphäre im Raum sei zum Schluss kaum noch zu ertragen gewesen.

Nach Überprüfung der Bachblüten-Mischungen sollte sich jeder Teilnehmer allein eine persönliche Kraftformel zusammenstellen. Diese Kraftformeln wurden zum Schluss der Reihe nach vorgelesen. Danach, sagte die Assistentin, sei das energetische Raumklima völlig verändert, gereinigt und harmonisch gewesen. Dieses Phänomen trat bei jedem Seminar immer wieder in gleicher Weise auf.

Die Bachblüten-Kraftformeln werden, wie ich gehört habe, auch von Therapeuten anderer Richtungen gerne unterstützend eingesetzt.

Wie kann man die Wirkung der Bachblüten sichtbar machen?

In bildgebenden Verfahren, z. B. in der Dunkelfeldmikroskopie und der Kirliandiagnostik, wird erkennbar, dass die energetische Wirkung einer Bachblüten-Mischung unmittelbar nach Einnahme einsetzt. Die folgenden drei Beispiele entstanden in Zusammenarbeit mit der Praxis von Dr. Wolfgang Jan in Wien.

Dunkelfelddiagnostik oder Vitalblut-Untersuchung

Bei dieser Methode wird ein Blutstropfen zwischen zwei Glasplättchen gebracht und dann mit einem speziellen Mikroskop betrachtet. Dieses ist so konstruiert, dass kein Licht direkt in das betrachtende Objektiv fällt und die zu betrachtende Fläche daher dunkel erscheint (daher der Name). Erst durch Beugung von Lichtstrahlen an Strukturen im Blutstropfen werden die Zellen und Inhalte sichtbar. Sie erscheinen somit hell auf dunklem Grund. Das Besondere dabei ist, dass das Blut bei diesem Verfahren nicht verändert wird und Zellen als lebende Strukturen beurteilt werden können.

Der Pionier der Dunkelfelddiagnostik war der Zoologe und Bakteriologe Prof. Dr. Günther Enderlein (1872–1968). Neben der Beschreibung der gängigen Blutzellen entdeckte und beschrieb er auch lebende Organismen und deren Entwicklungsschritte im Blut.

Dieses Verfahren kann sehr gut zur Verlaufs- und Therapiekontrolle herangezogen werden.

Fall 1

Patientin weiblich, 76 Jahre alt, interessante Persönlichkeit. Sie nimmt die Energie ihres Gegenübers auf und spiegelt sie wider (Human-Design-Typ: Reflektor).

Sie will, wie sie sagt, am liebsten nur fröhliche Menschen um sich haben. Sie klagt über Schlafstörungen und nachlassende Merkfähigkeit, vor allem aber über den Verlust des Ehemannes.

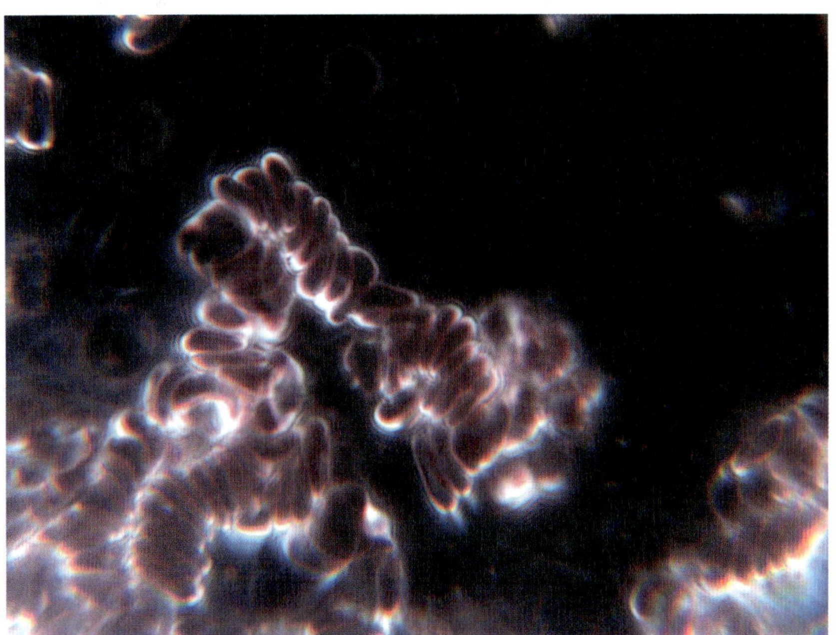

Blut der Patientin im Dunkelfeld vor der Bachblüten-Einnahme

Die Aufnahme zeigt eine ausgeprägte Aneinanderreihung der roten Blutkörperchen, die man wegen ihres Aussehens auch als »Geldrollenbildung« bezeichnet. Zwischen den roten Blutkörperchen sieht man auch ein zartes Netz von feinen Fäden. Es ist gut nachvollziehbar, dass ein derartiges Bild mit einer schlechten Fließeigenschaft der Blutkörperchen verbunden ist und es damit zu einer schlechteren Versorgung aller Gewebe mit Sauerstoff kommt.

Verordnete Blüten:

Gentian:	Trauer über
Honeysuckle:	den Verlust des Ehemannes.
Red Chestnut:	Das energetische Wechselspiel mit der Umwelt
Rock Water:	ist anstrengend
Olive:	und erschöpfend.

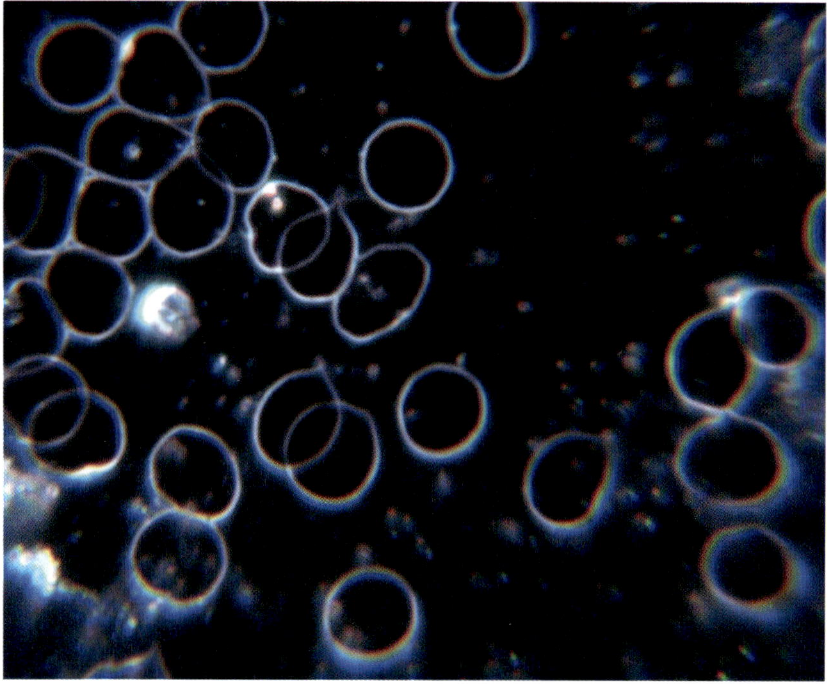

Blut derselben Patientin 50 Minuten nach Einnahme der Bachblüten

Es kommt zu einem sofortigen Auflösen der Geldrollenbildung und der netzartigen Strukturen. Damit ist die Durchblutung wiederhergestellt. Man sieht jetzt, dass einige der roten Blutkörperchen eine zitronenartige Form haben, was als eine leichte Schwäche der Leber zu deuten ist. Aber insgesamt ist dies eine erstaunliche und rasche Verbesserung des Vorbefundes.

Befinden der Patientin nach drei Wochen

Obwohl, wie im Dunkelfeld ersichtlich, die Mischung sehr gut gegriffen hat, verbessert sich – in diesem Fall typbedingt – der Zustand der Patientin nur langsam. Sie möchte die gleiche Bachblüten-Mischung weiter einnehmen.

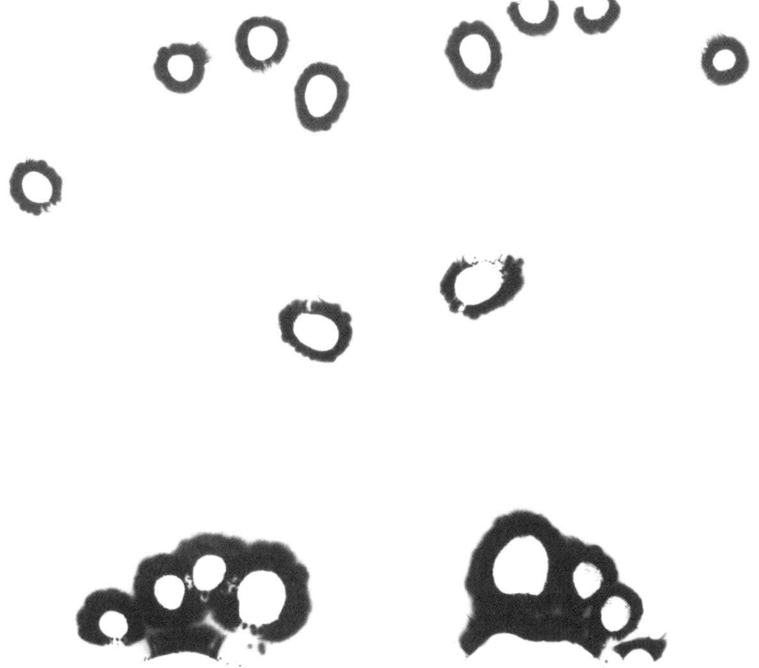

Kirlianbild desselben Patienten 50 Minuten nach der Einnahme der Bachblüten

Die Veränderung im Bild zeigt eine ausgeprägte ringförmige Verdickung um die Finger- und Zehenspitzen. Besonders auffällig sind die fast klecksförmigen Strukturen im Zehenbereich.

Diese Veränderung ist als eindeutige Verschlimmerung der Abstrahlung zu bewerten. So zeigt sich eine ausgeprägte Erstreaktion nach einer erfolgten Therapie.

Befinden des Patienten nach drei Wochen

Deutlich verändert und verbessert. Er leidet nicht mehr still vor sich hin, sondern macht sich jetzt bemerkbar und fordert die Aufmerksamkeit seiner Mutter ein. Sagt z. B.: »Hallo, ich bin auch noch da!« Und er verlangt nach einer weiteren Blütenmischung.

Zum Lebensplanmodell von Edward Bach

Das geistige Konzept der Original Bachblütentherapie greift universales Wissen auf, das sich in den spirituellen Traditionen aller Völker wiederfindet. Bach geht davon aus, dass es in jedem Menschen eine unsterbliche, göttliche Instanz – die Seele – und einen vergänglichen, sterblichen Anteil – die Persönlichkeit – gibt.

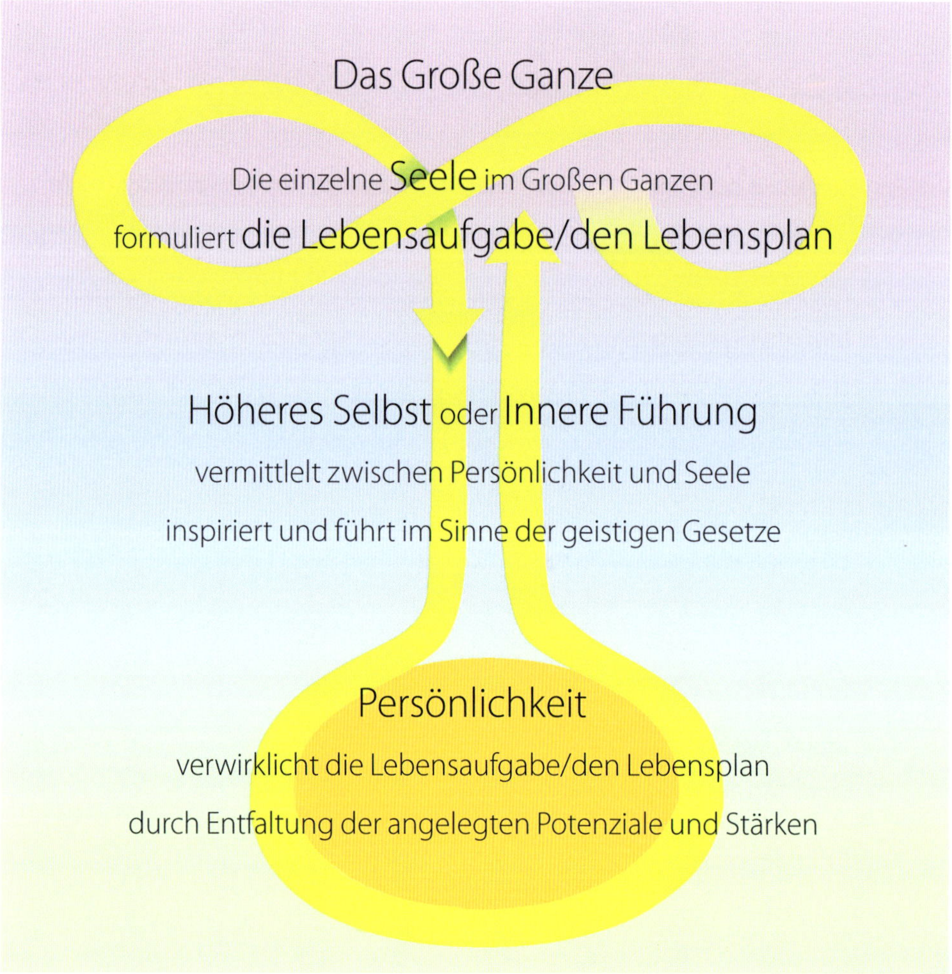

Das Große Ganze

Die einzelne Seele im Großen Ganzen
formuliert die Lebensaufgabe/den Lebensplan

Höheres Selbst oder Innere Führung
vermittlelt zwischen Persönlichkeit und Seele
inspiriert und führt im Sinne der geistigen Gesetze

Persönlichkeit
verwirklicht die Lebensaufgabe/den Lebensplan
durch Entfaltung der angelegten Potenziale und Stärken

Das Lebensplanmodell in Stichworten[1]

Seele

Unser »unvergänglicher, göttlicher Wesenskern«, unser wahres Selbst. Die Seele entwirft unseren Lebensauftrag, unseren Lebensplan.

Lebensplan/Lebensaufgabe/Lebensthema/Berufung

Der Beitrag zum Großen Ganzen, den die Seele leisten möchte.

Persönlichkeit

Der Mensch aus Fleisch und Blut mit seinen Gefühlen und Gedanken. Er ist das Instrument, mit dem unsere Seele diesen Lebensplan verwirklicht.

Potenziale oder Stärken

Begabungen oder Talente, mit denen die Persönlichkeit bzw. der Mensch ausgestattet ist, um seinen Lebensplan, seine Lebensaufgabe erfüllen zu können. Je mehr er seine Potenziale entfaltet, desto besser gelingt ihm das.

Höheres Selbst/Innere Führung

Der Vermittler, die energetische Verbindung zwischen Seele und Persönlichkeit. Die geistigen Impulse der Inneren Führung leiten die Persönlichkeit bei der Verwirklichung des Lebensplanes, und zwar auf der Basis von zwei geistigen Gesetzen.

Gesetz der Einheit

Es regelt die Beziehung zwischen der Persönlichkeit und dem Großen Ganzen. Wenn unser Handeln im Einklang mit den Absichten des Großen Ganzen ist, empfangen wir kosmische Energie; unsere Potenziale und Stärken können sich entfalten.

Jedes individuelle Handeln gegen die Interessen des Großen Ganzen unterbricht unsere innere Verbindung zur kosmischen Energieversorgung.

[1] Ausführlicher auf Seite 30–36 im Standardwerk

Gesetz der Inneren Führung

Es regelt die Beziehung zwischen unserer Persönlichkeit und unserem Höheren Selbst bzw. unserer Inneren Führung. Unsere wichtigste Aufgabe ist es, auf die Impulse unserer Inneren Führung zu achten und ihnen zu folgen.

Das Große Ganze

Die Heimat unserer Seele, in der alle Seelen in einem großen Netzwerk miteinander verbunden sind. Sie wird je nach spiritueller Tradition anders benannt, z. B. als Kosmos, Gott, die allumfassende Einheit etc.

Geistige Missverständnisse

Die Ursachen für Blockaden unserer Potenziale. Sie entstehen, wenn die Persönlichkeit die geistigen Gesetze (Gesetz der Einheit, Gesetz der Inneren Führung) fehlinterpretiert oder ignoriert.

Geistige Missverständnisse führen dazu, dass wir ohne die Inspirationen der Inneren Führung handeln und uns nicht als Teil des Großen Ganzen sehen, sondern in der Illusion leben, völlig eigenständig zu sein. In diesem Zustand wenden wir uns nicht nach innen, um die Hilfe der Inneren Führung anzunehmen, sondern ausschließlich nach außen. Wir folgen z. B. nur sozialen Normen oder dem Rat anderer Menschen. Das führt zu einer Unterbrechung im kosmischen Energiefluss. Unsere angelegten Potenziale oder Stärken werden nun nicht mehr mit kosmischer Energie versorgt, sondern sind blockiert.

Blockierte Potenziale

Sie erscheinen als verzerrte oder destruktive Verhaltensmuster wie »ungeduldig sein«, »resignieren«, »dominieren« etc., nämlich als die 38 von Bach definierten negativen Seelenzustände der menschlichen Natur. Sie zeigen, in welcher Art und Weise unsere Persönlichkeit sich von ihrer Inneren Führung abgewandt hat und wo der Ansatzpunkt zur Rückverbindung liegt.

Die häufigsten Fragen zum Lebensplanmodell der Bachblütentherapie

Was steht hinter dem Begriff Lebensplan?

Der Lebensplan ist, abstrakt gesehen, zunächst ein göttlicher Gedanke, eine Idee, die durch uns Menschen materialisiert werden will, damit wir dadurch einen Beitrag zum Großen Ganzen leisten. Mit den dafür notwendigen Fähigkeiten sind wir auf der Persönlichkeitsebene genetisch ausgestattet und zwar in Form von Begabungen und Talenten. Die Entfaltung und Umsetzung unseres Lebensplanes erfüllt uns mit Freude und bereichert das Große Ganze.

Ein Beispiel: Das Lebensthema »Gerechtigkeit«

Man möchte dazu beitragen, dass es auf der Welt gerechter zugeht. Die dafür notwendigen Begabungen bringt man als Charakterpotenziale mit. Man wird z. B. Richter, Anwalt, Polizist oder Sozialarbeiter.

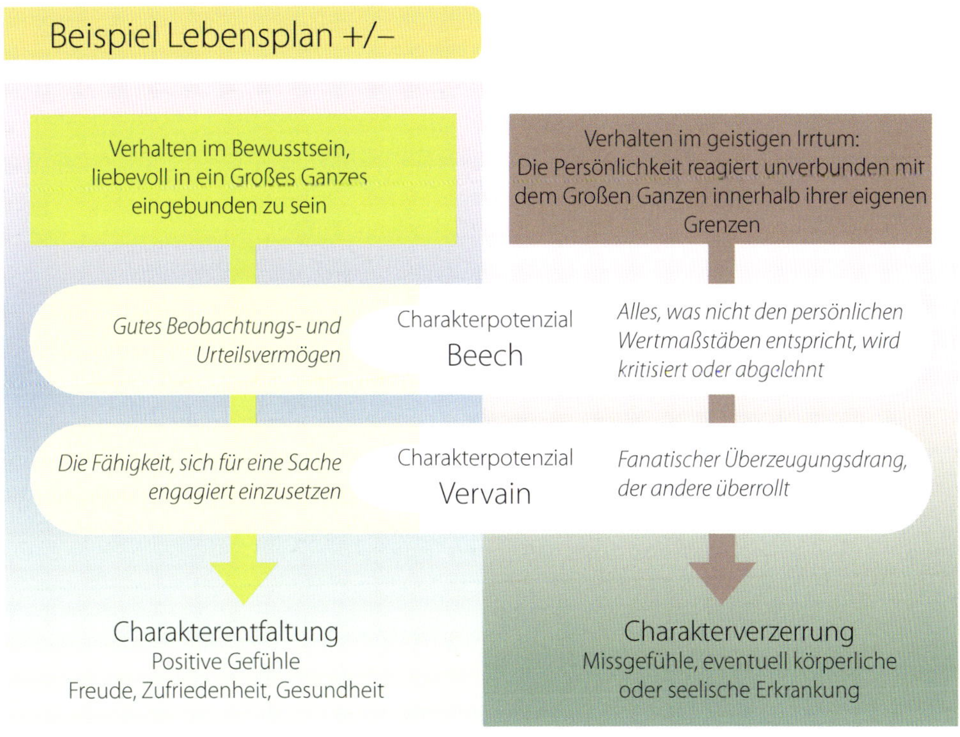

Woran erkenne ich meinen Lebensplan?

Es gibt Menschen, die bereits als Fünfjährige wissen, dass sie Ärztin oder Lehrer werden wollen – und es dann auch werden. Aber diese Menschen sind die Ausnahme. Denn unser Lebensplan entfaltet sich in der Regel schrittweise und erschließt sich uns im Tun. Mit der Zeit erkennen wir ein klares Thema, das sich wie ein roter Faden durch unser ganzes Leben zieht.

Unser Lebensplan zeigt sich auch als unbewusstes starkes Sehnen oder als immer wiederkehrender Herzenswunsch.

Bach wünschte sich schon als Lehrling, etwas zu finden, das anderen Menschen hilft, sich selbst zu helfen. Während er anfangs noch schwankte zwischen dem Studium der Theologie und der Medizin, fand er als Arzt nach mehreren Anläufen schließlich seine Methode, den Menschen zu helfen, sich selbst zu helfen – die Bachblütentherapie.

Unseren Lebensplan nehmen wir über die Impulse wahr, die unsere Seele über unsere Innere Führung ständig aussendet. Diese wahrzunehmen und richtig einzuordnen ist unsere Aufgabe. Das kann mitunter lange dauern.

Ich selbst erinnere mich an eine Szene, in der ich, vielleicht elfjährig, an einem Bombentrichter in unserem Garten stand, in dem Gurkenpflanzen blühten. In einer Hand hatte ich einen großen gläsernen Aschenbecher voller Wasser. Mit der anderen Hand legte ich einige Gurkenblüten in das Wasser, bis die Oberfläche bedeckt war. Dann sagte ich mir voller innerlicher Befriedigung: »Das aus den Blüten ist jetzt in dem Wasser.« Erst 31 Jahre später habe ich zum ersten Mal von der Bachblütentherapie und dem Herstellungsverfahren der Sonnenmethode erfahren.

Es kann auch vorkommen, dass man seinen Lebensplan erahnt, sich aber unbewusst dagegen wehrt. Noch heute höre ich mich als Studentin sagen: »Eines mache ich bestimmt nie, Schreiben oder Heilen«. Beides waren und sind auch heute noch Schwerpunkte meiner Tätigkeit.

Oft wird man auch von anderen Menschen auf seinen Lebensplan aufmerksam gemacht. Bei meinem ersten Besuch im englischen Bach Centre sagte John Ramsell, der damalige Kustode, spontan mehrmals zu mir: *»You have a mission«*, womit ich damals nichts Rechtes anfangen konnte.

Auch in den folgenden Jahren haben mich immer wieder andere Menschen darauf hingewiesen, dass *ich* es doch eigentlich sei, die das geistige Erbe von

Bach weiterführen würde. Es hat lange gedauert, bis ich diese Mission wirklich bewusst angenommen habe.

Woran merke ich, dass ich meinem Lebensplan folge?

Ein wichtiges Erkenntnismerkmal ist: Es fühlt sich gut und stimmig an, den Wünschen seiner Seele und damit seinem Lebensplan zu folgen.

Ein anderes Kriterium ist: Man stellt fest, dass man seine Probleme eigentlich gut bewältigt und dass es letztlich auf dem eingeschlagenen Weg immer weiter vorwärts geht.

Letzteres wird mir selbst immer besonders bewusst, wenn ich in einem Flughafen auf dem Laufband stehe. Betrete ich das richtige Laufband, läuft es einfach vorwärts und bringt mich ans gewünschte Ziel. Ich habe dann auch noch die Wahl, auf dem Laufband selbst aktiv nach vorne zu gehen, um früher ans Ziel zu kommen, oder einfach entspannt darauf stehen zu bleiben und zu warten, bis ich angekommen bin.

Dass man auf dem richtigen Weg ist, kann man auch daran erkennen, dass einem das Leben zum richtigen Zeitpunkt immer wieder passende Angebote macht. Man kommt z. B. mit der Gestaltung seiner Website nicht weiter und lernt auf einer Party jemanden kennen, der genau in dem Bereich arbeitet und Unterstützung anbietet. Oder man sucht beruflich eine neue Herausforderung und stößt zum richtigen Zeitpunkt auf ein Stellenangebot, in dem man die eigenen Fähigkeiten besser einbringen und entfalten kann.

Wie verbinde ich mich mit meiner Inneren Führung und meinem Höheren Selbst?

Unzählige Methoden beschäftigen sich mit diesem Thema. In einem sind sich alle einig: Am Anfang steht die Zentrierung, bei der man seine Aufmerksamkeit bewusst nach innen lenkt, bis man spürt, dass man ganz bei sich selbst angekommen ist.

Es entsteht ein Zustand feiner Konzentration, in dem man manchmal das »normale Zeitempfinden« verliert und in ein Gefühl von Zeitlosigkeit hineingleitet. Dann sind die Kanäle zu unserer Inneren Führung weit geöffnet und man kann ihre Impulse oder Inspirationen empfangen.

Bewährte Methoden zur Zentrierung sind z. B. Meditation, Yoga, Autogenes Training.

Viele Menschen sind mit ihrem Höheren Selbst, ihrer Inneren Stimme häufig in Verbindung, ohne das aber bewusst zu erkennen. Verbunden sind wir immer dann, wenn wir etwas mit voller Hingabe tun, z. B. im Garten arbeiten, tanzen, Dinge ordnen, stricken oder genüsslich eine Mahlzeit für Freunde zubereiten …

Edward Bach empfahl eine ganz einfache Form der Zentrierung und Kontaktaufnahme mit der Inneren Führung: sich täglich zur gleichen Uhrzeit in einer ruhigen Umgebung 15 Minuten still hinzusetzen und die Erfahrungen des Tages und seines Lebens zu überdenken …

Man kann sich aber auch aktiv mit konkreten Fragen an seine Innere Stimme wenden. Tut man das, so erfolgt die Antwort oft in Form eines Gefühls, eines Handlungsimpulses oder sogar einer konkreten Botschaft. Wichtig ist, diesen Eingebungen zu vertrauen.

Man sollte aber auch für ganz ungewöhnliche Antworten offen sein und diese annehmen, ohne sie sofort zu bewerten oder zu versuchen, sie verstandesmäßig einzuordnen.

Wenn wir die Kontaktaufnahme zu unserer Inneren Führung immer wieder üben, lernen wir besser, ihre feine Stimme von der lauten Stimme unseres Egos zu unterscheiden.

Woran erkenne ich, ob es wirklich mein Höheres Selbst oder meine Innere Führung ist, die zu mir spricht?

Die Innere Führung, die über die innere Stimme mit mir kommuniziert, ist niemals drängend, sondern immer liebevoll und geduldig und hilft mir in jeder Situation zu meinem Besten. Ihre Antworten bewirken immer eine innere Ruhe oder ein Gefühl der Erleichterung. Auch wenn ich gerade dabei bin, auf meinem Lebensweg einen Umweg einzuschlagen, gibt sie mir sanfte, aber deutliche Hinweise.

Meine Innere Führung wird mir nie zu etwas raten, was anderen Lebewesen oder dem Großen Ganzen (Gesetz der Einheit) schadet. Sie wird mich nie verurteilen (Pine), zu etwas verpflichten (Oak) oder zu etwas zwingen wollen (Vine).

Sie droht nicht (Vine) und schürt keine Ängste (Mimulus, Rock Rose). Solche manipulativen Stimmen sind vielmehr der Ausdruck von verzerrten Verhaltensmustern auf der Persönlichkeitsebene.

Hier noch ein wichtiger Hinweis: Die Innere Stimme ist nicht zu verwechseln mit gechannelten Aussagen von Geistführern, Geistwesen oder Engeln.

Woran erkenne ich, dass sich ein Potenzial entfalten möchte?

- Am häufigsten anhand eines Konflikts. Hier zeigt sich das Potenzial zunächst in seiner blockierten Form.

Beispiel: Ich gebe in Auseinandersetzungen mit meinem Partner immer wieder nach (Centaury) und fühle mich dadurch immer wieder übergangen oder ausgenutzt. Nun muss ich mich, fast zwangsläufig, näher mit diesem Potenzial beschäftigen: Indem ich das geistige Missverständnis hinter der Blockade erkenne, entsteht ein klärendes Aha-Erlebnis. Die bisher blockierte Energie des Potenzials wird freigesetzt und steht mir nun zur konstruktiven Bewältigung des Konfliktes zur Verfügung. Bei der nächsten Auseinandersetzung gebe ich nicht wieder nach, sondern sage endlich einmal »Nein« – das zeigt: mein Centaury-Potenzial hat sich entwickelt.

- Dass sich ein Potenzial entfalten möchte, erkenne ich auch daran, dass plötzlich andere Dinge im Leben wichtig werden. Ich entwickle neue Interessen, begeistere mich z. B. für Wissenschaftssendungen (Beech) oder für Politik (Chicory) und denke erstaunt: So kenne ich mich ja gar nicht.

- Potenziale, die in uns bereits entfaltet sind, sind uns mitunter gar nicht bewusst. Wir erkennen sie oft erst an Komplimenten, die uns für eine Charaktereigenschaft gemacht werden, die wir für völlig selbstverständlich halten: »Auf dich kann man sich einfach immer verlassen« (Oak) – »Du bist so wunderbar diplomatisch« (Agrimony) – »Du bist immer so hilfsbereit ...« (Centaury).

Nach meiner Erfahrung sind in jedem Menschen acht bis zwölf Potenziale besonders stark ausgeprägt, also charaktertypisch.

Bachblütentherapie und die Hermetischen Prinzipien

Die Bachblütentherapie vor dem Hintergrund der sieben Hermetischen Prinzipien zu betrachten, eröffnet eine noch tiefere Verständnisebene der Bachblüten-Potenziale und ihrer geistigen Missverständnisse. Deshalb stelle ich sie in diesem Buch vor, allerdings nur kurz und plakativ.

Diese Prinzipien zu kennen, hat sich im Leben und auch im Alltag sehr bewährt. Es hilft dabei, die Ereignisse aus einer übergeordneten Perspektive zu betrachten, sie dadurch besser einordnen zu können, und erleichtert die Entscheidung für die nächsten Schritte. Um sich mit den Hermetischen Prinzipien umfassender vertraut zu machen, empfehle ich die Bücher »Kybalion« von William Walker Atkinson[1] und »www Transformation online« von Dr. Werner Christoph[2].

Was sind die Hermetischen Prinzipien?

Die Hermetischen Prinzipien, oft auch »geistige Gesetze« genannt, enthalten den Schlüssel zur Erkenntnis dessen, »was unsere Welt im Innersten zusammenhält«. Es handelt sich dabei um ein abstraktes Wissen, das die Gesetzmäßigkeiten beschreibt, die den Kosmos und damit unser Leben regieren.

Dan Millman beschreibt das in »Die universellen Lebensgesetze des friedvollen Kriegers« so: »Die ganze Schöpfung, das ganze Universum befindet sich in einer dauernden Bewegung und Entwicklung, die von einer inneren Ordnung durchströmt ist. Diese innere Ordnung beruht auf den geistigen Gesetzen. Sie bildet das Fundament für Ordnung, Struktur, Bewegung und Entwicklung der

[1] William Walker Atkinson: »Kybalion«, Aurinia Verlag, 2011

[2] Dr. Werner Christoph: »WWW Transformation online«, Alpha & Omega Medien GmbH, 2011

Schöpfung. Als Teil dieser Schöpfung ist der Mensch den geistigen Gesetzen ebenfalls unterstellt.«

Die Hermetischen Prinzipien werden in der einen oder anderen Form in allen Weisheitslehren der Welt beschrieben und heute mehr und mehr durch naturwissenschaftliche Erkenntnisse bestätigt, beispielsweise auf dem Gebiet der Quantenphysik.

Die Hermetischen Prinzipien sind benannt nach Hermes Trismegistos, wörtlich »der dreimal größte Hermes«. In dieser Figur verbinden sich der ägyptische Gott Thot und der griechische Gott Hermes, der Götterbote. Die auf ihn zurückgeführten Prinzipien wurden im Sinne einer Geheimlehre jahrhundertelang nur mündlich weitergegeben. Eine der zentralen Anweisungen lautet: Dieses Wissen muss rein erhalten werden und darf niemals zu einem Dogma oder einer Religion werden. Letzteres würde zu einer Verzerrung dieses Wissens führen, was im Laufe der Geschichte aber immer wieder geschehen ist. Erst in den Zwanzigerjahren des vorigen Jahrhunderts machte W. W. Atkinson in seinem Werk »Kybalion« die Hermetischen Prinzipien erstmals einem größeren Publikum zugänglich. Mit dieser Veröffentlichung verband er die Absicht, ernsthaft Studierende zu lehren, wie sie durch Kenntnis und bewusste Nutzung dieser Prinzipien die eigenen Geisteskräfte stärker entwickeln und damit ihr Leben verändern können.

Die sieben Hermetischen Prinzipien wirken permanent und stehen in ständiger Wechselbeziehung zueinander. Sie sind als sogenannter Strom des Lebens immer in uns wirksam. Ihrem Fluss folgen wir von Natur aus unbewusst, es sei denn, dass sich unser Verstand durch blockierende Denkprogramme diesem Strom teilweise widersetzt – was dann auch zu den von Edward Bach definierten Geistigen Missverständnissen führt.

Je besser wir die verschiedenen Prinzipien kennenlernen, desto gezielter können wir sie für unser Leben nutzen. Die sieben Prinzipien sind folgende:

Das Prinzip der Geistigkeit

Das Prinzip der Entsprechung

Das Prinzip der Schwingung

Das Prinzip der Polarität

Das Prinzip des Rhythmus

Das Prinzip von Ursache und Wirkung

Das Prinzip des Geschlechts

1. Das Prinzip der Geistigkeit

Das All ist Geist – und das Universum ist geistig. (Kybalion)

Das Prinzip der Geistigkeit ist das wichtigste der Hermetischen Prinzipien, da es alle anderen Prinzipien in Bewegung bringt. Um zu verstehen, was dies bedeutet, ist es zunächst wichtig, die Begriffe »All« und »Universum« genauer zu definieren.

»*Das All ist Geist.*« Was aber ist das All? Mit unserem menschlichen Bewusstsein können wir das All nicht erfassen oder wirklich verstehen. Ich erinnere mich, wie ich als Kind immer wieder vergeblich versucht habe, mir die Unendlichkeit vorzustellen …

Hermetiker sagen: Das All ist unerkennbar und unerklärbar. Sie beschreiben das All als unendlichen lebendigen göttlichen Geist, der ewig schöpferisch tätig ist. Letztlich ist es die Einheit, aus der alles hervorgeht und in die alles wieder zurückkehrt.

Das All erschafft permanent das Universum, wodurch der eigentlich unsichtbare Geist sich manifestiert und sichtbar wird. »Im Anfang war das Wort, und das Wort ward Fleisch«, steht in der Bibel.

»*Das Universum ist geistig.*« Was aber ist das Universum? Das Universum ist eine geistige Schöpfung des Alls. Es ist alles, was für unsere menschlichen Sinne in Erscheinung tritt. »*Das Universum ist geistig*« bedeutet: In allen Schöpfungen des Universums ist Geist vorhanden.

Als Teil des Universums haben auch wir Menschen einen geistigen Anteil, einen göttlichen Funken, unser Höheres Selbst.

Als Wesen mit Geist können auch wir geistig schöpfen, d. h. wir kreieren mit unserem Geist, unserem Denken, unser persönliches Universum, unsere Lebensrealität.

Das Prinzip der Geistigkeit in der Bachblütentherapie

Es zeigt, wie enorm wichtig und wirksam es ist, im Bachblüten-Gespräch die geistigen Missverständnisse zu klären. Wenn man nach geistigem Ringen erkannt hat, in welcher Hinsicht es hilfreich ist, umzudenken, hat man den entscheidenden Schritt zur gewünschten Verhaltensänderung und damit zur Lösung seines Problems getan.

2. Das Prinzip der Entsprechung

Wie oben so unten, wie unten so oben. (Kybalion)

Dieses Prinzip ist auch bekannt als das Gesetz der Analogie oder der Resonanz. Es gilt, wie auch die anderen Hermetischen Prinzipien, auf allen Ebenen des Seins: auf der spirituellen Ebene, der geistigen Ebene sowie in der materiellen Welt. Im Großen wie im Kleinen – also im Makrokosmos wie auch im Mikrokosmos. »Wie im Himmel also auch auf Erden«, sagt die Bibel.

Das Verständnis dieses Prinzips ermöglicht es uns, von der genauen Kenntnis einer Ebene auf eine andere, uns weniger bekannte Ebene zu schließen. In einem Atom bewegen sich die Elektronen nach den gleichen Gesetzen um den Atomkern, nach denen in einem Sonnensystem die Planeten um eine Zentralsonne kreisen. Weil wir verstanden haben, wie die Atomebene funktioniert, können wir daraus auch ableiten, wie unser Sonnensystem funktioniert – und umgekehrt.

Dieses Prinzip macht auch verständlich, warum das gesamte kosmische Wissen auch in jeder einzelnen menschlichen Zelle enthalten ist.

Das Prinzip der Entsprechung besagt ebenfalls, dass uns das Äußere immer das Innere widerspiegelt. Man sagt daher auch: »Wie innen, so außen.« Das Sichtbare lässt auf das Unsichtbare schließen, das Materielle auf das Immaterielle, Geistige.

An einem Tag, an dem wir innerlich gereizt oder wütend sind, werden wir auch in der Außenwelt auf Menschen treffen, die ähnliche Gefühle haben und ausdrücken. Sie spiegeln unser eigenes Befinden wider. Manchmal zeigen sie uns aber auch Emotionen, die wir unbewusst in uns selbst nicht zulassen (»Ich bin doch nicht wütend!«). Es gibt im Außen nichts, das nichts mit uns zu tun hat.

Ebenso gilt: Was wir empfangen, ist eine Widerspiegelung dessen, was wir gegeben haben. Wenn ich einem Freund in einer schwierigen Situation mit Rat und Tat zur Seite gestanden habe, wird auch mir irgendwann jemand beistehen, wenn ich eine Krise habe. Dabei ist es unwichtig, von wem mir diese Hilfe zuteil wird. Häufig ist es nicht der Mensch, dem ich zuvor geholfen habe. Das Universum sorgt auf wunderbare Weise für den entsprechenden Ausgleich.

Das Prinzip der Entsprechung in der Bachblütentherapie:

Dieses Prinzip macht deutlich, wie wichtig es ist, seine Aufmerksamkeit vor allem auf die konstruktiven Potenziale der Blüten zu richten und diese zu leben, damit sie sich im Außen, also im eigenen Leben, widerspiegeln. Wer beispielsweise sein Agrimony-Potenzial entfaltet hat und sich offen und ehrlich zeigt, dem kommt auch seine Umwelt ehrlich entgegen und authentische Beziehungen entstehen.

3. Das Prinzip der Schwingung

Nichts ist in Ruhe, alles bewegt sich, alles ist in Schwingung. (Kybalion)

Leben ist Bewegung und bleibt durch Bewegung erhalten. Ohne Bewegung gibt es kein Leben. »Panta rei«, alles fließt, sagten die alten Griechen. Man kann nichts festhalten, alles unterliegt ständiger Veränderung.

»Man steigt nie zweimal in den gleichen Fluss«, heißt es bei den Indern. Kein Tag ist wie der andere. Wir verändern uns täglich auf geistiger Ebene, z. B. mit jeder neuen Begegnung. Auch unser Körper erneuert sich ständig, alle sieben Jahre sind fast alle Zellen vollständig ersetzt.

Alles ist Schwingung. Die verschiedenen Manifestationsstufen unterscheiden sich durch die Schnelligkeit, also die Schwingungsfrequenz. Je schneller die Schwingung, desto höher die Frequenz. Je langsamer die Schwingung, desto niedriger ist die Frequenz. Die langsamste Schwingungsfrequenz ist die der Materie.

Wir Menschen erleben diese unterschiedlichen Schwingungen hauptsächlich als unterschiedliche Gefühle und Gedanken. Positive Gefühle schwingen höher als negative. Setzt man sich unbewusst einer niedrigen Schwingung aus, senkt sich die eigene höhere Schwingungsfrequenz von selbst. Wir sagen: »Das zieht mich runter.« Ein klassisches Konzert zu hören, kann umgekehrt ein »erhebender Kunstgenuss« sein.

Unsere Schwingungsfrequenz verändert sich je nach Bewusstseinsgrad. Je mehr ein Mensch sein Bewusstsein erweitert, desto höher wird seine Schwingungsfrequenz. Das erklärt, warum wir nach dem Resonanzprinzip, dem zweiten Hermetischen Prinzip, immer wieder neue Menschen anziehen, weil sie unserer aktuellen Schwingungsfrequenz entsprechen, und warum wir manche alten Freunde, die sich innerlich nicht verändert haben, nicht mehr treffen wollen. Manchmal löst sich ein solcher Kontakt auch ganz von selbst, man hat buchstäblich nicht mehr »dieselbe Wellenlänge«.

Die gute Nachricht ist: Man kann seine eigene Schwingung bewusst verändern, indem man seine Gedanken und Gefühle verändert.

Wer positivere Erfahrungen machen möchte, kann seine Gedanken und Gefühle bewusst »positivieren« und dadurch schneller schwingen lassen. Diese positive Schwingung wird sich auch auf das Energiefeld anderer Menschen übertragen. Edward Bach sagte: »Das größte Geschenk, das man einem anderen Menschen machen kann, ist, selbst ausgeglichen und fröhlich zu sein, denn damit zieht man ihn aus seiner Niedergeschlagenheit empor.«

Das Prinzip der Schwingung in der Bachblütentherapie:

In der Bachblütentherapie ist das Prinzip der Schwingung allgegenwärtig. Das wird schon in Bachs eigener Definition der Bachblüten-Essenzen deutlich:

»Bestimmte wild wachsende Blumen, Büsche und Bäume höherer Ordnung haben durch ihre hohe Schwingungsfrequenz die Kraft, unsere menschlichen Schwingungen zu erhöhen und unsere Kanäle für die Botschaften unseres spirituellen Selbst zu öffnen; unsere Persönlichkeit mit den Tugenden, die wir nötig haben zu überfluten und dadurch die Charaktermängel auszuwaschen, die unser Leid verursachen. Wie schöne Musik oder andere großartige, inspirierende Dinge sind sie in der Lage, unsere ganze Persönlichkeit zu erheben und uns unserer Seele näher zu bringen. Dadurch schenken sie uns Frieden und entbinden uns von unserem Leiden. Sie heilen nicht dadurch, dass sie die Krankheit direkt angreifen, sondern dadurch, dass sie unseren Körper mit den schönen Schwingungen unseres Höheren Selbst durchfluten, in deren Gegenwart die Krankheit hinwegschmilzt wie Schnee an der Sonne.«

Das Prinzip der Schwingung lässt uns auch erkennen, dass persönliche Veränderungen leichter zu bewerkstelligen sind, als wir oft glauben: Da sowieso alles ständiger Veränderung unterliegt, ist grundsätzlich auch immer genügend Energie für eine Veränderung vorhanden. Unsere Aufgabe aber ist es, eine gewünschte Situation geistig anzustreben und unsere Ziele genau zu definieren und die Entscheidung zu treffen, aktiv zu werden.

Von den einzelnen Bachblüten sind an dieser Stelle all jene interessant, deren geistiger Irrtum darin besteht, etwas festhalten zu wollen oder zu starr zu handhaben, also gegen die natürliche Schwingung anzuleben.

Allen voran:

Cherry Plum: Man will seine Gefühle festhalten.

Honeysuckle: Man will etwas Vergangenes festhalten.

Oak: Man will sein Verhalten nicht verändern, sondern weitermachen wie bisher.

Rock Water: Man hält zu starr an seinen eigenen Prinzipien fest.

4. Das Prinzip der Polarität

Alles ist zwiefach; alles hat zwei Pole; alles hat sein Gegenstück; ähnlich und unähnlich sind dasselbe; Gegensätze sind wesensgleich und nur graduell verschieden; Extreme berühren sich; alle Wahrheiten sind Halbwahrheiten; alle Widersprüche lassen sich in Einklang bringen. (Kybalion)

Dieses Prinzip besagt, dass alle Manifestationen zwei Aspekte oder zwei Pole haben. Auch unser menschliches Bewusstsein ist polar strukturiert. Es zerlegt alles, was uns begegnet, in Gegensätze wie z. B. »gut« und »schlecht«. Der Unterschied zwischen den beiden Polen eines Spektrums ist gradueller Art. So sind z. B. Hitze und Kälte die beiden Pole im Spektrum der Temperatur. Dazwischen gibt es Grade wie heiß ... warm ... lau ... kühl ... kalt ... eisig.

Im Gefühlsspektrum sind Liebe und Hass die beiden Pole. Wir erleben dazwischen Grade von Sympathie ... Zuneigung ... Gleichgültigkeit ... Abneigung ... Ablehnung. Wer das eine Extrem des Pols kennt, dem ist auch das andere Extrem vertraut. Wer seinen Partner »unsterblich liebt«, kann ihn zeitweise auch »abgrundtief hassen«.

Hermetiker bezeichnen die beiden Pole als negativ und positiv, was als faktische Beschreibung zu sehen ist und nicht als Wertung oder Vorliebe. Wir Menschen jedoch neigen häufig dazu, uns auf einen Pol festzulegen, indem wir uns von Bewertungen unseres Egos leiten lassen, und lehnen den gegenüberliegenden Pol ab.

Grundsätzlich sollten wir uns bewusst sein, dass alle Schattierungen oder Grade von Gefühlen in unserem Leben möglich sind und auch ihren Ausdruck finden wollen. Wenn wir uns irrtümlich dafür entscheiden, nur wenige Gefühlsgrade zuzulassen, z. B. nur die Freude *(Agrimony)*, so werden die anderen Grade verdrängt und »fallen in den Schatten«. Dann ist eventuell psychologische »Schattenarbeit« angesagt, um auch die verdrängten Gefühlsgrade wieder fühlbar und als zu uns gehörende Gefühle bewusst zu machen.

Aber – und das ist gut zu wissen – der positive Pol schwingt höher und schneller als der negative. Die Natur »neigt zur dominanten Aktivität des positiven Pols«, wie die Hermetikerin Doreen Virtue es formuliert hat. Einfacher ausgedrückt, die Evolution unterstützt den positiven Pol. Der Volksmund sagt ja auch: »Am Ende siegt immer das Gute.«

Auch das folgende Bild zeigt diese Tendenz: Öffnet man in einem dunklen Haus das Fenster, wird das Sonnenlicht aus dem Garten hereinfallen und das Zimmer erhellen oder »erleuchten«. Aber die Dunkelheit aus dem Inneren des Hauses quillt nicht zum Fenster hinaus und verdunkelt den Garten.

Wie können wir diese Gesetzmäßigkeit in unserem Leben nutzen? Wir können belastende negative Gefühlszustände verändern, indem wir uns geistig auf den positiven Pol ausrichten und uns in unserem Verhalten graduell immer mehr darauf zu bewegen. Statt z. B. immer ungeduldig (Impatiens) zu reagieren, wenn etwas nicht ganz so schnell geht, wie wir es gerne hätten, können wir uns immer wieder bemühen, geduldiger zu sein. Das Universum wird unsere Anstrengungen unterstützen.

Das Prinzip der Polarität in der Bachblütentherapie:

Wir erkennen dieses Prinzip zunächst einmal in den unterschiedlich intensiven Verzerrungszuständen eines Bachblüten-Potenzials. Dazu ein Beispiel: Das blockierte Potenzial des Führungswillens von Vine kann sich äußern …

… im ersten Grad: Man verfolgt sehr zielstrebig seine eigenen Interessen, ohne viel Rücksicht auf andere zu nehmen.

… im zweiten Grad: Man duldet keinen Widerspruch, man muss immer und in allem recht behalten.

… im dritten Grad: Man verhält sich autoritär und schreibt anderen vor, was sie zu tun haben.

… im vierten Grad: Man zeigt tyrannische Kontrollsucht.

Die Heilungsstrategie von Edward Bach nutzt ebenfalls die Dominanz des positiven Pols. Er empfiehlt, den unerwünschten negativen Seelenzustand nicht zu bekämpfen, sondern sich entschlossen umzuwenden und sich auf den entgegengesetzten, positiven Pol zu konzentrieren. Also auf die Geduld statt auf die Ungeduld (Impatiens) oder auf die Selbstverantwortung anstatt auf den Schicksalsgroll (Willow).

5. Das Prinzip des Rhythmus

Alles fließt aus und ein, alles hat seine Gezeiten, alle Dinge steigen und fallen, das Schwingen des Pendels zeigt sich in allem, das Maß des Schwungs nach rechts ist das Maß des Schwungs nach links; Rhythmus kompensiert. (Kybalion)

Im Prinzip des Rhythmus verbinden sich die Prinzipien der Entsprechung, der Schwingung und der Polarität.

Man kann sich gut ein Pendel vorstellen, das hin- und herschwingt – und zwar immer so weit nach rechts, wie es vorher nach links ausgeschlagen hat. Es schwingt also in einem immer gleichen und damit auch ausgleichenden oder kompensierenden Rhythmus.

In der Natur offenbart sich das Prinzip des Rhythmus z. B. im Sonnenauf- und -untergang, in den Gezeiten von Ebbe und Flut sowie in den Jahreszeiten von Wintersonnenwende bis Sommersonnenwende. Bei uns Menschen zeigt es sich unter anderem im Atemrhythmus, im Biorhythmus, in unserem Schlaf-Wach-Rhythmus. Sogar unsere Gefühle unterliegen in Form von Stimmungsschwankungen einem bestimmten Rhythmus. Wie es ein alter Schlager so schön sagt: »Auf Regen folgt Sonne, auf Weinen wird gelacht …«

Das Prinzip des Rhythmus gibt uns also auch die Gewissheit, dass auf schwierige Ereignisse im Leben immer wieder erfreuliche Erfahrungen folgen. Ist ein Tal durchschritten, geht es wieder hinauf auf einen Gipfel.

Darüber hinaus hat jeder Mensch aber auch seine persönlichen Rhythmen. Leben wir dagegen an, kostet uns das sehr viel Energie und kann sogar krank machen. So ignorieren Menschen, die als Schichtarbeiter die Nacht zum Tage machen müssen, ihren persönlichen Schlaf-Wach-Rhythmus und klagen in der Folge oft über vermehrte Müdigkeit und wachsende Desorientierung.

Wenn wir unserem persönlichen Arbeitsrhythmus folgen können, fühlen wir uns wohl, die Arbeit macht Spaß und geht leicht von der Hand: Wir kommen in den »Flow« und sind ganz im Hier und Jetzt, die Zeit vergeht schnell. Strengt uns dann die Arbeit plötzlich an und macht keinen Spaß mehr, scheint die Zeit quälend langsam zu verstreichen. All das sind Zeichen dafür, dass – unserem persönlichen Rhythmus gemäß – jetzt etwas anderes dran wäre.

Wir wenden das Prinzip des Rhythmus auch unbewusst oder ganz bewusst in unserem alltäglichen Verhalten an, um dadurch einen Ausgleich zu schaffen: Haben wir an einem Abend zu viel gegessen, werden wir am nächsten Tag weniger Nahrung zu uns nehmen. Haben wir zu lange gefeiert, wollen wir am nächsten Morgen länger schlafen.

Das Prinzip des Rhythmus in der Bachblütentherapie:

Die folgenden verzerrten Seelenzustände der Bachblütentherapie zeigen besonders deutlich, was passiert, wenn man das Prinzip des Rhythmus nicht beachtet und dadurch auch seinen persönlichen Rhythmus verliert:

Im verzerrten Hornbeam-Zustand erschlafft man innerlich, weil zu viel gleichförmige Routine und von außen vorgegebene Strukturen den persönlichen Rhythmus überlagern.

Im verzerrten Oak- und Elm-Zustand arbeitet man auch dann noch weiter, wenn der eigene innere Rhythmus zu erkennen gibt, dass er längst in Richtung Ruhe schwingt.

Im verzerrten Olive-Zustand missachtet man den Rhythmus von Arbeit und Erholung. Nach einer viel zu kurzen Erholungsphase fängt man zu früh wieder an zu arbeiten und erschöpft sich dadurch immer schneller.

Im verzerrten Rock Water-Zustand überlagert man den eigenen inneren Rhythmus durch überdiszipliniertes Verhalten aufgrund eigener hoher Perfektionsvorstellungen.

6. Das Prinzip von Ursache und Wirkung

Jede Ursache hat ihre Wirkung; jede Wirkung hat ihre Ursache; alles geschieht gesetzmäßig, Zufall ist nur der Name für ein unbekanntes Gesetz. Es gibt viele Ebenen der Ursächlichkeit, aber nichts entgeht dem Gesetz. (Kybalion)

Dieses Prinzip besagt, dass es keinen Zufall gibt. Jedes Geschehen – ob geistig, psychisch oder physisch – hat eine Ursache. Und jede Ursache zieht in der Folge eine Wirkung nach sich. Auch dieses Prinzip gilt auf allen Ebenen. Alles entwickelt sich folgerichtig.

Der Volksmund sagt: »Was man sät, das wird man ernten« oder auch: »Wie man in den Wald hineinruft, so schallt es heraus.«

Ein einfaches Beispiel aus dem Alltag:

Ich vergesse, meinen Schlüssel mitzunehmen (Ursache).
Darum komme ich nach dem Einkaufen nicht mehr in meine Wohnung (Wirkung).
Also rufe ich den Schlüsseldienst (Ursache).
Das kostet mich 85 Euro (Wirkung).

Nicht immer ist die Ursache einer Wirkung so leicht zu erkennen. Vielmehr ist sie meistens Teil einer komplexen Ursachenkette (man spricht auch von »Kausalkette«), die sehr weit zurückreichen kann. Deshalb wird dieses Prinzip manchmal auch als das »Gesetz des Karmas« bezeichnet. Eine Ursache für etwas, das mir in diesem Leben geschieht, kann ich in einem anderen Leben herbeigeführt haben. Das Prinzip von Ursache und Wirkung lässt sich aber auch konstruktiv nutzen, indem man gezielt diejenigen Ursachen setzt, welche die persönlich angestrebten Wirkungen nach sich ziehen.

Dazu kann auch gehören, ein Buch bewusst nicht im Internet zu bestellen, sondern beim örtlichen Buchhändler zu kaufen (Ursache), um den lokalen Handel zu unterstützen (Wirkung).

Das Prinzip von Ursache und Wirkung in der Bachblütentherapie:

Letztlich ist jeder verzerrte Bachblüten-Zustand eine Wirkung. Die Ursache dafür ist jeweils ein geistiges Missverständnis, mit dem wir uns von unserem Höheren Selbst abschneiden.

Das geistige Missverständnis der Blüte Willow spiegelt das Prinzip von Ursache und Wirkung in geradezu klassischer und prinzipieller Form wider. Es lautet: Man sucht die Ursache für ein unerfreuliches Ereignis nur in der Außenwelt und reagiert vorwurfsvoll. Man ist nicht fähig oder bereit, den eigenen Anteil daran zu sehen, bzw. zu erkennen, dass man die Ursache für dieses Ereignis selbst herbeigeführt hat.

Ein kleiner Junge stößt sich z. B. beim Herumrennen an der Ecke eines Tisches (Wirkung). Er sagt vorwurfsvoll: »Der böse Tisch hat mich gestoßen!«, weil er in seinem Alter noch nicht erkennen kann, dass seine eigene Unaufmerksamkeit zu diesem Ereignis geführt hat.

Aber auch als Erwachsene verhalten wir uns oft wie dieses Kind. So klagt jemand z. B. darüber, dass er zu Familienfeiern nicht mehr eingeladen wird (Wirkung). Dabei hat er verdrängt, dass er bei früheren Familienfeiern immer wieder Streit angezettelt hat (Ursache).

7. Das Prinzip des Geschlechts

Geschlecht ist in allem, alles hat männliche und weibliche Prinzipien, Geschlecht offenbart sich auf allen Ebenen. (Kybalion)

Auch dieses Prinzip gilt auf allen Ebenen.[3] Es besagt, dass jeder Mensch, jedes Ding und auch jede Situation sowohl männliche als auch weibliche Energie in sich trägt. Das Prinzip des Geschlechts könnte man auch mit folgenden Begriffspaaren beschreiben:

Yin und Yang
Animus und Anima
Sender und Empfänger

Erst durch die Verbindung oder Vereinigung von männlichen und weiblichen Anteilen kann neue Schöpfung entstehen. Beide Prinzipien brauchen sich gegenseitig:

Um den Schöpfungsprozess anzufeuern und in Gang zu bringen, richtet erst das aktive, männliche Prinzip seine Willensenergien auf das weibliche Prinzip.

[3] Geschlechtsmerkmale und Sexualität gehören zu den vielen Manifestationen dieses Prinzips auf der physischen Ebene.

Das empfangende, weibliche Prinzip des Werdens nimmt die männliche Energie auf und vollzieht dann auf allen Ebenen die schöpferische Arbeit als solche. So entsteht etwas Neues. Für diese Schöpfungsarbeit verfügt das weibliche Prinzip über ein enorm großes Repertoire an Inspirationen, Ideen, Fantasien, Gedanken, Begriffen und Erfahrungen.

Damit das männliche Prinzip aktiv werden kann, muss es aber vom weiblichen, aufnehmenden Prinzip angezogen werden. Das sah man früher gut in Tanzschulen alten Stils: Junge Frauen warten ab und präsentieren ihre Attraktivität. Aber der junge Mann muss die Initiative ergreifen und sie zum Tanz auffordern.

Menschen, denen das Prinzip des Geschlechts nicht bewusst ist, und die daher nicht wissen, dass wir beide Anteile in uns haben und ihnen Raum geben müssen, neigen häufig dazu, einen von beiden überzubetonen und den anderen abzuwerten oder zu unterdrücken.

Dazu schreibt die Autorin Laura Malina Seiler sinngemäß: Für Menschen, die das männliche Prinzip überbewerten, ist eine stressreiche Tätigkeit in einem konkurrenzbetonten Umfeld gar kein Problem, im Gegenteil, sie genießen die Herausforderung – ignorieren aber mögliche Krankheitssymptome so lange, wie es geht.

Unterdrücken Menschen hingegen ihre männliche Seite, so fällt es ihnen schwer, zu entscheiden und ins Handeln zu kommen, Pläne aktiv anzugehen und umzusetzen.

Wird das weibliche Prinzip überbewertet, verhält man sich eher passiv dem Leben gegenüber, lässt zu viel auf sich zukommen und verzettelt sich in der Welt seiner vielen Möglichkeiten. Es fehlt eine Ausrichtung.

Wird das weibliche Prinzip unterdrückt, fällt es einem schwer, etwas anzunehmen, selbst Komplimente oder Hilfeleistungen. Solchen Menschen fällt es schwer zu erkennen, wie wichtig es ist, einmal innezuhalten, sich auszuruhen und einer Entwicklung die Zeit zu geben, die sie braucht.

Wenn wir das Prinzip des Geschlechts immer besser verstehen, können wir unsere männlichen und weiblichen Anteile bewusster nutzen und einsetzen, wenn sie gebraucht werden.

Ein Beispiel: Beim Schreiben einer Rede, die ich halten möchte, nutze ich zunächst das weibliche Prinzip, um möglichst viele Gedanken und Ideen

»kommen zu lassen« und zu sammeln. Danach nutze ich die männliche Seite, um zu entscheiden, welche dieser Gedanken zielführend sind, um sie dann in der richtigen Reihenfolge zu Papier zu bringen.

Das Prinzip des Geschlechts in der Bachblütentherapie:

In der Bachblütentherapie gibt es Blüten, deren Potenziale eher das weiblich empfangende Prinzip zeigen, und andere, die eher dem männlichen Prinzip entsprechen. Bei regelmäßiger Einnahme von Bachblüten-Mischungen ist es interessant zu beobachten, ob man mehr »männliche« oder »weibliche« Blüten braucht.

- Weibliches Prinzip:

Aspen: Potenzial der Sensitivität

Centaury: Potenzial der Hilfsbereitschaft

Cerato: Potenzial der Intuition

Red Chestnut: Potenzial des Einfühlungsvermögens

Star of Bethlehem: Potenzial der Empfindsamkeit

- Männliches Prinzip:

Elm: Potenzial des Verantwortungsgefühls

Oak: Potenzial der Ausdauer

Vine: Potenzial der Führungskraft

Walnut: Potenzial der Standhaftigkeit

White Chestnut: Potenzial der geistigen Klarheit durch gelenktes Denken.

In meinem Buch »Schlüssel zur Seele« entspricht das Denk-Ich mehr dem männlichen Prinzip und das Fühl-Ich dem weiblichen Prinzip (siehe Kapitel 7).

Zusammenfassung

Wie können wir die sieben Hermetischen Prinzipien für unser Leben und zur Erfüllung unseres Lebensplanes nutzen?

Anfangs fällt es schwer, das in einer Situation jeweils vorherrschende Prinzip zu erkennen, weil ja alle Prinzipien gleichzeitig wirken. Aber diese Detektivarbeit lohnt sich, denn sie fördert unsere geistige Entwicklung.

Die folgenden Kurzfassungen können wir uns immer wieder bewusst machen, damit sie uns allmählich – ähnlich wie die Kraftformeln – in jeder Lebenslage zur Verfügung stehen und uns geistig weiterhelfen können.

1) Ich weiß, dass ich als Teil des Universums ein geistiges Wesen bin. Daher kann auch ich selbst geistig etwas schöpfen und materialisieren.

2) Ich weiß, dass sich mein Inneres (Gedanken und Gefühle) im Außen widerspiegelt, und dass ebenso das Außen auf mein Inneres zurückwirkt. Ich kann mein Inneres so verändern, dass sich die gewünschte Widerspiegelung im Außen zeigt.

3) Ich weiß, dass sich alles in meinem Leben in ständiger Veränderung befindet, denn alles schwingt. Die Schwingungsqualität kann ich beeinflussen, indem ich meine Gedanken und Gefühle ins Positive lenke.

4) Ich weiß, ich lebe in einer Welt der Dualität, in der jede Ganzheit zwei Pole hat, die sich nur graduell unterscheiden. Ich kann mich entscheiden, auf welchen Pol ich mich ausrichten will.

5) Ich weiß, alle Lebensvorgänge schwingen in gleichmäßigen Rhythmen, die eine ausgleichende Wirkung haben. Wenn ich diese äußeren und meine persönlichen Rhythmen gut kenne und danach lebe, fällt mir vieles leichter.

6) Ich weiß, mit meinen Gedanken, Gefühlen und Taten setze ich Ursachen, die unausweichlich eine Wirkung haben. Ich kann mich aktiv dafür entscheiden, jeweils die Ursache zu setzen, welche die von mir erwünschte Wirkung erzeugt.

7) Ich weiß, jeder Mensch und jede Situation enthalten männliche und weibliche Energie. Diese Energien müssen sich verbinden, um neue Schöpfungen entstehen zu lassen. Auch in mir müssen Männliches und Weibliches zusammenwirken, damit Neues entstehen kann.

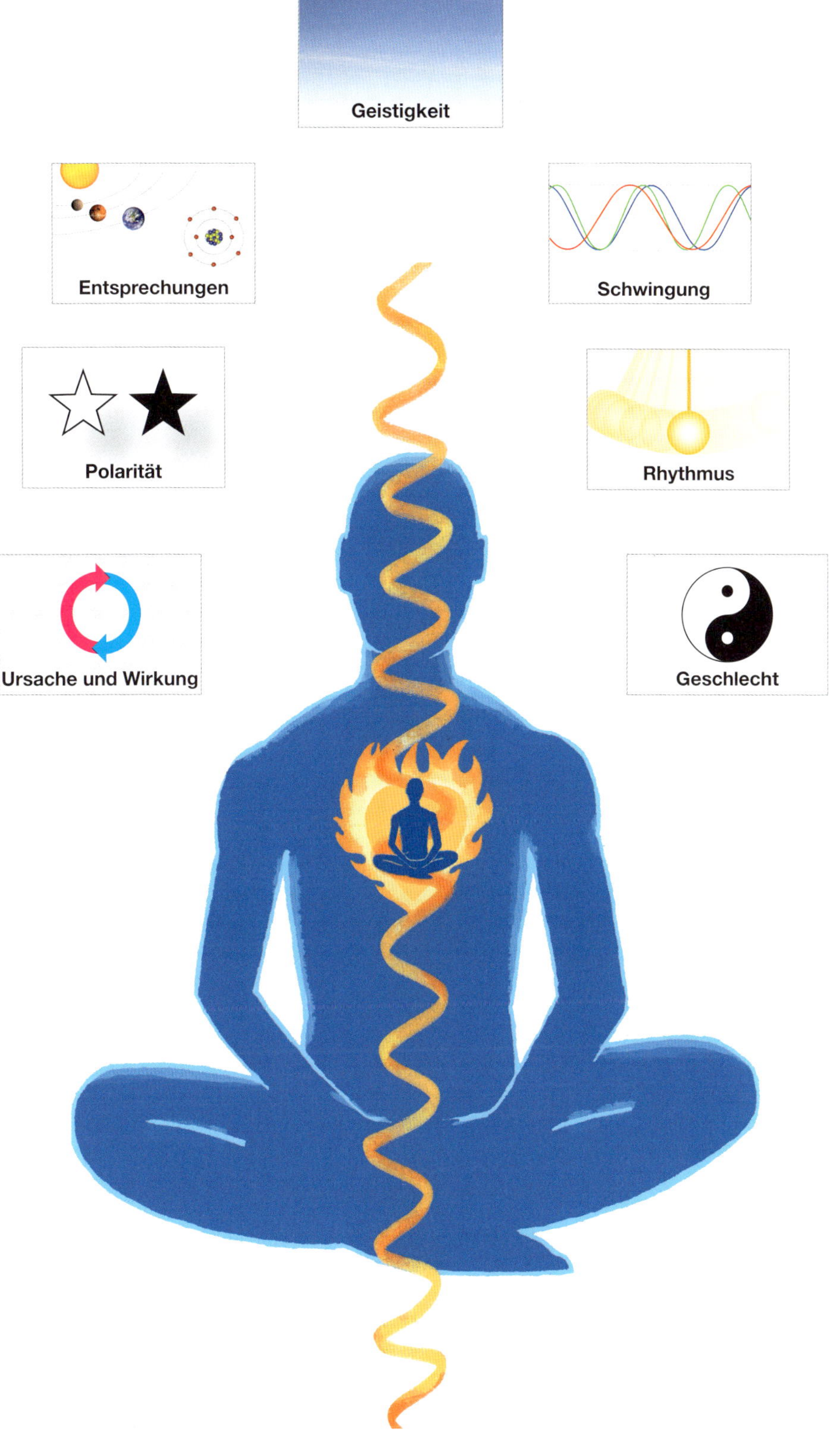
Geistigkeit
Entsprechungen
Schwingung
Polarität
Rhythmus
Ursache und Wirkung
Geschlecht

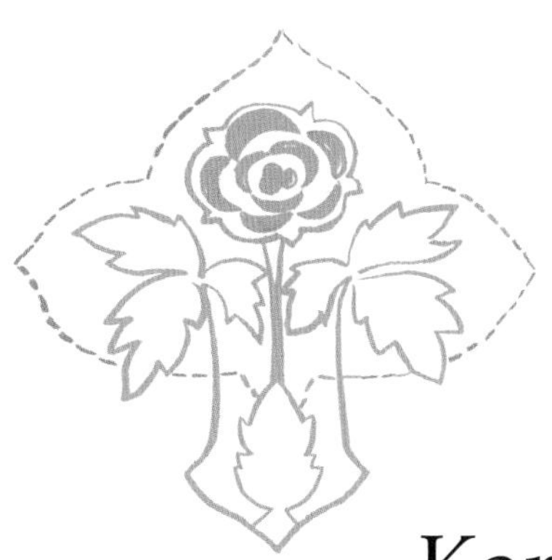

Kapitel 4: Die 38 Bachblüten – aktuell

Inhalt und Aufbau der Blütenkapitel

Die erste Bildseite enthält plakativ die wesentliche Information der jeweiligen Bachblüte:

- ihr Potenzial
- ihren Reharmonisierungsprozess in einem Satz
- die wirkungsverstärkende Kraftformel.

Die folgende Textseite enthält steckbriefartig das Wesentliche über diese Blüte:

- Mein inneres Streben
- Mein Verhalten, wenn ich über das Potenzial verfüge
- Das geistige Missverständnis, durch welches ich das Potenzial blockiere und die Verbindung zu meiner Inneren Führung unterbreche und
- welche negativen Folgen daraus entstehen.
- Im nächsten Schritt wird dann erklärt, wie ich mich wieder mit meiner Inneren Führung verbinden kann.

☞ Das Händchen-Symbol weist jeweils auf eine dafür notwendige Grundinformation hin.

Auf der dritten Seite folgt die nochmals verdichtete Kernbotschaft der Blüte in einem Übersichtskasten.

Im Anschluss folgen Anregungen zur Entfaltung des jeweiligen Blütenpotenzials. Sie enthalten verschiedene Hinweise für die eigene Arbeit mit den Blütenpotenzialen z. B. in Form von kleinen Übungen oder inspirierenden Zitaten.

Die dann folgende Rubrik Anwender berichten enthält authentische Testimonials. Sie demonstrieren eindrucksvoll und überzeugend die Reaktionen oder

Verhaltensänderungen nach Einzeleinnahme der jeweiligen Bachblüte. Das Zusammenstellen dieser Berichte war auch für mich eine berührende und bereichernde Erfahrung.[1]

Die darauf folgenden blaugrün gedruckten Passagen, z. B. Agrimony persönlich, sind recht vielschichtig. Sie enthalten:

- Persönliche Erinnerungen
- Erfahrungen, die ich mit dieser Bachblüte verbinde
- Grundsätzliche Überlegungen

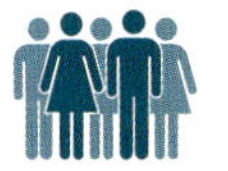

Dieses Symbol steht für das kollektive Denken und Handeln. Hier betrachte ich das jeweilige Blütenkonzept aus einer erweiterten Perspektive und stelle erstmalig Überlegungen darüber an, in welcher Form sich das Potenzial heute im sogenannten Massenbewusstsein zeigt – und zwar sowohl negativ als auch positiv.

Diese Beobachtungen lassen vielleicht Rückschlüsse darüber zu, in welcher Richtung wir uns als Gesellschaft oder als Menschheitsfamilie entwickeln wollen und werden – und wie sich diese Entwicklung mit den Bachblüten geistig unterstützen lässt.

Die beiden folgenden Rubriken kommen nur in einigen Blütenkapiteln vor:

Unter Auch das ist Agrimony werden Erlebnisse und Situationen geschildert, die für dieses Blütenpotenzial charakteristisch sind.

Unter der Frage Centaury oder Agrimony? wird die Ähnlichkeit und der Unterschied zwischen diesen beiden Blüten erklärt – ergänzend zu den zahlreichen Blütenvergleichen im Standardwerk auf den Seiten 324 bis 370.

[1] Siehe dazu auch die Reaktionsprotokolle in Kapitel 7: Dokumentation.

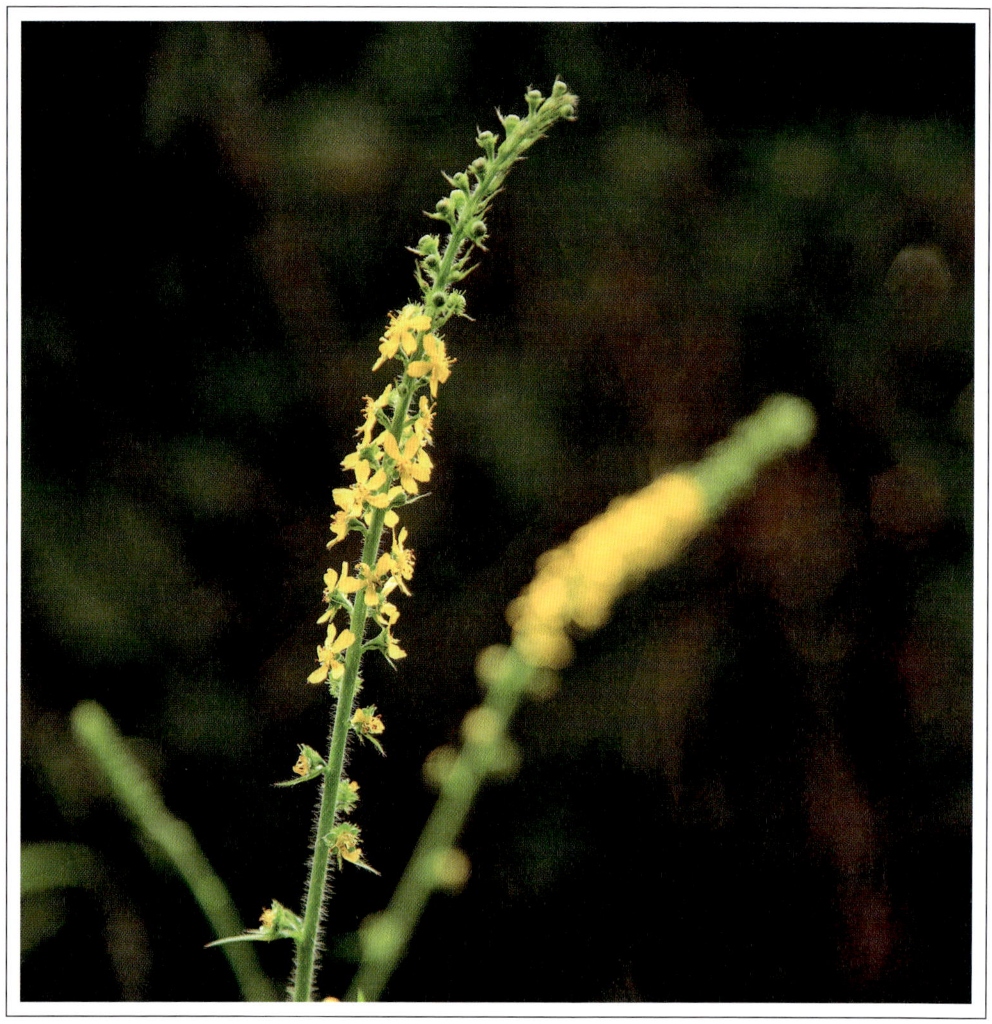

1 Agrimony

Potenzial: Authentizität

Begleitet uns auf dem Weg
von der Scheinharmonie … zum inneren Frieden

Kraftformel:

Ich fühle Frieden.
Ich bin ehrlich.
Ich zeige mich.

Mein Inneres Streben

Ich möchte Harmonie schaffen.
Ich möchte in Frieden leben.

Wenn ich über das Agrimony-Potenzial verfüge,

nehme ich feinfühlig meine eigenen Stimmungen und die meiner Mitmenschen wahr.

Mir liegt daran, eine harmonische und friedliche Atmosphäre zu schaffen. Auch in unangenehmen Situationen sage ich – selbst wenn es mir nicht ganz leichtfällt – ehrlich meine Meinung, damit meine Mitmenschen wissen, woran sie sind.

Dadurch blockiere ich das Agrimony-Potenzial:

Mein Verständnis von Harmonie ist einseitig, mein Streben nach Harmonie übertrieben.

Ich ignoriere, dass wir in einer Welt der Dualität leben, in der beide Pole – Schönes und Unangenehmes – gleichermaßen ihren Platz haben. Indem ich nur die schöne Seite sehen will, verliere ich die Verbindung zu meiner Inneren Führung.

Das ist die Folge:

Ich konstruiere eine Scheinharmonie (»Alles ist gut«), an die ich selbst glauben will und die mich dazu veranlasst, meinen Mitmenschen gegenüber nicht ehrlich zu sagen und zu zeigen, was ich empfinde. Ich erfahre selten echtes Mitgefühl.

Wie kann ich mich wieder mit meiner Inneren Führung verbinden?

Ich entscheide mich dafür, mich mit allen Aspekten meiner Lebensrealität zu konfrontieren und anderen ehrlich zu sagen, wie es in mir aussieht.

Die ausführliche Beschreibung dieser Blüte finden Sie im Standardwerk auf den Seiten 54–58.

Die Kernbotschaft von Agrimony

Wer eine Maske trägt, kann nicht erwarten, dass man seine Tränen sieht.

Immer, wenn ich **aus übertriebenem Harmoniebedürfnis nicht ehrlich sage, wie es mir ums Herz ist,** trenne ich mich von meiner inneren Führung.

Wenn ich **ehrlich reagiere,** bin ich wieder verbunden, **erlebe echtes Mitgefühl und mein innerer Frieden wächst.**

Anregungen zur Entfaltung des Agrimony-Potenzials

- Wagen Sie es, als Original aufzutreten. Erst wenn Sie aufhören, eine Rolle zu spielen, haben Sie nach dem Resonanzprinzip die Chance, eine echte harmonische Beziehung aufzubauen.
- Mit Komplimenten können wir eine harmonische Stimmung erzeugen – vorausgesetzt, sie sind authentisch und ehrlich (»Deine Kette steht dir gut, sie hat ja genau deine Augenfarbe!«).
- Wir leben in einer Welt der Dualität. Daher müssen wir bereit sein, beide Seiten »der Medaille« zur Kenntnis zu nehmen. Fragen Sie sich: »Wo ist meine Sicht einseitig?« Schreiben Sie drei Situationen aus Ihrem Leben auf, in denen Sie dazu neigen, nur eine Seite zu sehen und die andere zu beschönigen oder sogar zu verdrängen. Notieren Sie diese Seite dann auch.

Beispiel:

Mein Mann liebt mich und ist sehr zärtlich …

… aber er kann auch eifersüchtig reagieren.

Meine Wohnung ist einfach wunderschön …

… aber sie braucht auch viel Pflege und die Miete ist recht hoch.

Ich habe meinen Traumjob gefunden …

… allerdings wird dort von mir erwartet, dass ich unbezahlte Überstunden mache.

Überlegen Sie, inwieweit Sie auch die Schattenseiten bewusst akzeptieren wollen oder können. Trauen Sie sich, daraus gegebenenfalls Konsequenzen zu ziehen.

Anwender von Agrimony berichten

Eine Redakteurin erzählte mir folgendes Erlebnis: »*Du weißt ja, wie wichtig es für einen Selbstständigen ist, Kunden zufriedenzustellen und nicht zu verlieren. Kürzlich rief mich ein Mitarbeiter einer Agentur an, der mir einen größeren Auftrag geben wollte. Ich hätte diese Agentur wirklich gern als Kunden gewonnen. Doch mein Terminplaner war voll. Andererseits wollte ich den Interessenten nicht vor den Kopf stoßen, wollte es ihm recht machen. Doch wie ich es auch drehte und wendete, es ging nicht … Dann nahm ich Agrimony, und mit einem Male fiel es mir sehr leicht, ihn zurückzurufen und ihm offen und ehrlich abzusagen. Und dann kam das Schönste: Er bedankte sich für meine Ehrlichkeit. Das sei ihm lieber als eine halbherzige Zusage, die ich nicht hätte einhalten können.*«

Agrimony persönlich

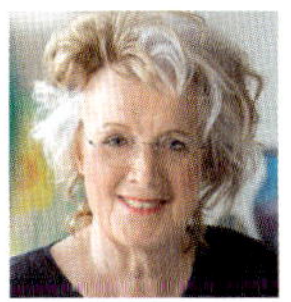

Agrimony nenne ich bisher die »Ehrlichkeitsblüte«, doch in letzter Zeit habe ich häufig überlegt, ob sie nicht besser »Harmonieblüte« heißen sollte. Schließlich führt mehr Ehrlichkeit mit mir und anderen – auch wenn sie anfangs Reibungen verursachen kann – letzten Endes zu ehrlicher Harmonie.

Ich kenne dieses Potenzial selbst sehr gut, denn ich liebe Harmonie in jeder Form. Ich umgebe mich mit schönen Dingen und habe in meiner Jugend eine Ausbildung in Ballett, modernem Tanz und Stepptanz fast ganz abgeschlossen. Wie viele meiner Freunde sehe ich im Fernsehen am liebsten etwas Heiteres und Beschwingtes, um mich von den meist eher belastenden Tagesnachrichten zu erholen.

Im verzerrten Agrimony-Potenzial will man die angestrebte Harmonie um jeden Preis aufrechterhalten und schreckt dabei auch vor kleinen Notlügen nicht zurück, nimmt es also mit der Ehrlichkeit nicht immer so genau. Aber auch Ehrlichkeit um jeden Preis schafft keine Harmonie. Um in schwierigen Situationen die Harmonie nicht aufs Spiel zu setzen und trotzdem ehrlich zu bleiben, braucht es diplomatisches Geschick und Taktgefühl – was beides zum Spektrum des Agrimony-Potenzials gehört. Davon gibt es viele Facetten. Wenn ich in meiner österreichischen Wahlheimat Wien von einem Gesprächspartner auf eine konkrete Frage eine ehrliche Antwort erbitte, wird diese dann oft eingeleitet mit den Worten: »Net bös' sein, aber …«

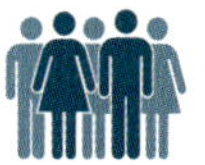

Kollektiv finden wir das verzerrte Potenzial z. B. in der Angewohnheit von Politikern, kritische Situationen schönzureden. Auf klare Fragen in Interviews antworten sie nicht aufrichtig mit Ja oder Nein, sondern versuchen, die Wahrheit hinter einer beschönigenden Antwort zu verbergen.

Wo ist im Kollektiven hingegen das Potenzial der Authentizität und Ehrlichkeit zu beobachten? Im menschlichen Bereich eher selten, dafür aber im modernen Design, in der Architektur und in der Mode: Möbel und Bauwerke sind weniger gefällig als funktional gestaltet, unverkleidete Betonfassaden zeigen authentisch das verwendete Material, Leinenkleidung darf knittern.

Doch auch alle Maßnahmen, die der Reharmonisierung dienen, sind hier zu nennen, von Feng Shui bis zur Bachblütentherapie. Was Edward Bach die »Reharmonization of the Personality« nannte, führt dazu, dass Menschen authentischer und ehrlicher werden.

Auch das ist Agrimony

• Zu Weihnachten bietet sich jedes Jahr die ideale Gelegenheit, das verzerrte Agrimony-Potenzial zu beobachten. Wenn sich einmal im Jahr die ganze Familie um den Christbaum versammelt, geben sich alle große Mühe, eine liebevolle, harmonische Feiertagsstimmung zu verbreiten und aufrechtzuerhalten. Letzten Endes fühlt sich dabei jedoch fast niemand richtig wohl – mit den bekannten Folgen: Streit spätestens am zweiten Feiertag …

Wie sähe für Sie ein Weihnachtsfest im Zeichen des entspannten Agrimony-Potenzials aus? Besprechen Sie rechtzeitig im Voraus mit Ihrer Familie z. B. folgende Fragen: Mit welchen »eisernen« Weihnachtsregeln möchten wir brechen? Wollen wir überhaupt feiern? Wenn ja, wo und wie? Brauchen wir einen

Christbaum? Muss es unbedingt eine Gans geben? Wer von euch kocht dieses Jahr? Welche Musik würden wir nach der wochenlangen Berieselung mit Weihnachtsliedern eigentlich am liebsten hören? Müssen wirklich alle Familienmitglieder am 24. Dezember zusammenkommen? Wollen wir Freunde dabeihaben und wenn ja, wen und wie viele Personen?

So gestalten Sie Ihr authentisches, wirklich harmonisches Weihnachtsfest.

- Die Werbung der 1950er-Jahre drängte Frauen oft in eine verzerrte Agrimony-Rolle: Schauen Sie sich nur einmal die »Frauengold«-Werbung im Internet an. Frauen erschienen nur in der Rolle der Ehefrau und Mutter, waren stets gut aufgelegt und standen allzeit parat, um alle Bedürfnisse »ihrer Lieben« zu erfüllen.

Inzwischen lässt die Werbung glücklicherweise auch ein authentisches, unverzerrtes und zeitgemäßes Frauenbild zu.

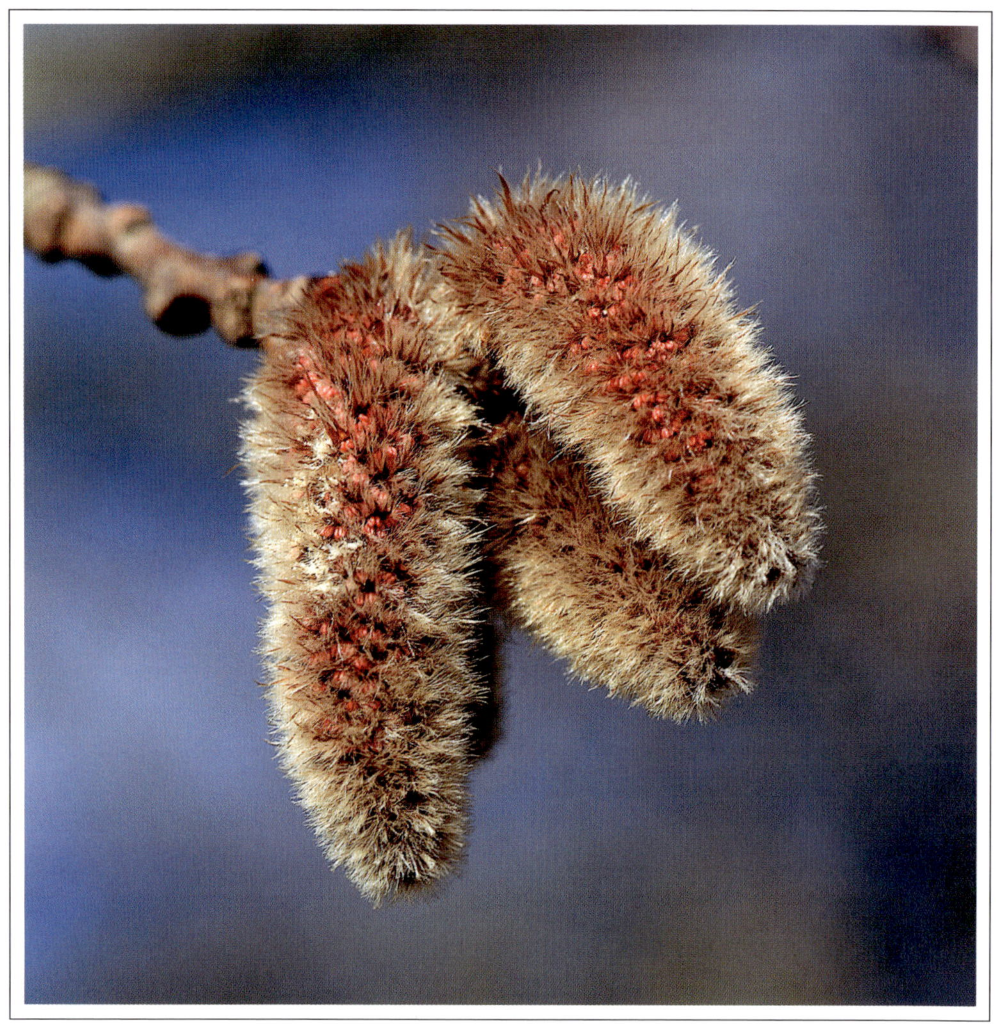

2 Aspen

Potenzial: Sensitivität

Begleitet uns auf dem Weg
von dunkler Vorahnung … zum inneren Frieden

Kraftformel:

Ich bin beschützt.
Ich bin zentriert.
Ich bin stark.

Mein Inneres Streben

Ich möchte feine Zusammenhänge erfassen.
Ich möchte vorausschauen.

Wenn ich über das Aspen-Potenzial verfüge,

habe ich viele feine Antennen, mit denen ich Stimmungen und Zwischentöne sehr schnell aufnehme und oft auch die verborgenen Hintergründe einer Situation erfasse.

Auf meinen sechsten Sinn kann ich mich verlassen.

Dadurch blockiere ich das Aspen-Potenzial:

In dem Wunsch, möglichst viel wahrzunehmen, richte ich meine Antennen irrtümlich zu weit nach außen. Dadurch geht der Kontakt mit der Inneren Führung verloren.

Das ist die Folge:

Meine Persönlichkeitsgrenzen werden so durchlässig, dass ich unbewusst »Psychosmog« aufnehme, d. h. irgendwelche Gefühle und Gedanken aus dem umgebenden Energiefeld, die ich mit meinem Verstand nicht einordnen kann. Diese Wahrnehmungsfülle erzeugt diffuse, unerklärliche Angstgefühle, die sich zu Angstfantasien steigern können.

Wie kann ich mich wieder mit meiner Inneren Führung verbinden?

Wenn ich meine Aufmerksamkeitsantennen bewusst zurückfahre und sie nach innen richte, gewinne ich wieder Anschluss an meine Innere Führung. Dadurch wächst mein Bewusstsein für die Grenzen meiner eigenen Persönlichkeit. So lerne ich mehr und mehr zu unterscheiden, woher meine verschiedenen Wahrnehmungen kommen, und kann sie entsprechend einordnen.

Die ausführliche Beschreibung dieser Blüte finden Sie im Standardwerk auf den Seiten 59–62.

Die Kernbotschaft von Aspen
Ich frage mich:
Was davon ist realistisch?
Immer, wenn ich
mich unreflektiert von unbewussten Angstgefühlen überwältigen lasse,
verharre ich und trenne mich von meiner Inneren Führung.
Wenn ich bereit bin,
meine Befürchtungen mit dem gesunden Menschenverstand zu überprüfen,
bin ich wieder verbunden
und kann beruhigt weitergehen.

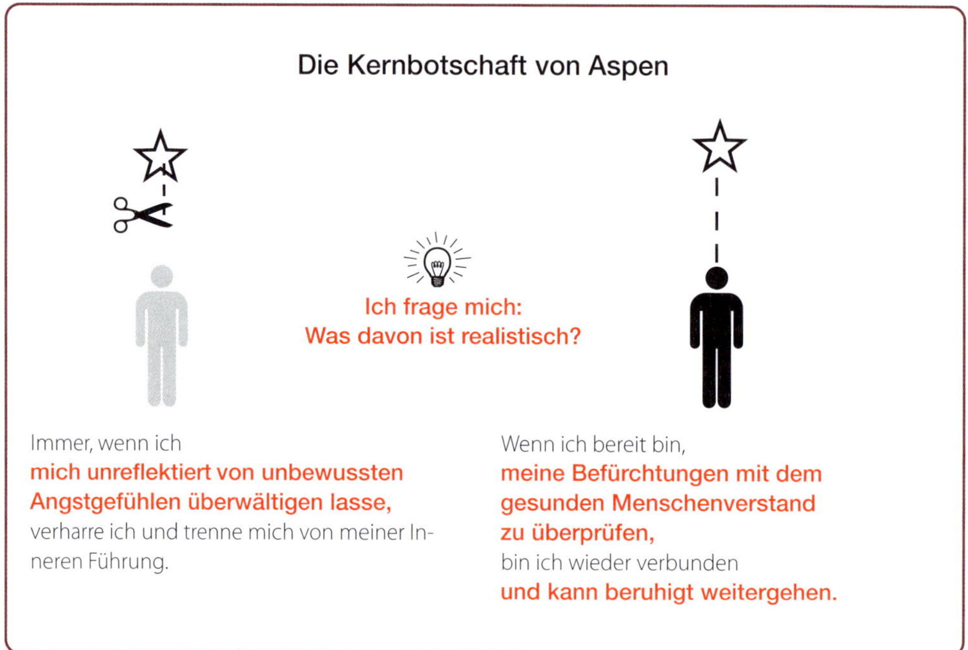

Anregungen zur Entfaltung des Aspen-Potenzials

Entwickeln und verfeinern Sie Ihre Wahrnehmungsfähigkeit. Es gibt spezielle Wahrnehmungstrainings und Seminare, in denen Sie lernen, die Qualität und den Ursprung Ihrer Wahrnehmungen besser zu erkennen und genauer einzuordnen.

Achtsamkeitslehrer vergleichen unsere Wahrnehmungsfähigkeit gerne mit einer Blume, deren Blütenblätter man bewusst schließen und öffnen kann. Im Alltag ist es wichtig, dass diese Blütenblätter leicht geschlossen sind. Wenn man aber gezielt etwas Besonderes wahrnehmen möchte (z. B. die eigentlichen Gedanken eines Gesprächspartners) müssen die Blütenblätter bewusst geöffnet werden. Entscheidend ist, dass man sie nach Ende dieses Vorgangs ebenso bewusst wieder schließt, um der Aufnahme von »Psychosmog« vorzubeugen. Das können Sie trainieren.

Zum Schutz vor unerwünschten feinstofflichen Einflüssen werden immer wieder verschiedene Maßnahmen empfohlen: das Tragen von mentalen Schutzanzügen, der Aufbau einer Lichtpyramide, die imaginierte goldene Glocke . Als kurzfristige Schutzmaßnahmen mögen sie sinnvoll sein, aber nicht auf Dauer. Doch wie der Schwimmreifen ein Kind zwar vor dem Ertrinken schützt, ihm aber nicht ermöglicht, aus eigener Kraft zu schwimmen, verhindern solche Maßnahmen auch, dass Sie mit Ihrem eigenen Aspen-Potenzial bewusst und aktiv umzugehen lernen.

Anwender von Aspen berichten

Eine Orchestermusikerin erzählte, dass sie oft aus unerklärlichen Gründen plötzlich Angst empfinde: »*Als wir neulich bei einer Probe auf besonders engem Raum zusammen sitzen mussten, sozusagen Aura in Aura, war es ganz schlimm. In der folgenden Nacht wachte ich, von Albträumen geplagt, auf. Ich reagierte sofort und nahm Aspen. Danach konnte ich ruhig weiterschlafen. Ich setzte die Einnahme von Aspen noch einige Tage fort und merkte, dass ich in Proben und Konzerten meinen Kollegen gegenüber nicht mehr so ›dünnhäutig‹ war; ich fühlte mich stärker, nicht mehr so schutzlos.*«

Eine Museumsführerin in einem Kloster schrieb mir: »*Wenn ich abends noch eine Führung habe, beschleicht mich ab und zu ein mulmiges, unbestimmtes Angstgefühl mit Herzklopfen, das ich nicht einordnen kann. Ich nehme offenbar Themen oder Gefühle der ehemaligen Bewohner des Klosters auf … Besonders in Erinnerung ist mir ein Erlebnis beim Betreten des Friedhofs im kleinen Kreuzgarten. Ich fühlte an jenem bestimmten Abend eine Beklemmung ums Herz wie die Ringe des ›Eisernen Heinrich‹. Ich habe mir daraufhin einen Ruck gegeben und mir bewusst gemacht, dass diese beklemmenden Gefühle nicht meine eigenen sein können. Dazu habe ich die Aspen-Kraftformel mehrfach laut vor mich hingesprochen. Daraufhin fühlte ich mich wesentlich sicherer und wieder mehr ›auf dem Boden‹.*«

Aspen persönlich

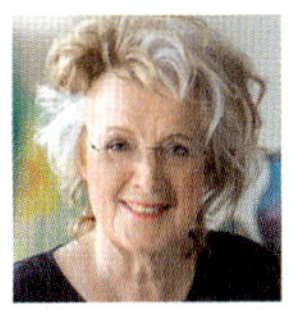

Aspen ist die »Ahnungsblüte«. Ich kenne das Potenzial bei mir selbst besonders als Empfindsamkeit gegenüber atmosphärischen Schwingungen – z. B. in fremden Wohnungen oder auch in Restaurants.

Vor vielen Jahren arbeitete ich mit großer Begeisterung als Kreative in einer Werbeagentur. Ein Phänomen aus dieser Zeit ist mir bis heute unvergesslich. Wenn ich morgens ausgeschlafen und gut motiviert die Agentur betrat, fühlte ich mich plötzlich von einer Sekunde auf die andere völlig anders: aufgeregt, extrem gestresst und gleichzeitig wie mit Zentnerlasten beschwert. Wäre nicht der Fahrstuhl gewesen, in den ich mich flüchten konnte, wäre ich vielleicht gar nicht mehr weitergegangen. So aber brachte mich der Lift in mein eigenes kleines Atelier, in dem ich mich wohl und sicher fühlte. Und ich konnte staunend miterleben, wie ich innerhalb von Minuten in meinen Normalzustand zurückfand.

Heute weiß ich, warum. Diesen Hauseingang passierten täglich mindestens 500 Menschen, bewusst oder unbewusst mit dem für die Werbebranche typischen Gefühlschaos: extremer Zeitdruck, ständiges Denken an die Konkurrenz … Diese Ängste und Befürchtungen so vieler Menschen verdichten sich an solchen Orten zu einer riesigen Wolke von »Psychosmog«, in die ich jeden Morgen unbewusst eintauchte.

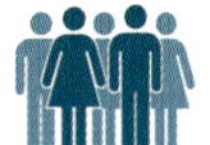

Fernsehen, Radio und Zeitungen arbeiten intensiv mit dem verzerrten Aspen-Potenzial. Düstere Fragen werden aufgeworfen (»Haben wir in zehn Jahren vielleicht kein Wasser mehr?«), dies aber, ohne den Zuschauern, Hörern oder Lesern den Sachverhalt so sachlich und fundiert zu schildern, dass diese sich selbst ein realistisches Bild machen können. Das nämlich könnte aus vagen Aspen-Ängsten konkrete Mimulus-Ängste machen, welche ja Spielraum zum aktiven Handeln eröffnen.

In den jüngeren Generationen zeigt sich heute das Aspen-Potenzial immer stärker: Sie reagieren intuitiver, telepathischer und empathischer als noch ihre Eltern oder Großeltern. Auch in der alternativen Medizin gibt es immer mehr Methoden, die beim Behandler starke Aspen-Fähigkeiten voraussetzen, etwa Aura-Diagnose, Aura-Chirurgie, Cranio-Sacral-Therapie, schamanistische Ritualarbeit … Diese Entwicklung hat übrigens schon Edward Bach1931 in seinem Buch »Heal Thyself« vorausgesagt.

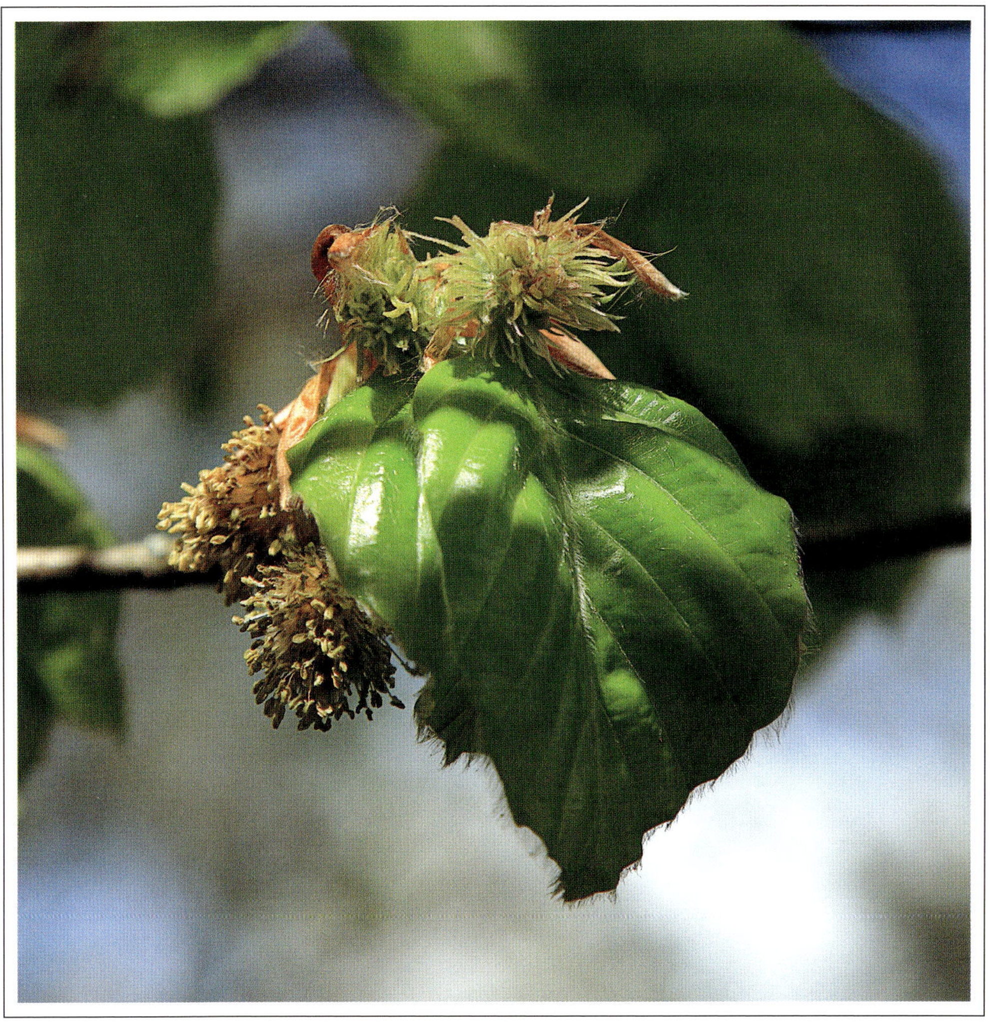

3 Beech

Potenzial: Toleranz

Begleitet uns auf dem Weg
vom Besserwissen … zum besseren Verstehen

Kraftformel:

Ich nehme an.
Ich komme entgegen.
Ich sehe die Entwicklungschance.

Mein inneres Streben

Ich möchte die Welt besser machen.
Ich möchte unterscheiden können.

Wenn ich über das Beech-Potenzial verfüge,

habe ich einen klaren Blick für Details: Ich kann Dinge und Situationen aus mehreren Blickwinkeln betrachten, und sie daher gut einschätzen. Andere bitten mich aus diesem Grund gern um mein Urteil. Kritik an mir selbst betrachte ich als nützliches Feedback, das mir hilft, noch genauer und besser zu werden.

Dadurch blockiere ich das Beech-Potenzial:

Beim Beurteilen von Situationen und Umständen gehe ich nur von meinen persönlichen Maßstäben und Wertvorstellungen aus. Dabei erhebe ich mich über die Situation und kritisiere abwertend. In diesem Moment bin ich von meinen Gefühlen, von meiner Inneren Führung und vom Blick auf das große Ganze abgeschnitten.

Das ist die Folge:

In dieser »besserwisserischen« Haltung kann ich andere Menschen innerlich nicht erreichen. Meine Verbesserungsvorschläge finden kein Echo, stattdessen werden sie als Nörgelei wahrgenommen. Andere ziehen sich von mir zurück.

Wie kann ich mich wieder mit meiner Inneren Führung verbinden?

Wenn ich die Situation erst einmal so respektiere, wie sie ist, kann ich meine Mitmenschen einfühlsamer beobachten und die Umstände differenzierter beurteilen. Dadurch öffne ich mein Herz und habe wieder Anschluss an meine Innere Führung. Auf diese Weise finde ich den richtigen Draht zu anderen, treffe den richtigen Ton und meine Argumente kommen an. So kann wirklich vieles besser werden.

Die ausführliche Beschreibung dieser Blüte finden Sie im Standardwerk auf den Seiten 63–67.

Die Kernbotschaft von Beech
Ich frage mich:
Was müsste ich vielleicht noch wissen?
Immer, wenn ich
etwas oder jemand kritisiere
und dabei nur von meinen
persönlichen Maßstäben ausgehe,
trenne ich mich von meiner Inneren
Führung.
Wenn ich
die Situation konstruktiv betrachte
und versuche, eine gemeinschaftliche
Lösung zu finden,
bin ich wieder verbunden,
und meine Toleranz entfaltet sich.

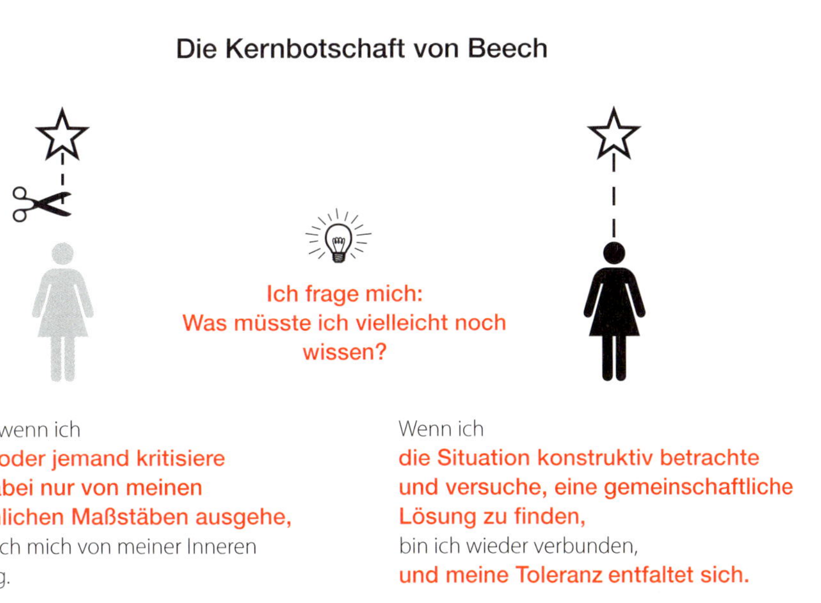

Anregungen zur Entfaltung des Beech-Potenzials

- Achten Sie in Kabarettsendungen darauf, ob der Künstler als Satiriker auftritt, der menschliche Schwächen gnadenlos analysiert, oder ob er als Humorist Menschliches und allzu Menschliches liebevoll auf die Schippe nimmt.

- Ehe Sie selbst eine Situation kritisieren, fragen Sie sich:
Bezieht sich meine Kritik wirklich nur auf diese eine Situation oder enthält sie auch eine Verallgemeinerung?
Kritisiere ich hier einen Punkt, den ich für mich selbst noch nicht richtig gelöst habe und den ich an mir selbst nicht mag?
Will ich mit meiner Kritik vielleicht eine echte Auseinandersetzung, ein echtes Einlassen auf die Situation vermeiden?
Wechseln Sie gezielt die Perspektive. Fragen Sie nicht automatisch: »Was stimmt hier nicht?«, sondern: »Was ist hier besonders gut oder positiv?«

- Schmunzeln Sie über folgende Zitate:

Ich weiß, du hast recht – aber meine eigene Ansicht gefällt mir besser. (Volksmund)

Alle möchten die Welt verbessern, und sie könnten es auch, wenn nur jeder bei sich selbst anfangen wollte. (Heinrich Waggerl)

Viele Menschen möchten Gott dienen, aber die meisten nur als Berater.
(Sunday Express)

Anwender von Beech berichten

Eine Außendienstmitarbeiterin schrieb: »*Neulich im Auto gingen mir die anderen Autofahrer wie immer sehr auf die Nerven. Der eine fuhr meiner Meinung nach zu langsam, ein anderer hätte mich wirklich noch durchlassen können … so ging es die ganze Strecke. Ich konnte nicht aufhören, die anderen Fahrer unaufhörlich zu kritisieren. Weil ich selbst unter meinem Gemecker litt, kam ich zu Hause auf die Idee, Beech einzunehmen. Als ich einige Stunden später wieder im Auto saß, sah alles ganz anders aus: Der Druck, die anderen ständig zu kritisieren, war weg, und ich konnte entspannt mit dem Verkehr mitfließen.*«

Beech persönlich

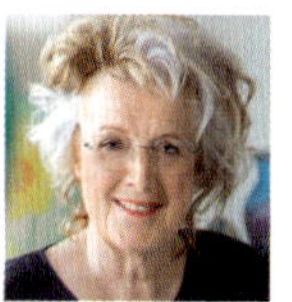

Das Potenzial von Beech, der »Toleranzblüte«, habe ich selbst mit den Jahren immer mehr entwickelt. Bei Ereignissen, die mir nicht gefallen, äußere ich inzwischen nur noch selten Kritik, sondern suche sofort nach den Gründen, warum mich etwas stört, und versuche dann, das Beste aus der Situation zu machen. Ist der Kellner in meinem Stammcafé einmal weniger höflich als sonst, frage ich mich, ob er vielleicht persönliche oder gesundheitliche Probleme hat. Kommt jemand, mit dem ich verabredet bin, erheblich später, ärgere ich mich nicht lange, sondern nutze die »geschenkte« Zeit anderweitig, beispielsweise für ein längst fälliges Telefongespräch.

Menschen, die mit dem Scharfblick des Beech-Potenzials ausgestattet sind, passiert es häufig, dass sie mehr unschöne Details einer Situation wahrnehmen, als sie seelisch verdauen können. Dieses Zuviel an unerwünschten Eindrücken (etwa Unordnung in der eigenen Küche) projizieren sie dann auf andere Menschen (»Du bist unordentlich!«). Fehlt diese Projektionsmöglichkeit, wird die Kritik nach innen gelenkt und äußert sich in Form von übertriebener Selbst-Kritik.

Im verzerrten Beech-Zustand stören sich viele Menschen besonders an Kleinigkeiten, z. B. an der falschen Aussprache von Fremdwörtern oder der unvorteilhaften Kleidung von Gästen in einer Talkshow. Möglicherweise verleiht dies dem Kritiker ein gewisses Gefühl der Überlegenheit und liefert ihm zugleich unbewusst einen Vorwand, sich gar nicht erst tiefer mit den Gedanken des Kritisierten beschäftigen zu müssen.

Wer im Gegenteil immer alles gut findet, was gesagt wird, ohne sich überhaupt näher damit auseinanderzusetzen, zeigt eine Scheintoleranz. Auch diese ist eine Ausdrucksform des verzerrten Beech-Potenzials.

An manchen Stammtischen erlebt man Abend für Abend das verzerrte Beech-Potenzial: Unbelastet von tieferer Sachkenntnis wird munter drauflos kritisiert. Man macht sich die Welt einfach – ein Schwarz-Weiß-Denken, das Populisten in vielen Ländern gezielt für ihre Zwecke nutzen.

Erfreulicherweise erleben wir das Beech-Potenzial der Toleranz immer häufiger auch von seiner aktiven, positiven Seite: Interkulturelle Feste und ähnliche Veranstaltungen bieten Gelegenheit, Unterschiede zwischen Kulturen bewusst kennenzulernen, zu genießen und dadurch Vorbehalte abzubauen.

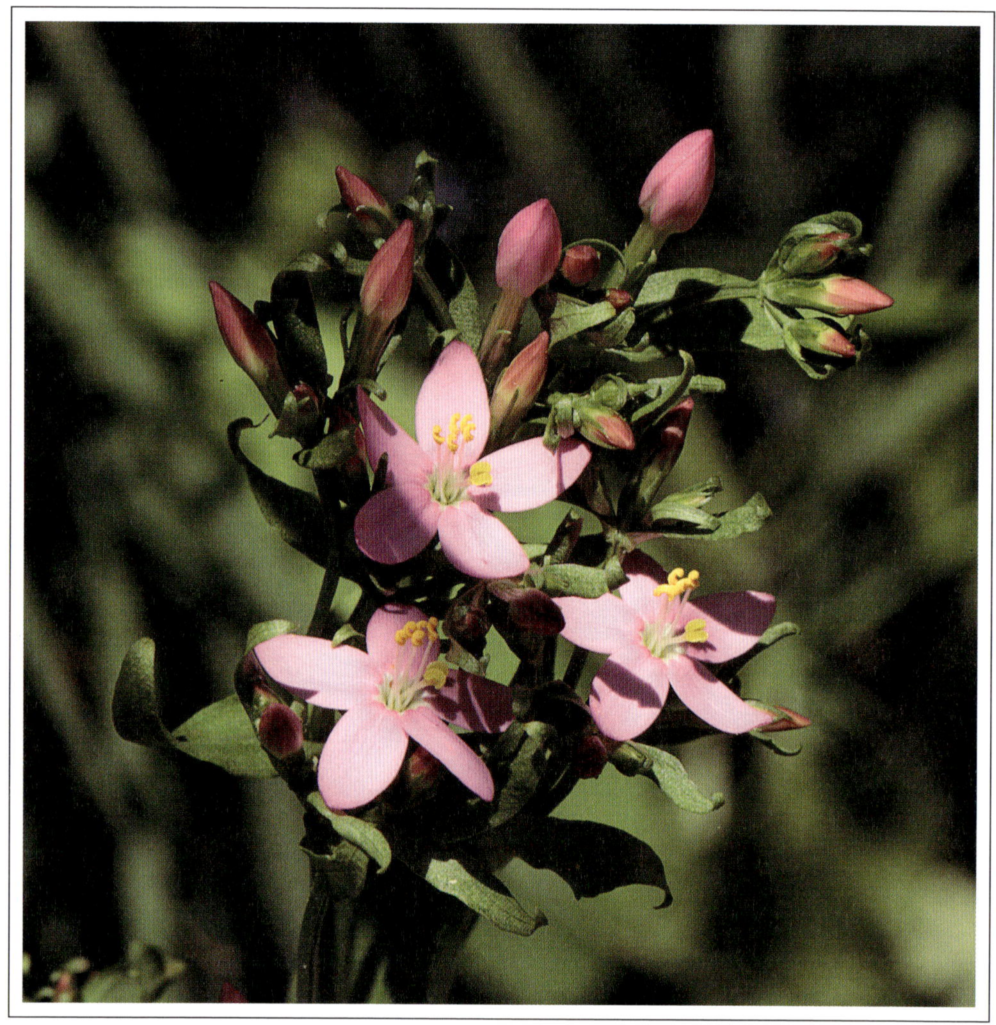

4 Centaury

Potenzial: Hilfsbereitschaft

Begleitet uns auf dem Weg
vom willenlosen Dienen … zum bewussten Helfen

Kraftformel:

Ich stehe grade.
Ich bin, wer ich bin.
Ich weiß, was ich will.

Mein Inneres Streben

Ich möchte helfen.
Ich möchte beitragen.

Wenn ich über das Centaury-Potenzial verfüge,

reagiere ich anteilnehmend und leiste gern meinen Beitrag. Meine eigenen Wünsche kann ich zurückstellen, wenn es die Situation erfordert. Ich spüre genau, wann meine Hilfe angebracht ist, und wann aber auch ein klares Nein die bessere Unterstützung ist.

Dadurch blockiere ich das Centaury-Potenzial:

Ich reagiere unreflektiert, fast automatisch auf die Wünsche anderer, stärkerer Persönlichkeiten. Ich sage »Ja«, auch wenn ich »Nein« meine. Dabei frage ich mich nicht, ob die Hilfe, die ich leiste, überhaupt sinnvoll ist oder ob sie nicht im Gegenteil beim anderen notwendige Lernschritte verhindert.

Das ist die Folge:

Mein natürliches Bedürfnis zum »Dienst am Nächsten« wird immer wieder ausgenutzt.

Wie kann ich mich wieder mit meiner Inneren Führung verbinden?

☞ Die wichtigste Dienstleistung, die ich erbringen muss, besteht in der Entfaltung meines eigenen Lebensplans.

Wichtig ist, jetzt meinen eigenen Wünschen und Interessen mehr Aufmerksamkeit zu schenken und meinen Willen stärker zu entwickeln. So kann ich im Einzelfall entscheiden, wann meine Hilfsbereitschaft angebracht ist und wann nicht.

Die ausführliche Beschreibung dieser Blüte finden Sie im Standardwerk auf den Seiten 68–72.

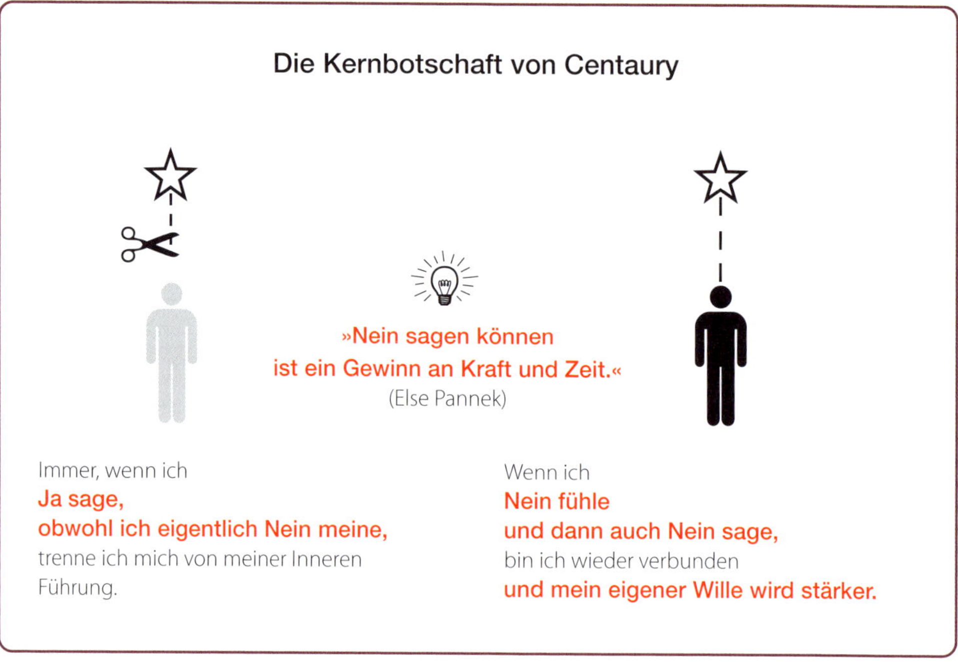

Anregungen zur Entfaltung des Centaury-Potenzials

- Wer zu allem »Ja« sagt, ist für eine Zeit lang für seine Umgebung angenehm und bequem, wird aber auf die Dauer nicht mehr ernst genommen und möglicherweise ausgenutzt.
- Achten Sie ab jetzt darauf, wie es Sie schwächt, wenn Sie etwas tun, was Sie eigentlich gar nicht wollten, nur weil Sie es nicht geschafft haben, eine Bitte abzulehnen. Trainieren Sie Ihre Willenskraft und üben Sie bewusst »Nein« zu sagen – lieber einmal zu viel, als einmal zu wenig.
- *Jedes Nein zu einem anderen ist automatisch ein Ja zu sich selbst.* (Unbekannte Quelle)
- *Wahre Hilfe nimmt dem anderen sein Problem nicht ab, sondern hilft ihm dabei, es selbst zu lösen.* (Unbekannte Quelle)

Anwender von Centaury berichten

Eine Hundezüchterin erzählt: »*Oft werde ich gefragt, ob ich zusätzlich zu meinen eigenen Tieren für einige Tage einen oder mehrere andere Hunde bei mir zu Hause aufnehmen könnte. Ich bin es gewohnt, immer gleich ›Ja‹ zu sagen, um danach festzustellen, dass es mir eigentlich zu anstrengend ist, für so viele Tiere zu sorgen. Aufgrund dieser Erfahrung nahm ich eine Zeit lang Centaury. Bei der nächsten Anfrage machte ich es anders. Anstatt sofort wieder bereitwillig ›Ja‹ zu sagen, fragte ich mich: Will ich es wirklich? Kann ich alle Hunde betreuen? Oder will ich nur helfen um des Helfens willen? Diese Gedanken waren neu für mich, aber sie halfen mir, die Anfrage mit ›Nein‹ zu beantworten.«*

Centaury persönlich

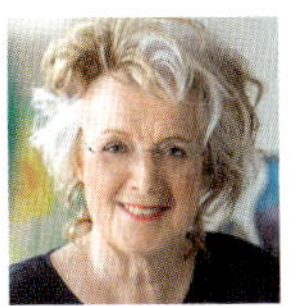

Centaury, die »Blüte des Dienens«, spielt in meinem Leben eine besondere Rolle – habe ich doch 40 Jahre lang meine ganze Kraft in den Dienst der Verbreitung und Entfaltung der Bachblütentherapie gestellt. Dabei habe ich mir, scheinbar »im Dienst der Sache«, anfangs oft zu viel zugemutet. So habe ich z. B. an Abenden, die ich dringend zur Erholung gebraucht hätte, zusätzliche Vorträge übernommen. Oder ich habe jedem auf Zuruf die passenden Bachblüten ermittelt, was mich viel Konzentrationskraft gekostet hat. Erst nach und nach habe ich gelernt, mit dem Centaury-Potenzial bewusster umzugehen.

Interessanterweise wird Centaury, das Tausendgüldenkraut *(Centaurium erythraea)*, in der Volksmedizin als Stärkungsmittel bei vielen Formen von Schwäche empfohlen, bei Verdauungsschwäche, Herzschwäche, Blutarmut … Solche Zustände lassen sich bildlich auch als eine Willensschwäche des Körpers verstehen.

Bei Kindern, die sehr brav und nachgiebig sind, sollten Eltern in der Erziehung das Centaury-Potenzial bewusst fördern, indem sie gezielt nachfragen: Was will das Kind selbst, was will es nicht – und es ermutigen, das auch klar zu äußern. So lernt ein Kind auch gegenüber Freunden oder Autoritätspersonen überzeugend »Nein« zu sagen, letztlich auch im Hinblick auf Missbrauchsproblematiken und Übergriffe aller Art.

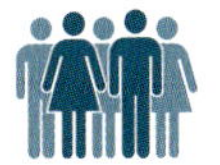

Das verzerrte Centaury-Potenzial zeigt sich in unserer Gesellschaft beispielsweise im Phänomen der Mitläufer. Das sind Menschen, welche die Meinungen und Vorurteile ihrer Freunde oder Kollegen ungeprüft übernehmen und an andere weitergeben. Dazu gehören auch Frauen, die sich jedem Modediktat kritiklos unterwerfen und angesagte Haarfarben, Haarschnitte oder Make-ups tragen, auch wenn sie ihnen überhaupt nicht stehen.

Schön und eindrucksvoll zeigt sich das Potenzial von Centaury bei Organisationen, in denen sich Menschen freiwillig in den Dienst an der Allgemeinheit stellen, von den »Ärzten ohne Grenzen« über Freiwillige Feuerwehren bis hin zu zahllosen ehrenamtlichen Helfern, ohne die unser Sozialsystem schon lange nicht mehr funktionieren würde.

Auch das ist Centaury

- Man möchte eine Beziehung beenden, es gelingt einem aber nicht, seinem Partner diesen Entschluss mitzuteilen.
- Man ist auf einem Fest, es ist 22 Uhr. Man ist quasi schon im Mantel und will gehen, weil man am nächsten Tag sehr früh aufstehen muss. Andere Gäste protestieren: »Wie schade, bleib doch noch …«. Man zieht den Mantel wieder aus und bleibt.

Centaury oder Agrimony?*

In beiden Zuständen gibt man leicht nach und richtet sich nach den Wünschen anderer.

Im Centaury-Zustand ist dieses Verhalten weitgehend unbewusst. Man reagiert einfach auf den stärkeren Willen einer anderen Person, ohne sich dabei überfahren zu fühlen. Erst hinterher wird einem bewusst, dass man dies eigentlich nicht wollte.

Im Agrimony-Zustand ist die Nachgiebigkeit eine weitgehend bewusste Vermeidungsstrategie: Man möchte verhindern, dass eine Situation unharmonisch wird oder sogar eskaliert.

* Weitere Abgrenzungen dieser Blüte von anderen Bachblüten finden Sie im Standardwerk auf den Seiten 339–340.

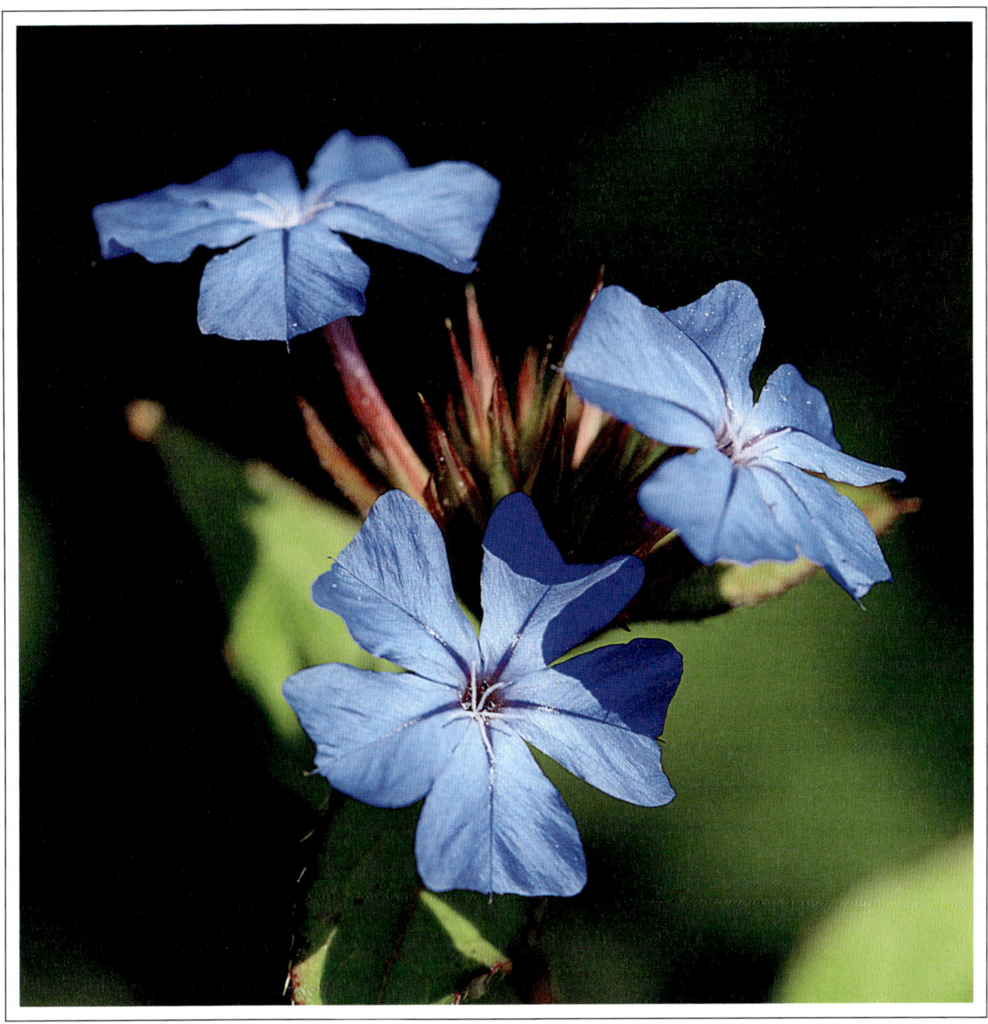

5 Cerato

Potenzial: Vertrauen in die Intuition

Begleitet uns auf dem Weg
von Urteilsschwäche … zu innerer Gewissheit

Kraftformel:

Ich traue mir.
Ich achte meine ersten Einfälle.
Ich entscheide selbst.

Mein inneres Streben

Ich möchte Gewissheit haben.

Wenn ich über das Cerato-Potenzial verfüge,

ist mir in jeder Situation sehr schnell klar, was ich tun oder lieber lassen sollte.

Oft staune ich, wie einfach und reibungslos die Dinge laufen, wenn ich mich auf meine Intuition verlasse.

Dadurch blockiere ich das Cerato-Potenzial:

Irrtümlich glaube ich, dass diese Gewissheit gar nicht so einfach zu erlangen ist. Dadurch werde ich misstrauisch, wenn die Innere Führung auf Fragen blitzschnell antwortet und Lösungen präsentiert. Ich ignoriere ihre Antworten. Stattdessen wende ich mich nach außen und frage andere Menschen, was ich tun sollte, in der Meinung, dass sie es besser wüssten.

Das ist die Folge:

Ich folge dem Rat anderer und tue dabei oft Dinge, die nicht meinem Lebensplan entsprechen. Dadurch mache ich enttäuschende Erfahrungen und werde immer unsicherer in meiner Meinungsbildung.

Wie kann ich mich wieder mit meiner Inneren Führung verbinden?

☞ Alles Wissen, das ich für die Erfüllung meines Lebensplanes brauche, trage ich bereits in mir.

Deshalb kann und muss ich die Verantwortung für mein Leben selbst übernehmen. Das geht nur, wenn ich mich nach innen wende und den Kontakt zu meiner Inneren Führung pflege. Ich übe jetzt, meinen ersten Einfällen zu vertrauen und ihnen nachzugehen.

Die ausführliche Beschreibung dieser Blüte finden Sie im Standardwerk auf den Seiten 73–76.

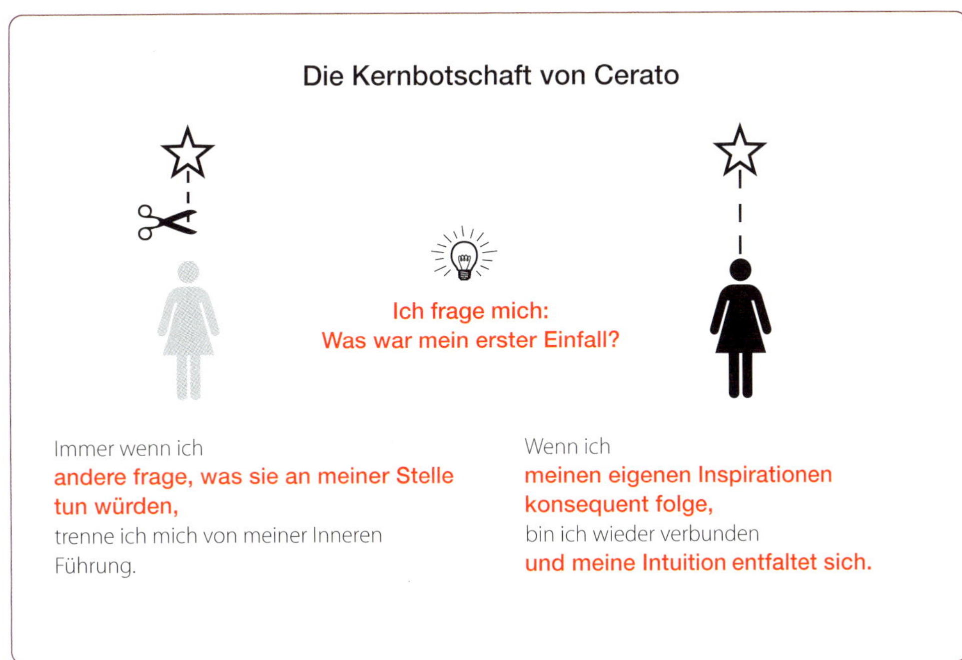

Anregungen zur Entfaltung des Cerato-Potenzials

- Gewöhnen Sie sich an, Ihre ersten blitzschnellen Einfälle zu einem Thema oder Projekt sofort aufzuschreiben. Nach Abschluss des Projekts werden Sie feststellen, wie wichtig diese Botschaften waren.
- Fremdes Wissen, das Sie nur anhäufen, ohne es für sich selbst umzusetzen, wird zum Ballast und erschwert Ihnen die Wahrnehmung Ihrer Inneren Stimme.
- Es gibt keine objektive Wahrheit, sondern nur das, was – unter Berücksichtigung geistiger Gesetze – für Sie persönlich zum jetzigen Zeitpunkt innerlich stimmt. Wenn sich etwas nicht gut anfühlt, dann ist es für Sie zurzeit auch nicht richtig.
- Lernen Sie die Sprache Ihrer eigenen Intuition kennen. Wie zeigt sich bei Ihnen, ob eine Entscheidung für Sie stimmt? Gibt es eine besondere Körperreaktion wie Kribbeln oder Gänsehaut oder einen bestimmten Gedanken (»Ja, das ist es!« oder »Das fühlt sich gut an!«) oder vielleicht ein bestimmtes Gefühl wie Freude oder Erleichterung?

Anwender von Cerato berichten:

Eine befreundete Kunsttherapeutin in Ausbildung berichtet: »*Die Arbeit mit Menschen macht mir viel Freude und ich habe sehr viel Erfolg – obwohl ich das offizielle Ausbildungsdiplom noch nicht einmal in Händen halte.*

Bei einer Aktion kamen mir kürzlich wieder die Gedanken: Entspricht mein Vorgehen wirklich den Ausbildungsregeln der Schule? Was würden meine Lehrer dazu sagen? Ich war verunsichert. Deshalb nahm ich Cerato ein und wurde sofort wieder ruhig. Das zusätzliche innere Zitieren der Kraftformel »Ich traue mir. – Ich achte meine ersten Einfälle. – Ich entscheide selbst.« gab mir wieder die innere Sicherheit, auf dem richtigen Weg zu sein.

Sobald ich merke, dass ich rückfällig werde, benutze ich wieder diese Kraftformel. Das wirkt immer, fast genauso wie die Einnahme der Tropfen.«

Cerato persönlich

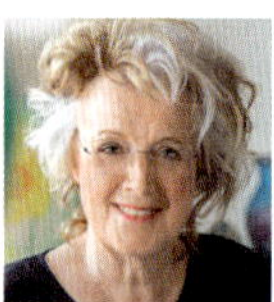

Cerato, die »Intuitionsblüte«, ist für mich verbunden mit folgender Erfahrung: Als Schulkind lebte ich in der damaligen amerikanischen Besatzungszone von Berlin. Einer der ersten Deutschaufsätze, den unsere Klasse schreiben musste, hatte das Thema: »Die Schulspeisung«. Diese Hilfsmaßnahme der Amerikaner bestand darin, mittags aus großen Kübeln Suppe an die Schüler zu verteilen. Ich fand das Thema wenig interessant und dachte nicht erst lange nach. Intuitiv schilderte ich den Ablauf einer solchen Essensausgabe, vielleicht in der Absicht: »Einfach hinschreiben, was der Lehrer lesen will.« Zu meinem größten Erstaunen bekam ich dafür die beste Note, eine Eins. Und als meine kritische Mutter, fast mit Ehrfurcht in der Stimme, sagte: »Das ist wirklich ein sehr guter Aufsatz!«, brach für mich innerlich eine Welt zusammen. Ich dachte: »So einfach kann das doch nicht sein: Was gut ist, muss doch viel mehr Arbeit machen.« Mit diesem verzerrten Cerato-Verhalten habe ich mir später als Werbetexterin die Arbeit oft unnötig erschwert. Je einfacher die Aufgabe war, z. B. das Verfassen eines Werbebriefes, umso mehr habe ich damit gerungen – statt den Brief eben einfach so herunterzuschreiben wie einst den Schulaufsatz.

Immer wieder wird das, was wir »Bauchgefühl« nennen, mit Intuition verwechselt. Das Bauchgefühl – auch als Bauchhirn bezeichnet – wirkt auf der unbewussten Ebene der Persönlichkeit. Es bildet, wenn wir eine Entscheidung treffen wollen, den Gegenpol zu unserem bewussten Gehirn im Kopf und wird im

Bauch, in der Region des Solarplexus, wahrgenommen. Intuition hingegen ist die Sprache unserer Inneren Führung, unseres Höheren Selbst, das uns alles Wissen, was wir benötigen – aus Bauch- und Kopfhirn – blitzartig und vollständig zur Verfügung stellt.

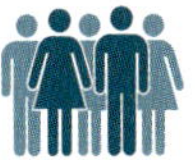

Das verzerrte Cerato-Potenzial zeigt sich im Kollektiv oft im Verlangen nach Sicherheit und Gewissheit, die jedoch meist im Außen gesucht werden, wo sich nur Scheinsicherheit finden lässt:

Im Internet gibt es auf alle Fragen viele verschiedene Antworten, deren Qualität sich jedoch kaum überprüfen lässt. Die vielfältigen Aussagen werfen im Gegenteil immer neue Fragen auf – und die Verunsicherung nimmt noch zu, statt sich zu verringern.

Viele Jugendliche unterliegen dem Zwang, nur Markenklamotten zu tragen: Wer das Gleiche wie die anderen anzieht, kann sicher sein, das Richtige zu tragen und dazuzugehören.

Das Thema Intuition wird im Kollektiven heute positiv bewertet. Wurde sie früher noch als »Weiberlogik« belächelt und abgetan, so gehört sie heute zu den sogenannten Soft Skills und wird gerade auch bei leitenden Mitarbeitern hoch bewertet und geschätzt.

Auch das ist Cerato

- Man sagt z. B. in einem Beratungsgespräch intuitiv etwas Positives, etwas, was man selber zuvor noch nie gedacht oder gesagt hat.

- Bericht einer Seminarteilnehmerin: »*Auf einer Reise bin ich allein in Berlin und unschlüssig, was ich abends unternehmen soll. Einem inneren Impuls folgend, laufe ich in Richtung Philharmonie, wobei ich mich unterwegs ständig frage, was ich da eigentlich soll. Doch irgendetwas treibt mich voran – meine Innere Stimme? Im Foyer der Philharmonie ist es sehr voll, sie ist bis auf den letzten Platz ausverkauft. Etwas ratlos schaue ich mich um. Plötzlich löst sich ein junger Mann aus der Menge, kommt direkt auf mich zu und schenkt mir seine zweite Karte. Ich frage ihn, ob ich in meinen alten Jeans überhaupt in den Konzertsaal eingelassen werde. Er sagt: ›Wer viel fragt, kriegt viel Antwort.‹ Es wird ein ganz toller Abend und zugleich der Beginn einer interessanten Freundschaft. Im Nachhinein bin ich dankbar, dass ich meiner Intuition gefolgt bin.*«

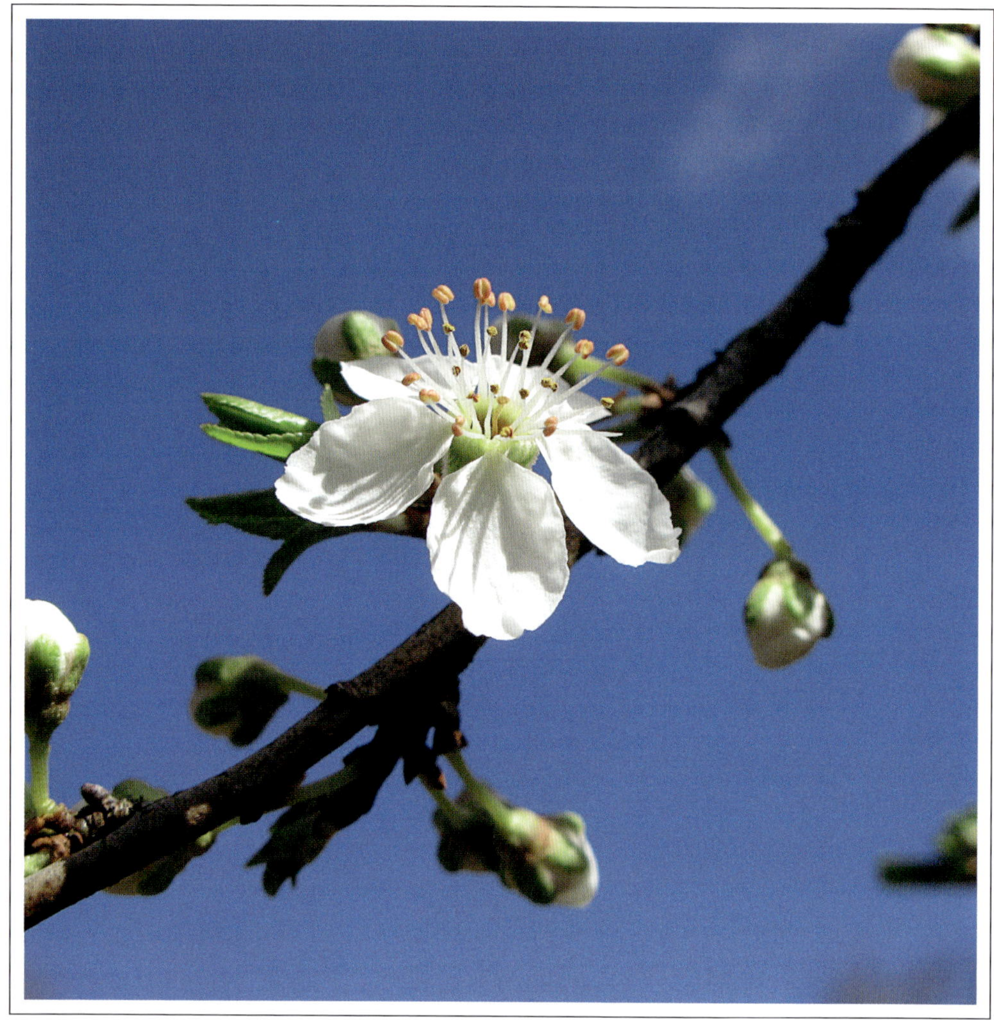

6 Cherry Plum

Potenzial: Innere Gelassenheit

Begleitet uns auf dem Weg
vom Gefühlsdruck … zur Gelassenheit

Kraftformel:

Ich habe Mut.
Ich öffne mich.
Ich lasse fließen, was fließen möchte.

Mein Inneres Streben

Ich möchte mich öffnen.
Ich möchte mit meinen Gefühlen leben.

Wenn ich über das Cherry-Plum-Potenzial verfüge,

kann ich meine starken Gefühle konstruktiv für mein Handeln nutzen. Aufkommende negative Gefühle wie Ärger oder Frust erkenne ich rechtzeitig und kann sie in jeder Situation angemessen zum Ausdruck bringen. So bleibt ein zielführendes Gespräch möglich.

Dadurch blockiere ich das Cherry-Plum-Potenzial:

Schon früh im Leben habe ich die Erfahrung gemacht, dass es Nachteile bringt, meine Gefühle spontan zum Ausdruck zu bringen. Deshalb versuche ich, sie zu beherrschen und unterdrücke sie, solange es möglich ist. Dadurch blockiere ich einen wesentlichen Teil meiner selbst und auch den Kanal zu meiner Inneren Führung.

Das ist die Folge:

Wenn der Gefühlsdruck zu mächtig wird, raste ich – oft im falschen Moment – aus oder explodiere schon beim geringsten Anlass. Meine Umwelt fürchtet diese Ausbrüche, und auch ich selbst habe immer mehr Angst vor meinen eigenen Gefühlen.

Wie kann ich mich wieder mit meiner Inneren Führung verbinden?

☞ Gefühle sind unsere Freunde, denn sie sind unverzichtbare Werkzeuge, welche die Innere Führung benutzt, um uns auf unserem Lebensweg voranzubringen.

Wenn ich mich meinen Gefühlen liebevoll zuwende und sie zulasse, habe ich wieder Anschluss an meine Innere Führung.

Die ausführliche Beschreibung dieser Blüte finden Sie im Standardwerk auf den Seiten 77–81.

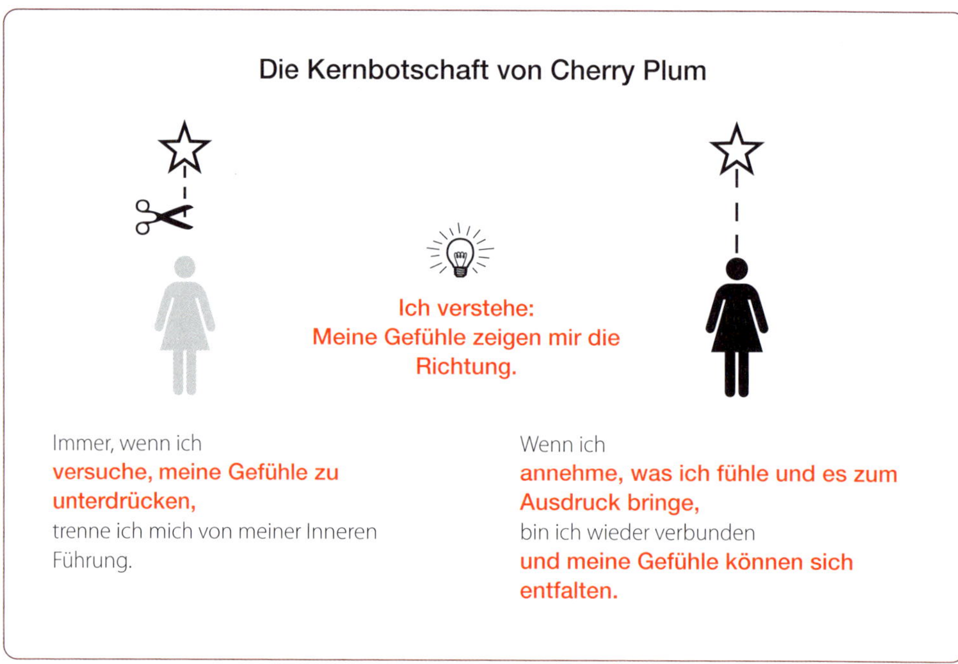

Anregungen zur Entfaltung des Cherry-Plum-Potenzials

- Kümmern Sie sich nicht darum, welche Gefühle »man« nicht haben darf oder nicht zeigen sollte, sondern sprechen Sie deutlich hörbar aus, was Sie empfinden – auch, wenn Sie allein sind.
- Bringen Sie angestaute Gefühlsenergie auch körperlich wieder in Fluss, etwa durch Sport, isometrische Übungen oder auch beim Holzhacken.

Anwender von Cherry Plum berichten

Protokoll einer Seminarteilnehmerin nach der dreitägigen Einnahme von Cherry Plum im Wasserglas:

»1. Tag: Ich trage sehr heftige Gefühle mit mir herum. Manchmal platze ich förmlich. Ich habe Angst, meine Gefühle zu zeigen.

2. Tag: Letzte Nacht spürte ich starke Hitze, wie Fieber. Ich musste in der Nacht zur Toilette gehen. Wasserstau ist weniger geworden. Ich muss gleich sagen, wenn mir etwas nicht passt. Starke Gefühle.

3. Tag: Meine Arbeit geht mir gut von der Hand. Ich bin energievoll, harmonisch. Mit mir zufrieden.«

Der folgende erstaunliche Bericht zeigt, dass auch Ereignisse auf der körperlichen Ebene einen inneren Cherry-Plum-Zustand auslösen können: »*Wie Sie sich erinnern, habe ich neulich im Seminar Cherry Plum gezogen und fand zunächst keinen persönlichen Bezug zu dieser Blüte. Doch irgendwie beschäftigte mich dieser scheinbare Fehlgriff weiter. Erst jetzt kam ich dahinter, dass es doch die richtige Blüte war. Ich hatte vergessen, dass ich etwa eine Woche vor dem Seminar in ein starkes elektromagnetisches Feld geraten war. Das hatte offenbar einen großen inneren Druck bei mir erzeugt, der bis zum Seminar noch nicht abgebaut war und mich noch eine Woche später Cherry Plum ziehen ließ.*«

Cherry Plum persönlich

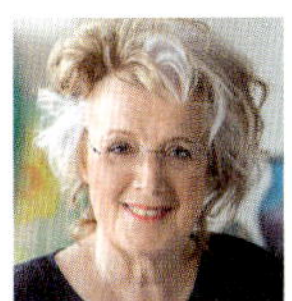

Cherry Plum, die »Gelassenheitsblüte«, habe ich jahrelang selbst gebraucht. Mein Vater war Choleriker. Deshalb wurden wir Kinder von meiner Mutter dazu erzogen, keine Gefühlsreaktionen zu zeigen, um ja keinen Anlass für einen väterlichen Wutausbruch zu geben. Unsere Gefühle wurden regelrecht wegtrainiert, bis ich kaum noch Zugang zu meinen eigenen Empfindungen hatte. Erst durch die Beschäftigung mit den Bachblüten und dem »Gefühlsrepertoire der menschlichen Natur« habe ich meine eigenen Gefühle wieder kennengelernt. Die zunächst unfreiwillig erlangte Fähigkeit, meine Gefühle zu beherrschen und sachlich zu bleiben, ist mir allerdings später im Beruf immer wieder zugutegekommen.

Gestaute Gefühle eskalieren etwa in folgender Reihenfolge: Irritation – Angst – Wut – Hass – Destruktion. Solche Emotionen werden entweder nach außen oder nach innen (Cherry Plum) abgeleitet. Je eher man seine Gefühle erkennt und – möglichst schon in der Irritationsphase – angemessen nach außen bringt, also »äußert«, desto weniger kann sich im inneren System ein Gefühlsrückstau bilden.

Manche Augenärzte gehen heute davon aus, dass Cherry-Plum-Zustände möglicherweise die Entstehung eines Glaukoms oder Grünen Stars begünstigen. Diese Erhöhung des Augeninnendrucks durch Bachblüten mitzubehandeln, hat sich bewährt.

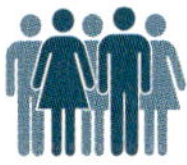

Der verzerrte Cherry-Plum-Zustand zeigt sich besonders auch im Berufsalltag. Man nimmt sich nicht mehr die Zeit, Gefühle zu äußern, nach dem Motto: »Das würde nur stören«. Da im Büro in der Regel kein Punching Ball hängt, stauen sich Gefühle wie Wut, Ärger oder Angst auf. Shitstorms im Internet ließen sich, so gesehen, als kollektive emotionale Entlastungsreaktion verstehen.

Doch es gibt auch Situationen, in denen wir kollektiv unsere Gefühle zulassen und mit anderen Menschen teilen. Denken Sie nur an die fast weltweite Trauer nach dem Tod von Lady Diana, den Freudentaumel nach dem Fall der Mauer in Berlin sowie an das wöchentliche Wechselbad der Gefühle im Fußballstadion.

Auch das ist Cherry Plum

Gehören Sie auch zu den Menschen, die nicht gerne fliegen oder sogar Angst vor dem Fliegen haben?

Die Gründe dafür können vielfältig sein. Dazu gehören die Furcht davor, den Boden unter den Füßen zu verlieren, nicht Herr der Lage zu sein oder die Angst abzustürzen. Ebenso kann ein körperliches Unbehagen auftreten: etwa Druck im Ohr, der entsteht, wenn das Flugzeug startet, und sich erst wieder löst, wenn es die Reiseflughöhe erreicht hat.

Eine Betroffene berichtet: »Auf einem Flug entsteht ein enormer Druck in mir. Ich fühle, wie er steigt und steigt und fürchte zu platzen. Panik kommt auf. Gleichzeitig entwickelt sich in mir eine geballte Ladung verschiedener Angstgefühle. Wie lange werde ich sie noch beherrschen können?« Ist dann der Steigflug vorbei, ist auch der Spuk vorüber, die Angst verschwindet. Das Verlassen der Reiseflughöhe und den Sinkflug erlebt diese Frau als angenehm und erleichternd.

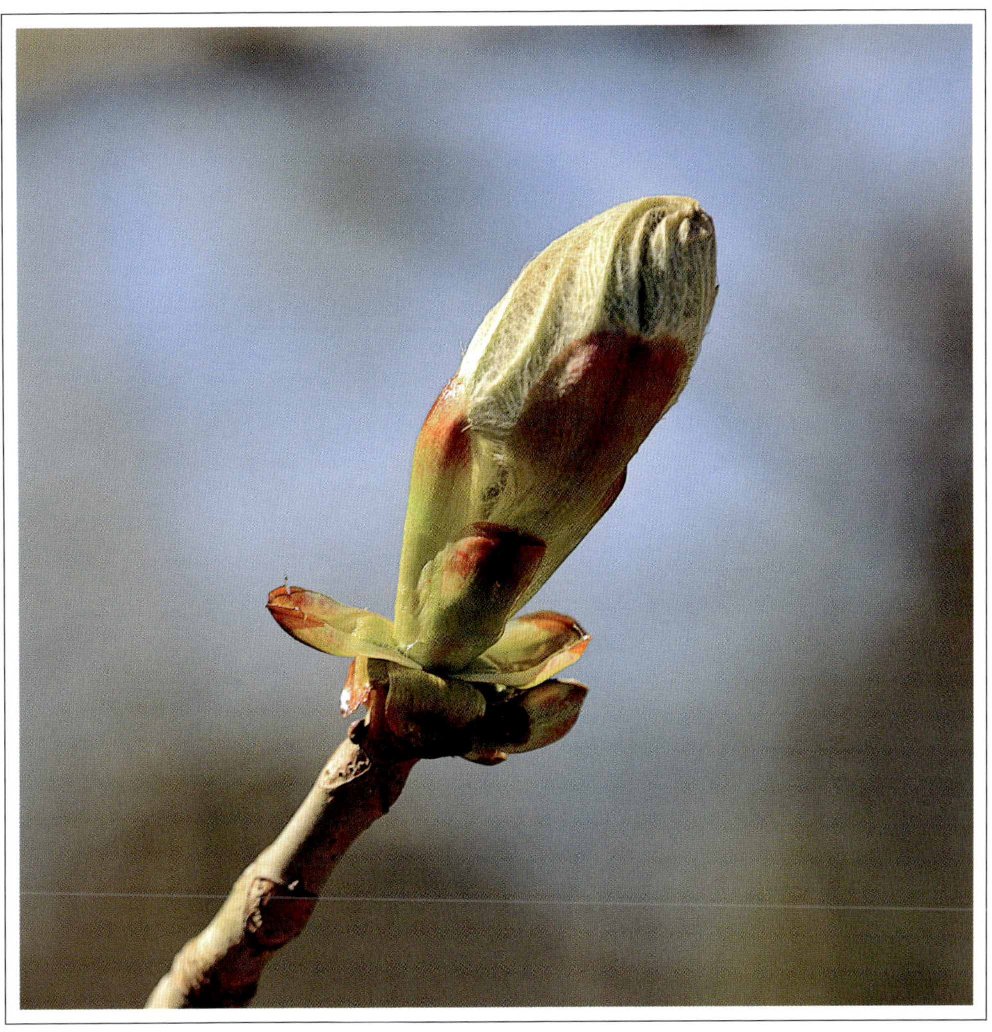

7 Chestnut Bud

Potenzial: Lernbereitschaft

Begleitet uns auf dem Weg
von der oberflächlichen … zur echten Erfahrung

Kraftformel:

Ich sehe hin.
Ich höre.
Ich lerne.

Mein Inneres Streben

Ich möchte lernen.
Ich möchte Neues erkennen.

Wenn ich über das Chestnut-Bud-Potenzial verfüge,

bin ich stets daran interessiert, etwas Neues, Spannendes dazuzulernen. Wenn ich lerne, bleibe ich so lange dran, bis ich das Thema ganz begriffen habe und das Gelernte zu meiner persönlichen Erfahrung geworden ist. Ich lerne auch daraus, dass ich andere Menschen und Ereignisse beobachte.

Dadurch blockiere ich das Chestnut-Bud-Potenzial:

Ich verkenne die Tatsache, dass ein Lernschritt, der auf der geistigen Ebene leicht und mühelos gelingt, bei der praktischen Anwendung in der Materie volle Konzentration auf die Details verlangt. Erst dadurch entsteht eine solide Lernerfahrung, auf die ich jederzeit zurückgreifen kann.

Wenn ich aber glaube, ich weiß schon alles, bin ich nicht aufmerksam genug und eile gedanklich voraus. Dadurch überhöre ich die Impulse meiner Inneren Führung.

Das ist die Folge:

Ich mache automatisch immer die gleichen Fehler, weiß aber nicht, warum.

Wie kann ich mich wieder mit meiner Inneren Führung verbinden?

☞ Jetzt gilt es, eigene Gewohnheiten und Handlungsautomatismen zu erkennen und zu durchbrechen. Dabei bitte ich meine Innere Führung um Hilfe. Allem, was ich tue, schenke ich ab sofort meine hundertprozentige Aufmerksamkeit, und zwar so lange, bis der Vorgang ganz abgeschlossen ist. Nur so kann ich, wenn ein Fehler passiert, genau rekonstruieren, wann und wieso es dazu gekommen ist – um daraus wiederum zu lernen.

Die ausführliche Beschreibung dieser Blüte finden Sie im Standardwerk auf den Seiten 82–86.

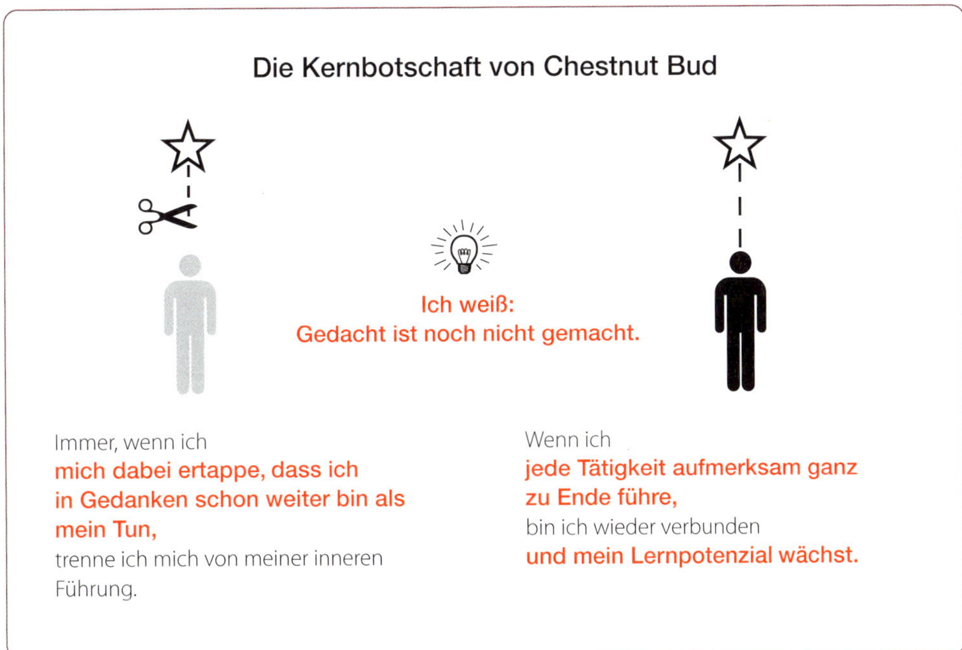

Anregung zur Entfaltung des Chestnut-Bud-Potenzials

Wenn Sie herausfinden wollen, warum Ihnen immer wieder der gleiche Fehler unterläuft, konzentrieren Sie sich nicht nur auf das Geschehen selbst, sondern auch auf den Prozess, den Zusammenhang, in dem der Fehler entsteht. Analysieren Sie den genauen Ablauf praktisch im Zeitlupentempo, bis Sie an die Stelle kommen, an der es immer wieder hakt. So erkennen Sie den Automatismus, der zu dem Fehler führt. Überlegen Sie dann, wie Sie ab diesem Punkt den Ablauf bewusst verändern können, sodass dieser Fehler gar nicht erst wieder geschieht.

Ich vergesse z. B. immer wieder, alle drei Schlösser meiner Wohnungstür abzuschließen. Manchmal vergesse ich eines, manchmal sogar zwei. Ich erkenne folgende »Fehlerautomatik«: Beim Schlüssel-Herumdrehen konzentriere ich mich nicht aufs Abschließen, sondern sehe schon zum Lift herüber, um zu erkennen, in welchem Stockwerk er gerade steht. Darüber vergesse ich, welche Schlösser ich schon abgeschlossen habe. Ich hebe diesen Automatismus auf, indem ich den Absperrvorgang laut oder leise kommentiere, etwa mit »1. oben, 2. Mitte, 3. unten«. Dann erst wende ich meine Aufmerksamkeit dem Fahrstuhl zu.

Anwender von Chestnut Bud berichten

Eine Seminarteilnehmerin schrieb uns ihre Erfahrung nach der Einnahme von Chestnut Bud im Wasserglas: *»Ich hatte mich eigentlich daran gewöhnt, dass mir viele Missgeschicke passieren. Häufig verschütte ich etwas, lasse etwas fallen oder schneide mich in den Finger. Chestnut Bud lässt mich jetzt ohne diese Missgeschicke arbeiten. Der Büchsenöffner, dieses dumme Gerät, sträubte sich immer gegen meine Hand – ich konnte damit keine Dose öffnen, brauchte immer Hilfe dabei. Komisch – jetzt geht es plötzlich, ohne Weiteres handhabe ich das Ding richtig!«*

Chestnut Bud persönlich

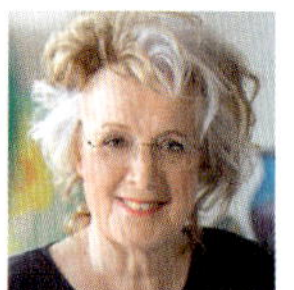

Meine Handschrift ist berüchtigt. Meist kann ich selbst nach einiger Zeit nur noch mit Mühe entziffern, im Grunde rekonstruieren, was ich da so hingekritzelt habe … Mir ist das Prinzip dahinter völlig klar: Unbewusst beeile ich mich beim Schreiben, weil ich in Gedanken schon weiter bin und auch dieser nächste Gedanke festgehalten werden will.

Chestnut Bud, die »Lernblüte«, ist wohl eine meiner Typblüten. Grundsätzlich lerne ich gerne und ständig etwas Neues dazu, aus Wissenschaftssendungen im Fernsehen, anspruchsvollen Radiobeiträgen, Fachzeitschriften oder durch Gespräche mit anderen Menschen.

Auch im Alltag benutze ich mein Chestnut-Bud-Potenzial konstruktiv: Schaffe ich ein neues Küchengerät an, lese ich erst die Gebrauchsanleitung, probiere dann das Gerät aus und schreibe mir schließlich eine eigene Kurzversion der Gebrauchsanleitung auf. So lerne ich rasch, sicher mit dem Gerät umzugehen.

Das Chestnut-Bud-Potenzial ist auch Thema der Hirnforschung in Untersuchungen über das Vergessen: Wir behalten Ereignisse am besten, die wir am umfangreichsten abspeichern, also mit so vielen Sinneseindrücken wie möglich: Gesichter, Gefühle, Gedanken, umgebende Gegenstände, Gerüche, Geräusche, Stimmung, Wetter …

Will man also ein Ereignis nicht vergessen, heißt es, so genau wie möglich hinzusehen, so genau wie möglich hinzuhören. Je mehr ein Ereignis zu einem vielschichtigen Erlebnis wird, desto besser bleibt es haften.

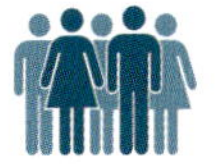

Die Chestnut-Bud-Energie ist in der Corona-Krise 2020 kollektiv erwacht: Wir mussten viel Neues lernen. Im Arbeitsleben ersetzten fast über Nacht Videokonferenzen aus dem Homeoffice persönliche Meetings. Auch der Schulunterricht fand plötzlich via Internet statt. Und wohl jeder lernte zum Schutz vor Ansteckung bei Virusinfektionen einfache Regeln kennen, die auch bei künftigen Grippewellen hilfreich sein werden. Wir mussten aber auch permanent umdenken, weil das, was heute »neu« war, morgen schon nicht mehr stimmte und einem »neuen Neu« Platz machte.

Auch das ist Chestnut Bud

Der Frühling ist da, ich halte eine Fachfortbildung und trage, zum Anlass passend, mein frühlingshaft grünes »Vortragsensemble«. Wie ich feststellen muss, ist es über den Winter geschrumpft. Die Waage verrät: drei Kilo mehr als im Herbst. Jetzt muss etwas geschehen. Reistage? Apfeltage? Kohlsuppendiät? Damit hatte ich schon oft abgenommen, aber dieses Mal spricht mich keine Methode wirklich an. Denn es ist immer das Gleiche: beim ersten Mal funktioniert es sehr gut, beim zweiten Mal weniger, beim dritten Mal noch weniger.

Die Erklärung für dieses Phänomen: Zu Beginn einer neuen Diät zeigt sich das Chestnut-Bud-Potenzial: Ich beobachte genau die Reaktionen (toll, kein Hungergefühl mehr), die sinkenden Zahlenwerte auf der Waage und meine Gefühle. Mit jedem gepurzeltem Pfund wächst mein Hochgefühl. Schließlich habe ich es geschafft und weiß nun auch, wie es geht. Ich habe dabei etwas gelernt. Beim zweiten Anlauf mit der gleichen Diät widme ich den einzelnen Schritten nicht mehr so viel Aufmerksamkeit wie beim ersten Mal, weil ich sie ja schon kenne. Während ich Fisch und Gemüse abwiege, bin ich mit meinen Gedanken schon beim nächsten Seminar. Das rächt sich: Ich falle schleichend in alte Gewohnheiten zurück. Der Kaffee nach dem Essen muss doch erlaubt sein – Kaffee hat ja keine Kalorien. Dazu ein Keks? Im Ayurveda wird das sogar empfohlen! Täglich drei Liter trinken? Das war mir schon immer zu viel. Ich rutsche langsam wieder ab auf die gewohnten zwei Liter täglich.

Am Ende steht die Erkenntnis: Bei mir wirkt eine Diät so gut, wie sie für mich neu und spannend ist, solange ich dabei täglich eine andere Erfahrung mache. Beim nächsten Anlauf werde ich es also mit einer Diät probieren, die ich noch nicht kenne. Obwohl ich weiß, dass es eigentlich besser wäre, meine Essgewohnheiten dauerhaft zu ändern.

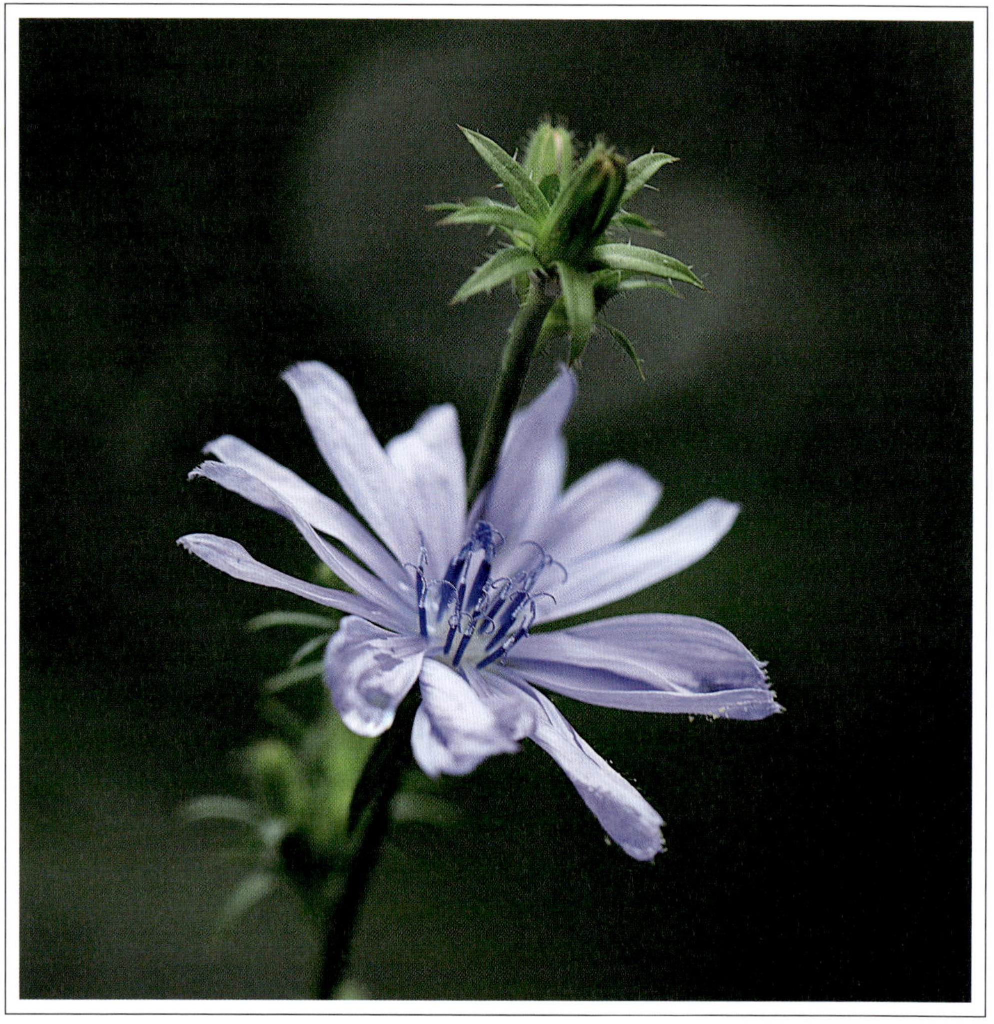

8 Chicory

Potenzial: Fürsorglichkeit

Begleitet uns auf dem Weg
vom kalkulierten Geben … zur selbstlosen Fürsorge

Kraftformel:

Ich gebe gern.
Ich schöpfe aus der Quelle.
Ich bin geliebt.

Mein Inneres Streben

Ich möchte, dass alle versorgt sind.

Wenn ich über das Chicory-Potenzial verfüge,

schöpfe ich gefühlsmäßig aus dem Vollen. Ich gebe gern und uneigennützig. Ich weiß: Bedingungslose Liebe vermehrt sich, wenn sie geteilt wird.

Dadurch blockiere ich das Chicory-Potenzial:

In meiner Kindheit habe ich selbst bedingungslose Liebe nie erfahren, sondern musste mir liebevolle Zuwendung »erkaufen« – durch Artigsein, gute schulische Leistungen oder Hilfe im Haushalt. Dadurch verlor ich den Kontakt zu meiner Inneren Führung und meine eigene Liebesfähigkeit wurde blockiert.

Dieses Verhaltensmuster habe ich beibehalten. Ich gebe, um etwas zu bekommen, und versuche, mir durch eigene Leistungen oder kleine Manipulationen die Zuwendung anderer zu sichern. Dadurch aber mische ich mich oft in ihr Leben ein.

Das ist die Folge:

Wenn andere darauf nicht reagieren, wie ich es erwartet habe, bin ich enttäuscht, gekränkt oder mache ihnen Vorwürfe.

Wie kann ich mich wieder mit meiner Inneren Führung verbinden?

☞ In China heißt es: »Wenn ein Kind geboren wird, hat der Himmel ›Ja‹ gesagt.« Ich muss daher nicht erst etwas Besonderes leisten. Bedingungslose Liebe ist die Grundlage meiner Existenz.

Wenn ich mir das jetzt bewusst mache, gewinne ich wieder Anschluss an meine Innere Führung. Ich kann geben und andere versorgen, ohne Bedingungen daran zu knüpfen. Und: Nach dem Resonanzprinzip erlebe ich, dass ich – automatisch – von anderen Menschen Fürsorge und Liebe erhalte.

Die ausführliche Beschreibung dieser Blüte finden Sie im Standardwerk auf den Seiten 87–92.

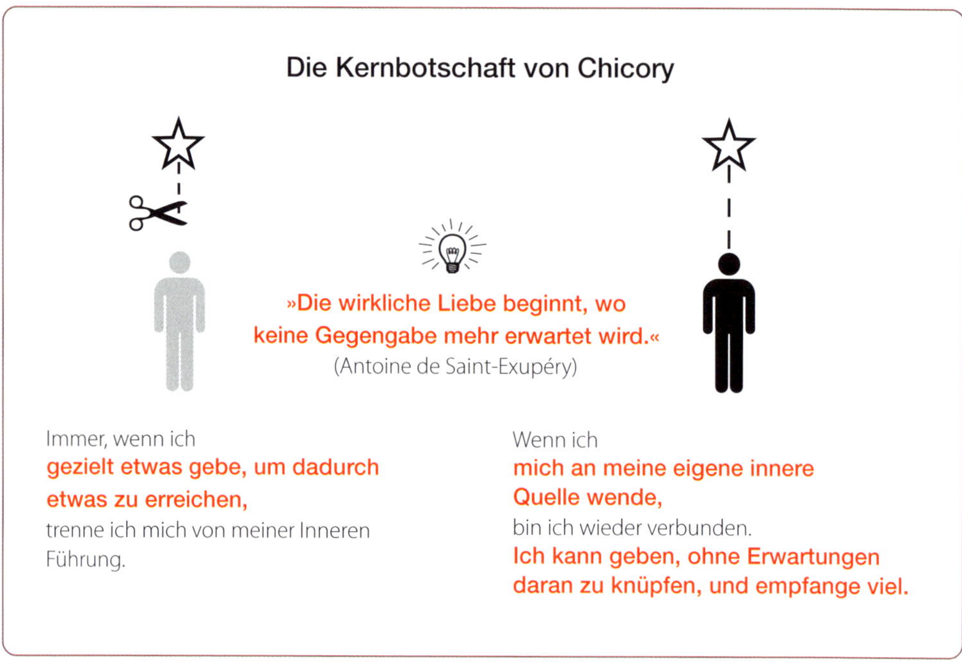

Anregungen zur Entfaltung des Chicory-Potenzials

- Üben Sie sich darin, sich selbst zu lieben – eventuell mit fachkundiger Unterstützung. Denn nach dem Resonanzgesetz können wir nur solche Gefühle in einem anderen erwecken, die wir in uns selbst entwickelt haben. Wer sich selbst nicht liebt, bleibt ungeliebt.
- Liebe ist etwas Ideelles, Geschäft ist etwas Reelles. Vermischen Sie das nicht, sondern geben Sie beidem in Ihrem Leben den richtigen Platz.
- Nehmen Sie sich regelmäßig Zeit für eine Meditation, in der Sie sich mit Ihrem Höheren Selbst, Ihrer inneren Quelle, verbinden.

Anwender von Chicory berichten

Ein Klient, der längere Zeit Chicory eingenommen hat, berichtet nach einem Traum: »*Dieser Traum hat mich gelehrt, dass meinem Zynismus und meiner Berechnung Grenzen gesetzt sind, dass es Dinge gibt, die ich nur aus Liebe tun kann. Versuche ich, sie ohne Liebe zu tun, so gelingen sie ganz einfach nicht, oder es geschehen ›Katastrophen‹. Gott gebe, dass ich das jetzt und in Zukunft immer wissen möge.*«

Chicory Persönlich

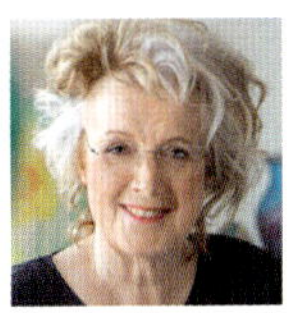

Chicory – die »Mütterlichkeitsblüte« – wird vielfach mit dem Begriff der »selbstlosen Liebe« in Zusammenhang gebracht. Mit dem Wort »selbstlos« hatte ich früher Probleme. Einerseits wegen des moralischen Untertons, andererseits klingt das Wort »selbstlos« nach einem leeren Zustand, also »ohne selbst«. Wie kann ich etwas geben, was ich selbst nicht bin oder habe? Im Englischen hingegen wird dafür der Begriff unconditional verwendet, also »bedingungslos« oder »vorbehaltlos« – und das ist für mich viel stimmiger.

Bedingungslose Liebe zeigt im Idealfall jede Mutter, die für ihre Kinder sorgt, sie vorbehaltlos hegt und pflegt. Auch unsere Mutter Erde versorgt uns bedingungslos mit allem, was wir brauchen. Wir müssen ihr nichts zurückgeben. Wie die Umweltsituation zeigt, wäre es aber wichtig, sie mit mehr Achtsamkeit und Respekt zu behandeln.

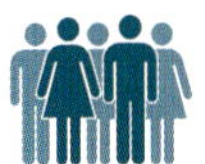

Wohl kaum ein Blütenpotenzial durchzieht unsere Welt stärker als das von Chicory. Die gesamte Geschäftswelt ist mehr oder weniger auf Manipulation aufgebaut. Die Lateiner brachten es auf die Kurzformel *»do ut des«*: Ich gebe etwas, damit du etwas gibst. Heute ist »Tue Gutes und rede darüber« die Devise der Public-Relations-Abteilungen. Gutes wird nicht um des Guten willen getan, sondern um eine Marke sympathisch zu machen und damit höhere Verkaufszahlen zu erzielen.

Doch auch die selbstlose Fürsorge des Chicory-Potenzials durchzieht unsere Welt in Form von Menschen und Organisationen, die teils ehrenamtlich für andere oder unseren Planeten sorgen wollen: von den »Tafeln« über die CARE-Hilfe bis zu Umweltschutzorganisationen.

Auch das ist Chicory

Bei einer ganztägigen Teambesprechung habe ich immer gleich zu Beginn gefragt: »Was machen wir am Mittag? Gehen wir essen oder lassen wir uns etwas liefern?« Als Reaktion ernte ich oft völliges Unverständnis und muss immer ein bisschen darum kämpfen, dass wir diese Frage erst einmal klären. Aber wenn die Mittagszeit dann naht, der Hunger sich meldet und der kreative Fluss abflaut, sind alle erleichtert, dass sie sich jetzt keine Gedanken mehr um das Essen machen müssen – und die Mutter in mir ist zufrieden.

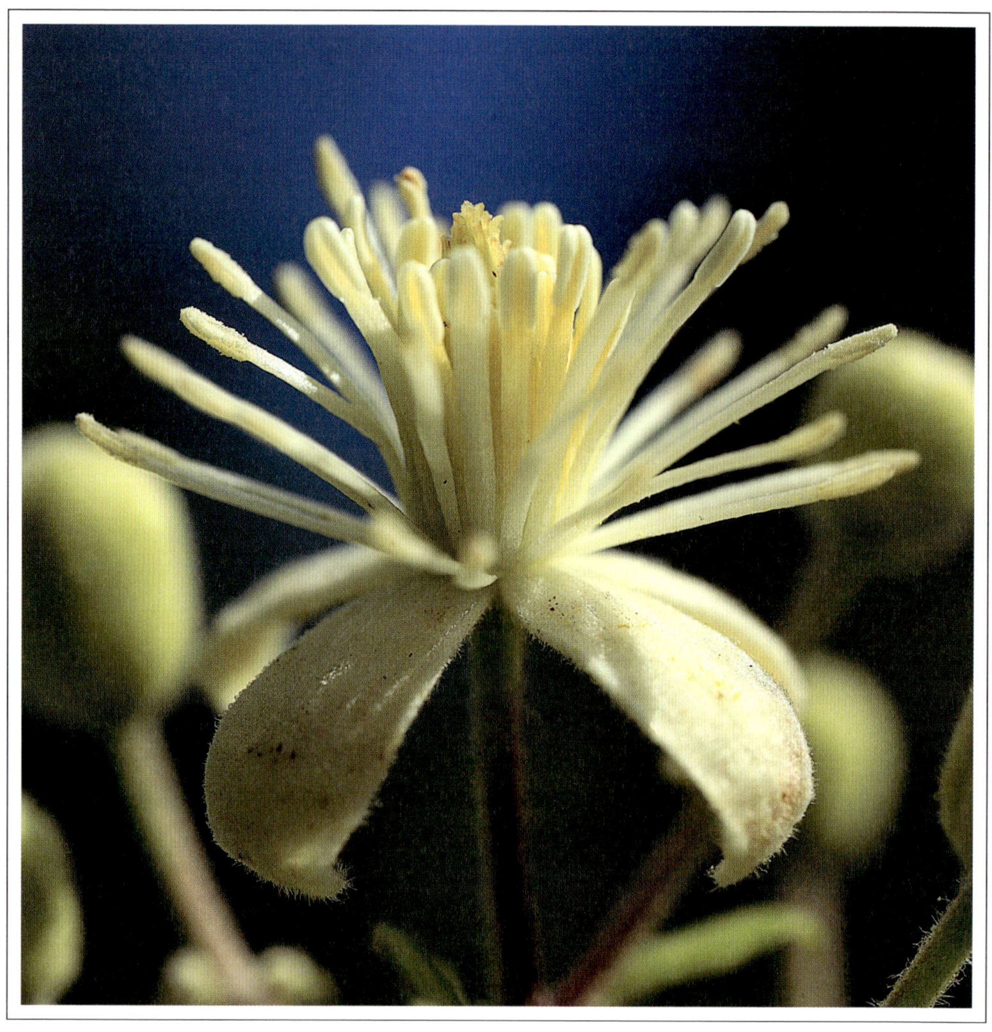

9 Clematis

Potenzial: Gestaltungskraft

Begleitet uns auf dem Weg
von der Realitätsflucht … zur Realitätsgestaltung

Kraftformel:

Ich bin wach.
Ich sehe klar.
Ich handle.

Mein Inneres Streben

Ich möchte gestalten.
Ich möchte kreative Ideen verwirklichen.

Wenn ich über das Clematis-Potenzial verfüge,

habe ich eine starke Vorstellungskraft und eine reiche Fantasie.

Als geistiger »Wanderer zwischen den Welten« kann ich meine kreativen Ideen konstruktiv in die Tat umsetzen und dadurch meine reale Umwelt mitgestalten und bereichern.

Dadurch blockiere ich das Clematis-Potenzial:

Stehen meine Lebensumstände in zu starkem Kontrast zu meinen eigenen Vorstellungen, verschließe ich innerlich die Augen vor der Realität und flüchte auf die Ebene meiner Fantasien und Ideen. In diesen Momenten ziehe ich mich aus dem wirklichen Leben zurück und entferne mich damit auch von meiner Inneren Führung und meinem Lebensplan.

Das ist die Folge:

Ich investiere meine Energien auf der falschen Ebene. Sie fehlen mir deshalb für die Bewältigung meiner Aufgaben in der Realität.

Wie kann ich mich wieder mit meiner Inneren Führung verbinden?

☞ Eine Idee ist erst dann ein konstruktiver Beitrag zum Großen Ganzen, wenn sie in unserer materiellen Welt sinnvoll ist und verwirklicht werden kann.

Ich entscheide mich, ab jetzt meine Vorstellungen und Ideen immer auf ihre Realitätstauglichkeit hin zu überprüfen. So komme ich wieder in Verbindung mit meiner Inneren Führung und kann Sinnvolles Schritt für Schritt in die Tat umsetzen.

Die ausführliche Beschreibung dieser Blüte finden Sie im Standardwerk auf den Seiten 93–97.

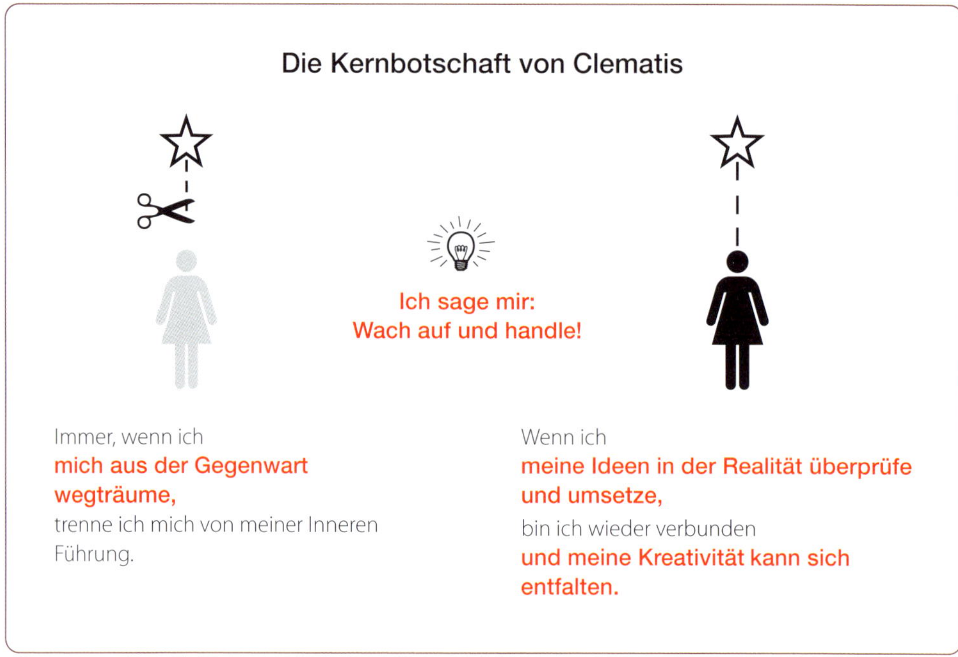

Anregungen zur Entfaltung des Clematis-Potenzials

- Clematis-betonte Menschen sind bekanntlich oft mit ihren Gedanken ganz woanders, also mit ihren Energien weniger in ihrem Körper. Kreative Gartenarbeit, wie etwa das Anlegen eines neuen Beetes, kann die Energien in den Körper zurückholen: Buddeln Sie mit den Händen in der Erde! Arbeiten Sie mit Wasser und Schlamm! Pflanzen Sie, gießen Sie … Am Schluss sind Sie gut geerdet und haben gleichzeitig eine schöne Idee in die Realität umgesetzt.

- Trainieren Sie Ihre Vorstellungskraft, denn nur, was man sich vorstellen kann, kann man auch tun.

- Im verzerrten Clematis-Zustand neigt man dazu, vor einem Problem auf die geistige Ebene zu flüchten. Nutzen Sie ab sofort gerade diese geistige Ebene, um sich mit einem anstehenden Problem zu befassen. Erarbeiten Sie in Ihrer Vorstellung Schritt für Schritt und so konkret wie möglich eine Lösung. Danach kehren Sie bewusst auf die Realitätsebene zurück, wo Sie die mitgebrachte Idee Wirklichkeit werden lassen.

Dieser Ansatz funktioniert auch bei körperlichen Herausforderungen wie etwa einer anspruchsvollen Bergtour. Stellen Sie sich zunächst vor jeder Etappe bildhaft vor, wie Sie diese bewältigen und Ihr Ziel schließlich erreichen. Bei der realen Tour werden Sie begeistert feststellen: Es ist alles viel leichter, als Sie ursprünglich gedacht hatten.

Aus diesem Grund üben Leistungssportler bestimmte Bewegungsabläufe nicht nur im physischen Training, sondern auch auf der mentalen Ebene ein – und das mit großem Erfolg.

Anwender von Clematis berichten

Eine Seminarteilnehmerin schildert uns ihren Erdungsprozess mit Clematis: *»Nach Einnahme der Tropfen hörte ich alle Geräusche um mich herum lauter als vorher. Außerdem hatte ich das Gefühl, sehr schwer zu sein, sehr fest auf dem Boden zu stehen und sehr große Füße zu haben. Dieser Effekt wiederholte sich drei- oder viermal jeweils nach der Einnahme und wurde dann schwächer.«*

Clematis persönlich

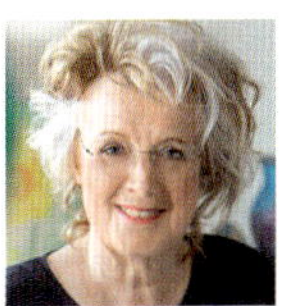

In meiner Zeit als Kreative in der Werbung war für mich Clematis als »Realitätsblüte« regelrecht ein Berufspotenzial. Ich musste mir etwas ausdenken, eine Idee haben und diese Idee dann mediengerecht umsetzen. Über ein geglücktes Ergebnis habe ich mich jedes Mal sehr gefreut.

Auch unser Lebensplan, unsere Lebensaufgabe, ist im Grunde eine Idee. Wir Menschen versuchen, diese Idee zu verstehen und dann mithilfe unserer Inneren Führung umzusetzen, am besten nach dem Motto: »Tu, was du kannst, mit dem, was du hast, da, wo du bist.« Wenn dies gelingt, erleben wir eine innere Stimmigkeit, die uns mit Freude und Zufriedenheit erfüllt.

Manche Menschen sehen »grundsätzlich alles positiv«, ohne jedoch tiefer über die Ereignisse nachzudenken. Auch das ist eine Form der Flucht aus der Realität, die viel Energie verbraucht, die dann bei der realen Lebensbewältigung fehlt. Merke: Man kann in der Realität nur dann bestehen, wenn man ihr ins Auge blickt.

Ein anderer Aspekt von Clematis: Ist Ihnen aufgefallen, in welchem Ausmaß das Angebot von Fantasy und Science-Fiction in Filmen und Computerspielen von Jahr zu Jahr zunimmt? Die Grenze zwischen realen und nichtrealen Welten wird offenbar immer durchlässiger. Man könnte sich fragen, ob sich hier der Prozess einer kollektiven Bewusstseinsveränderung in Richtung erweiterte Wahrnehmung widerspiegelt oder sogar kollektiv eingeübt wird.

Wie erleben wir Gestaltungskraft im Kollektiven? Sie zeigt sich in Musik, Dichtkunst, Tanz, Malerei, Bildhauerei, also in allen künstlerischen Ausdrucksformen, die unsere Gegenwart bereichern und Impulse setzen. Aber Kreativität ist heute nicht nur eine Eigenschaft von Künstlern, sondern gehört wie Intuition auch zu den Soft Skills, die in der Geschäftswelt als Fähigkeit gesucht und geschätzt werden.

Auch das ist Clematis

• Eine interessante Facette von Clematis sind Lebenslügen, an die man schließlich selbst glaubt. So haben nach dem Zweiten Weltkrieg Frauen immer wieder Geschichten erzählt, die ihnen ihre eigene Lebenssituation erträglicher machten: z. B., ihr Mann sei in Russland gefallen, obgleich er sie in Wirklichkeit »nur« verlassen hatte und woanders in einer neuen Beziehung lebte.

• Ein extremes Beispiel erlebte ich selbst auf einem Wochenseminar in der Schweiz: Mir fiel auf, dass eine Teilnehmerin jeden Augenkontakt mit mir vermied. Sie erzählte sehr überzeugend, dass sie nach dem Krieg ein Kinderheim für überlebende Waisen aus dem Konzentrationslager Bergen-Belsen gegründet und geleitet habe. Die anderen Teilnehmer waren tief beeindruckt. Ich selbst reagierte auf ihre Schilderungen innerlich verhalten, wusste aber nicht, warum. Nach dem Seminar kam ein Teilnehmer auf mich zu und fragte: »Glauben Sie das wirklich alles?« Ich konnte die Frage nicht spontan beantworten. Zwei Tage später rief mich eine andere Seminarteilnehmerin an und gab mir die Antwort: Sie habe aus sicherer Quelle erfahren, dass von all dem Erzählten kein einziges Wort wahr sei … In diesem Fall war davon auszugehen, dass das Verhalten der angeblichen Kinderheimleiterin durchaus krankhafte Züge hatte und mit Clematis allein nicht zu therapieren gewesen wäre.

• Mitten aus dem Alltagsleben stammt folgende Clematis-Situation: Eine Freundin von mir suchte seit einer halben Stunde die Karten für eine Abendvorstellung im Serapionstheater in Wien, die sie für unsere Seminargruppe bestellt hatte: Handtasche, Schreibtischschublade, die Mappe »Erledigen« – alles Fehlanzeige. Plötzlich ging ein Leuchten über ihr Gesicht: »Jetzt weiß ich's! Sie liegen im Brotkorb in der Küche im Institut!« Das konnte ich mir sofort vorstellen. Vor meinem geistigen Auge sah ich die Karten so deutlich in diesem Deckelkorb aus Schilfgeflecht, als stünde ich selbst davor. Doch der Kontrollanruf im Institut ergab: Auch hier waren die Karten leider nicht. So kann man sich täuschen! Mein überzeugtes inneres Bild beruhte auf einer Leistung meiner kreativen Vorstellungskraft, entsprach aber nicht der Realität.

Kurz darauf kam völlig überraschend für uns beide der erlösende Anruf der Theaterkasse: »Die von Ihnen bestellten Karten sind immer noch nicht abgeholt worden. Wann kommen Sie?«

Clematis oder Chestnut Bud?*

In beiden Zuständen ist man gedanklich besonders aktiv.

Im Clematis-Zustand verleugnet man die reale Situation und agiert gedanklich in einer Parallelwelt.

Im Chestnut-Bud-Zustand hingegen agiert man gedanklich in der realen Welt, geht dabei aber zu hastig vor. Man versucht ständig, den zweiten Schritt vor dem ersten zu machen.

* Weitere Abgrenzungen dieser Blüte von anderen Bachblüten finden Sie im Standardwerk auf der Seite 346.

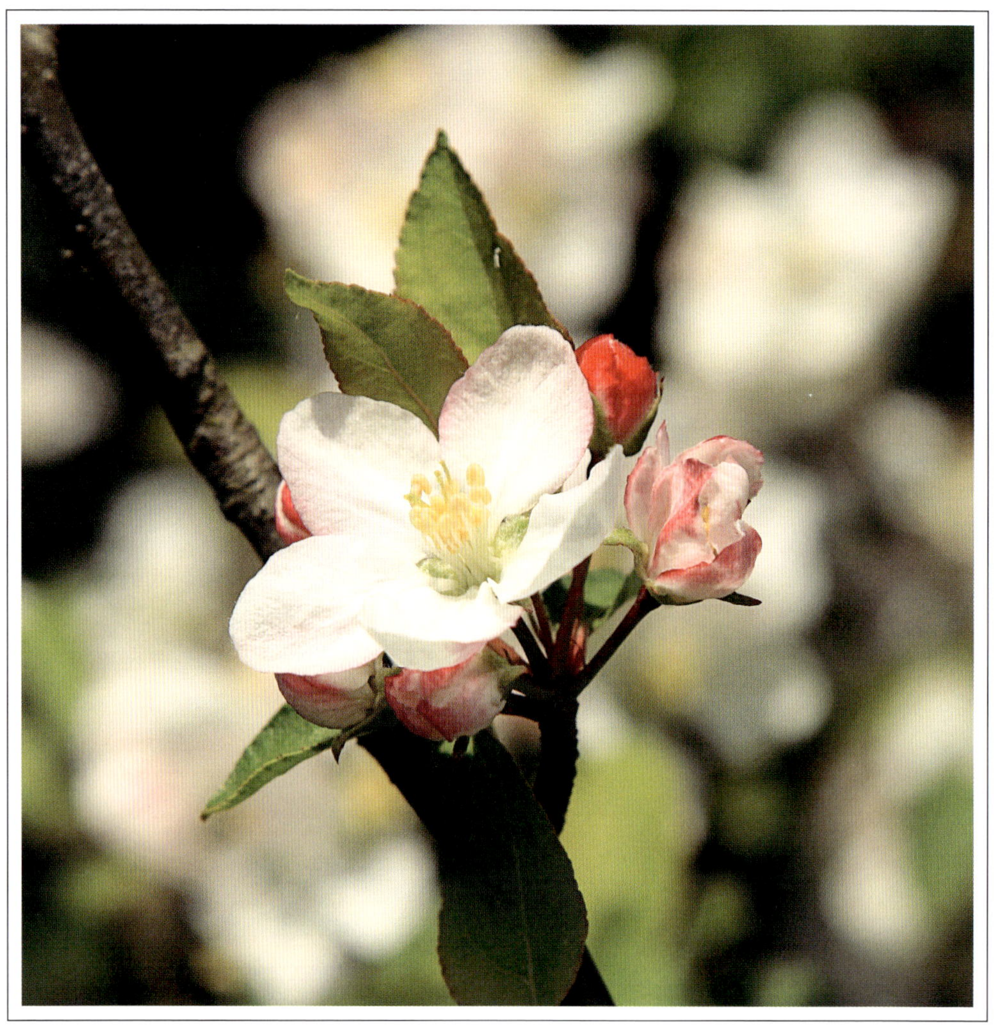

10 Crab Apple

Potenzial: Ordnungsliebe

Begleitet uns auf dem Weg
vom Ordnungsdrang … zur inneren Ordnung

Kraftformel:

Ich fühle mich wohl.
Ich nehme mich an, wie ich bin.
Ich sehe, was wichtig ist.

Mein Inneres Streben

Ich möchte rein sein.
Ich möchte Ordnung schaffen.

Wenn ich über das Crab-Apple-Potenzial verfüge,

sind Sauberkeit und Ordnung in meinem Leben sehr wichtig. Es fällt mir leicht, Strukturen zu schaffen. Ich habe eine ausgeprägte Liebe zum Detail, kann aber auch mal fünf gerade sein lassen, wenn andere Dinge wichtiger sind.

Dadurch blockiere ich das Crab-Apple-Potenzial:

Ich gehe von meinen ganz persönlichen Ordnungs- und Reinheitsvorstellungen aus und versuche sie um jeden Preis aufrechtzuerhalten. Darüber geht meine Verbindung zu meiner Inneren Führung verloren. Denn ich mache mir nicht klar, dass es auf der materiellen Ebene unserer Welt nie eine endgültige Ordnung und Reinheit geben kann. Das Leben ist ein ewiger Prozess von Werden und Vergehen.

Das ist die Folge:

Sauberkeit und Ordnung werden zum Selbstzweck. Details werden überbewertet, eigene Körperausscheidungen können irritieren. Mein Blick für Prioritäten geht verloren.

Wie kann ich mich wieder mit meiner Inneren Führung verbinden?

☞ Wichtig ist jetzt ein Umschalten der Aufmerksamkeit »von Mikroskop auf Makroskop«: Da wir Teil des Großen Ganzen sind, sind wir auch Teil der Natur.

Ich verstehe jetzt: Die übergeordneten Reinigungs- und Ordnungsprozesse der Natur laufen ständig auch in mir selbst ab. Wenn ich diese natürlichen Regulierungsprozesse akzeptiere und beachte, schließe ich mich wieder an meine Innere Führung an und fühle mich wohler in meiner Haut.

Die ausführliche Beschreibung dieser Blüte finden Sie im Standardwerk auf den Seiten 98–102.

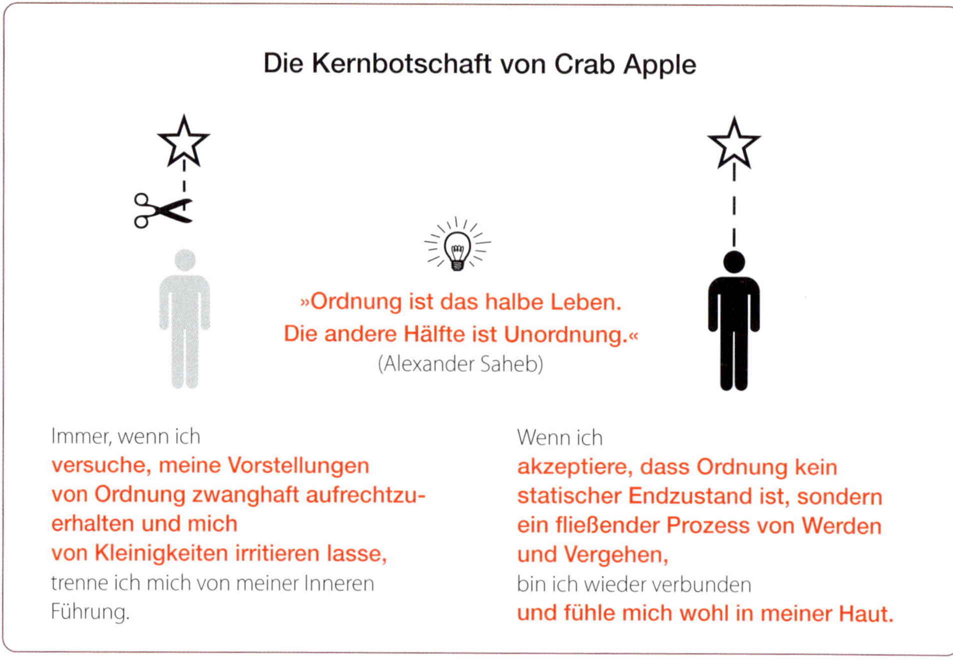

Anregung zur Entfaltung des Crab-Apple-Potenzials

Irritieren Sie Kleinigkeiten so sehr, dass Sie diese am liebsten sofort wieder »in Ordnung« bringen würden? Kleinigkeiten wie ...

Eine Blume ragt höher aus der Vase heraus als die anderen im Strauß.
Ein unabgewaschener Teller steht noch in der sonst aufgeräumten Küche.
Eine Schublade ist nicht ganz nach hinten eingeschoben.
Mappen und Stifte liegen auf dem Schreibtisch ungeordnet herum.
Eine leere Flasche ist am falschen Ort, nicht beim Flaschenmüll abgestellt.
Ein Wollfussel liegt im Nebenzimmer auf dem Fußboden.

Üben Sie, Prioritäten zu setzen: Immer, wenn Ihr Blick auf eine solche Unordentlichkeit fällt, fragen Sie sich zunächst: »Ist dies im Moment wirklich mein wichtigstes Problem? Was sollte ich jetzt als Erstes tun?« Sobald Sie Ihre wichtigeren Aufgaben erledigt haben, können Sie auch diese Kleinigkeiten in Ordnung bringen.

Anwender von Crab Apple berichten

Eine Seminarteilnehmerin schreibt: *»Ich bekam eine Zahnprothese mit einem Bügel innen vor den unteren Schneidezähnen. Dieser fühlte sich für mich an wie ein riesiger Balken, der die Zunge nach hinten schob. Ich hatte das Gefühl, dass mir die Luft wegblieb, und konnte an nichts anderes mehr denken.*

Nach der Einnahme von Crab Apple war dieses Gefühl vorbei. Ich konnte wieder normal atmen und den Fremdkörper in meinem Mund akzeptieren.«

Crab Apple persönlich

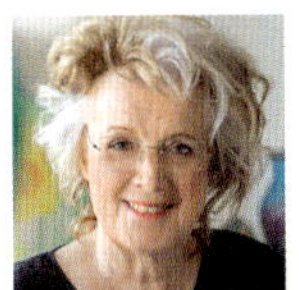

In Seminaren begann ich die Vorstellung von Crab Apple, der »Reinigungsblüte«, immer mit folgendem Beispiel: Vorne hängt ein Bild schief, hinten ist ein Wasserrohr gebrochen. Der Crab-Apple-Typ rückt zuerst das Bild gerade und kümmert sich erst dann um den Rohrbruch. Unordnung jeglicher Art verursacht bei Menschen mit verzerrtem Crab-Apple-Potenzial große innere Spannung. Diese kann nur abgebaut werden, wenn sie die Unordnung sofort beseitigen.

Meine interessanteste persönliche Erfahrung mit Crab Apple machte ich, als ich das Institut für Bachblütentherapie von Hamburg nach Wien verlagerte. Drei Jahre lang im Vorfeld aussortieren, weggeben, neu strukturieren … Beibehalten habe ich aus dieser Zeit den Spruch: »Was du heute kannst entsorgen, das verschiebe nicht auf morgen.«

Unser eigenes wichtigstes Ordnungssystem ist das Immunsystem unseres Körpers. Es reagiert auf jede Unordnung im physischen wie auch im seelischen Bereich. Schon seit Jahren propagiere ich: Die Bachblütentherapie stärkt die seelische Seite unseres Immunsystems, indem sie die durch destruktive Verhaltensmuster entstandenen Psychotoxine »transformiert« – und so unseren seelischen Energiehaushalt immer wieder in Ordnung bringt. Crab Apple ist dabei eine ganz wichtige Blüte. Sie verhindert, dass sich seelische »Unordnung« überhaupt auf körperlicher Ebene manifestieren muss.

Reinheit ist eine Form von Ordnung auf emotionaler und mentaler Ebene und damit mehr als Sauberkeit. Ich erinnere mich an eine Patientin, die sich nach Partybesuchen zu Hause als Erstes duschen musste, um sich, wie sie sagte, von unpassenden Gedanken- und Gefühlseindrücken zu reinigen

Die allererste Anfrage, die ich nach der Veröffentlichung meines ersten Buches erhielt, lautete: »Hilft Crab Apple auch bei Waschzwang?« Die Erfahrung sagt: Nein. Das zentrale Symptom beim Waschzwang ist nicht das Waschen, sondern der Zwang. Zwangserkrankte reagieren nicht auf Bachblüten, sondern brauchen eine psychologische Therapie.

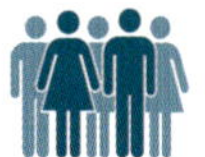

Auf kollektiver Ebene zeigt sich das Crab-Apple-Potenzial unter anderem auch in allen Revolutionen, die unzeitgemäße Ordnungen zerstören wollen, um damit Platz für neue, zeitgerechtere Strukturen und Ordnungen zu schaffen.

Auch heute leben wir in einer kollektiven Umbruchszeit. Fragen Sie sich: Wo erkenne ich das Aufkommen neuer, passenderer Ordnungsstrukturen im Sozialen, in der Pädagogik, in der Wirtschaft? Es gibt bereits viele Institutionen wie Tauschbörsen, Food-Coops, gemeinschaftsgetragene Landwirtschaften (Community supported Agriculture/Solidarische Landwirtschaft) oder etwa »Reparaturcafés«, durch deren Nutzung wir diese Neuordnung unterstützen können.

Auch das ist Crab Apple

Äußere Ordnung schafft innere Ordnung. Wenn ich morgens meine To-do-Liste für den Tag schreibe, spüre ich, wie der Gedankendruck in meinem Kopf nachlässt, sobald ich die vielen vagabundierenden Gedanken nach Wichtigkeit geordnet zu Papier gebracht habe. Das tut mir gut, und ich starte mit Überblick, frisch und erwartungsvoll in den Tag.

Aber leider: An manchen Tagen hält dieser Überblick nicht lange an. Meine wunderschöne Tagesliste wird immer unordentlicher. Punkte werden durchgestrichen, eingekreist, mit Hinweispfeilen versehen und mit spontanen Anmerkungen ergänzt.

Sobald ich merke, dass meine Liste mich mehr irritiert als sie mir hilft, lege ich eine Pause ein. Aus den Fragmenten der alten Liste erstelle ich dann eine neue. Die alte Liste zerreiße ich und merke unmittelbar, wie sich die energetische Spannung abbaut und die verbliebenen Punkte sich einfacher umsetzbar anfühlen.

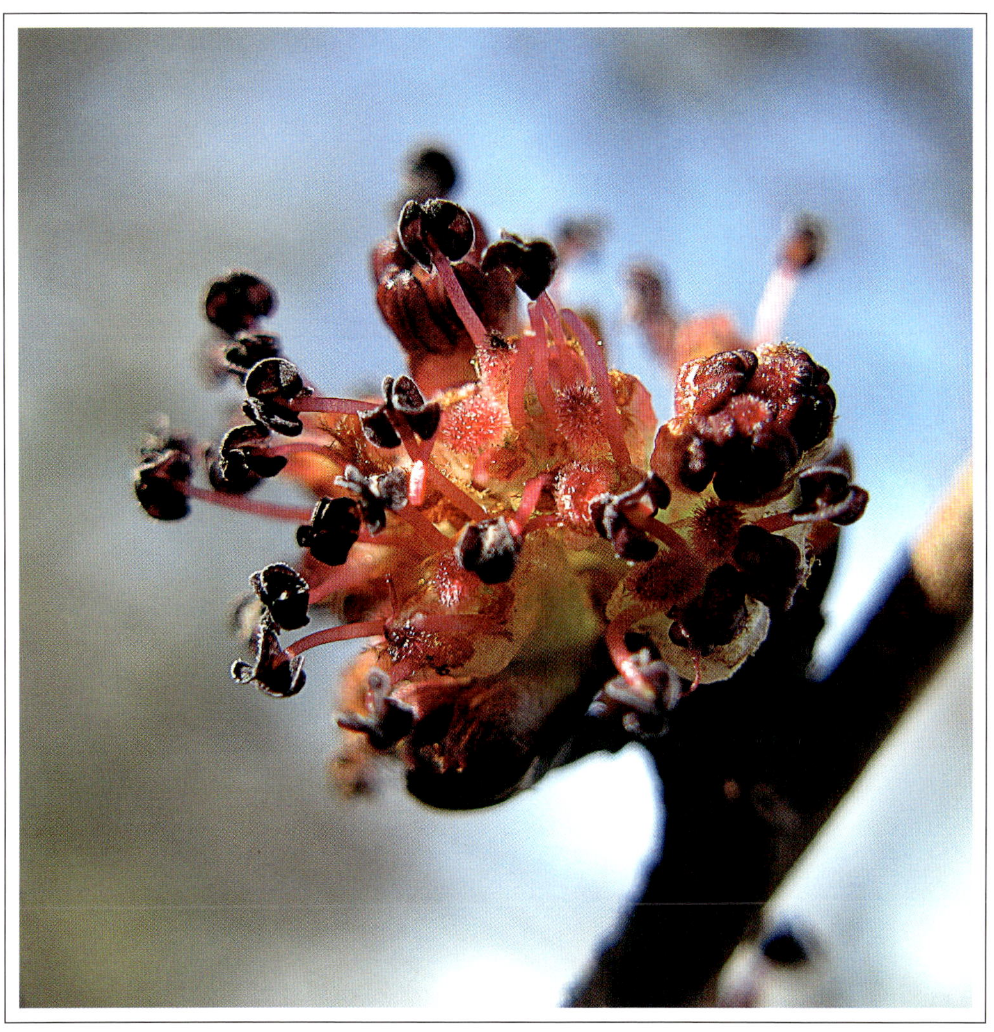

11 Elm

Potenzial: Verantwortungsgefühl

Begleitet uns auf dem Weg
vom Gefühl der Überforderung … zur inneren Zuversicht

Kraftformel:

Ich tue, was ich kann.
Ich bekomme Hilfe.
Ich schaffe es.

Mein Inneres Streben

Ich möchte meinen Verantwortungen gerecht werden.

Wenn ich über das Elm-Potenzial verfüge,

bin ich leistungsfreudig und übernehme gern verantwortungsvolle Aufgaben. Ich erkenne aber auch meine physischen und psychischen Grenzen und weiß, wann der Punkt erreicht ist, an dem ich Verantwortung abgeben muss. Ich kann mir Hilfe holen.

Dadurch blockiere ich das Elm-Potenzial:

Ich identifiziere mich so stark mit den von mir übernommenen Aufgaben, dass ich gewissermaßen Tag und Nacht arbeite und Übermenschliches von mir verlange. Dabei überhöre ich die Impulse meiner Inneren Führung, die zur Schonung mahnen.

Das ist die Folge:

Ich bin so erschöpft, dass ich energetisch in ein Loch falle. In diesem Moment der Schwäche bin ich davon überzeugt, dass ich meinen Verantwortungen ganz grundsätzlich nicht gewachsen bin, obgleich ich derartige Aufgaben bisher schon oft bewältigt habe.

Wie kann ich mich wieder mit meiner Inneren Führung verbinden?

☞ Tatsache ist: Die Entfaltung meines eigenen Lebensplans ist die wichtigste Verantwortung, die ich als Mensch habe.

Ich brauche nichts Übermenschliches von mir zu fordern. Meine Innere Führung zeigt mir genau, wann meine persönliche Leistungsgrenze erreicht ist. Wenn ich auf ihre Stimme höre, kann ich meine Aufgaben so umgestalten, dass ich wieder sicher sein kann, meinen Verantwortungen gerecht zu werden.

Die ausführliche Beschreibung dieser Blüte finden Sie im Standardwerk auf den Seiten 103–106.

Die Kernbotschaft von Elm

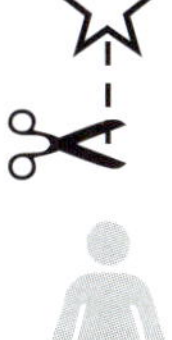

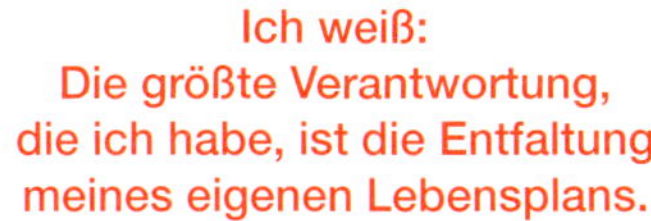

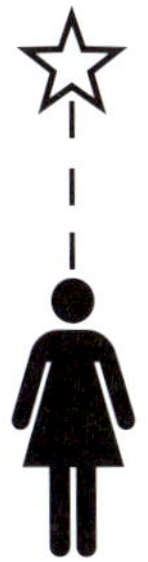

Immer, wenn ich **mir aus Verantwortungsgefühl zu viel auflade und mein eigenes Erholungsbedürfnis zurückstelle,** trenne ich mich von meiner Inneren Führung.

Wenn ich **erkenne, wann es zu viel wird und rechtzeitig Aufgaben abgebe,** bin ich wieder verbunden **und in meiner vollen Kraft.**

Anregungen zur Entfaltung des Elm-Potenzials

- Bedenken Sie: Wir sind alle nur Menschen. Unser Lebensauftrag verlangt nichts Übermenschliches von uns.

- Machen Sie sich klar, dass letztlich niemandem geholfen ist, wenn Sie Ihre Leistungsgrenzen dauerhaft ignorieren und dann völlig ausfallen.

- Fragen Sie sich: Welche Verantwortungsbereiche habe ich zu lange behalten? Muss ich meinen halbwüchsigen Kindern wirklich noch täglich die Betten machen?

- Erkennen Sie, dass die Menschen in Ihrer Umgebung selbst mehr Lernchancen bekommen, wenn Sie ihnen klar definierte Teilaufgaben übertragen. Kümmern Sie sich aber nicht ungefragt darum, wie die anderen diesen Verpflichtungen nachkommen – Hauptsache, es geschieht. So bekommen Sie den Kopf frei für neue verantwortliche Aufgaben.

Anwender von Elm berichten

Eine Seminarteilnehmerin schreibt uns: »*Ich bin eine Frau, die gern Verantwortung übernimmt und am liebsten alles selbst macht. Die Torte für den Geburtstag meiner Tochter musste gebacken werden – kein Problem, das mache ich. Das Protokoll der letzten Vereinssitzung war bis morgen Abend fällig – kein Problem, das mache ich auch. Zusätzlich waren einige dringende Hausverwaltungsangelegenheiten fristgerecht zu klären, was ich natürlich auch erledigen würde … Schließlich saß ich in der Küche und habe nur noch geheult. Zum Glück dachte ich an Elm und nahm es im Wasserglas. Und es dämmerte mir, dass ich in dieser Situation und unter diesem Zeitdruck nicht alles alleine schaffen konnte. Ich begann zu überlegen, wobei ich mir jetzt helfen lassen könnte, auch wenn mir das alles andere als leichtfiel. Doch Elm machte es möglich.«*

Elm persönlich

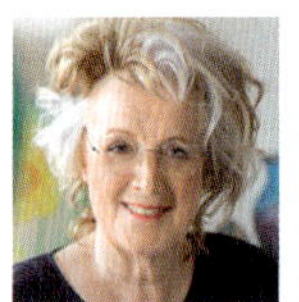

»Meist fallen die Menschen nicht, weil sie zu schwach sind, sondern weil sie sich für zu stark halten.« Dieses jiddische Sprichwort sollten Menschen mit starkem Elm-Potenzial immer im Hinterkopf behalten. Für mich war dieses Thema gerade auch bei der Arbeit an diesem Buch relevant:

Während ich daran schrieb, stellte ich die gleichen zeitlichen Anforderungen an mich wie beim Schreiben früherer Bücher: Der Text über eine Blüte z. B. sollte innerhalb eines Tages fertig sein. Dabei übersah ich, dass die Konzentrationskraft mit dem Alter abnimmt und nach Anstrengungen längere Erholungszeiten erforderlich sind. Das hat bei mir tatsächlich zu einem verzerrten Elm-Zustand geführt. Ich ertappte mich bei dem Gedanken: »Eigentlich bin ich überhaupt nicht fähig, Bücher zu schreiben …« Was ich tun musste und tat, war, meine Leistungsgrenzen realistischer zu betrachten, mir weniger vorzunehmen und ab und zu Elm, die »Verantwortungsblüte«, einzunehmen.

Die Neigung, mich zu überfordern, beruhte auch auf einem besonders großen Verantwortungsgefühl, das ich gegenüber meiner Aufgabe empfinde: das Werk von Edward Bach so zu verbreiten und weiter zu entfalten, wie er es gemeint hat – also ohne eine eigene neuartige Therapie daraus zu kreieren.

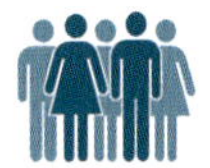

Das Wort »Verantwortung« wird heute in Werbespots gern verwendet. Ob Autos, Banken oder Versicherungen: Sie alle betonen mit Slogans wie »Verantwortung schafft Freude« ihre Verantwortung für die Umwelt, für die Gemeinschaft, für die Menschheit … und missbrauchen damit hohe ethische Ziele für ihre merkantilen Zwecke.

Jeder Einzelne kann in dem Rahmen, in dem es ihm oder ihr möglich ist, auch seinen Teil der kollektiven Verantwortung übernehmen: etwa für die Umwelt durch Papier- statt Plastiktüten, saubere Mülltrennung, das Benutzen öffentlicher Verkehrsmittel, Car-Sharing statt eines eigenen Wagens etc.

Auch global wird immer mehr Verantwortung übernommen: Auf dem »One Planet Summit« im Januar 2021 hat sich Deutschland einer Allianz von mehr als 50 Staaten angeschlossen. Bis 2030 wollen sie jeweils 30 Prozent der Land- und Meeresflächen unter Schutz stellen – um die restliche Artenvielfalt des Planeten zu erhalten.

Auch das ist Elm

- Helikopter-Mütter sind ein gutes Beispiel für verzerrtes Elm-Potenzial: Irrtümlicherweise glauben sie, nicht nur für das materielle, sondern auch für das emotionale Wohlbefinden ihres Kindes die volle Verantwortung übernehmen zu müssen. Damit aber nehmen sie dem Kind die Chance, eigene Erfahrungen zu machen und dabei erwachsen zu werden.

- Kennen Sie Menschen, die sich explizit weigern, Verantwortung zu übernehmen? Wenn man sie um etwas bittet, sagen sie häufig: »Das mache ich – aber auf deine Verantwortung.« Das ist besonders dann der Fall, wenn sie in der Vergangenheit mit dem Thema Verantwortung schlechte Erfahrungen gemacht haben; wenn sie also z. B. bei der Organisation eines Festes, für die sie verantwortlich waren, Fehler gemacht haben. Oft handelt es sich dabei um Personen mit einem besonders ausgeprägten Verantwortungsgefühl.

  Nehmen diese Menschen drei bis vier Wochen lang Elm ein, können sie dieses Potenzial wieder integrieren.

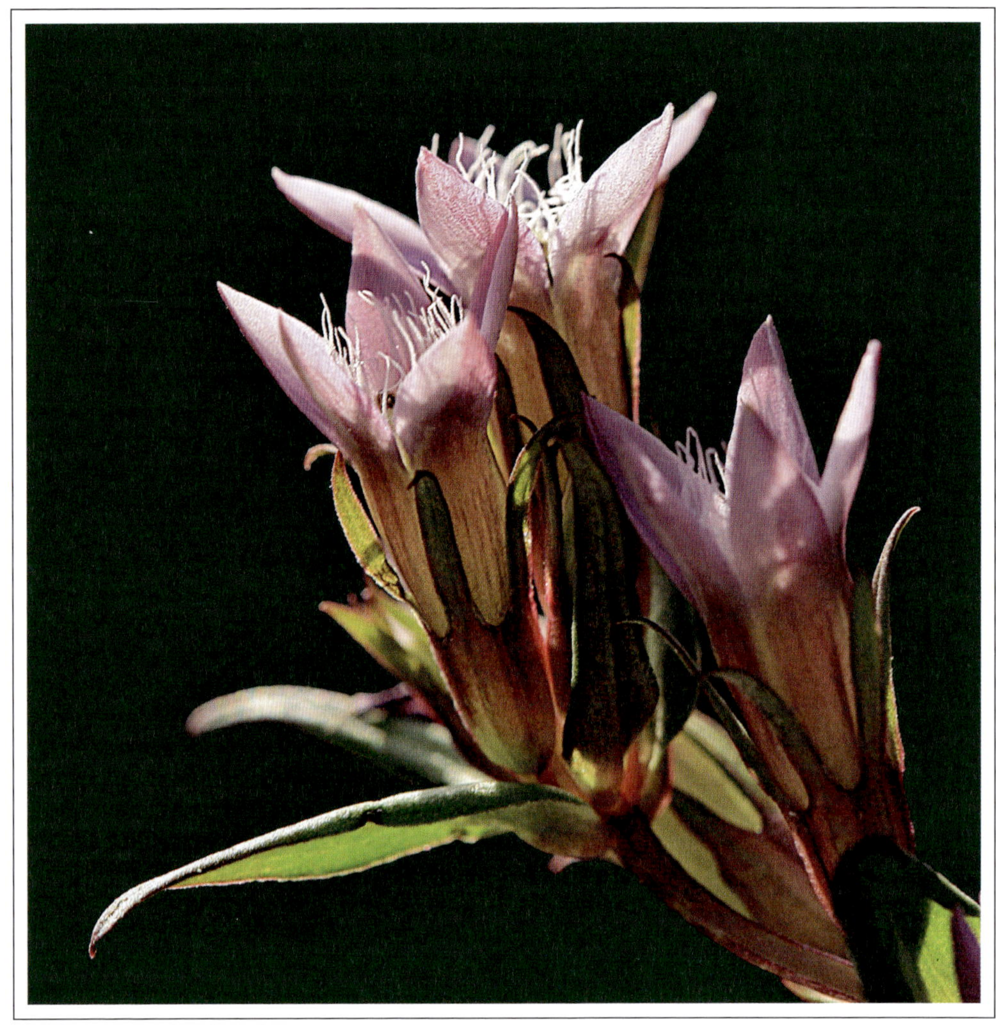

12 Gentian

Potenzial: Glaubenskraft

Begleitet uns auf dem Weg
vom Zweifel … zum Vertrauen

Kraftformel:

Ich bin zuversichtlich.
Ich erwarte das Positive.
Ich glaube, dass sich alles fügt.

Mein Inneres Streben

Ich möchte glauben.
Ich möchte vertrauen.

Wenn ich über das Gentian-Potenzial verfüge,

gehe ich vertrauensvoll und prinzipiell zuversichtlich an mein Leben heran.

Ich weiß: Schwierigkeiten sind dazu da, daraus zu lernen und stärker zu werden. Alles entwickelt sich folgerichtig.

Mein Motto ist: »Denke Gutes, dann geschieht es.«

Dadurch blockiere ich das Gentian-Potenzial:

Immer wenn in meinem Leben etwas nicht so läuft, wie ich erwartet habe, ziehe ich mich unbewusst enttäuscht von meiner Inneren Führung zurück. Um mich vor weiteren Enttäuschungen zu schützen, nehme ich eine skeptische oder pessimistische Grundhaltung ein und blockiere so erst recht den Kontakt zu meinem Höheren Selbst.

Das ist die Folge:

Mein Lebensgefühl wird grau in grau. »Das Glas ist immer halb leer.«

Wie kann ich mich wieder mit meiner Inneren Führung verbinden?

☞ Jede natürliche Entwicklung verläuft in Wellen. Jeder scheinbare Rückschlag oder Stillstand dient dazu, das bereits Erreichte zu stabilisieren, und ist eine Orientierungshilfe für den nächsten Entwicklungsschritt.

Ich muss erkennen, dass ich mit meiner Negativhaltung selbst die geistige Voraussetzung dafür schaffe, dass befürchtete Ereignisse tatsächlich eintreten können. Ich entscheide mich jetzt für eine grundsätzliche Veränderung meines Blickwinkels in Richtung »positiv« und »konstruktiv«.

Die ausführliche Beschreibung dieser Blüte finden Sie im Standardwerk auf den Seiten 107–110.

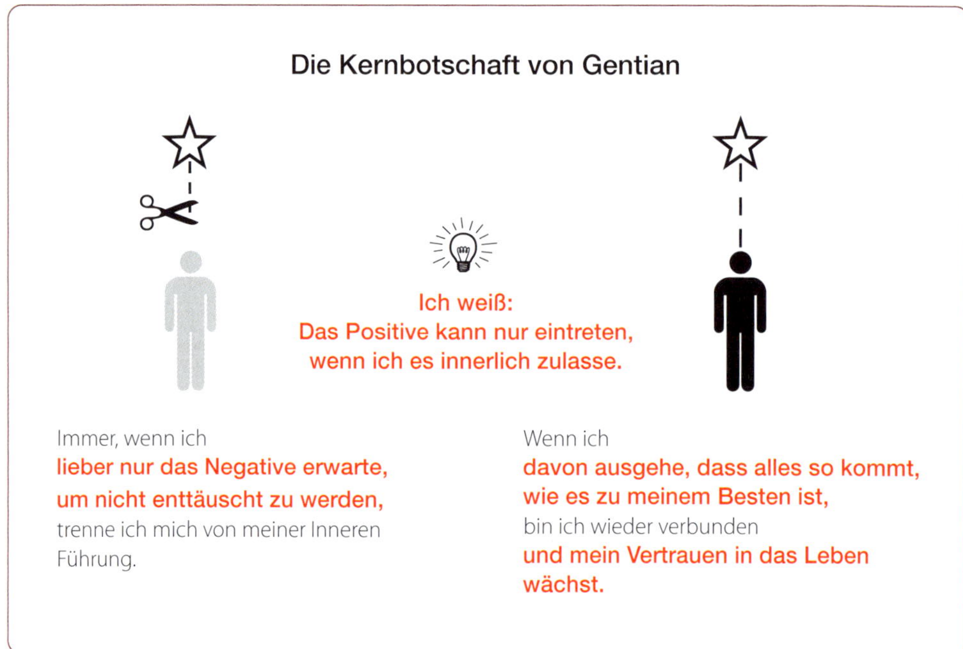

Anregungen zur Entfaltung des Gentian-Potenzials

- Stellen Sie sich bei jedem pessimistischem Gedanken sofort das optimistische Gegenteil vor.

Beispiel: *Bei der hohen Anzahl von Bewerbern bin ich mehr als skeptisch, dass ich diese Wohnung bekomme … Sie schalten um und denken: Ich bekomme die Wohnung! Innerlich sehen Sie sich schon den Mietvertrag unterschreiben.*

Auch wenn diese Übung nicht in jedem Falle sofort zum gewünschten Erfolg führen wird, erarbeiten Sie sich damit eine Erwartungshaltung, die den Boden für positive Entwicklungen in Ihrem Leben bereitet.

- Erinnern Sie sich: Bei welcher Gelegenheit hat etwas geklappt, obwohl Sie es nicht erwartet hatten? Beispiele:

Obwohl ich viel zu spät am Flughafen war, wurde ich doch noch mitgenommen.

Obwohl ich nie damit gerechnet hätte, ist mein Portemonnaie, das ich im Supermarkt verloren hatte, an der Kasse abgegeben worden.

Gehen Sie also in Zukunft erst einmal davon aus, dass etwas klappt!

• Gedanken zu Gentian:

Mangelndes Vertrauen ist nicht das Ergebnis von Schwierigkeiten. Schwierigkeiten haben ihren Ursprung in mangelndem Vertrauen. (Seneca)

Das Glück deines Lebens wird bestimmt von der Beschaffenheit deiner Gedanken. (Marc Aurel)

Denke lieber an das, was du hast, als an das, was dir fehlt! (Marc Aurel)

Die größte Entscheidung deines Lebens liegt darin, dass du dein Leben ändern kannst, indem du deine Geisteshaltung änderst. (Albert Schweitzer)

Ärgere dich nicht darüber, dass der Rosenstrauch Dornen trägt, sondern freue dich, dass der Dornenstrauß Rosen trägt. (Arabisches Sprichwort)

Der Pessimist: »Schlechter geht's ja gar nicht mehr.«
Der Optimist: »Oh doch!« (Jiddischer Witz)

Anwender von Gentian berichten

Eine Apothekerin erzählt: »*Nach der Übernahme seiner Firma durch einen internationalen Konzern erhielt mein Mann einen neuen Vorgesetzten. Dieser hatte an seiner Arbeit ständig etwas auszusetzen, obgleich er von der Materie nicht viel verstand. Da ihm ein Gespräch mit dem Chef sinnlos schien, wollte mein Mann alles hinschmeißen und kündigen. Ich hielt das für übereilt und gab ihm Gentian. Schon nach zwei Tagen kam mein Mann strahlend nach Hause: Er hatte den Chef auf dem Parkplatz getroffen und mit ihm ein klärendes Gespräch angefangen. Dieses war überraschend positiv verlaufen. Seither ist von Kündigung keine Rede mehr.*«

Eine Heilpraktikerkollegin, der ich geraten hatte, Rock Water einzunehmen, erzählte: »*Ich griff nach einem Fläschchen, mit dem Gedanken, das wird ja doch nichts. Dann merkte ich, dass ich versehentlich die ›falsche‹ Flasche aus der Schachtel genommen hatte – es war Gentian.*«

Gentian persönlich

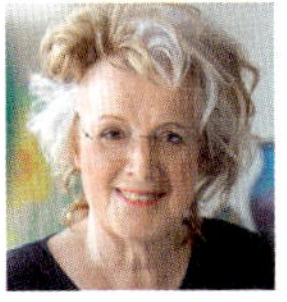

Gentian, die Glaubensblüte, war ein prägendes Konzept der Familie meiner Mutter. Wegen Glaubenskonflikten wanderte die Familie aus dem katholischen Österreich nach Deutschland aus. Unter dem Ölbildnis eines meiner Vorfahren stand »Ritter von Polheim – ein trauriger Herr«.

Dieses »traurige« Erbe zeigte sich bei meiner Mutter als tief sitzender Pessimismus. »Daraus wird ja doch nichts«, war regelmäßig ihr Kommentar zu allem, was ich in Angriff nahm – natürlich auch, als ich begann, mit den Bachblüten zu arbeiten. Als dann doch etwas daraus wurde, sagte sie: »Die wirken nur, weil du andere Menschen so gut davon überzeugen kannst.« Als ich später Seminare gab und es sich zeigte, dass auch deren Teilnehmer erfolgreich mit Bachblüten arbeiteten, warnte meine Mutter düster: »Pass auf, dass du dir nicht deine eigene Konkurrenz heranziehst.«

Glücklicherweise bin ich selbst so optimistisch veranlagt, dass ich mich von solchen Aussagen nie wirklich irritieren ließ. Aber mitansehen zu müssen, wie meine Mutter darum rang, zu glauben oder etwas Positives zu erwarten, tat mir oft weh. Viele Mischungen mit der konstanten Gabe von Gentian haben ihr schließlich geholfen, vom destruktiven zum konstruktiven Skeptiker zu werden. Sie erhob zwar weiterhin ihre mahnende Stimme, aber sie konnte bisweilen auch vorsichtig daran glauben, dass die Dinge doch einen positiven Verlauf nehmen könnten.

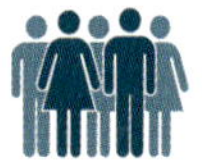

Wie das Gentian-Potenzial besagt: Von Hause aus möchte der Mensch glauben und vertrauen können. Aber diese kollektive Sehnsucht wurde und wird immer wieder missbraucht. Organisierte Schlepperbanden versprechen heute Millionen von Flüchtlingen gegen viel Geld ein besseres Leben in Europa. Sekten verkaufen ihren Mitgliedern die Aussicht auf himmlische Glückseligkeit. Und im Rahmen des täglichen Lebens macht uns die Kosmetikindustrie immer wieder Angebote mit Schönheitsversprechen, die wir nur allzu gerne glauben – obwohl wir es aus Erfahrung eigentlich besser wissen müssten.

Doch worauf können wir wirklich vertrauen? Auf die Gewissheit, dass wir Teil eines größeren Ganzen sind und durch unser Leben, mithilfe unserer Inneren Führung, einen wertvollen Beitrag dazu leisten.

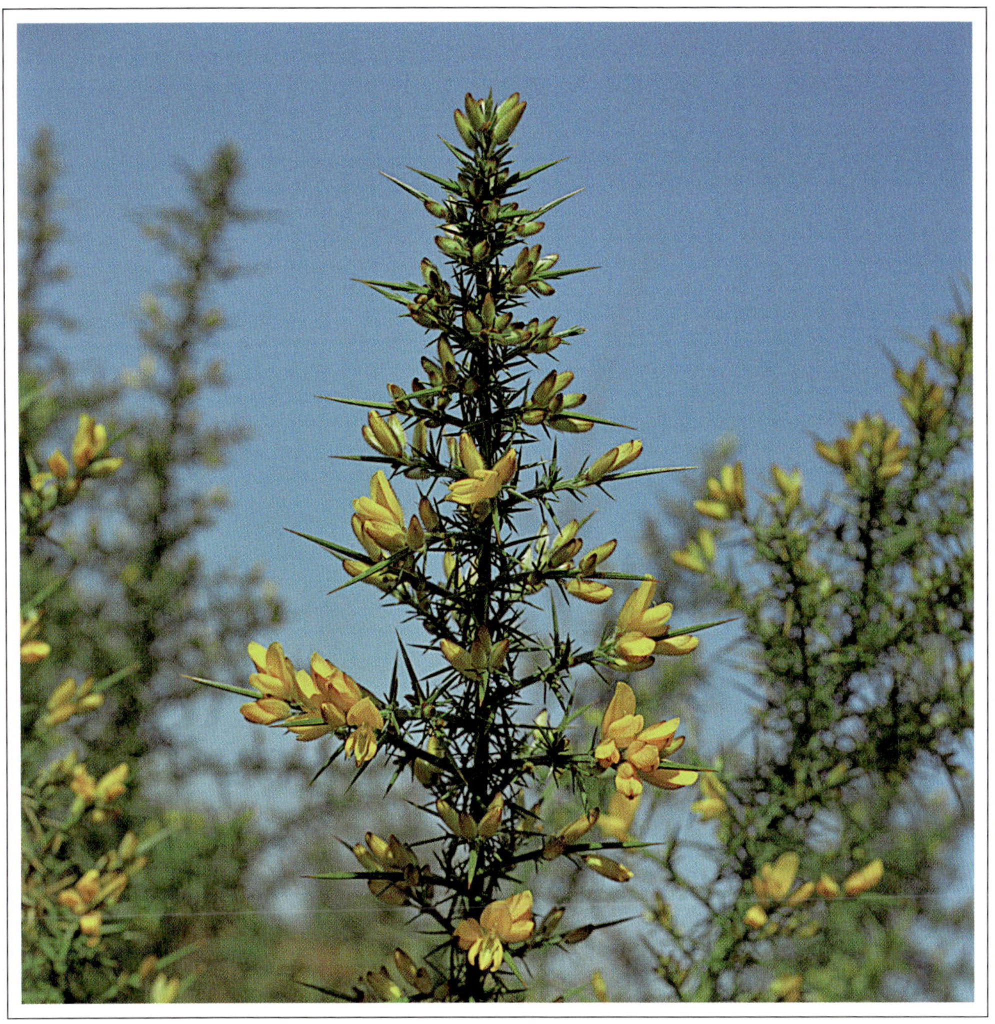

13 Gorse

Potenzial: Hoffnungskraft

Begleitet uns auf dem Weg
vom Aufgeben … zum Angehen

Kraftformel:

Ich bin aufrecht.
Ich bin hoffnungsvoll.
Ich sehe neue Möglichkeiten.

Mein inneres Streben

Ich möchte Hoffnung haben.
Ich möchte Hoffnung erwecken.

Wenn ich über das Gorse-Potenzial verfüge,

verliere ich auch in dauerhaft schwierigen Situationen nie ganz die Hoffnung. Ich erwarte, dass es doch noch zu einer Wende kommt oder irgendwo eine neue Tür aufgeht. Ich bleibe innerlich offen dafür.

Dadurch blockiere ich das Gorse-Potenzial:

Länger andauernde, schwierige Lebensumstände (wie Arbeitslosigkeit oder eine chronische Krankheit) haben meine eigene Lebensperspektive so eingeengt, dass ich überzeugt bin, es gehe nicht mehr weiter, und resigniere. Dadurch setze ich meiner Inneren Führung passiven Widerstand entgegen und nehme ihre Impulse nicht mehr auf.

Das ist die Folge:

Ich kann die mit dieser Situation einhergehenden neuen konstruktiven Möglichkeiten oder damit verbundene seelische Entwicklungschancen nicht erkennen. Ich lasse mich innerlich hängen. Mein Lebensfluss kommt ins Stocken.

Wie kann ich mich wieder mit meiner Inneren Führung verbinden?

☞ Ich weiß: Solange Leben ist, ist Hoffnung.

Wenn ich diese Tatsache akzeptiere, finde ich wieder den Anschluss an meine Innere Führung und bin wieder offen für ihre Impulse. Nun kann ich hoffen, dass doch noch eine Wende möglich ist. Ich werde innerlich wieder aktiv, neue Tore öffnen sich, der Lebensfluss kommt wieder in Gang.

Die ausführliche Beschreibung dieser Blüte finden Sie im Standardwerk auf den Seiten 111–114.

Die Kernbotschaft von Gorse

Ich weiß:
Solange Leben ist, ist Hoffnung.

Immer, wenn ich
mich dem Gefühl hingebe,
»es hat doch keinen Zweck mehr«,
trenne ich mich von meiner Inneren Führung.

Wenn ich
mich innerlich öffne für neue,
ungeahnte Möglichkeiten,
bin ich wieder verbunden
und meine Hoffnungskraft wächst.

Anregungen zur Entfaltung des Gorse-Potenzials

- *Wer nicht an Wunder glaubt, ist kein Realist.* (David Ben-Gurion)
- *Wenn du heute aufgibst, wirst du nie wissen, ob du es morgen geschafft hättest.* (Autor unbekannt)
- Registrieren Sie sorgfältig jeden kleinsten Wachstumsschritt. Führen Sie sich dadurch immer wieder vor Augen, dass ein neuer, hoffnungsvoller Lebensabschnitt bereits begonnen hat.
- *Humor ist die Waffe der Seele im Kampf um Selbsterhaltung.* (Viktor Frankl)

Anwender von Gorse berichten

Eine Heilpraktikerin erzählt: »*Eine Patientin von mir hatte von einer Afrikareise eine chronische Darmerkrankung mitgebracht. Sie kam in meine Praxis, nachdem bereits zwölf Kollegen und Ärzte mit verschiedenen Methoden versucht hatten, Heilung herbeizuführen. Zu mir kam sie ohne große Erwartungen, eigentlich nur, weil Angehörige ihr dringend geraten hatten, es doch auch noch mit den Bachblüten zu versuchen. Ein klassischer Fall für Gorse, das ich als wichtigste Blüte in ihre Mischung aufnahm. Sie führte tatsächlich dazu, dass die Patientin wieder Hoffnung schöpfte und aktiv wurde. Nach zehn Tagen rief sie an, um mir mitzuteilen, dass sie sich entschlossen habe, nach Lourdes zu reisen, um dort Heilung für ihren Darm zu finden. Und wirklich wurde ihre Krankheit dort fast vollständig geheilt.«*

Gorse persönlich

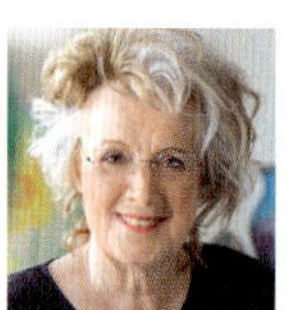

Das Potenzial von Gorse, der »Hoffnungsblüte«, ist ein besonders wichtiges Potenzial bei Zuständen, die chronisch geworden sind. Man ist innerlich müde geworden und hat die Hoffnung sinken lassen. Was passiert dabei? Die eigene mentale Energie reicht nicht mehr aus, um sich noch eine Änderung der Situation vorstellen zu können. Andererseits heißt es: »Die Hoffnung stirbt zuletzt.« Denn unser Höheres Selbst möchte ja, dass unsere Lebensaufgabe zu Ende geführt wird. Die Hoffnung muss also wieder entfacht und neu entzündet werden. Genau das bewirkt die Blütenenergie von Gorse.

Oft ist eine chronische Situation nicht vollständig rückgängig zu machen. Dadurch zwingt sie den Betroffenen zu einem neuen Entwicklungsschritt, wie ich aus eigener Erfahrung weiß:

Mein Vater hatte schwere Augenprobleme. Auch meine eigenen Augen wurden von der Pubertät an zunehmend schlechter. Nach einer missglückten Glaukom-Operation konnte ich schließlich nur noch mit einer sehr starken Lupe lesen. Anstatt wie früher möglichst viele verschiedene Bücher und Zeitungen zu überfliegen, um mich auf dem Laufenden zu halten, entscheide ich heute gezielt: Was will, was muss ich wirklich lesen? Welche Inhalte kann ich mir auch anderweitig beschaffen, etwa durch Radiohören oder gezieltes Fernsehen? Ich höre wieder mehr Musik und führe längere persönliche Telefongespräche. Durch diesen Schritt, mich bewusst auf das Wesentliche zu fokussieren, ist mein inneres Erleben insgesamt intensiver geworden.

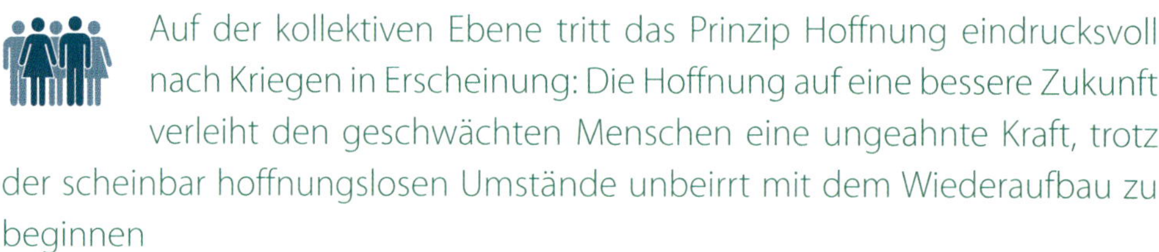

Auf der kollektiven Ebene tritt das Prinzip Hoffnung eindrucksvoll nach Kriegen in Erscheinung: Die Hoffnung auf eine bessere Zukunft verleiht den geschwächten Menschen eine ungeahnte Kraft, trotz der scheinbar hoffnungslosen Umstände unbeirrt mit dem Wiederaufbau zu beginnen

Und immer wieder gibt es Hoffnungsträger, die ihren Mitmenschen die Vision einer besseren Zukunft nahebringen können, von dem indischen Freiheitskämpfer Mahatma Gandhi bis zu Nelson Mandela: Der Bürgerrechtler setzte sich gegen die Rassentrennung in Südafrika ein. Von ihm stammt das Zitat: »Es erscheint immer unmöglich, bis es vollbracht ist.«

Auch das ist Gorse

Ein gegen seinen Willen frühpensionierter leitender Elektroingenieur besucht einen Coach, um neue Perspektiven für sein Leben zu entwickeln. Sie bearbeiten folgende Fragen:

»Welches ist die Situation, die Sie akzeptieren müssen?«
»Ich kann meinen Beruf nicht mehr ausüben.«

»Welches sind Ihre persönlichen Stärken und Talente?«
»Handwerkliches Geschick, diagnostischer Blick, Kommunikationsfähigkeit, pädagogisches Talent ...«

»Welche dieser Eigenschaften können Sie auch jetzt noch einsetzen?«
»Eigentlich alle.«

»Welche dieser Fähigkeiten haben Sie beruflich noch nie bewusst eingesetzt?«
»Handwerkliches Geschick, Flexibilität, pädagogisches Talent.«

»Welche neuen Möglichkeiten haben sich schon gezeigt, die Sie bisher nicht beachtet haben?«
»Freunde fragen mich immer wieder, wie ihr Kühlschrank oder andere Elektrogeräte funktionieren und wie sie diese selbst reparieren können.«

»Wie könnte ein nächster Schritt für Sie aussehen?«
»Ich könnte in einem Reparaturcafé Abende abhalten, an denen ich erkläre, wie man zu Hause an seinen Geräten kleine Reparaturen durchführen kann.«

»Haben Sie für diese Tätigkeit auch eine weiterführende Vision?«
»Ich könnte aus diesen Treffen einen ›Facility-Ring‹ aufbauen in dem auch andere pensionierte Experten ihre Dienste anbieten, etwa ins Haus zu kommen, um eine Lampe anzubringen oder einen Wasserhahn auszutauschen.«

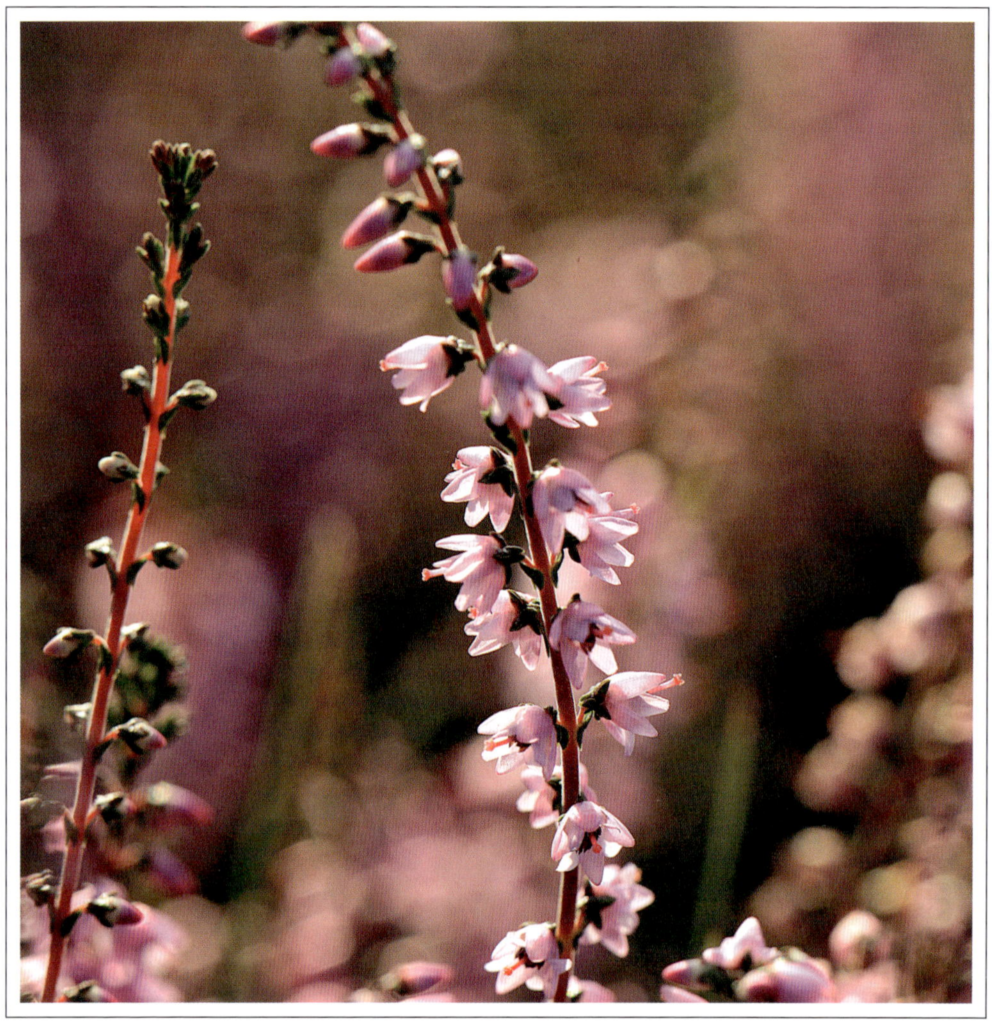

14 Heather

Potenzial: Identitätsbewusstsein

Begleitet uns auf dem Weg
vom bedürftigen Kleinkind … zum reifen Erwachsenen

Kraftformel:

Ich fühle mich geborgen.
Ich bekomme alles, was ich brauche.
Ich wachse.

Mein Inneres Streben

Ich möchte Geborgenheit empfinden.
Ich möchte genährt sein.

Wenn ich über das Heather-Potenzial verfüge,

sorge ich gut für mein inneres Kind. Ich kenne mich selbst und mein Bedürfnis nach Anteilnahme und Zuwendung sehr genau. Deshalb kann ich auch die Bedürfnisse anderer gut nachempfinden. Im gegenseitigen Geben und Nehmen entsteht schnell eine Atmosphäre des Vertrauens und der Geborgenheit, in der alle sich wohlfühlen.

Dadurch blockiere ich das Heather-Potenzial:

Wenn ich womöglich schon als Kleinkind zu wenig beachtet oder versorgt wurde, konnte ich mein Identitätsgefühl nicht ausreichend entwickeln und kaum Kontakt zu meiner Inneren Führung aufbauen. Ich weiß nicht, wer ich wirklich bin und was ich brauche. Ich fühle mich seelisch unterernährt und innerlich leer. Unbewusst versuche ich ständig, diese Leere von außen aufzufüllen, versorgt und satt zu werden. Meine Gedanken kreisen nur um mich selbst. Ich rede mir meine Probleme von der Seele, ohne dabei meinen Gesprächspartner wirklich wahrzunehmen oder gar zu Wort kommen zu lassen.

Das ist die Folge:

Weil dieses Verhalten früher oder später jeden Gesprächspartner abstößt, erreiche ich statt der ersehnten Zuwendung genau das Gegenteil.

Wie kann ich mich wieder mit meiner Inneren Führung verbinden?

Ich darf mich nicht länger als einsamen Mittelpunkt meiner Welt betrachten. Ich erkenne, dass ich Teil eines größeren Netzwerks bin, in dem ein lebendiger Austausch von Geben und Nehmen stattfindet. Durch diesen Austausch erkenne ich, wer ich eigentlich bin, und bekomme, was ich wirklich brauche.

Die ausführliche Beschreibung dieser Blüte finden Sie im Standardwerk auf den Seiten 115–119.

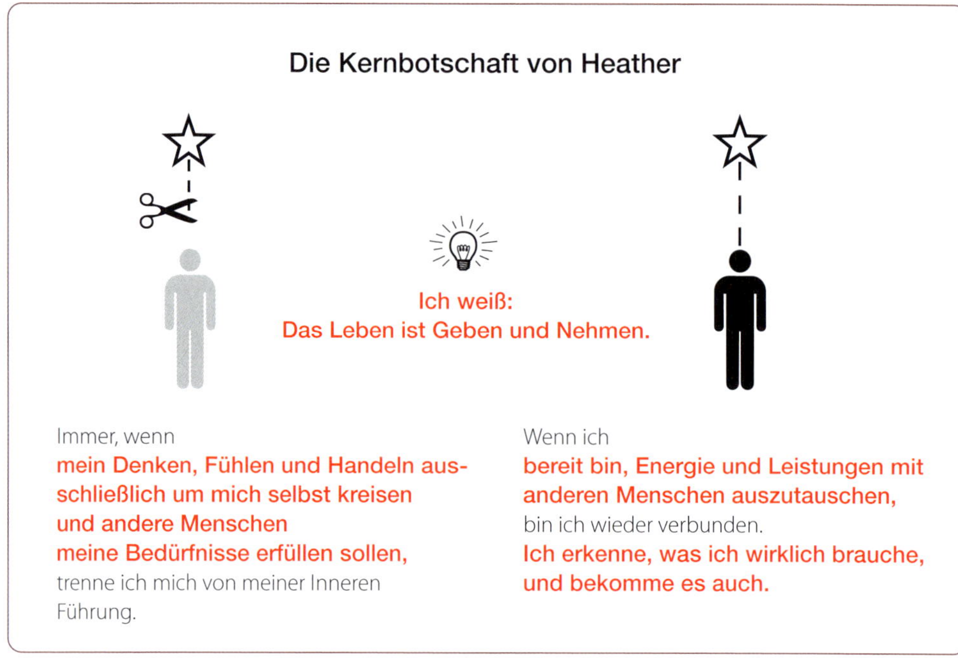

Anregungen zur Entfaltung des Heather-Potenzials

- Erwarten Sie nicht, dass ein anderer Mensch Ihr Leben erfüllter oder befriedigender macht. Niemand kennt Sie und Ihre Bedürfnisse so gut wie Sie selbst.
- Wenn es uns schlecht geht, fällt uns oft nicht ein, was uns guttun würde. Schreiben Sie daher auf, was Sie am liebsten tun, wenn Sie sich nach einer seelisch kräftezehrenden Aktion (z. B. Krankenbesuch, Kondolenzgespräch) innerlich wiederaufbauen und verwöhnen möchten, z. B.:

Ich lasse mir ein Bad mit Orangenöl ein.

Ich lese in einem Buch, das mich inspiriert.

Ich höre mir eine CD mit Flamenco-Musik an, die ich liebe.

Ich telefoniere mit meiner besten Freundin.

Ich besprühe mich ausgiebig mit meinem Lieblingsparfüm .

Ich setze mich auf den Balkon in die Sonne und genieße die Wärme.

Ich sehe mir – als Italien-Fan – einen schönen Bildband von Venedig an.

Diese Liste legen Sie sich in die Schreibtischschublade und ergänzen sie regelmäßig, wenn Sie eine weitere Form der Selbstfürsorge entdeckt haben.

- Beobachten Sie auch, wie sich andere Menschen selbst etwas Gutes tun. So lernen Sie deren Bedürfnisse besser kennen und wissen zugleich, womit Sie ihnen eventuell einmal eine Freude machen können.

- Üben Sie sich in bewusstem Sprechen und Zuhören, und wenn Sie einen starken Rededruck verspüren, machen Sie nach spätestens drei Sätzen eine Pause. So geben Sie Ihrem Gesprächspartner eine Chance, darauf zu reagieren, und aus Ihrem Monolog wird ein Dialog.

- Heute gibt es mehrere Möglichkeiten, eigene frühere Defizite an Zuwendung zu bearbeiten und dadurch seine Identität selbst zu stärken. Ein Beispiel ist die »Innere-Kind-Arbeit« nach John Bradshaw oder Erika J. Chopich und Margaret Paul.

Anwender von Heather berichten

Eine gute Bekannte schrieb: »*Ich musste meinen Mann ins Heim geben. Kurz darauf kam, wie jedes Jahr, der Installateur zur Wartung der Heizung. Ich fing unaufgefordert an, ihm zu erzählen, wie es hier jetzt geht, was sich alles geändert hat … Nach einiger Zeit merkte ich, dass er gar nicht zuhörte, weil es ihn natürlich gar nicht interessierte.*

Mein Verhalten war mir plötzlich sehr peinlich. Offenbar hatte ich den Wechsel meiner Lebensumstände noch nicht so verarbeitet, wie ich glaubte, und lud meine Sorgen unreflektiert bei diesem Handwerker ab.

Die Einnahme von Heather half mir. Der Drang, anderen von meinen Sorgen zu erzählen, ließ deutlich nach.«

Heather persönlich

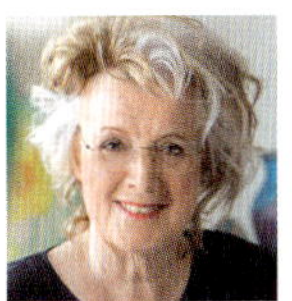

Heather, die »Identitätsblüte«, könnte in vielen Praxen häufiger eingesetzt werden. Neben dem extrovertierten Heather-Zustand, der sich darin zeigt, dass jemand ständig redet, gibt es auch die introvertierte Form. Sie ist schwerer erkennbar, weil sie sich nur energetisch zeigt: Der introvertierte Heather-Typ redet wenig, aber seine besorgten Gedanken kreisen auch bei ihm nur um sich selbst, für anderes hat er keine Antennen.

Besonders intensiv erlebte ich das verzerrte Heather-Potenzial bei einer Freundin, die ich nach der Behandlung einer Psychose aus dem Krankenhaus abholte. Sie redete unaufhörlich … Ich konnte förmlich mitverfolgen, wie sie ihre durch die Krankheit fast verlorene Identität neu aufzubauen versuchte. Vorschläge, die ich ihr zu einigen ihrer Befürchtungen machte, nahm sie überhaupt nicht wahr. In diesem Moment war ich nur ihr Spiegel oder auch ihr Haltegriff zum Wiedereinstieg in das reale Leben. Dieser Zustand klang erst nach Tagen wieder ab.

Im Alltag zeigt sich das verzerrte Heather-Potenzial z. B. so: Eine junge Mutter schiebt auf der Straße ihren Kinderwagen vor sich her, wobei sie eifrig mit ihrem Handy beschäftigt ist. Das Kind quengelt, die Mutter nimmt es kaum zur Kenntnis. Kommunikation, Augenkontakt und Energieaustausch finden in diesem Moment nicht statt. Gerade ein regelmäßiger, verlässlicher Energieaustausch aber ist für jedes Kind lebensnotwendig, um die eigene Identität aufzubauen. Fällt er weg oder ist er unzureichend, verzögert sich die Ich-Bildung, wie man aus traurigen Erfahrungen mit Kindern weiß, die ohne genügend persönliche Ansprache in einem Waisenhaus aufwachsen mussten.

In meiner eigenen Praxis habe ich häufig erlebt, dass Patientinnen bei der Spontanwahl nach Heather griffen, damit aber zunächst nichts anfangen konnten. Meistens stellte sich im Gespräch heraus, dass sie sich in einem Teilbereich ihres Lebens »bedürftig« fühlten. Oft klagten sie über mangelndes Einfühlungsvermögen des Ehepartners oder über fehlende Zeit für sich selbst und ihre eigenen Wünsche: »Mal alleine oder nur mit einer Freundin in die Therme gehen, das wäre mein Traum … «

Übrigens: Nicht jede Person, die sehr viel und schnell redet, braucht Heather. Es kann sich auch um eine Stressreaktion handeln wie beispielsweise um Nervosität in einem Vorstellungsgespräch. Rechtzeitig vor einem solchen Termin sowohl Mimulus als auch die Notfalltropfen einzunehmen, wäre hier die richtige Empfehlung.

Während des Kriegs und in der Zeit danach war der verzerrte Heather-Zustand in Deutschland kollektiv. Nichts zu essen, Kälte, überall Trümmer, der Zusammenbruch des ganzen Wertesystems – all das führte zu Unterernährung, nicht nur auf der körperlichen, sondern auch auf der geistig-seelischen Ebene.

Manchmal frage ich mich, ob meine eigene sehr großzügige Vorratshaltung und meine Leidenschaft, schöne Glasobjekte zu sammeln, ihren Ursprung in diesem kollektiven Bedürftigkeitszustand haben – und sozusagen eine späte Maßnahme der Selbstfürsorge sind.

Heute erleben wir das Heather-Potenzial in seiner positiven Form immer häufiger: Zum Beispiel werden viele alleinstehende Menschen regelmäßig von ehrenamtlichen Helfern besucht, die ihnen Zeit und Aufmerksamkeit schenken, und Bedürftige aller Art werden in Sozialeinrichtungen wie den »Tafeln« mit Nahrungsmitteln und anderen Produkten versorgt.

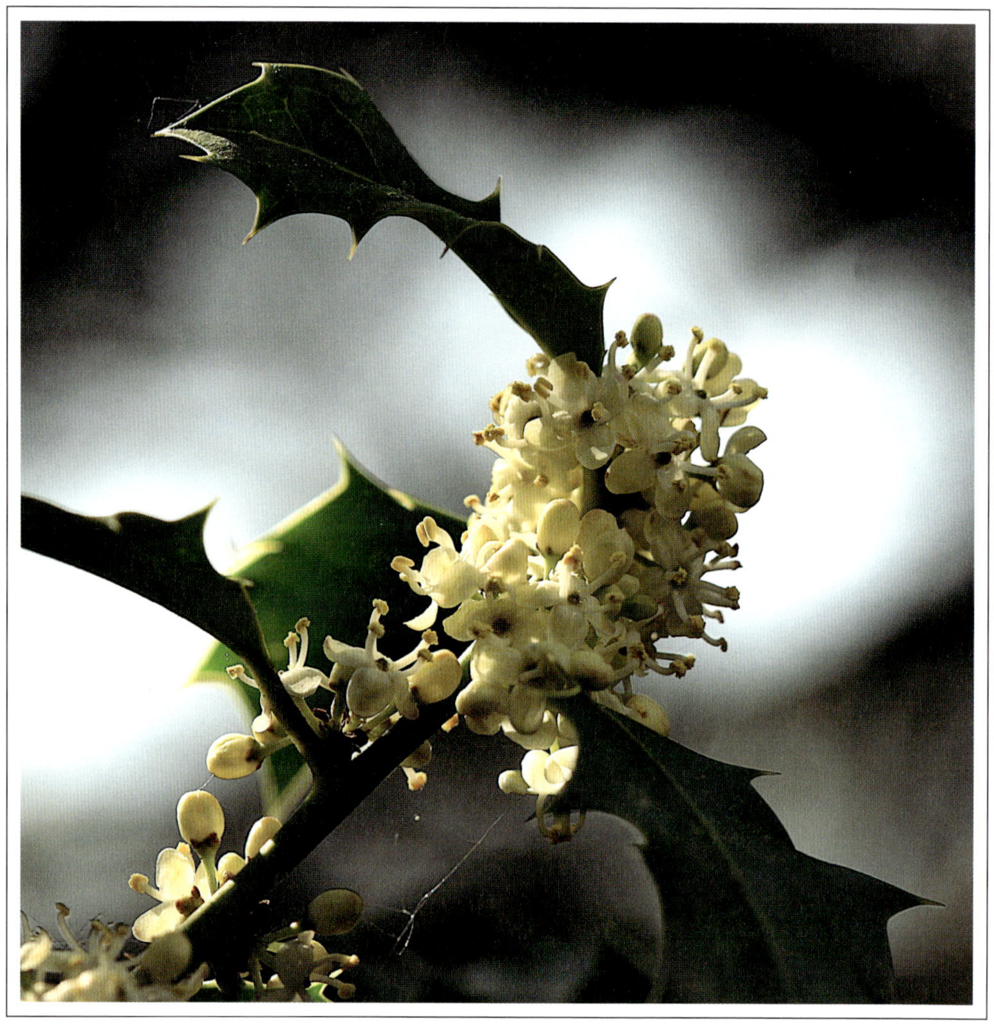

15 Holly

Potenzial: Wohlwollen

Begleitet uns auf dem Weg
vom verschlossenen Herzen … zur Großherzigkeit

Kraftformel:

Ich bin voller Freude.
Ich bin heil.
Ich liebe.

Mein Inneres Streben

Ich möchte anderen Menschen mit Wohlwollen begegnen.
Ich möchte lieben.

Wenn ich über das Holly- Potenzial verfüge,

spielen herzliche Gefühle in meinem Leben eine große Rolle.

In dem Bewusstsein, dass Liebe die stärkste Kraft im Leben ist, gehe ich grundsätzlich wohlwollend auf andere zu. Die Klarheit und Aufrichtigkeit meiner Gefühle finden ein Echo. Ich liebe und werde geliebt.

Dadurch blockiere ich das Holly-Potenzial:

Weil meine liebevollen und starken Gefühle von anderen Menschen schon häufig falsch verstanden, enttäuscht oder verletzt wurden, glaube ich, dass mit meinen eigenen Gefühlen etwas nicht in Ordnung ist. Ich verschließe daher mein Herz, werde trotzig gegenüber den Impulsen meiner Inneren Führung und reagiere auf die Gefühlsäußerungen anderer Menschen misstrauisch oder irritiert.

Das ist die Folge:

Meine eigenen positiven Gefühle schlagen sehr schnell ins Gegenteil um, wandeln sich zu Wut, Ärger, Schadenfreude oder Neid. Damit verletze ich andere Menschen, vergifte aber vor allem auch mich selbst.

Wie kann ich mich wieder mit meiner Inneren Führung verbinden?

Wenn ich mein Herz für die Impulse meiner Inneren Führung öffne, lasse ich wieder die Liebe in meinem Leben zu. Nun blicke ich grundsätzlich wohlwollend auf mich selbst und andere.

Ich kann Reaktionen und Emotionen anderer Menschen gut einschätzen und vertraue auch wieder meinen eigenen Gefühlen.

Die ausführliche Beschreibung dieser Blüte finden Sie im Standardwerk auf den Seiten 120–124.

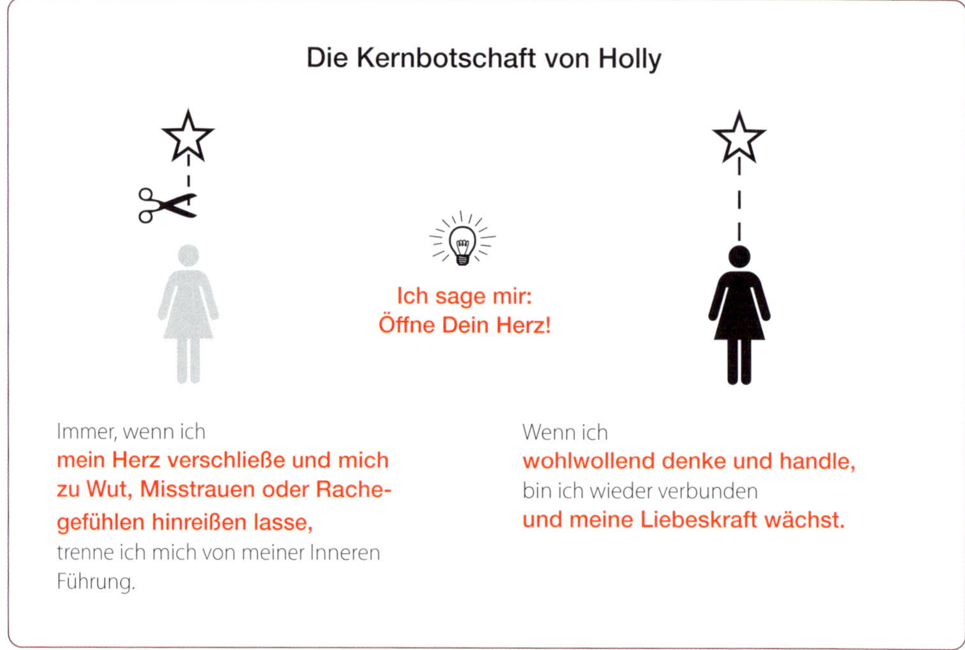

Anregungen zur Entfaltung des Holly-Potenzials

- Üben Sie, mit dem Herzen zu sehen:

Nehmen Sie sich einen Tag lang vor, auf alles, was Ihnen begegnet, mit den Augen Ihres Herzens zu blicken. Beobachten Sie, wie sich Situationen, Menschen und Dinge verändern, wenn Sie ihnen wohlwollend und mit Liebe begegnen. Die Arbeitssituation wird wahrscheinlich leichter, ja vielleicht sogar beschwingter. Aus den Kollegen werden angenehme Mitmenschen und selbst ein spitzes Schneidemesser sieht plötzlich weniger gefährlich aus.

Schreiben Sie Ihre Beobachtungen auf, um diese Erfahrungen zu vertiefen.

- Meditieren Sie über folgende Aussage von Boris Pasternak:

Wir sind alle nur soweit Mensch geworden, als wir Gelegenheit hatten, Menschen zu lieben.

Anwender von Holly berichten

Eine Mutter erzählt: »*Mein Zwölfjähriger war mir gegenüber in letzter Zeit sehr provokant und reagierte auch auf seinen vierjährigen Bruder gereizt und fast schon lieblos. Die Familientherapeutin gab ihm eine Mischung mit Holly. Er nahm diese Tropfen sehr gern. Auf die Frage seiner Freunde, was er da einnehme, sagte er selbstbewusst: ›Das sind Tröpfli für meinen Charakter.‹*

Vier Wochen später hatte sich die Situation entspannt: Sein Verhalten mir gegenüber ist nun viel erträglicher geworden. Mit seinem kleinen Bruder sah er sogar häufiger mal gemeinsam Comics an. Und das Überraschendste: In der Schule findet er den Mathelehrer, der vorher ›ätzend‹ war, plötzlich ganz in Ordnung. Zudem hat er viel weniger Aggressionen gegen seine Klassenkameraden.«

Holly persönlich

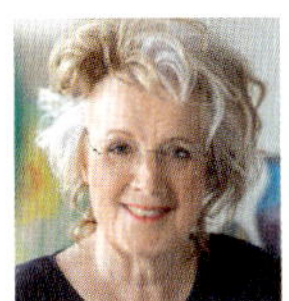

Meine Großmutter, die Antoine de Saint-Exupérys »Kleinen Prinzen« wahrscheinlich nie gelesen hatte, sagte häufig zu uns: »Ihr müsst lernen, mit dem Herzen zu sehen.« Damals habe ich das noch nicht voll verstanden, heute bringe ich es eindeutig in Verbindung mit Holly, der »Herzöffnungsblüte«. In meinem Standardwerk habe ich dieses für uns alle grundlegende Potenzial ausführlich und in allen Facetten beschrieben.

Albert Schweitzer sagte einmal: »Viel Kälte ist unter den Menschen, weil wir es nicht wagen, uns so herzlich zu geben, wie wir sind.« Diese Aussage trifft auf Menschen mit starkem Holly-Potenzial vielfach zu. Warum wagen sie es nicht, sich so herzlich zu geben, wie sie sind? Meist fürchten sie, verletzt zu werden, wenn sie ihr Herz der Liebe öffnen. Aber genau das ist der Auftrag.

Was geschieht, wenn man das nicht tut, sagt niemand klarer als der große chinesische Philosoph Lao-Tse:

»Gerechtigkeit ohne Liebe macht hart
Glaube ohne Liebe macht fanatisch
Macht ohne Liebe macht gewalttätig
Pflicht ohne Liebe macht verdrießlich
Ordnung ohne Liebe macht kleinlich.«

Also öffnen wir unser Herz der Liebe, denn nur so ist es möglich, ein erfülltes Leben voller Liebe zu führen.

Welche enorme Energie im Holly-Potenzial steckt, möchte ich am folgenden negativen Beispiel demonstrieren: Als ich noch in der Werbung tätig war, betreute die Agentur auch einen japanischen Küchengerätehersteller. Ich wurde zu einer Fortbildung für seine Vertreter eingeladen und traute meinen Augen und Ohren nicht: Diese Mitarbeiter wurden kaum darin geschult, die Vorzüge des Produktes gegenüber jenen der Mitbewerber darzustellen. Stattdessen wurden sie explizit dazu aufgefordert, die Konkurrenz hasserfüllt zu bekämpfen. Gemeinsam wurden Drohungen ausgestoßen und Fäuste geschwungen. Das sollte die Durchschlagskraft der Vertreter erhöhen. Meine Kollegen in der Agentur haben das damals belächelt, ohne zu begreifen, welche enormen destruktiven Energien dadurch freigesetzt wurden. Ob dies im Endeffekt zu höheren Umsätzen geführt hat, darf bezweifelt werden.

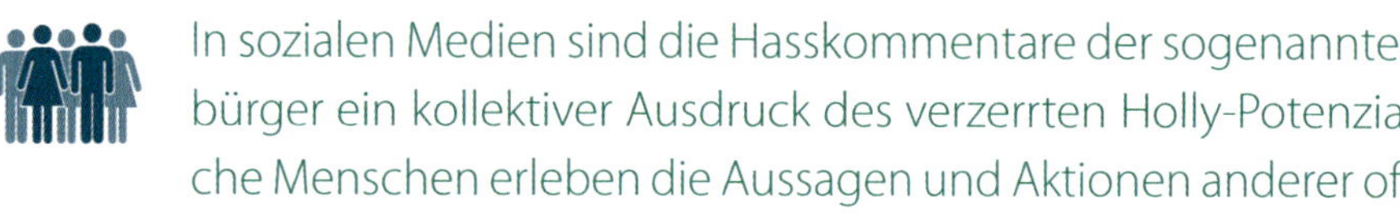

In sozialen Medien sind die Hasskommentare der sogenannten Wutbürger ein kollektiver Ausdruck des verzerrten Holly-Potenzials. Solche Menschen erleben die Aussagen und Aktionen anderer offenbar als Bedrohung, gegen die sie sich mit bösartigen Kommentaren wehren müssen – und nicht als etwas, was uns alle bereichern oder weiterbringen könnte.

Auf den gleichen Plattformen erleben wir aber auch immer häufiger, wie zu Aktionen und Meditationen aufgerufen wird, die das Licht und die Liebe in unserer Welt vermehren sollen.

Auch das ist Holly

Den Gott der Schönheit und Güte auch im Hässlichen und im Bösen zu fühlen und zu lieben und sich doch in äußerster Liebe zu sehnen, es von seiner Hässlichkeit und seinem Bösen zu heilen, das ist wahre Tugend. (Sri Aurobindo)

»Liebe ist nicht geschlechtliche Beziehung. Liebe ist nicht vitale Anziehung und vitaler Austausch. Liebe ist nicht des Herzens Bedürfnis nach Zuneigung. Liebe ist eine allgewaltige Schwingung, unmittelbar vom Einen ausgeströmt, und nur der sehr Reine und sehr Starke ist fähig, sie zu empfangen und zu offenbaren. Rein sein heißt, nur für den Einfluss des Höchsten offen sein und für keinen anderen.« (Die Mutter, Bulletin, November 1963, S. 24)

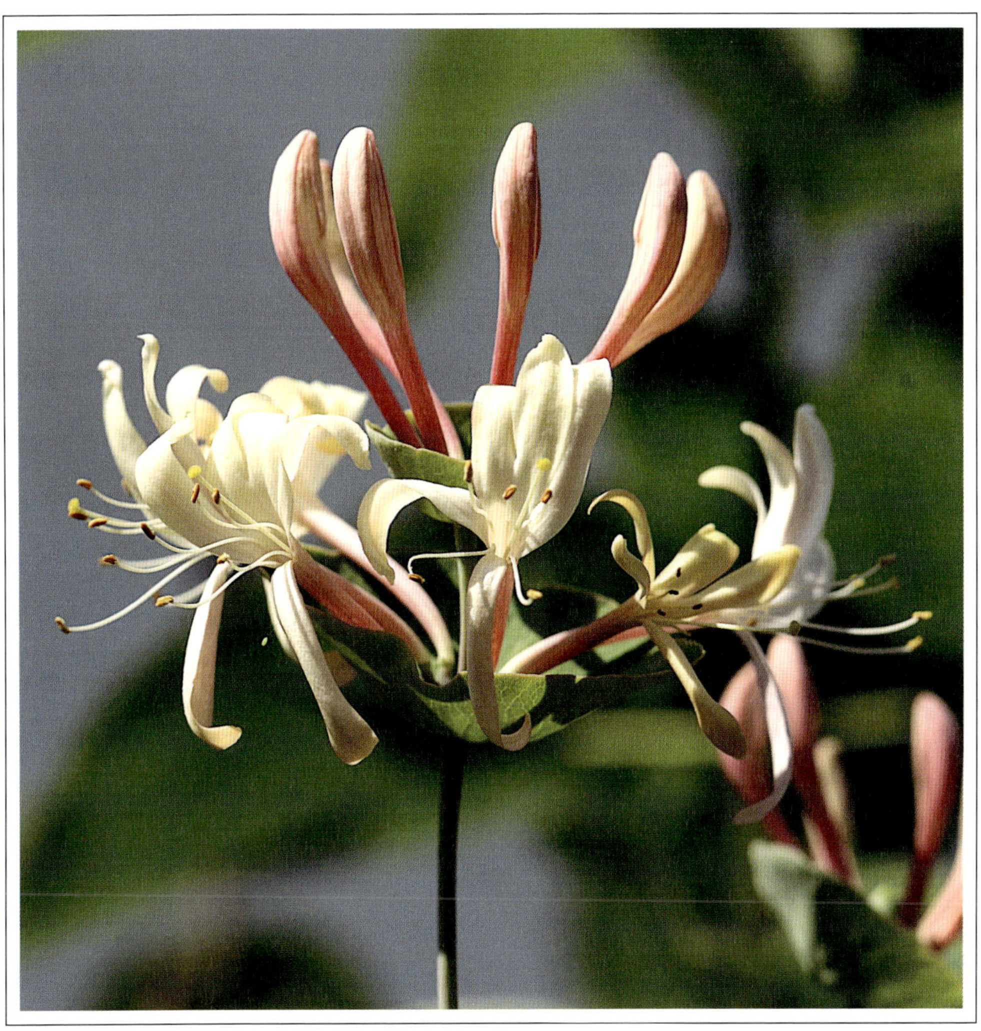

16 Honeysuckle

Potenzial: Traditionsbewusstsein

Begleitet uns auf dem Weg
vom Damals … zum Hier und Jetzt

Kraftformel:

Ich lebe heute.
Ich blicke nach vorn.
Ich tue den nächsten Schritt.

Mein Inneres Streben

Ich möchte bewahren und erhalten.
Ich möchte Werte weitertragen.

Wenn ich über das Honeysuckle-Potenzial verfüge,

lebe ich gern mit gewachsenen Werten und Traditionen, aber ich klebe nicht daran, sondern frage mich: Wie hilft mir das jetzt?

Erinnerungen und Erfahrungen aus meiner Vergangeneit nutze ich als wertvolle Bausteine für die Gestaltung meines heutigen Lebens.

Dadurch blockiere ich das Honeysuckle-Potenzial:

Ich versuche irrtümlich, nur die schönen Erfahrungen festzuhalten und die unangenehmen nicht zur Kenntnis zu nehmen. Dadurch schneide ich mich von meiner Inneren Führung und dem Großen Ganzen ab. Ich erhebe die vergangenen positiven Erfahrungen zum Beurteilungsmaßstab für die Ereignisse in der Gegenwart: »Früher war alles besser.«

Das ist die Folge:

Ich lebe immer weniger im Hier und Jetzt und blockiere dadurch die Energie, die ich heute dringend zur Entfaltung meines Lebensplans brauchen würde. So trete ich in meiner Entwicklung auf der Stelle.

Wie kann ich mich wieder mit meiner Inneren Führung verbinden?

☞ Der Fluss des Lebens fließt immer weiter. Darum bietet jedes neue Ereignis auch eine neue Erfahrungsqualität, die ich nie 1:1 mit vergangenen Erfahrungen vergleichen kann.

Wenn ich meinen Blick nach vorn richte und bereit bin, neue Erfahrungen offen anzunehmen, gewinne ich wieder Anschluss an meine Innere Führung. Mit ihrer Hilfe kann ich Geschehnisse der Gegenwart angemessen verarbeiten.

Die ausführliche Beschreibung dieser Blüte finden Sie im Standardwerk auf den Seiten 125–129.

Die Kernbotschaft von Honeysuckle
Ich verstehe:
Das Leben will weiter.
Alles fließt.
Immer, wenn ich
durch die Augen der Vergangenheit schaue, anstatt jeden Tag ganz neu hinzusehen,
trenne ich mich von meiner Inneren Führung.
Wenn ich bereit bin,
nach vorne zu gehen
und das, was sich bewährt hat,
in die Gegenwart einbringe,
bin ich wieder verbunden
und kann Fortschritte machen.

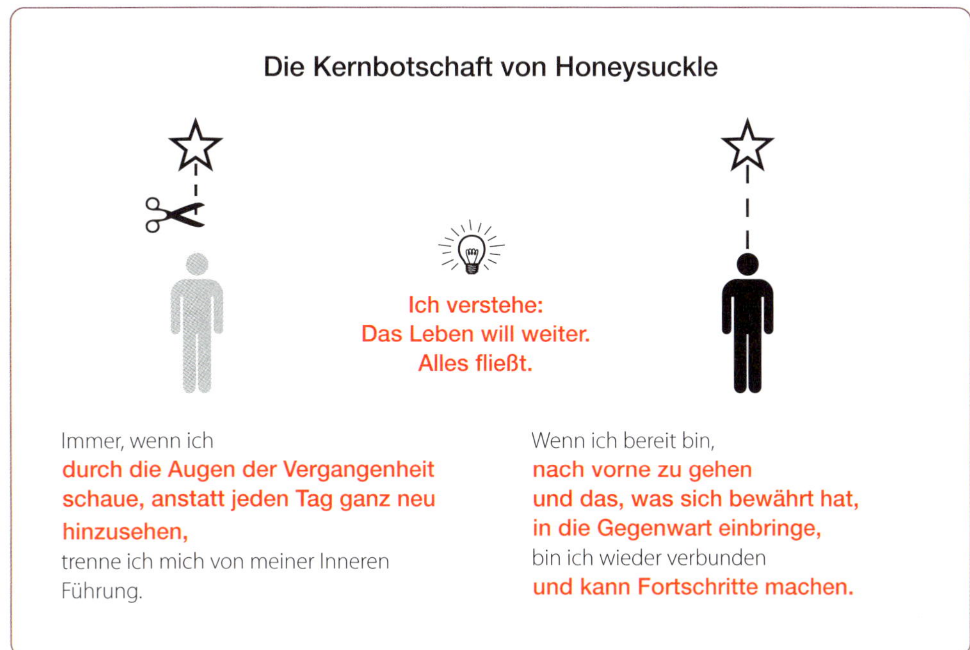

Anregungen zur Entfaltung des Honeysuckle-Potenzials

- Fahren Sie an einen Ort Ihrer Kindheit. Vielleicht wird Ihnen alles dort heute kleiner und bedeutungsloser erscheinen, vielleicht gewinnen Sie aber auch neue überraschende Eindrücke, die Ihr heutiges Leben bereichern können.

- *Je weiter wir in die Vergangenheit schauen können, desto weiter können wir wahrscheinlich in die Zukunft schauen.* (Winston Churchill)

Wenn Sie es noch nicht getan haben, betreiben Sie Ahnenforschung. Befragen Sie ältere Familienmitglieder, gehen Sie in Archive und besuchen Sie Orte, an denen Ihre Vorfahren gelebt haben. Achten Sie darauf, wo Sie eine innere Resonanz spüren. Vielleicht treffen Sie sogar noch Menschen, die Ihnen etwas Wichtiges über Ihre Ahnen sagen können. So stärken Sie Ihr Bewusstsein für das familiäre Erbe, das Ihnen mitgegeben wurde.

Anwender von Honeysuckle berichten

Bei einem befreundeten Arzt stapelten sich die Karteikarten von Patienten, über deren abgeschlossene Behandlung er den überweisenden Kollegen berichten musste: »*Ich schaffte es irgendwie nicht zu diktieren. Die Entschuldigung, ich hätte keine Zeit, zog nicht, da ich zwischendurch in Fachzeitschriften blätterte. Ich machte mir ernsthaft Gedanken.*

Ob Bachblüten helfen konnten? Ich entschied mich für Honeysuckle, da das Nicht-abschließen-Können der Patientengeschichten für mich etwas mit Festhalten an Vergangenem zu tun hatte.

Der Erfolg war überwältigend. Nur ein paar Tropfen im Wasserglas und ich schaffte es leicht, die Briefe zu diktieren und an die Kollegen zu senden.«

Honeysuckle persönlich

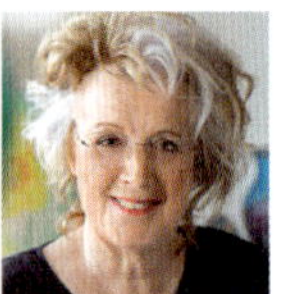

Honeysuckle heißt »die Vergangenheitsblüte«. Wie man das Honeysuckle-Potenzial kreativ nutzen kann, zeigt die touristische Öffentlichkeitsarbeit meiner Wahlheimat Wien. In der ehemaligen Hauptstadt der Donaumonarchie werden imperialer Glanz und Traditionen hingebungsvoll gepflegt. Und nicht nur die Besucher der Stadt genießen es: das Sitzen in alten Kaffeehäusern, die Wienerlieder in den Heurigenlokalen, das Eintauchen in die Welt von Kaiserin Sisi im Schloss Schönbrunn … Das Wiener Neujahrskonzert mit der Musik des Wiener Walzerkönigs Johann Strauss und seiner Zeitgenossen gilt als die Fernsehausstrahlung mit den meisten Zuschauern weltweit.

Aber auch das blockierte Honeysuckle-Potenzial ist mir vertraut. Die Erinnerung an meine ersten fünf Lebensjahre im Nachkriegsberlin fehlt mir fast völlig. Eines der wenigen Bilder, die ich aus dieser Zeit habe, sind die Frikadellen aus Kartoffelschalen, die meine findige Großmutter als warme Mahlzeit zubereitet hatte. So gesehen ist das sogar ein positives Erlebnis.

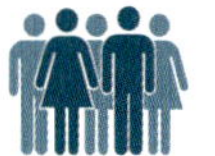

Werte zu erhalten und weiter zu tragen ist heute vielen Menschen und auch Unternehmen ein besonderes Bedürfnis. So rettet die namhafte Porzellanmanufaktur Royal Copenhagen ihr berühmtes blau-weißes Dekor in die neue Zeit hinüber, indem sie nur noch ein Detail davon in stark vergrößerter Form verwendet. Das wirkt vertraut und trotzdem sehr modern.

Dagegen erweisen sich Nostalgieprodukte im Retrostil natürlich als blockiertes Honeysuckle-Potenzial, denn hier werden nur Formen reproduziert, die eigentlich nicht mehr in unsere Zeit passen.

Auch auf dem Gebiet der Kulinarik lässt sich ein Honeysuckle-Trend beobachten: Viele Nahrungsmittelhersteller werben mit ihrem Traditionsbewusstsein, vom Kuchen »nach Großmutters Art« bis zum »seit Generationen unverändert« hergestellten Käse. Je mehr die technische und digitale Entwicklung fortschreitet, desto mehr brauchen wir offensichtlich ein emotionales Gegengewicht, eben das Honeysuckle-Potenzial.

Auch das ist Honeysuckle

- Man legt großen Wert auf Bräuche und Feste, die dann auch traditionell begangen werden müssen: »Weihnachten feiern wir grundsätzlich nur im Kreise der Familie und es gibt immer eine Gans« oder »Zwischen Weihnachten und Neujahr wasche ich grundsätzlich keine Wäsche!« oder »Zu Ostern gehören einfach bunte Ostereier!«

- An überlieferten Ritualen bei Hochzeiten (Polterabend, Braut entführen, Reis streuen …), Begräbnissen (drei Schaufeln Erde …) und anderen wichtigen Ereignissen wird festgehalten, weil das »einfach dazugehört« und diese Verhaltensmuster eine empfundene Sicherheit für die Zukunft versprechen.

- Wussten Sie übrigens, dass der Geruchssinn unser einziger Sinn ist, der direkt mit dem Gehirn verbunden ist? Düfte gelangen über die Nase unmittelbar ins Gehirn, wo sie Erinnerungen und Emotionen wachrufen. Vor einigen Jahrzehnten habe ich mich sehr für die Welt der schönen Düfte interessiert. Es gab damals etwa 400 verschiedene Parfüms zu kaufen, und viele von ihnen enthielten, im Gegensatz zu heute, noch echte natürliche Duftstoffe.

Nachdem ich im Laufe von sechs Monaten in verschiedenen Parfümerien fast alle diese Düfte erschnuppert und für mich getestet hatte, kristallisierten sich vier Favoriten heraus: alles unbekanntere Labels berühmter französischer Parfüm-Hersteller. Mein absoluter Spitzenreiter hieß »Après l'Ondée«. Das bedeutet »Nach dem Regenschauer«. Sein Hersteller Guerlain beschrieb ihn so:

»Das Parfüm hat die Frische des Morgentaus und den erdhaften Geruch, der nach dem wohltuenden Platzregen im Frühling vom Boden hochsteigt. Der leichte Duft der Primel und des Hagedorns vereint sich mit dem berauschenden Duft der Rose. Es ist ein diskretes und unvergessliches Parfüm, auf das man wartet wie auf die Rückkehr schöner vergangener Tage. Es ist das Parfüm schlichter Kostüme und graziöser Sommerkleider.«

Kürzlich fand ich eine noch verschlossene Packung ganz hinten im Kleiderschrank. Ich öffnete den Flakon und eine ganze Kaskade zauberhafter Bilder stieg auf: Die Aufbruchsstimmung der 1960er-Jahre, Partys bis zum Sonnenaufgang, herzflatternde Rendezvous, nächtliche Segelfahrten auf dem Wannsee in Berlin. Goldene Erinnerungen. Unwiederbringlich vorbei. Und doch – die Sehnsucht bleibt. Ein Honeysuckle-Zustand pur!

Nachdem ich diese nostalgischen Gefühle für eine Weile genossen hatte, fragte ich mich plötzlich: »Und was ist heute? Könnte dieser wunderbare Duftbegleiter nicht vielleicht die beschwingten damaligen Gefühle von Freude, Lust und Abenteuer hinüberretten in meine eher nüchtern und pragmatisch ausgerichtete jetzige Lebensphase?«

Ja, er kann. Der Duft von »Après l'Ondée« ist heute mein kleines olfaktorisches Doping für den Tag.

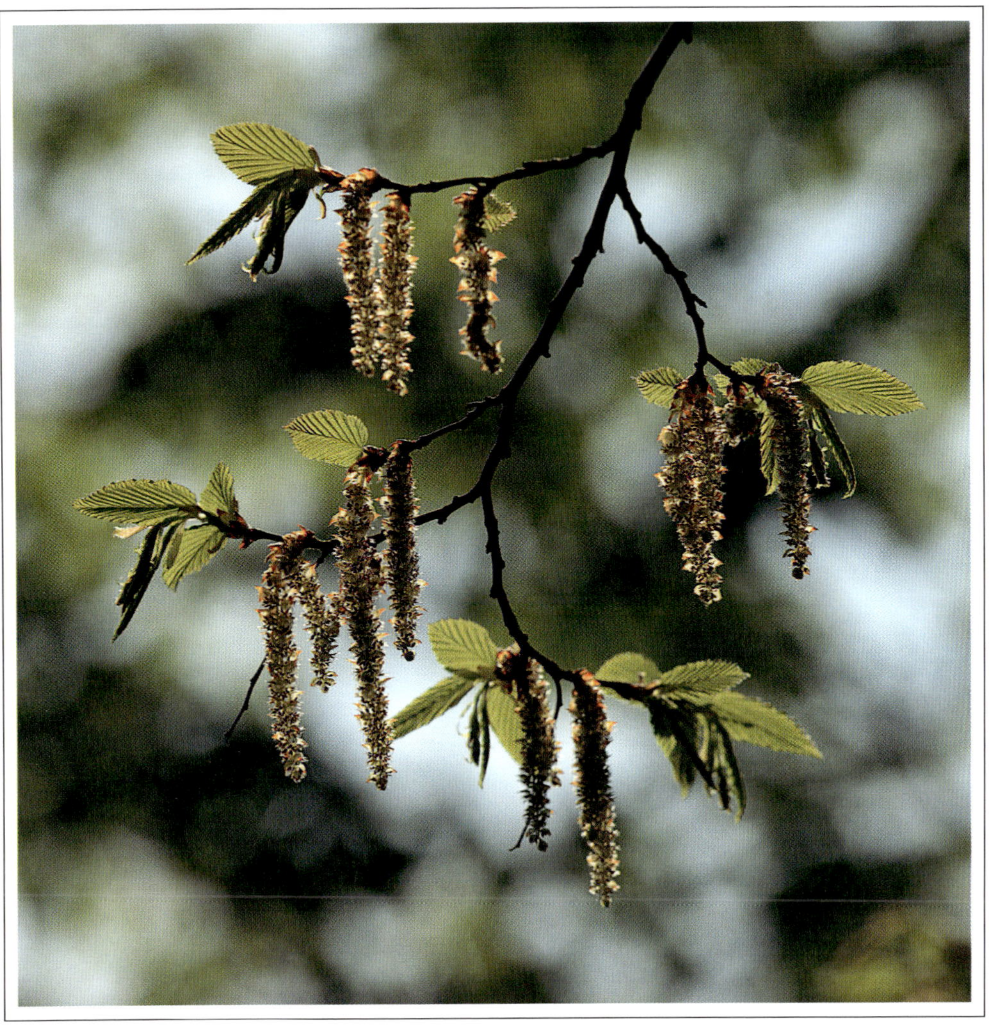

17 Hornbeam

Potenzial: Innere Spannkraft

Begleitet uns auf dem Weg
von seelischer Schlaffheit … zu geistiger Frische

Kraftformel:

Ich fühle mich frisch.
Ich habe Schwung.
Ich arbeite gern.

Mein inneres Streben

Ich möchte in Schwung sein.
Ich möchte meinen Rhythmus leben.
Ich möchte mich frisch fühlen.

Wenn ich über das Hornbeam-Potenzial verfüge,

gehe ich meine Arbeit eher leicht und spielerisch an. Mein Tag folgt seinem eigenen Rhythmus. So können auch Routinearbeiten Spaß machen.

Dadurch blockiere ich das Hornbeam-Potenzial:

Wenn zu viel Routine und festgelegte Strukturen meinen Tagesablauf prägen, gehen Schwung und Arbeitsfreude verloren. Ich werde träge, stumpfe ab. Die Möglichkeit, Inspirationen meiner Inneren Führung wahrzunehmen, ist reduziert. Ich brauche immer mehr Kraft, um mich aufzuraffen und für meine täglichen Aufgaben zu motivieren. Dabei klammere ich mich irrtümlich fast rituell an Muntermacher wie Kaffee, Tee oder Zigaretten.

Das ist die Folge:

Da mir äußere Muntermacher keine seelische Kraft zur Bewältigung meines Alltags geben können, wird das Gefühl der inneren Schlaffheit immer stärker.

Wie kann ich mich wieder mit meiner Inneren Führung verbinden?

☞ Der Lebensstrom verläuft nicht in einer geraden Linie, sondern rhythmisch. Jede Stunde birgt ihre eigene Energiequalität, die eine bestimmte Art von Tätigkeit unterstützt und leicht von der Hand gehen lässt.

Die bewusste Wahrnehmung dieser unterschiedlichen Rhythmen und Energiequalitäten hilft mir, in meinem Tagesablauf mehr Spontaneität und Kreativität zuzulassen. Wenn ich das tue, kommen die Inspirationen der Inneren Führung wieder bei mir an.

Die ausführliche Beschreibung dieser Blüte finden Sie im Standardwerk auf den Seiten 130–133.

Die Kernbotschaft von Hornbeam
Ich weiß:
Jeder Tag ist neu und anders.
Immer, wenn ich
mich schon morgens kraftlos fühle, weil ich glaube, schon zu wissen, was mich erwartet,
trenne ich mich von meiner Inneren Führung.
Wenn ich bereit bin,
mich von jedem neuen Tag überraschen zu lassen und seinem Rhythmus zu folgen,
bin ich wieder verbunden
und meine Schaffensfreude entfaltet sich.

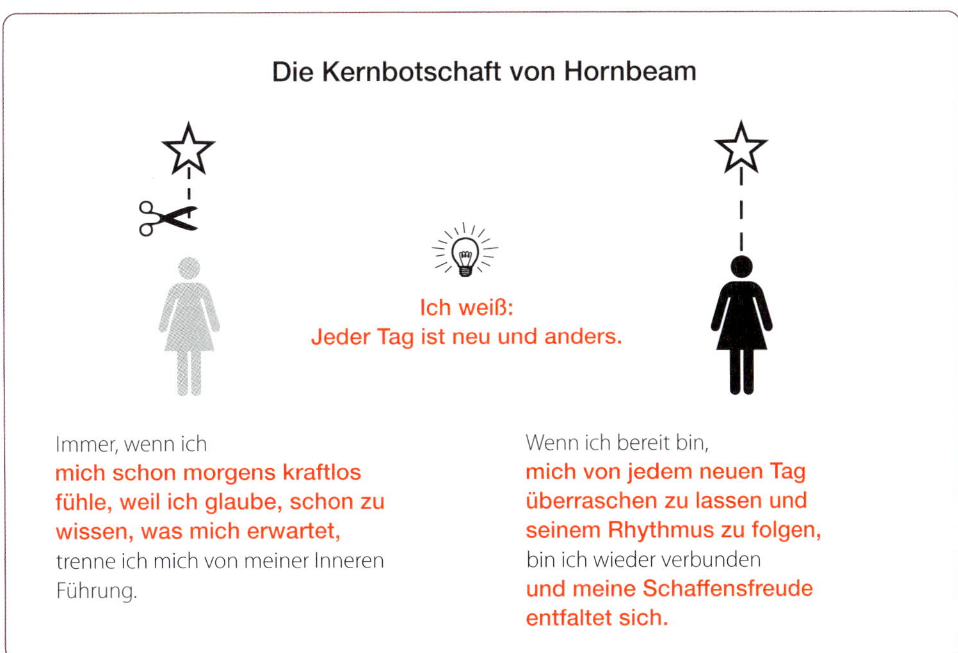

Anregungen zur Entfaltung des Hornbeam-Potenzials

- »Überfällt« Sie seelische Schlaffheit bereits, wenn Sie nach dem Aufwachen überhaupt nur an den Tag denken? Experten raten dazu, sich morgens im Bett nicht schon im Liegen gedanklich mit den Aufgaben zu beschäftigen, die vor einem liegen, denn in dieser (Schlaf-)Position können die Anforderungen und Gedanken daran einen leicht überschwemmen. Gehen Sie stattdessen in die Vertikale, setzen Sie sich zumindest bewusst im Bett auf; dann können Sie aktiv Ihre Gedanken ordnen und den Tag strukturieren.

- Viele Menschen schieben Dinge immer wieder vor sich her, zu denen sie keine Lust haben, z. B. das Zusammenstellen von Unterlagen für die Steuer. Das geht so von Wochenende zu Wochenende, bis der Abgabetermin unmittelbar vor der Tür steht. Dieser Zeitdruck erzeugt die Energiemenge, die gebraucht wird, um endlich anfangen zu können. Hier einige Anregungen, um eine solche Situation in Zukunft besser zu vermeiden:

Erledigen Sie ungeliebte Tätigkeiten oder Arbeiten zu einem Zeitpunkt Ihrer höchsten Leistungsfähigkeit. Dieser ist von Mensch zu Mensch verschieden. Bei manchen liegt er morgens um 10 Uhr, andere kommen erst nachmittags um vier Uhr so richtig in Schwung.

Versprechen Sie sich selbst eine Belohnung, wenn sie die Arbeit fertig haben, einen Kinobesuch, eine Praline, einen Blumenstrauß …

Bauen Sie sich energiestärkenden Druck auf, indem Sie sich ein zeitlich definiertes Ziel setzen, beispielsweise: »Mit dem Sortieren werde ich in einer Stunde fertig sein!«

Gewinnen Sie der ungeliebten Tätigkeit neue Seiten ab. Denken Sie z. B.: »Die Stunden, in denen ich meine Steuerunterlagen zusammenstelle, sind vermutlich die bestbezahlten des ganzen Jahres, wenn dabei eine größere Rückzahlung herauskommt.«

Anwender von Hornbeam berichten

Eine Freundin berichtet: »*Kürzlich hatte ich einen freien Tag und wollte alles erledigen, was liegen geblieben war. Aber nichts ging. Ich schaffte es nicht einmal, mich dazu aufzuraffen, überhaupt anzufangen. Meine Idee, Hornbeam zu nehmen, war sehr fruchtbar. Mein ›Motor‹ sprang an und es machte sogar richtig Spaß, den Schreibtisch und die Ablage endlich wieder einmal in Ordnung zu bringen.*«

Hornbeam persönlich

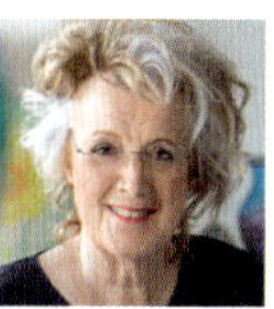

In meinen Seminaren habe ich den negativen Hornbeam-Zustand gern mit dem Bild eines ausgeleierten Gummibandes verglichen: Wenn der Geist zu lange mit dem Gleichen beschäftigt ist, erschlafft er, leiert aus und auch die innere Spannkraft geht verloren. Schon der mittelalterliche Philosoph Thomas von Aquin sagte: »Es ist erforderlich, für die Entspannung des Geistes, dass wir von Zeit zu Zeit spielerische Aktionen und Scherze setzen.« Wie und wann das jeder tut, ist individuell, denn jeder Mensch hat andere Vorlieben und einen anderen inneren Rhythmus. In jedem Fall aber geht es um Abwechslung.

Für Kenner des Ayurveda, der traditionellen indischen Heilkunst, ist es interessant, dass der luftige Vata-Typ natürlich am ehesten zum verzerrten Hornbeam-Potenzial neigt: Ihm wird am schnellsten langweilig, weil er immer wieder neue Eindrücke braucht.

Wie die Hirnforschung beweist: Unser Gehirn ist keine Maschine, sondern ein lebendiger Organismus, der beständig nach Abwechslung verlangt, um jung oder frisch zu bleiben. Das Gehirn altert eigentlich nicht, sondern kann sich ständig verändern, je nach der Art, wie wir es benutzen. Der Versuch vieler Rentner, mithilfe von Kreuzworträtseln geistig fit zu bleiben, bietet dem Gehirn allerdings nicht genug Abwechslung und bringt daher nicht den gewünschten Effekt.

Mangelnde Spannkraft könnte man auch als »seelische Bindegewebsschwäche« betrachten. Manche Heilpraktiker nutzen Hornbeam auch tatsächlich bei geschwächtem Bindegewebe für Kompressen.

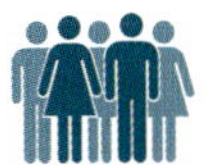

Im größeren kollektiven Geschehen ist der verzerrte Hornbeam-Zustand heute kaum zu beobachten. Im Gegenteil: Die globale Vernetzung lenkt unsere Aufmerksamkeit auf immer wieder neue Ereignisse aus allen möglichen Gebieten. Diese Abwechslung sorgt dafür, dass wir tendenziell geistig frisch und wach bleiben – auch wenn uns nicht alle Themen wirklich interessieren.

In der modernen Arbeitswelt verbreitet sich das Hornbeam-Potenzial zunehmend, da immer mehr Menschen die Möglichkeit bekommen, sich ihre Tätigkeit so einzuteilen, wie es ihrem persönlichen Arbeitsstil am ehesten entspricht. Dadurch sind sie effizienter und können bessere Leistungen erbringen.

Auch das ist Hornbeam …

- Eine Freundin schrieb ihre Doktorarbeit und legte gleichzeitig ihren Garten neu an. Wenn sie sich am Schreibtisch mental ausgelaugt fühlte, erdete sie sich wieder beim Buddeln im Boden und durch den Kontakt mit den Pflanzen. Dieser ständige Wechsel sorgte dafür, dass sie immer wieder geistig frisch an ihren Schreibtisch zurückkehrte.

- Eine Bekannte arbeitet in einem Einkaufszentrum, in welchem den ganzen Tag lang aus jedem Laden unterschiedliche Musik erschallt. Zunächst nahm sie diese akustische Dauerberieselung nicht als Belastung war, merkte aber, wie sie von Stunde zu Stunde immer dumpfer und müder wurde. Seit ihr die Ursache für ihre zunehmende Müdigkeit bewusst wurde, sucht sie mehrmals täglich gezielt einen Ort auf, an dem absolute Stille herrscht – einen Lagerraum, einen Hinterhof etc. –, damit sich ihr Sensorium immer wieder erholen kann.

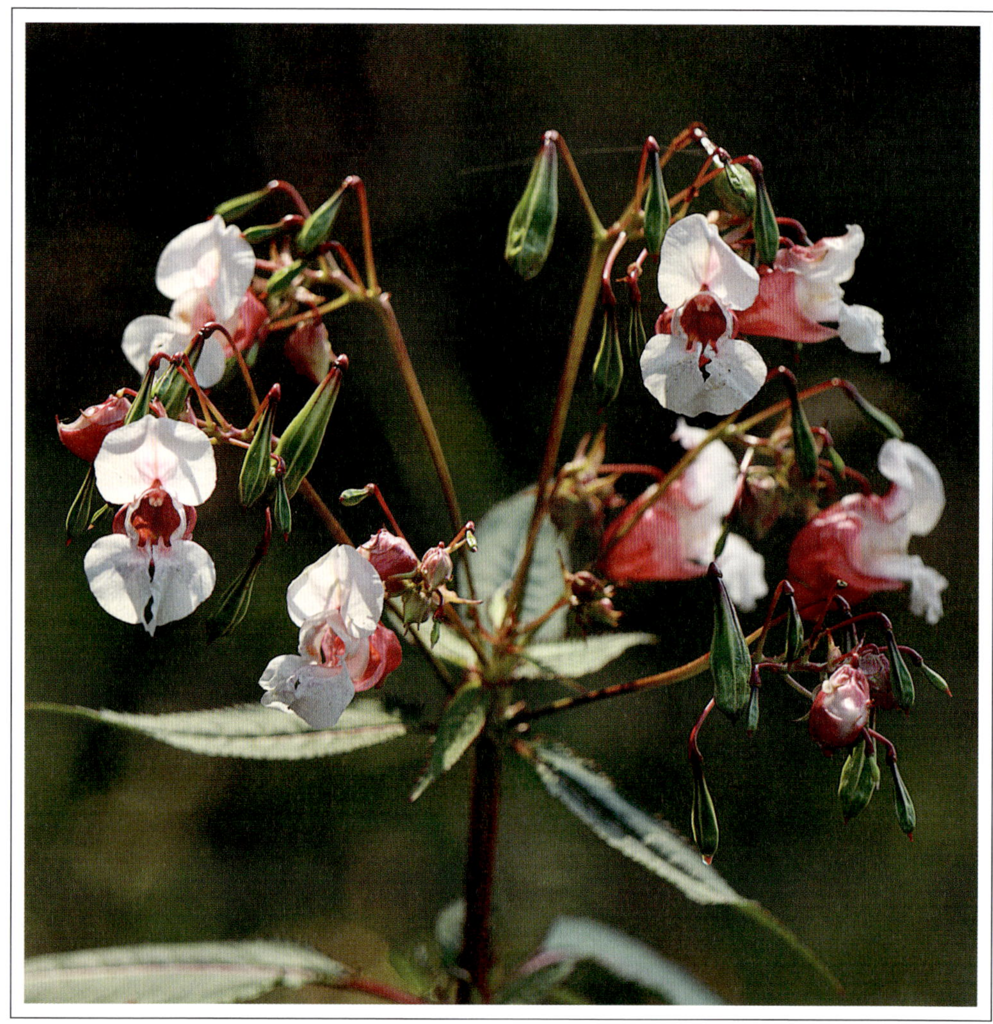

18 Impatiens

Potenzial: Zeitgefühl

Begleitet uns auf dem Weg
von der Ungeduld … zur Geduld

Kraftformel:

Ich nehme mir Zeit.
Ich habe Geduld.
Ich entspanne mich.

Mein Inneres Streben

Ich möchte die Dinge voranbringen.
Ich möchte die Zeit nutzen.

Wenn ich über das Impatiens-Potenzial verfüge,

bin ich schnell im Auffassen, Denken und Handeln und arbeite am liebsten allein, in meinem eigenen Tempo. Ich kann sehr gut Dinge ins Laufen bringen, aber auch sehr viel Geduld aufbringen, wenn die Situation es erfordert. Ich weiß, die Zeit arbeitet für mich, wenn ich nicht gegen sie arbeite.

Dadurch blockiere ich das Impatiens-Potenzial:

Folge ich aber einer rein quantitativ orientierten Zeitvorstellung, versuche ich, möglichst viel aus möglichst wenig Zeit herauszuholen. In dem irrtümlichen Glauben, auf diese Weise am schnellsten voranzukommen, schaue ich weder nach rechts noch nach links, sondern setze mich und andere permanent unter Druck. Dadurch entferne ich mich von meiner Inneren Führung.

Das ist die Folge:

Ich verliere mein eigenes Gefühl für die unterschiedlichen Qualitäten der Zeit und auch die Wahrnehmung für die Zeitbedürfnisse meiner Mitmenschen.

Ich habe das Gefühl, irgendwie am Leben vorbeizurasen.

Wie kann ich mich wieder mit meiner Inneren Führung verbinden?

Wenn ich wieder von einer quantitativen auf eine qualitative Zeitvorstellung umschalte, komme ich erneut in Verbindung mit mir selbst und meiner Inneren Führung. Dadurch kann ich auch mir selbst und meinen Mitmenschen mit mehr Geduld begegnen.

Die ausführliche Beschreibung dieser Blüte finden Sie im Standardwerk auf den Seiten 134–138.

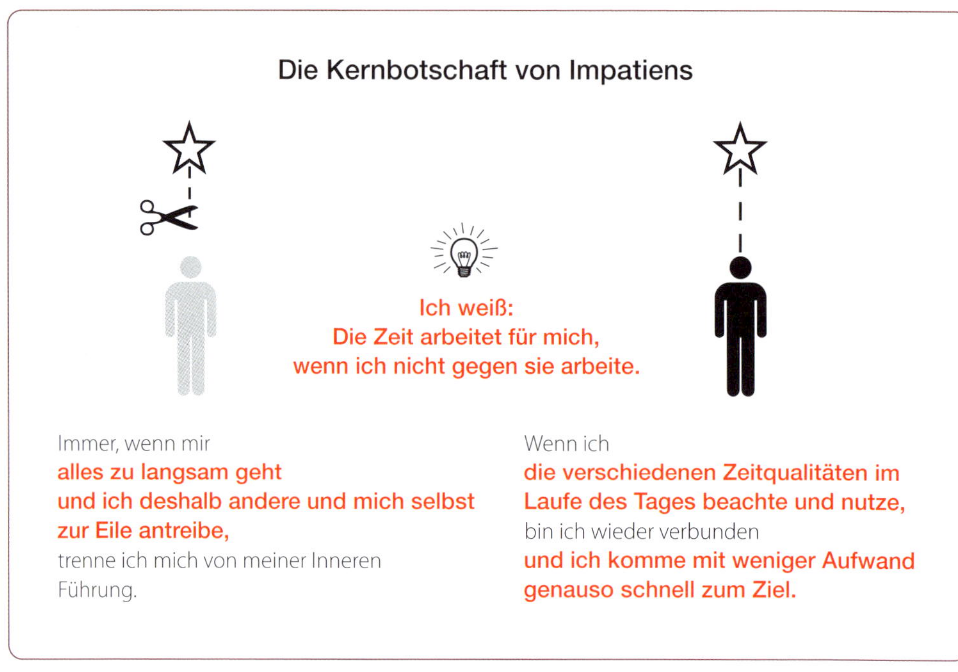

Anregung zur Entfaltung des Impatiens-Potenzials

Gehen Sie in einen Park oder woandershin in die Natur. Nehmen Sie sich eine bestimmte Strecke vor und legen Sie diesen Weg so schnell wie möglich zurück. Versuchen Sie dabei, fünf verschiedene Situationen oder Gegenstände wahrzunehmen und sich zu merken: z. B. ein Vogelnest, ein Pärchen auf der Parkbank oder Kinder beim Ballspielen. Schreiben Sie diese fünf Dinge auf, wenn Sie am Ziel sind.

Gehen Sie nun den gleichen Weg zurück und nehmen Sie sich mindestens doppelt so viel Zeit dafür. Registrieren Sie jetzt, welche Einzelheiten Ihnen an den fünf ausgewählten Dingen zusätzlich auffallen, z. B.: »Im Vogelnest sind Junge, die Eltern bringen ihnen Futter. Es macht Spaß, ihnen dabei zuzusehen.«

Am Ziel halten Sie Ihre Beobachtungen fest. Fragen Sie sich: »Wie habe ich mich bei diesen beiden Spaziergängen gefühlt? Was habe ich innerlich gewonnen, indem ich mir mehr Zeit genommen habe?«

Denken Sie auch hierüber nach: Was will ich eigentlich erreichen oder was versuche ich unbewusst zu vermeiden, indem ich alles so schnell wie möglich erledige? Was verliere ich dadurch an Erlebnisqualität, an Kontakten und Erfahrungsmöglichkeiten?

Anwender von Impatiens berichten

»Im Seminar zog ich Impatiens. Ich musste direkt lachen. Ich habe einen Sohn, dem ich unbedingt beibringen wollte, früh laufen zu lernen. Mein Sohn griff sich damals mit 14 Monaten eine Flasche aus dem Bachblüten-Set heraus und behielt sie den ganzen Tag fest in der Hand. Erst abends konnte ich feststellen, welche es war: Impatiens.«

Impatiens persönlich

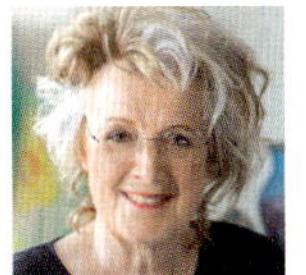

»Haare wachsen nicht schneller, wenn man daran zieht.« Dieses Sprichwort aus Afrika ist eine wunderbare Metapher im Zusammenhang mit Impatiens, der »Zeitblüte«.

Ich habe diesem Potenzial früher nie besondere Beachtung geschenkt, bis ich auf einem Seminar meine Teilnehmer fragte, welche Blüte sie mir intuitiv verordnen würden. Fast alle meinten: Impatiens. Das war zutreffend, damals allerdings auch situationsbedingt. Ich stand unter Zeitdruck, weil ich vor der Mittagspause noch einen bestimmten Seminarabschnitt schaffen wollte.

Typisch für mich ist aber folgendes Impatiens-Verhalten: Funktioniert in meinem Büro oder Haushalt ein Gerät nicht und ich finde nicht gleich heraus, woran das liegt, suche ich nicht selbst in Ruhe nach dem Fehler, sondern neige dazu, sofort einen Fachmann anzurufen – um die ganze Angelegenheit so schnell wie möglich wieder »vom Tisch zu haben«.

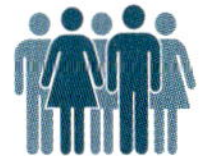

Wir befinden uns in einer sehr schnelllebigen Zeit. Dass sich unser Zeitgefühl in den letzten Jahrzehnten kollektiv verändert hat, bemerken wir an alten Filmen. Die Szenen dauern länger, die Dialoge sind ausführlicher, die Atmosphäre ist intensiver. Neue Filme haben viel mehr Tempo, schnellere Schnitte, kürzere Einstellungen. In Altersheimen werden die Vorgaben, wie viel Zeit die Pflegekräfte mit einem Patienten verbringen können, immer kürzer. Bei Sportveranstaltungen werden die Siege inzwischen in Hundertstel-, sogar in Tausendstelsekunden gemessen. Dies alles sind Phänomene eines linearen, rein quantitativen Zeitverständnisses.

Schnelligkeit muss nicht automatisch Ungeduld bedeuten. Umgekehrt sagt auch das Zauberwort von der »Entschleunigung« – inzwischen omnipräsent, vom Wellness-Urlaub bis zum Slow Cooking – noch nichts über die Qualität der »entschleunigt« verbrachten Zeit aus. Es spiegelt nur unsere große Sehnsucht nach mehr, wie man heute sagt, »Quality Time«.

Unsere Lebenszeit ist begrenzt und daher kostbar. Nutzen wir sie für eine bewusstere Gestaltung unseres Lebens? Für unsere Weiterentwicklung? Widmen wir sie der Erfüllung unseres Lebensplans?

Auch das ist Impatiens

• Man besucht das Kabarett, eine Pointe sitzt und immer wieder ist es dieselbe Person, die als Erste lacht – offensichtlich ein Impatiens-Typ. Dieser reagiert schneller als die große Masse der Zuschauer.

• Viele ältere Menschen kommen immer zu früh. Wenn man sie fragt, warum das so ist, wissen sie es oft nicht: »Ich war mit allem anderen fertig und bin dann losgegangen«, sagte neulich eine Bekannte. Es stimmt, wer älter wird, hat oft mehr Zeit als früher, denn die Aufgaben werden kleiner oder weniger. Aber das Impatiens-Muster von »Ich muss alles ganz schnell machen, damit ich möglichst viel schaffe«, ist immer noch aktiv.

Kürzlich habe ich mich selbst dabei ertappt, wie ich zehn Minuten zu früh im Mantel dastand, auf das bestellte Taxi wartete und dann sofort überlegt habe, was ich in diesen »geschenkten« zehn Minuten noch alles erledigen könnte.

• Viele kennen das alte Pete-Seeger-Lied »Turn! Turn! Turn! (To Everything There Is a Season)«. Sein Text basiert auf dem Bibeltext des Buchs Prediger Kap. 3, 1–8, hier zitiert nach der Lutherbibel in der Fassung von 1984:

»Ein jegliches hat seine Zeit, und alles Vorhaben unter dem Himmel hat seine Stunde: geboren werden hat seine Zeit, sterben hat seine Zeit; pflanzen hat seine Zeit, ausreißen, was gepflanzt ist, hat seine Zeit; töten hat seine Zeit, heilen hat seine Zeit; abbrechen hat seine Zeit, bauen hat seine Zeit; weinen hat seine Zeit, lachen hat seine Zeit; klagen hat seine Zeit, tanzen hat seine Zeit; Steine wegwerfen hat seine Zeit, Steine sammeln hat seine Zeit; herzen hat seine Zeit, aufhören zu herzen hat seine Zeit; suchen hat seine Zeit, verlieren hat seine Zeit; behalten hat seine Zeit, wegwerfen hat seine Zeit; zerreißen hat seine Zeit, zunähen hat seine Zeit; schweigen hat seine Zeit, reden hat seine Zeit; lieben hat seine Zeit, hassen hat seine Zeit; Streit hat seine Zeit, Friede hat seine Zeit.«

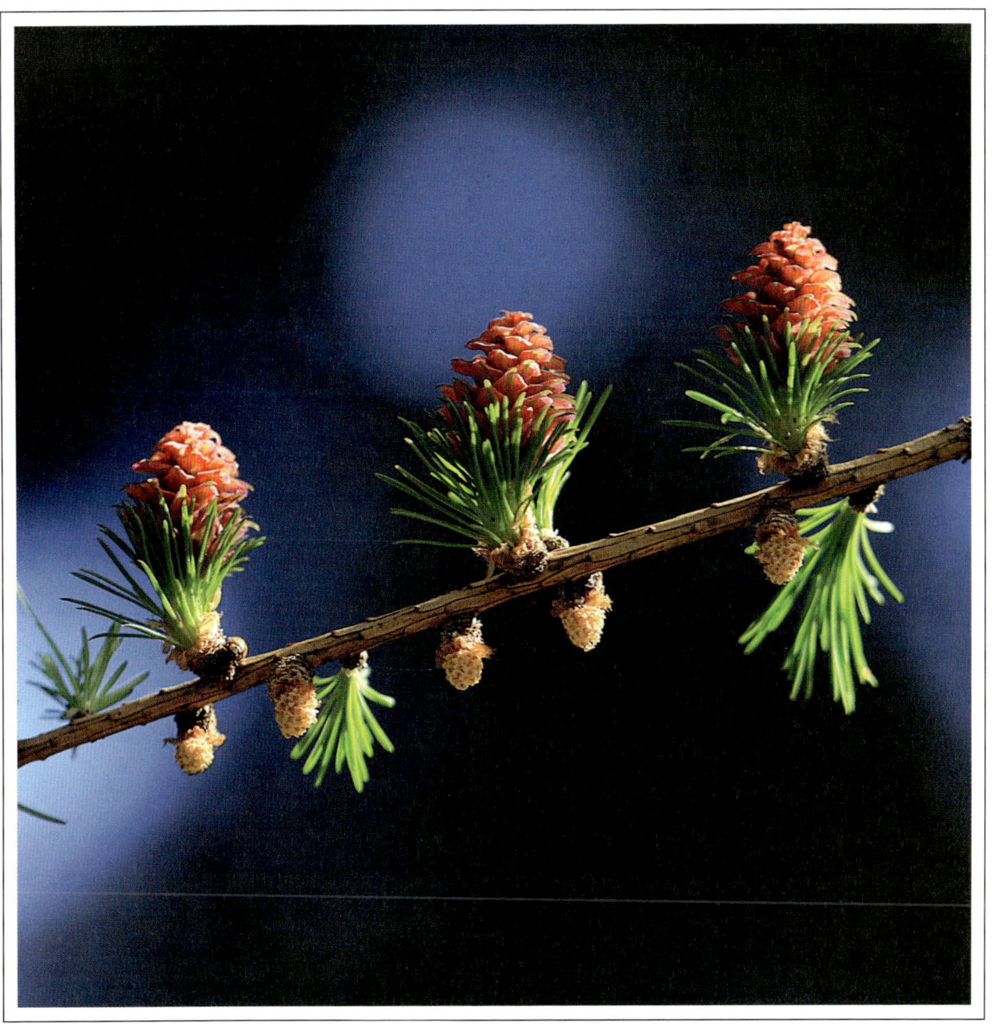

19 LARCH

Potenzial: Selbstvertrauen

Begleitet uns auf dem Weg
von der Selbstbegrenzung … zur Selbstentfaltung

Kraftformel:

Ich kann es.
Ich will es.
Ich tue es.

Mein Inneres Streben

Ich möchte mich selbst entfalten.
Ich möchte meine Stärken einbringen.

Wenn ich über das Larch-Potenzial verfüge,

kenne ich meine eigenen Stärken und Schwächen und nehme sie als Maßstab zur Bewertung meiner Leistungen. Ich weiß, dass ich grundsätzlich alles mitbringe, was ich zur Bewältigung meiner Lebensaufgabe brauche. Darum kann ich die Angebote, die mir das Leben macht, mit Selbstvertrauen annehmen.

Dadurch blockiere ich das Larch-Potenzial:

Schon in der Kindheit wurden meine Leistungen immer wieder an denen anderer Menschen gemessen – und dazu noch so, dass ich nur schlechter abschneiden konnte. Dadurch konnte ich keine eigenen Leistungsmaßstäbe entwickeln. Der Kontakt zu meiner Inneren Führung verkümmerte.

Das ist die Folge:

Auch heute noch messe ich mich mit einem fremden und daher zwangsläufig falschen Maß. Ich fühle mich vielleicht als »Versager«, verkaufe mich »unter Wert«. Und weil ich mir vieles nicht zutraue, gehe ich es gar nicht erst an.

Wie kann ich mich wieder mit meiner Inneren Führung verbinden?

☞ Mein individueller Lebensplan stellt mir nur Aufgaben, die ich im Prinzip erfüllen kann, denn alle dafür wichtigen Fähigkeiten bringe ich mit.

Jetzt ist es wichtig, bei der Selbsteinschätzung alle Fremdmaßstäbe fallen zu lassen und mich selbst ganz neu zu betrachten. Dadurch stellt sich der Kontakt zur Inneren Führung wieder her. Ich kann es wagen, meine Aufgaben auf meine Art und Weise anzupacken – und darauf vertrauen, dass ich sie gut bewältige.

Die ausführliche Beschreibung dieser Blüte finden Sie im Standardwerk auf den Seiten 139–142.

Die Kernbotschaft von Larch
Ich verstehe:
Jeder Lebensplan ist auf Erfolg angelegt.
Auch meiner. Die erforderlichen
Fähigkeiten bringe ich mit.
Immer, wenn ich
von vornherein davon überzeugt bin,
etwas nicht zu können,
trenne ich mich von meiner Inneren Führung.
Wenn ich
aufhöre, mich mit anderen zu
vergleichen, und mich auf meine
eigenen Stärken besinne,
bin ich wieder verbunden
und mein Selbstvertrauen kann sich
entfalten.

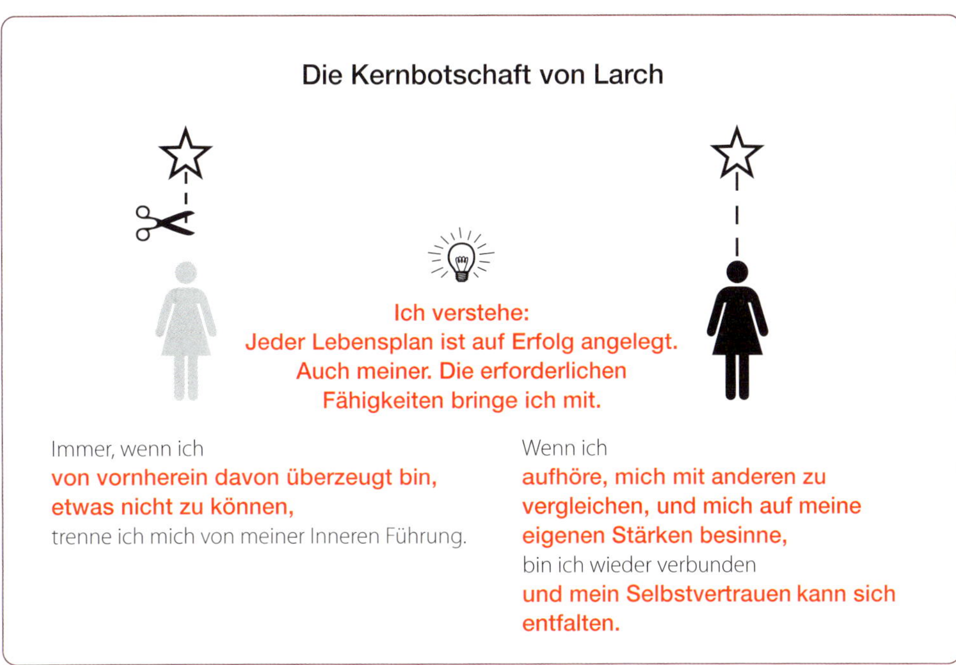

Anregungen zur Entfaltung des Larch-Potenzials

- Um zu erkennen, wo Sie bei der Entfaltung Ihrer Fähigkeiten und Talente derzeit stehen, vergleichen Sie sich mit sich selbst und beurteilen Sie Ihre Fortschritte anhand von Fragen wie:

  Was habe ich früher noch nicht so gut gekonnt?
  Kann ich das heute?
  In welcher Hinsicht möchte ich noch besser werden?
  Wo ist mir das schon gelungen?
  Was habe ich dabei besser oder geschickter gemacht als bisher?

- Wenn Sie sich dabei ertappen, dass Sie sich wieder einmal mit anderen Menschen vergleichen, kann Ihnen Frank Sinatras Welthit »I did it my way« einen energetischen Impuls in die richtige Richtung geben.

- »Ein Mädchen kann das nicht!«, »Ein Junge weint nicht!« – derartige Vorurteile verzerren in Kindern früh das Larch-Potenzial des Selbstvertrauens. Schalten Sie völlig um und lernen Sie auch bei Ihrem Kind Leistungsmaßstäbe anzulegen, die bei Fortschritten allein seine persönliche Entwicklung berücksichtigen. So könnten Sie sagen: »Großartig, das hast du gestern noch nicht geschafft!«

- Folgen Sie dem Grundsatz: »Einfach mal machen. Könnte ja wunderbar werden.« (Quelle unbekannt)

Anwender von Larch berichten

Eine Seminarteilnehmerin schrieb uns: »*Vor einiger Zeit stand ich vor einer Prüfung. In den Tagen davor dachte ich immer wieder daran, wie gut und fähig meine Kommilitonen waren. Im Vergleich mit ihnen kam ich mir minderwertig vor. Erst die Einnahme von Larch änderte das. Die anderen waren für mich zwar immer noch sehr gut, aber ich erkannte nun auch meine eigenen Fähigkeiten. So konnte ich mit viel mehr Gelassenheit und Selbstvertrauen in die Prüfung gehen.*«

Larch persönlich

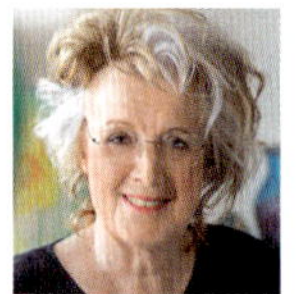

Vater zum Sohn: »In deinem Alter war ich schon Klassensprecher!« Sohn zum Vater: »In deinem Alter war Napoleon schon Kaiser!« Diese wahrhaft selbstbewusste Antwort zeugt von einem gut entwickelten Potenzial von Larch, der »Selbstvertrauensblüte«.

Im verzerrten Larch-Zustand bekommt man immer wieder die Empfehlung: »Miss dich mit deinen eigenen Maßstäben!« Leicht gesagt – aber wie erkenne ich diese? Die Antwort: Die persönlichen Maßstäbe bilden sich anhand eigener Leistungen und Erfahrungen bei der Entfaltung des eigenen Lebensplans. Ja, gut – aber wie erkenne ich meinen Lebensplan? Edward Bach sagt, wir können anhand unseres Glücksempfindens wahrnehmen, dass wir den Geboten unserer Seele Folge leisten. Mit anderen Worten: Was wir gerne und mit Freude tun, entspricht unserem Lebensplan.

Menschen, die nicht zu einem unverwechselbaren Individuum, sondern zu einem Leistungsbringer erzogen wurden, tun sich schwer damit, ihre eigenen Maßstäbe zu entwickeln. Umso wichtiger ist es, Kindern bei der Erziehung viel Freiraum zu geben, damit sie ihre eigenen Talente entfalten können.

Da ich überzeugt bin, dass ich mit meiner Tätigkeit meinen Lebensauftrag verwirkliche, habe ich heute ein gutes Selbstvertrauen. Das war nicht immer so. Früher fiel es mir schwer, Lob und Anerkennung von anderen anzunehmen, weil ich meine eigene Leistung damals noch nicht erkannt und schon gar nicht anerkannt habe.

Möglicherweise hängt ein gesundes Selbstbewusstsein auch damit zusammen, in was für einem seelischen Energiefeld ein Mensch aufwächst. Ich habe beobachtet: Viele Kinder aus erfolgreichen Familien zeigen völlig selbstverständlich ein gutes Selbstvertrauen.

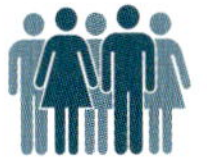

In der Bundesrepublik Deutschland war es zunächst aus historischen Gründen um das kollektive Selbstwertgefühl nicht gut bestellt. Mit der gewonnenen Fußball-Weltmeisterschaft 1974, die noch dazu in Deutschland stattfand, änderte sich das spürbar.

Auf internationalen Konferenzen habe ich erlebt, dass Menschen aus großen Ländern wie Australien oder Kanada, die über entsprechend große Energiefelder verfügen, viel unbefangener und selbstbewusster auftraten als Menschen aus kleineren Staaten wie etwa Belgien oder der Schweiz.

Das legendäre »Yes We Can«, mit dem der spätere US-Präsident Barack Obama seinerzeit im Wahlkampf seine Landsleute motivierte, zeigt eindrucksvoll, wie man kollektives Selbstvertrauen schaffen kann. Das Gleiche gilt für Angela Merkels berühmten Ausspruch »Wir schaffen das!« in der Flüchtlingskrise 2015 oder auch für das »Gemeinsam kriegen wir das hin!« während der Corona-Krise 2020.

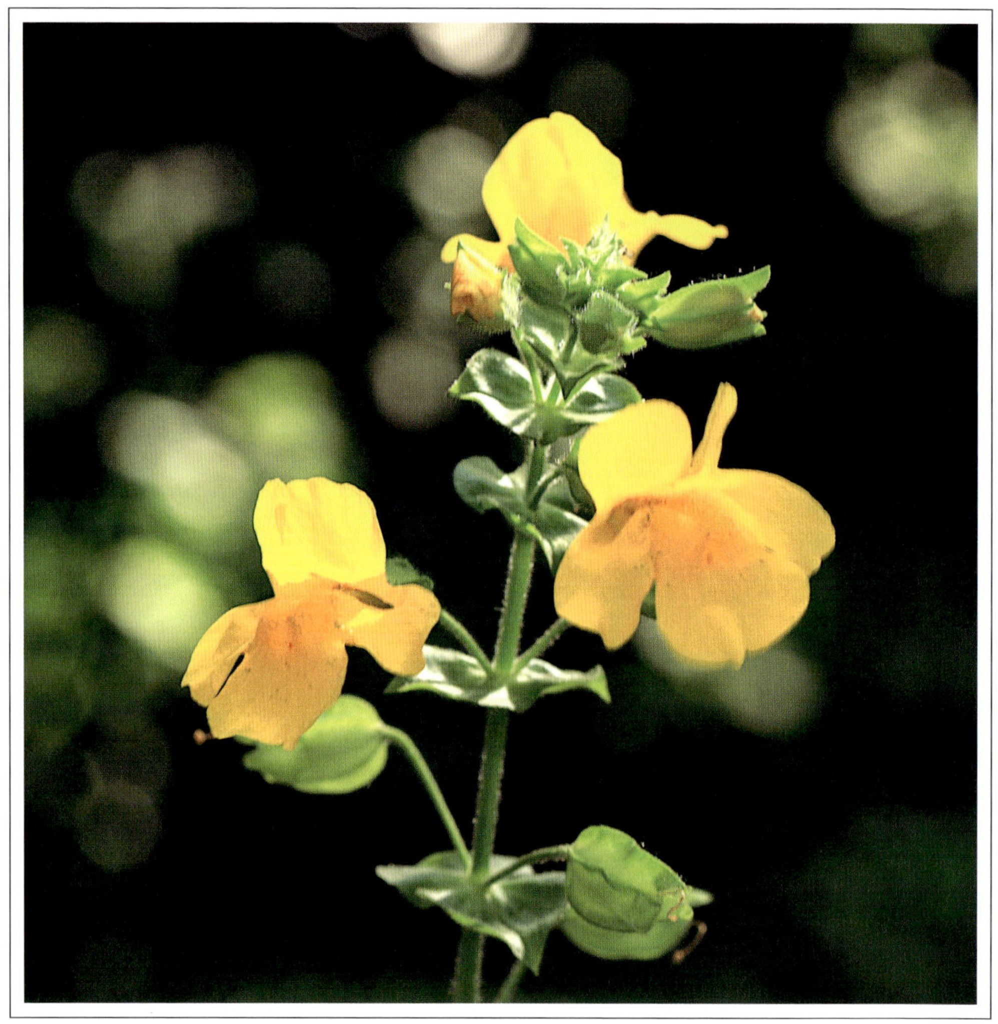

20 Mimulus

Potenzial: Tapferkeit

Begleitet uns auf dem Weg
von der Angst vor der Welt … zum Vertrauen in die Welt

Kraftformel:

Ich bin tapfer.
Ich wage es.
Ich trete vor.

Mein Inneres Streben

Ich möchte mich trauen.
Ich möchte es wagen.

Wenn ich über das Mimulus-Potenzial verfüge,

reagiere ich sensibel auf die Anforderungen des Alltags, die mir nicht selten sogar etwas Angst machen. Aber ich habe gelernt, diese Ängste in kleinen Schritten zu überwinden. Ich gehe vorsichtig, aber mutig voran und meistere die Anforderungen des Lebens auf meine Art.

Dadurch blockiere ich das Mimulus-Potenzial:

Ich vergesse immer wieder, dass ich eine Innere Führung habe, an die ich mich jederzeit wenden kann. Stattdessen blicke ich hilflos auf die Welt und habe das Gefühl, »die Welt ist so groß und ich bin so klein«.

Das ist die Folge:

Aus dieser Perspektive erscheinen Hindernisse größer und Ereignisse bedeutender, als sie wirklich sind. Ich ängstige mich unnötig vor tausenderlei konkreten Situationen oder Dingen, reagiere überempfindlich auf jedes Zuviel und scheue vor vielem zurück. Dadurch verzögere ich unbewusst wichtige Schritte in meiner Entwicklung.

Wie kann ich mich wieder mit meiner Inneren Führung verbinden?

Wichtig ist es jetzt, mich daran zu erinnern, dass ich eine Innere Führung habe, um dann Hand in Hand mit ihr zu üben, mich neuen oder beängstigenden Situationen zu stellen. Dadurch entwickele ich Schritt für Schritt mehr Mut und persönliche Tapferkeit.

Die ausführliche Beschreibung dieser Blüte finden Sie im Standardwerk auf den Seiten 143–147.

Die Kernbotschaft von Mimulus
Ich weiß:
Meine Innere Führung reicht mir die Hand,
wenn ich sie darum bitte.
Immer, wenn ich
Angst davor habe, was mich erwartet,
anstatt die Situation
auf mich zukommen zu lassen,
trenne ich mich von meiner Inneren
Führung.
Wenn ich bereit bin,
meine Scheu zu überwinden
und in kleinen Schritten
vorwärts zu gehen,
bin ich wieder verbunden
und mein Mut-Potenzial wächst.

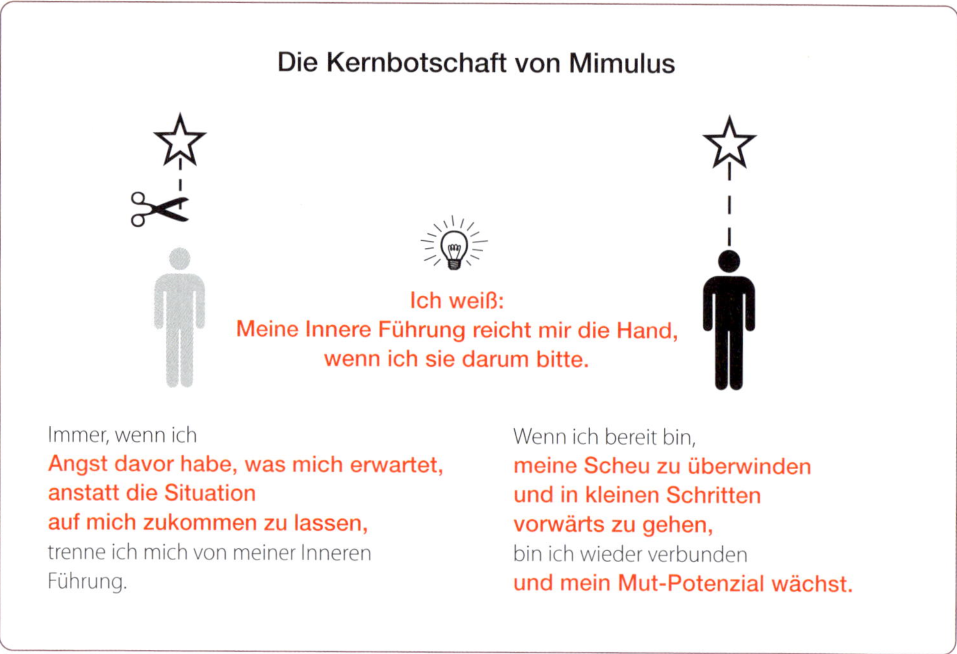

Anregungen zur Entfaltung des Mimulus-Potenzials

- Singen ist eine bewährte Methode, sein Tapferkeitspotenzial zu stärken. Experten sagen: Wer singt, blockiert automatisch den Gehirnbereich, der unsere Ängste produziert. Krieger marschierten seit jeher singend in den Kampf. Viele Kinder wenden diese Methode intuitiv an, wenn sie z. B. in einen dunklen Raum gehen müssen.
- Atmen wir bei aufkommenden Angstgefühlen langsam und tief durch, kann der Ängste auslösende Bereich in unserem Gehirn ebenfalls nicht aktiv werden.
- Manchen Menschen und besonders Kindern hilft es, Situationen, vor denen sie sich fürchten, vorher schon einmal »trocken« zu üben: also etwa vor der ersten Untersuchung beim neuen Arzt dessen Praxis zu besuchen, um die Atmosphäre dort kennenzulernen. So ist der spätere, offizielle Termin nicht mehr etwas völlig Neues und daher weniger beängstigend.

Anwender von Mimulus berichten

Eine Freundin aus Süddeutschland wollte im Februar 2012 mit ihrem Mann nach Fuerteventura reisen, um dem deutschen Winterwetter für einige Wochen zu entfliehen. Sie schreibt: »*Anfang Februar begann der Winter sein raues Gesicht zu zeigen: Die Temperaturen sanken auf zweistellige Minusgrade … Vor uns lag die Bahnfahrt zum Stuttgarter Flughafen mit zweimaligem Umsteigen, und das, da wir schließlich auf die Insel des Ewigen Frühlings wollten, ohne Winterkleidung und mit Warten auf eisigen Bahnhöfen. Dabei friere ich sehr leicht und empfinde Temperaturen von minus 15 Grad mit zu dünner Kleidung einfach als lebensbedrohlich.*

Ich bekam schon Tage vor der Abreise Angst: vor dem Aufenthalt auf zugigen Bahnhöfen bei klirrender Kälte und einer möglichen schweren Erkältung als Folge. Was sollte ich tun? Da fielen mir die Bachblüten ein und speziell Mimulus als Blüte gegen konkrete Ängste (hier vor Kälte und Krankheit). Ich begann mit der regelmäßigen Einnahme der Tropfen. Damit verschwand meine Angst.

Die äußere Situation (eisige Kälte) änderte sich zwar nicht, aber auf einmal konnte ich sie mir gelassen ansehen. Ich war nicht mehr durch meine Furcht blockiert. ›Es wird gar nicht so schlimm werden, es findet sich eine Lösung‹, dachte ich jetzt. Auf einmal kamen mir Ideen, wie ich ›überleben‹ könnte: Ich würde die Leggins für den Strand anziehen und darüber viele Schichten meiner Sommerkleidung und zum Abschluss die Regenhose, die den eisigen Wind abhalten würde. So erfand ich passende Kleidung, und für warme Füße würden ja meine Wanderstiefel sorgen.

Unser Abfahrtstag war gekommen. Um halb fünf Uhr morgens traten wir bei arktischer Kälte unsere Reise an. Ich war ruhig und verspürte keine Angst. Auf dem noch menschenleeren Bahnhof fanden wir ein windgeschütztes Plätzchen, und ich konnte unbeobachtet mit eifriger Frühgymnastik meinen Kreislauf mobilisieren. Meine Kleidung bewährte sich, die Kälte ließ sich während der zehnminütigen Wartezeit bis zum Eintreffen des Zuges ertragen. Auch das zweimalige Umsteigen und Warten auf die Anschlusszüge gestaltete sich bei Weitem nicht so schlimm, wie ich noch vor einer Woche befürchtet hatte.

So hat Mimulus mir Mut gemacht und mich befähigt, meine Einstellung gegenüber der beängstigenden Situation zu ändern und diese zu meistern. Ohne Angst war der Weg frei für konstruktive Gedanken und Inspirationen.«

Mimulus persönlich

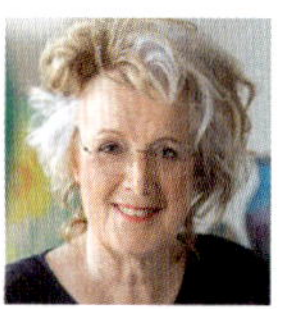

Lange habe ich es selbst nicht wahrhaben wollen oder können, welche bedeutende Rolle Mimulus, die »Tapferkeitsblüte«, von frühester Jugend an in meinem Leben gespielt hat. Beim Baden gehörte ich nicht zu den Kindern, die einfach unbekümmert ins Wasser liefen. Ich brauchte für diese Prozedur in kleinen langsamen Schritten manchmal fast zehn Minuten. War ich erst mal bis über den Bauchnabel nass, war schon viel gewonnen. Der endgültige Sieg aber war erst erreicht, wenn schließlich die Schultern ganz unter Wasser waren.

Und hier noch eine fast paradoxe Mimulus-Reaktion von mir: Habe ich etwas vor, das eigentlich relativ einfach ist, träume ich in der Nacht zuvor, dass der Ablauf sich viel komplizierter darstellt. Beispiel: Ich habe einen Handwerker bestellt und muss ihm erklären, was gemacht werden soll. Mein Traum: Ich muss zwei Handwerker anrufen und beiden eine genaue Skizze der durchzuführenden Reparaturen vorlegen. Beim Aufwachen bin ich dann erstaunt und sehr beruhigt, dass die Angelegenheit in Wirklichkeit doch viel einfacher ist.

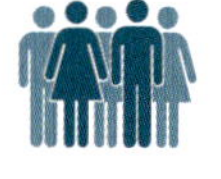

Kollektive Ängste werden immer wieder von Medien geschürt und angeheizt, von der Vogel- oder Schweinegrippe bis zum möglichen Atomkrieg und dem Ozonloch. Auch die von Poiitikern geschürte Angst vor dem Corona-Virus hat während dieser Krise unser kollektives Immunsystem geschwächt und damit die Ansteckungsgefahr vergrößert.

Kollektive Tapferkeit hingegen zeigt sich in zunehmender Zivilcourage. Immer mehr Menschen gehen für ihre Meinungen auf die Straße, ohne die persönlichen Folgen zu fürchten – gerade auch in autokratisch regierten Ländern.

Auch das ist Mimulus

Halte deine Seele stark und rein und alles wird dir gelingen. Glaube niemals, dass du allein oder schwach bist, denn hinter dir stehen mächtige Armeen. Wenn du deinen Geist erhebst, wird es kein Übel geben, das dich berühren kann. Der einzige Feind, den du fürchten solltest, bist du selbst. (Paracelsus)

Frage dich in jeder schwierigen Situation: Was würde der stärkste, mutigste, liebevollste Teil meiner Persönlichkeit jetzt tun? Und dann tue es. Tue es richtig. Und zwar sofort. (Dan Millman)

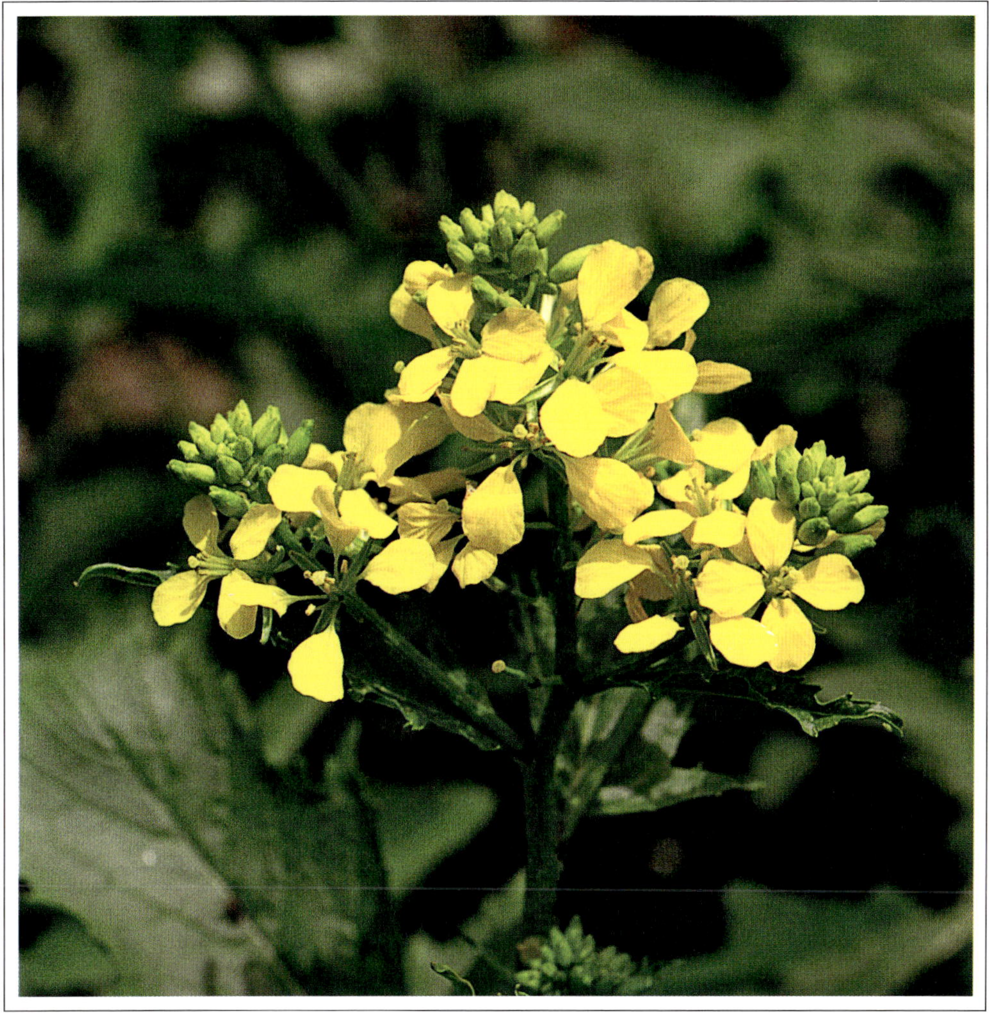

21 Mustard

Potenzial: Allverbundenheit

Begleitet uns auf dem Weg
vom Seelenschmerz … zur Seelengröße

Kraftformel:

Ich bin leicht.
Ich bin heiter.
Ich gehe ins Licht.

Mein Inneres Streben

Ich möchte mit der Welt verbunden sein.

Wenn ich über das Mustard-Potenzial verfüge,

nehme ich kollektive Gefühlsstimmungen besonders stark auf. Ich erkenne sie jedoch als seelische Großwetterlage, ohne mich davon überwältigen zu lassen. Bewusst gehe ich durch helle und durch dunkle Tage und erlebe beides als innere Bereicherung.

Dadurch blockiere ich das Mustard-Potenzial:

Wenn ich mit überpersönlichen Gefühlsstimmungen wie z. B. kollektiver Trauer unbewusst in Resonanz gehe und mich davon überfluten lasse, bis ich darin unterzugehen drohe, ist der Kontakt zu meiner Inneren Führung, zu meinen eigenen Gefühlen und zur Mitwelt aufgehoben. Ich fühle mich isoliert.

Das ist die Folge:

Ich werde von diesen kollektiven Gefühlen überschattet wie von einer großen schwarzen Wolke und leide passiv mit – so lange, bis sich die »kollektive Großwetterlage« wieder gebessert hat.

Wie kann ich mich wieder mit meiner Inneren Führung verbinden?

Das Auftreten solcher Zustände kann ich aus eigener Kraft nicht verhindern. Aber ich kann sie für meinen Lebensplan fruchtbar werden lassen. Wenn ich sie als die Möglichkeit erkenne, eigene gespeicherte Traurigkeit zu transformieren, komme ich wieder in Verbindung mit meiner Inneren Führung.

Wenn ich bereit bin, mit ihrer Hilfe ganz bewusst auch durch die dunklen Perioden meines Lebens hindurchzugehen, bin ich diesen Zuständen nicht mehr so hilflos ausgeliefert, sondern finde den für mich persönlich angemessenen Abstand zu den Ereignissen. Dadurch werde ich seelisch reifer und erlebe alle Momente meines Lebens intensiver – auch die heiteren.

Die ausführliche Beschreibung dieser Blüte finden Sie im Standardwerk auf den Seiten 148–152.

Die Kernbotschaft von Mustard
»Die das Dunkel nicht fühlen, werden sich nie nach dem Licht umsehen.«
(Thomas Buckle)
Immer, wenn mich
aus heiterem Himmel Melancholie und Weltschmerz überwältigen und ich mich passiv darin versinken lasse,
trenne ich mich von meiner Inneren Führung.
Wenn ich bereit bin,
auch die dunklen Stunden in meinem Leben anzunehmen und bewusst zu durchleben,
bin ich wieder verbunden
und meine Seelenstärke wächst.

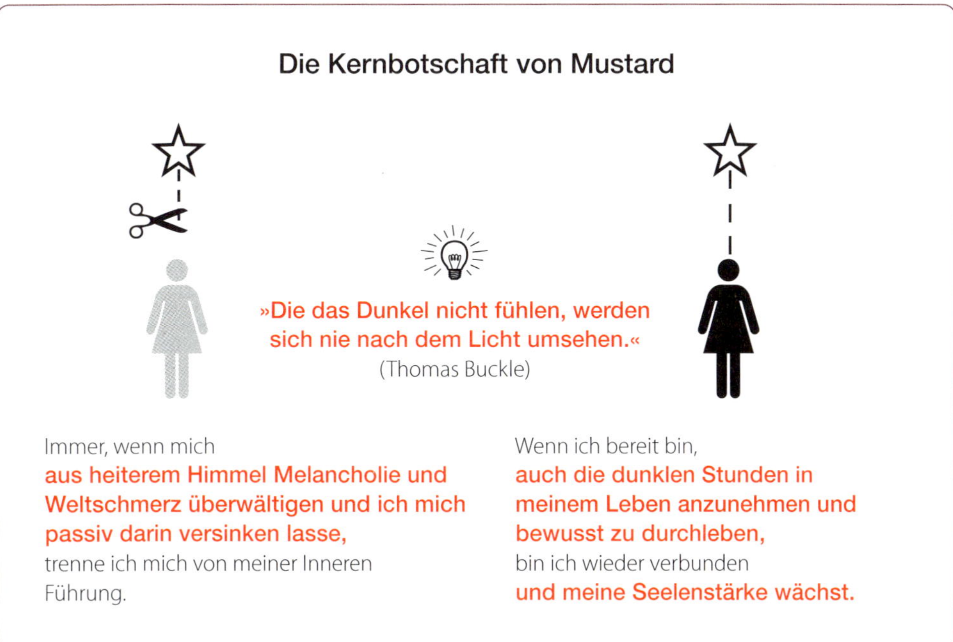

Anregungen zur Entfaltung des Mustard-Potenzials

- Betrachten Sie depressive Gefühle nicht als einen Zustand, den Sie bekämpfen und möglichst schnell wieder loswerden wollen. Machen Sie sich stattdessen bewusst: Gerade eine solche seelische Tiefenerfahrung bringt uns in engeren Kontakt mit dem Licht und der Liebe unseres wahren Selbst.

- Versuchen Sie mit überpersönlichen Gefühlsstimmungen umzugehen, wie Hermann Hesse es am Beispiel von Schmerzen beschreibt: »Meinerseits bin ich mit starken Schmerzen immer am besten fertig geworden, wenn ich mich nicht gegen sie gewehrt habe, sondern mich ihnen überlassen habe, so wie man sich einem Rausch oder Abenteuer überlässt.«

- Melancholie muss nicht immer negativ erlebt werden. Es gibt Menschen, die diesen Zustand sogar genießen können. In der Musik slawischer und nordischer Komponisten finden sich viele »Mustard-Harmonien«, so in dem berühmten ungarischen »Lied vom Traurigen Sonntag« oder in dem ebenso bekannten »Valse triste« des finnischen Komponisten Jean Sibelius. Hören Sie solche Musik bewusst, wenn Sie selbst im Mustard-Zustand sind, und transformieren Sie ihn dadurch.

Anwender von Mustard berichten

Eine befreundete Heilpraktikerin beschreibt eine sensible Patientin: »*Sie ist immer wieder mal ohne Grund – aus heiterem Himmel – sehr traurig. Als sie kürzlich kam, schilderte sie ihren Zustand so: ›Es ist, als wäre ich in eine dunkle Wolke gehüllt.‹ Ich gebe der Patientin einige Tropfen Mustard in einem Glas Wasser. Schon nach dem ersten Schluck geht es ihr besser und nach etwa zehn Minuten ist sie wieder erleichtert. Sie schildert, dass sie nach der Einnahme der Tropfen spürte, wie die ›schwarze Wolke‹ allmählich wegzog.*«

Mustard persönlich

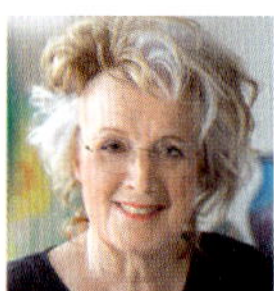

Mustard, der Ackersenf, heißt die »Lichtblüte« und ist die letzte Blüte, die Bach gefunden hat. Ihr Potenzial, die Allverbundenheit, ist die Resonanz des Individuums mit einem kollektiven Zustand von Freude bis Trauer. Die Fähigkeit dazu ist von Mensch zu Mensch verschieden stark ausgeprägt.

Künstler mit ihrer oft großen Bandbreite an Gefühlswahrnehmungen kennen den Mustard-Zustand besonders gut. Von Johann Strauss wird berichtet, dass er große Teile seines Lebens in einem Zustand kollektiver Melancholie verbrachte, nur nicht beim Komponieren seiner beschwingten Walzer, beim Musizieren oder beim Billardspielen. Ob er auch gerne Senf gegessen hat, ist mir nicht bekannt. Unwahrscheinlich wäre es nicht, da viele Menschen mit Mustard-Potenzial mir erzählt haben, dass sie Senf besonders mögen.

Persönlich habe ich den verzerrten Mustard-Zustand jahrelang in den ersten Augusttagen erlebt, wenn mich bei schönstem Sommerwetter plötzlich eine tiefe Traurigkeit überkam. Ich konnte diese Reaktion nicht einordnen. Dann erfuhr ich von der Matriarchatsforscherin Heide Göttner-Abendroth, dass zu dieser Zeit das Fest der Schnitterinnen gefeiert wird (Lammas). Dazu passend schrieb mir eine Seminarteilnehmerin: »Manchmal nach der Getreideernte ist die Welt für mich plötzlich düster, Schwermut überfällt mich, ich fühle schon den kalten Winter ganz nahe, obwohl er noch weit entfernt ist.«

Charakteristisch für einen Mustard-Zustand ist nicht allein die Trauer. Viele Menschen erleben ihn auch als körperliche Schwere, als Stagnation und innere Leere.

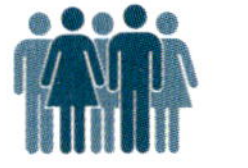

Oft kommt es zu Mustard-Zuständen, wenn sich auf einer höheren metaphysischen Ebene ein Wechsel vollzieht, wenn ein alter Zustand nicht mehr und der neue noch nicht ganz da ist. Das gilt etwa auch in der Abenddämmerung, wenn der Tag geht und die Nacht noch nicht gekommen ist.

Die Phase des zunehmenden Mondes wird auch als »Zeit des Einatmens« der Natur empfunden, der abnehmende Mond als »Zeit des Ausatmens«. Im Mustard-Zustand können wir – wie bei Neumond – erleben, wie nach einem großen kollektiven Ausatmen die Atemtätigkeit einen Moment lang ganz stillsteht, bevor aus dem Kosmos die neue Atemluft wieder einströmt und uns aus der Dunkelheit wieder ins Licht führt.

Mustard lehrt uns, sich auf diese periodischen Wechsel bewusst einzulassen und ihre Energien kreativ zu nutzen. So wird unser Gefühlsleben immer reicher und intensiver.

Auch das ist Mustard

Ein Freund berichtet: *»Zwei Tage vor den Weihnachtsfeiertagen versinke ich immer in einer traurigen Stimmung, die sich erst nach Neujahr wieder normalisiert.«*

Die Erklärung: Drei Tage vor Weihnachten ist Wintersonnenwende. Auch dies ist eine Phase des kosmischen Stillstands, der Dunkelheit, ehe die Tage wieder länger werden. Wenn nach dem Jahreswechsel der Alltag wieder beginnt, steigt auch die kollektive Schwingungsfrequenz wieder auf das gewohnte Niveau.

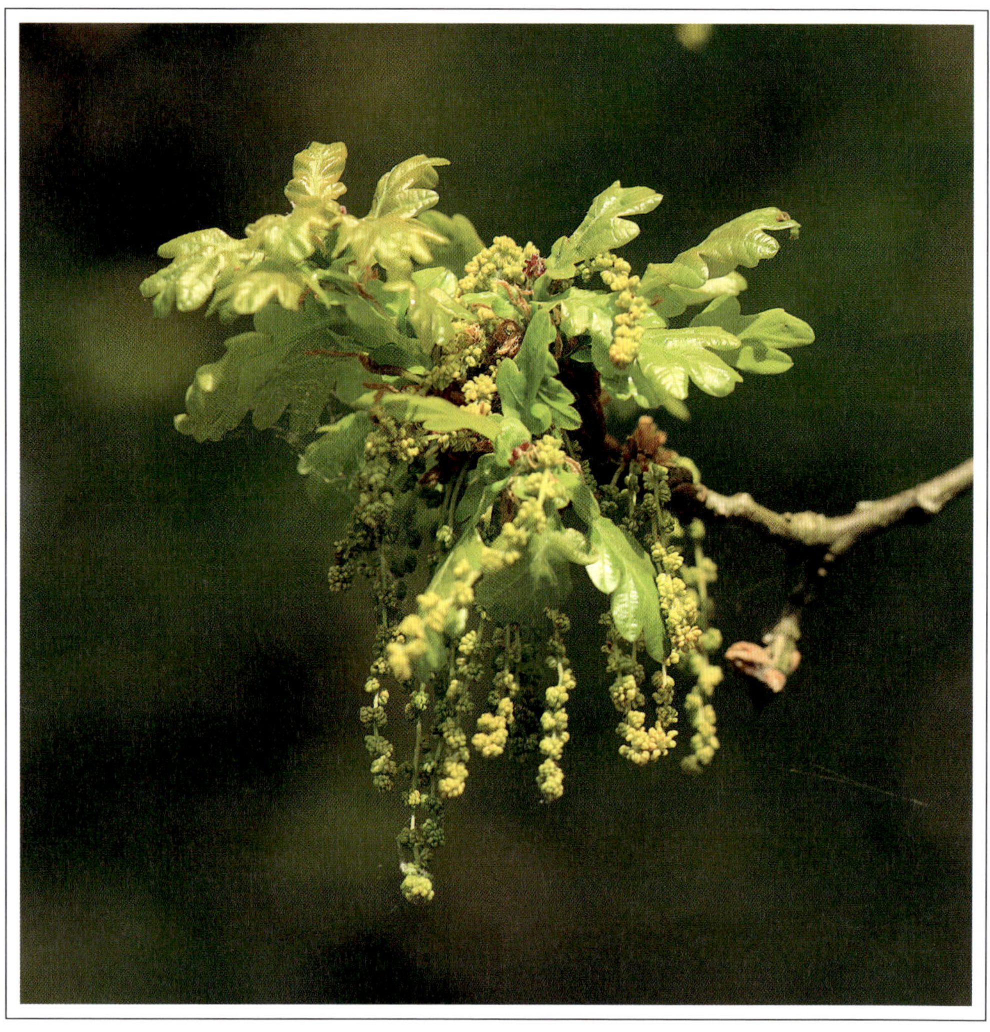

22 Oak

Potenzial: **Ausdauer**

Begleitet uns auf dem Weg
vom Müssen … zum Wollen

Kraftformel:

Ich lasse locker.
Ich schaffe es leicht.
Ich fühle mich frei.

Mein Inneres Streben

Ich möchte meine Pflicht erfüllen.
Ich möchte Angefangenes zu Ende bringen.

Wenn ich über das Oak-Potenzial verfüge,

bin ich zuverlässig und erfülle meine eingegangenen Verpflichtungen, auch wenn ich dabei Durststrecken überwinden muss. Was ich versprochen habe, das halte ich auch.

Ich kann eine Zusage aber auch zurückziehen, wenn sie nicht mehr sinnvoll erscheint, weil sich die Bedingungen, unter denen ich sie gab, inzwischen geändert haben.

Dadurch blockiere ich das Oak-Potenzial:

Einhalten und Durchhalten wird zum Prinzip erhoben, an dem ich trotz äußerer oder innerer Widerstände stur festhalte. Auf diese Weise ignoriere ich die mahnenden Impulse meiner Inneren Führung.

Das ist die Folge:

Ich beute mich selbst aus und überfordere auch andere Menschen, weil ich von ihnen das Gleiche erwarte.

Wie kann ich mich wieder mit meiner Inneren Führung verbinden?

☞ Es gibt für jeden Menschen nur eine Generalverpflichtung, nämlich die Entfaltung des eigenen Lebensplanes.

Dafür ist es unumgänglich, dass ich einmal getroffene Entscheidungen und Versprechen mithilfe meiner Inneren Führung immer wieder überprüfe und den sich verändernden Gegebenheiten anpasse.

Die ausführliche Beschreibung dieser Blüte finden Sie im Standardwerk auf den Seiten 153–157.

Die Kernbotschaft von Oak
Ich verstehe:
»Wer A sagt muss nicht
B sagen. Er kann auch erkennen,
dass A falsch war.« (Bertolt Brecht)
Immer, wenn ich
mich zum Durchhalten
verpflichtet fühle,
obwohl ich eigentlich nicht mehr kann,
trenne ich mich von meiner Inneren
Führung.
Wenn ich bereit bin,
die Versprechen, die ich mir und
anderen gegeben habe, immer wieder
den realen Umständen anzupassen,
bin ich wieder verbunden.
Ich erreiche meine Ziele lockerer und
mit mehr Freude.

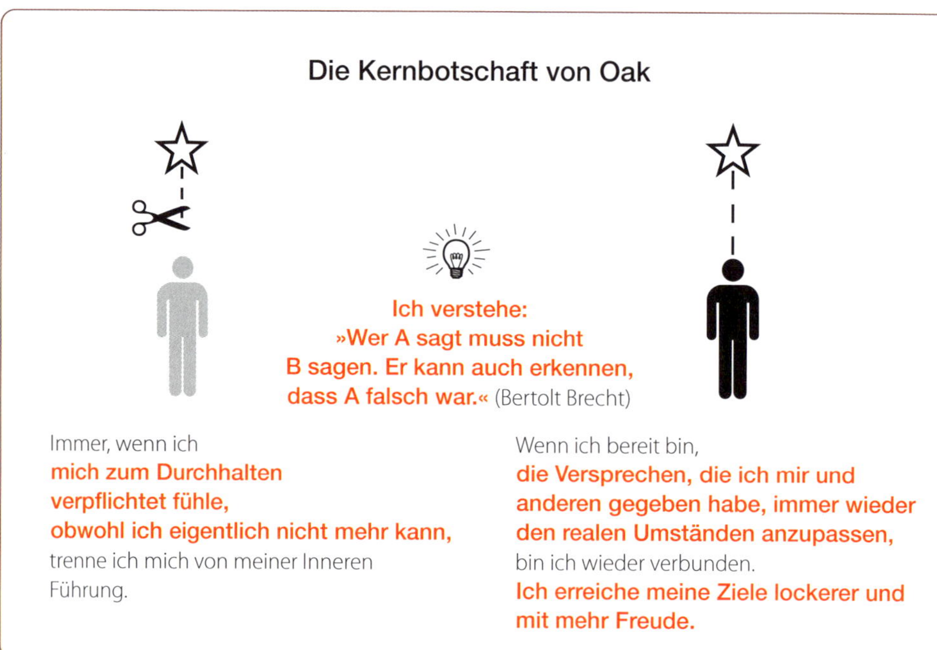

Anregung zur Entfaltung des Oak-Potenzials

Immer wenn Sie sich dabei ertappen, wie Sie sich aus Pflichtgefühl dazu zwingen, weiterzuarbeiten, obwohl Sie erschöpft sind, beantworten Sie sich folgende Fragen:

Was will ich heute unbedingt noch fertig machen?

Ich will heute noch alle eingegangenen Mails beantworten.

Was muss ich dafür opfern? (Zeit, Schlaf, Erholung, Privatleben usw.)

Ich werde mindestens zwei Stunden Nachtschlaf opfern müssen.

Was passiert schlimmstenfalls, wenn ich heute nichts mehr mache?

Ich könnte meinen Terminplan nicht einhalten, sie gingen frühestens morgen raus.

Was könnte dafür sprechen, die Erledigung zu verschieben?

Ich wäre morgen sicher frischer und könnte besser auf die verschiedenen Anliegen eingehen.

Was sagt mir mein Bauchgefühl?

Aufhören und schlafen gehen.

Anwender von Oak berichten

Ein Seminarteilnehmer schrieb uns: »*Während des Seminars befand ich mich in einem akuten Oak-Zustand – ich hatte ja auch die Blüte gezogen. Wieder zu Hause, nahm ich Oak ein. Am ersten Tag trat genau die Erstreaktion auf Oak ein, die Sie vorhergesagt hatten: Mich überfiel eine starke Erschöpfung und Müdigkeit, ich habe beinahe den ganzen Tag verschlafen. Am zweiten Tag habe ich noch ein halbes Glas Wasser mit einem Tropfen Oak getrunken. Daraufhin schaffte ich es, von meiner To-do-Liste für diesen Tag etwa ein Drittel der Punkte zu streichen, und das ohne allzu schlechtes Gewissen.*«

Oak persönlich

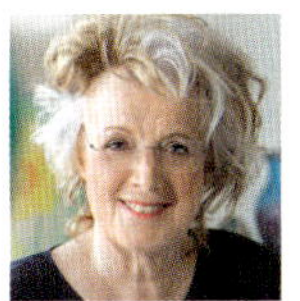

Das Potenzial von Oak, der »Ausdauerblüte«, ist mir in meinem Leben oft sehr zugutegekommen. Am Wochenende Seminare halten, während der Woche Vorträge vorbereiten und im Büro die Aktivitäten in drei verschiedenen Ländern koordinieren … Erst im Laufe der Zeit habe ich erkannt, dass ich irrtümlich bei meinen Mitarbeitern die gleiche Ausdauer vorausgesetzt habe, die ich von mir selbst kenne. Damit habe ich sie manchmal überfordert.

Später wurde mir bewusst, dass auch das Einhalten von Pausen zur Pflichterfüllung gehört und habe regelmäßige Erholungsphasen in unseren Arbeitsalltag integriert.

Aber auch in anderen Bereichen bin ich sehr beharrlich. Als ich mich in Hamburg auf meine Heilpraktiker-Prüfung vorbereitete, ging ich jeden Mittag in das gleiche Restaurant und aß dort immer Enchilladas. Nach fast einem Jahr hörte ich schlagartig für immer damit auf, weil es mir von einem Tag auf den anderen nicht mehr schmeckte. Heute habe ich ein anderes Leibgericht, das ich fast täglich zu mir nehme: Gazpacho Andaluz, eine kalte Gemüsesuppe. Mal sehen, wie lange noch …

Ausdauer entwickele ich auch in meinem Kleiderstil. Nachdem ich einige Jahre damit verbracht habe herauszufinden, was mir gut steht und zugleich bequem ist, entschied ich mich für drei Labels, deren Kreationen ich heute noch trage. Viele kennen mich aus Seminaren in fließenden Jerseykleidern mit langen Westen und dazu passenden, wechselnden Seidentüchern.

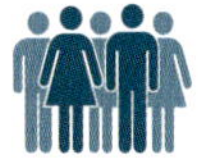

Kollektiv kann sich der verzerrte Oak-Zustand in der Unfähigkeit zeigen, rechtzeitig auf Veränderungen zu reagieren. So halten viele Politiker in Krisen zu lange an bisher bewährten Lösungsmustern fest, anstatt neue, kreativere Vorschläge von Experten aufzugreifen.

Besonders gefragt ist das Oak-Potenzial im Ausdauertraining beim Sport und in Forschungslaboren, wenn in endlosen Testreihen etwa nach einem neuen Impfstoff gesucht wird. Beim Erlernen eines Instruments ist das Potenzial der Ausdauer eine Voraussetzung, um das Rock-Water-Potenzial der Meisterschaft zu erreichen.

Auch das ist Oak

- Menschen kaufen sich immer wieder einen Lottoschein, obwohl sie noch nie etwas gewonnen haben.
- Man verschickt an bestimmte Menschen jedes Jahr wieder eine Weihnachtskarte, obgleich sie das ganze Jahr nichts von sich hören ließen.
- Ein älteres Ehepaar fuhr seit vielen Jahren kurz vor Weihnachten mit dem Auto von Hamburg nach Bad Herrenalb im Schwarzwald, immer in die gleiche Pension. Die inzwischen mit ihnen fast befreundete 75-jährige Pensionsbesitzerin rechnete fest mit ihnen und hielt ihr Haus deshalb noch so spät im Jahr geöffnet, obwohl sie zu dieser Zeit kaum noch andere Gäste hatte. Den Eheleuten wurde die lange Autofahrt von Jahr zu Jahr immer beschwerlicher, aber sie fühlten sich verpflichtet zu fahren, weil sie ihre Gastgeberin nicht enttäuschen wollten. Diese Situation löste sich erst, als die Pension wegen Krankheit der Besitzerin überraschend verkauft werden musste.

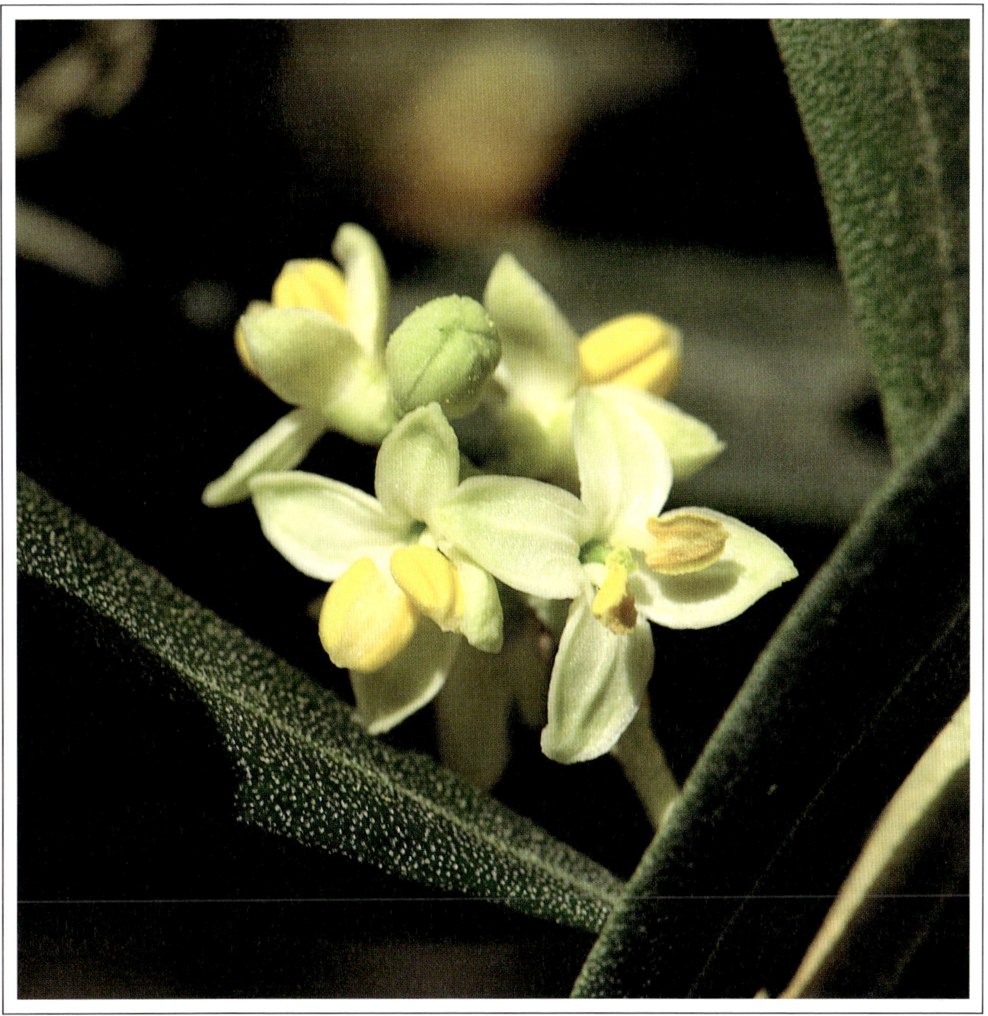

23 Olive

Potenzial: Leistungsbereitschaft

Begleitet uns auf dem Weg
von der Erschöpfung … zu neuer Kraft

Kraftformel:

Ich bin in Ruhe.
Ich bin gestärkt.
Ich erhole mich.

Mein Inneres Streben

Ich möchte meine Energie einsetzen.

Wenn ich über das Olive-Potenzial verfüge,

bin ich leistungsbereit, voller Energie, kann aber mit meinen Kräften gut haushalten. Bei Bedarf kann ich große Kraftreserven mobilisieren. Ich sorge aber auch für ausreichende Erholungsphasen, in denen ich neue Kraft schöpfen und mich regenerieren kann.

Dadurch blockiere ich das Olive-Potenzial:

Irrtümlich gehe ich wie ein Kind davon aus, dass meine Energiereserven unerschöpflich sind. Ein Kind hat noch kein Bewusstsein dafür entwickelt, dass ihm nicht zu jedem Zeitpunkt 100 Prozent seiner geistigen, gefühlsmäßigen oder körperlichen Energien zur Verfügung stehen.

Weil ich dabei die Impulse meiner Inneren Führung ignoriere, gebe ich alle Energie, die ich habe, stets mit vollen Händen aus.

Das ist die Folge:

Ich stehe immer wieder mit einem leeren Energiekonto da und bin vollkommen erschöpft. Dadurch kommt mein Lebensfluss immer wieder ins Stocken.

Wie kann ich mich wieder mit meiner Inneren Führung verbinden?

Ich muss lernen, mein Energievermögen mithilfe meiner Inneren Führung bewusst und ökonomisch zu verwalten. Meine Körperintuition gibt mir zu erkennen, in welchen Situationen ich wie viel Energie ausgeben kann und wann ich sparen muss. Sie signalisiert mir auch, wo meine Quellen sind, aus denen ich frische Kraft schöpfen kann.

Wenn ich meine Kräfte nun jeweils richtig dosiert einsetze, steht mir in jeder Situation die angemessene Menge Energie zur Verfügung.

Die ausführliche Beschreibung dieser Blüte finden Sie im Standardwerk auf den Seiten 158–161.

Die Kernbotschaft von Olive
Ich frage mich:
Was habe ich heute getan, um meine
Batterien wieder aufzuladen?
Immer, wenn ich
völlig erschöpft bin,
weil ich unbewusst
mein Energiekonto überziehe,
trenne ich mich von meiner Inneren
Führung.
Wenn ich
immer bewusst darauf achte,
wann und wofür ich
wie viel Energie einsetzen kann,
bin ich wieder verbunden
und immer angemessen leistungsfähig.

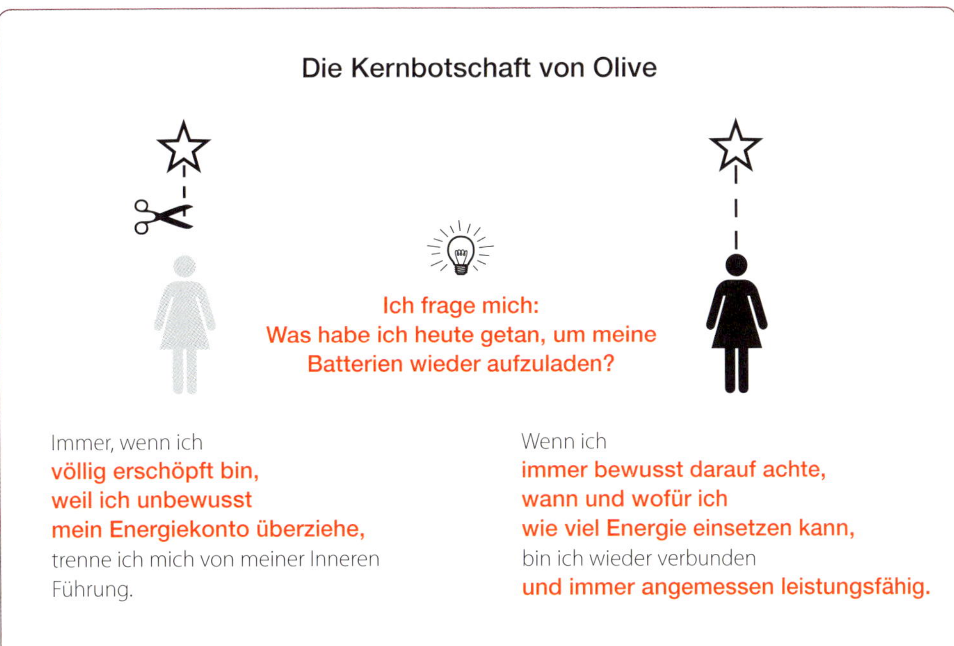

Anregungen zur Entfaltung des Olive-Potenzials

- Erstellen Sie Ihre persöniche Energiebilanz.

Listen Sie zunächst Ihre unterschiedlichen Lebensbereiche auf: Familie und Partnerschaft, Beruf, persönliche Weiterbildung, Spiritualität, Freizeit und Erholung, Haushalt und so weiter.

Fragen Sie sich nun: Wofür setze ich wie viel meiner persönlichen Energie ein? Notieren Sie die Antworten in Prozent und verdecken Sie dabei die bereits hingeschriebenen Zahlen mit einem Blatt Papier.

Wenn Sie nun die Prozentzahlen addieren, werden dabei vermutlich mehr als 100 Prozent herauskommen.

Überlegen Sie nun, in welchem Bereich Sie zu viel Energie einsetzen, wo Sie mehr Energie investieren wollen und sorgen Sie auch für eine Energiereserve für Unvorhergesehenes.

- Fragen Sie sich weiter:

Wie sieht meine persönliche Energiekurve im Laufe des Tages aus? Wann bin ich im Leistungshoch, wann habe ich einen toten Punkt?

In welchen Situationen verbrauche ich am meisten Energie?

Wo finde ich meine wichtigsten Energiequellen, wenn ich mich regenerieren möchte? Vielleicht in der Natur? In der Meditation? Im Spiel mit meinen Kindern? In kreativer Betätigung? In lockerer Gartenarbeit? Beim Sonnenbaden auf dem Balkon?

In welcher Situation hatte ich zuletzt das Gefühl, dass ich im »Flow« war und mir Energie aus einer höheren Quelle zugeflossen ist? Das ist meist dann der Fall, wenn wir etwas tun, das mit unserem Lebensplan im Einklang steht.

Anwender von Olive berichten

Eine Mutter von drei Kindern schilderte uns ihre ungewöhnlich lang andauernde Erstreaktion auf Olive: »*Nach längerer Krankheit meiner drei Kinder hatte ich ein immenses Schlafdefizit. Ich fühlte mich überanstrengt, war ständig gereizt. Meinen arbeitsreichen Tagesablauf behielt ich unverändert bei. Um mich schneller zu erholen, nahm ich Olive.*

Sofort nach der ersten Einnahme fühlte ich mich wie zerschlagen, unsagbar müde, begann vor Erschöpfung zu weinen. Ich sagte alle Verabredungen und Termine für diese Woche ab. Die Müdigkeit war so stark, dass ich sogar in meinem Arbeitszimmer schlief, wo ich keines der Kinder hören konnte. Mein Mann musste nachts notfalls aufstehen und sich um die Kinder kümmern. Ich tat nur das Allernötigste und schlief sehr viel.

Für mich war meine Reaktion überraschend. Aber Olive zwang mich dazu, mir Zeit für meine Erholung zu nehmen.«

Olive persönlich

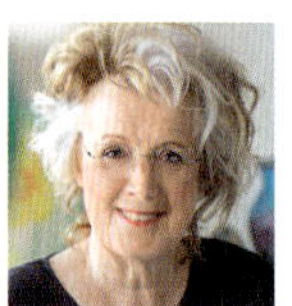

Olivenbäume können weit über 1000 Jahre alt werden. Bereits in der Antike massierten Athleten zur Regeneration nach dem Wettkampf ihren ganzen Körper mit Olivenöl und tranken auch davon. Das erklärt, warum Edward Bach gerade im Olivenbaum das Potenzial des seelischen und körperlichen Kraftbringers erkannte.

Das volle Potenzial von Olive, der »Regenerationsblüte«, erschloss sich mir aber erst auf einem meiner Wochenseminare in der Schweiz: Zwei braungebrannte, offenbar fitte und gut gelaunte Seminarteilnehmer, beide etwa Mitte 60, zogen bei der Spontanwahl zu meiner Verblüffung Olive. Auf Nachfrage erzählten sie fast identische Geschichten. Sie hatten früher als Besitzer mittelständischer Unternehmen jahrzehntelang zu viel gearbeitet, was schließlich zu einem Burn-out geführt hatte. Nach dem Verkauf ihrer Firmen hätten sie sich gründlich erholt, sagten sie. Auf körperlicher Ebene war das auch offensichtlich. Aber ihre Erschöpfung auf der geistig-seelischen Ebene war wohl noch nicht wirklich abgebaut. Sonst hätten sie Olive nicht gezogen. Erst, wenn die Einnahme von Olive auch die Erinnerungen an diese Erschöpfungszustände aufgelöst hat, ist wirkliche Regeneration erfolgt. Das ist wichtig, weil sonst bei jeder kleineren körperlichen Erschöpfung das alte große Erschöpfungsgefühl wieder ausgelöst wird.

Das Hauptproblem im verzerrten Olive-Zustand ist, dass man den Regenerationsprozess nicht zu Ende führt. Kaum hat man sich etwas erholt, fängt man wieder an, sich zu verausgaben. Und so treten die Erschöpfungszustände in immer schnellerer Folge auf. Am Beispiel eines erschöpften Joggers wird das deutlich: Wenn er zu früh wieder zu laufen beginnt, verliert er die noch nicht ausreichend aufgebaute Energie schnell wieder und muss aufhören.

Verschwinden Erschöpfungszustände trotz Erholungsmaßnahmen nicht, sollte ein Arzt abklären, ob vielleicht eine körperliche Erkrankung die Ursache dafür sein kann: etwa eine Schilddrüsenunterfunktion oder eine Erkrankung der Leber. In Heilpraktiker-Kreisen heißt es: »Müdigkeit ist der Schmerz der Leber.«

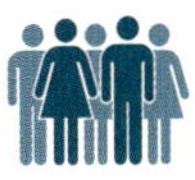

Auf kollektiver Ebene lässt sich das Olive-Potenzial z. B. bei einem Fußballspiel sehr schön beobachten: Alle Spieler geben das Letzte – geistig und körperlich.

In noch größerem Rahmen wage ich zu behaupten: Heute funktionieren ganze Unternehmen nur noch im verzerrten Olive-Potenzial. Durch massiven Stellenabbau und andere Einsparungen geht immer mehr Leistungsenergie verloren. Wirtschaftswissenschaftler warnen längst davor, Unternehmen »kaputtzusparen«. Werden im Fall einer wirtschaftlichen Erholung solche Maßnahmen wieder rückgängig gemacht, kostet das erfahrungsgemäß mehr, als die Einsparungsmaßnahmen zuvor eingebracht haben.

Ein Gegenbeispiel stellt das Konzept der »Nachhaltigkeit« dar. Als Handlungsprinzip hat es zum Ziel, Ressourcen dauerhaft so zu nutzen, dass die beteiligten Lebewesen und Ökosysteme sich immer wieder auf natürliche Weise regenerieren können. So wirbt die deutsche Holzbranche damit, dass für sie die Regeneration der Baumbestände wichtiger sei als der kurzfristig erzielbare Gewinn.

Auch das ist Olive

- In meinen ersten Praxisjahren kostete mich die energetische Arbeit mit täglich sieben Patienten sehr viel Kraft. Abends war ich dann oft so müde, dass ich mit niemandem mehr reden wollte. Als ich an einem dämmrigen Abend vors Haus trat – innerlich vollständig auf Rückzug – und mich eine Frau fragte, »Sind Sie Frau Scheffer?«, sagte ich spontan: »Nein!« und ging schnell weiter.

- Völlig erschöpfte Menschen legen sich in voller Kleidung aufs Bett. Zum Ausziehen fehlt ihnen bereits die Kraft.

- Andere wollen nach einer größeren Anstrengung nichts mehr essen. Sie spüren instinktiv, dass zum Verdauen einer Mahlzeit einfach keine Energie mehr da wäre.

- Entscheidungen werden am Ende eines langen Arbeitstages bewusst nicht mehr gefällt, weil die Konzentrationskraft fehlt, sich mit dem Für und Wider der Angelegenheit auseinanderzusetzen.

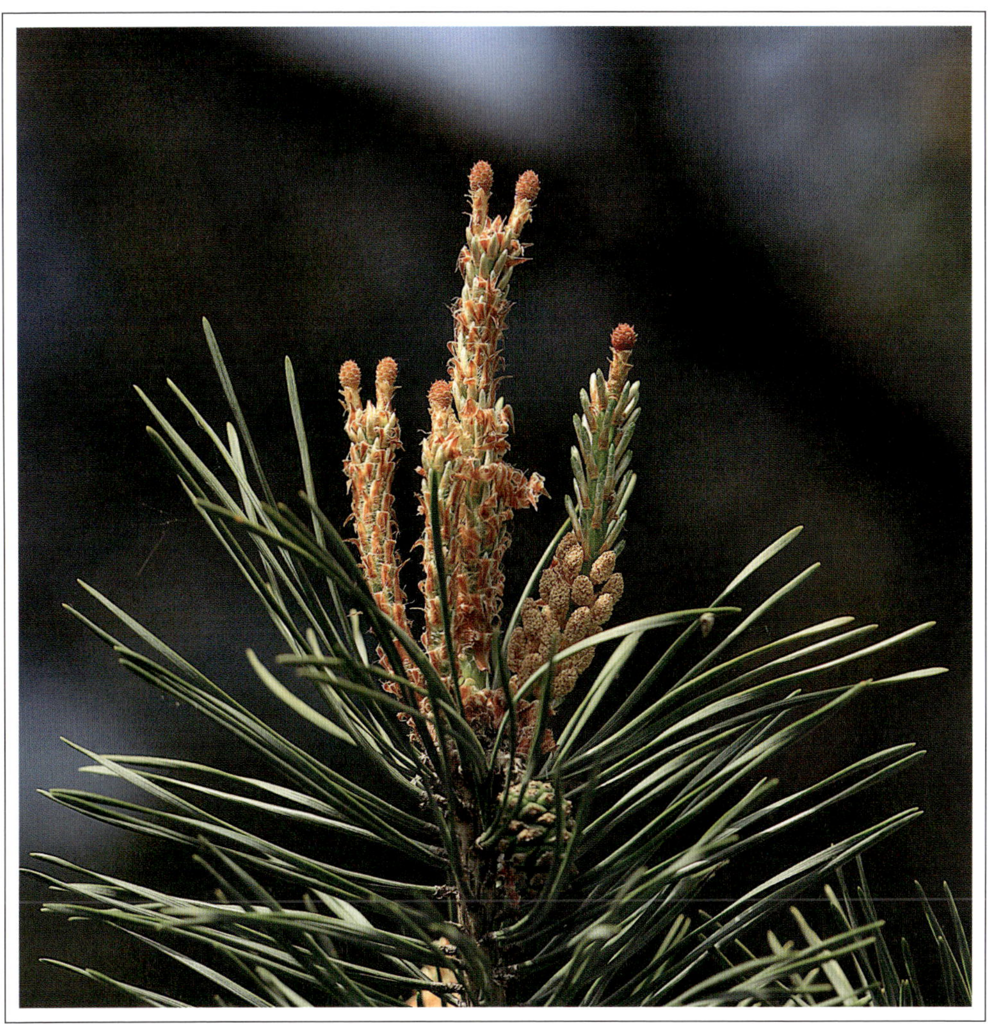

24 Pine

Potenzial: Selbstakzeptanz

Begleitet uns auf dem Weg
von der Selbstentwertung … zum Selbstrespekt

Kraftformel:

Ich darf.
Ich verzeihe mir.
Ich bin befreit.

Mein Inneres Streben

Ich möchte meine Existenzberechtigung spüren.
Ich möchte mich willkommen fühlen.
Ich möchte fühlen, dass Gott mich liebt.

Wenn ich über das Pine-Potenzial verfüge,

fühle ich mich im Leben willkommen und nehme den Platz, auf den es mich stellt, selbstverständlich an. Denn ich weiß, dass mir das gleiche Recht auf Glück und Erfolg zusteht wie allen anderen Menschen. Ich kann die Verantwortlichkeiten in einer Situation richtig einschätzen und deshalb ungerechtfertigte Vorwürfe von anderen zurückweisen.

Dadurch blockiere ich das Pine-Potenzial:

Vielleicht habe ich schon im Mutterleib das Gefühl erfahren, unerwünscht oder »nicht richtig« zu sein und fühle mich deshalb unbewusst schuldig. Daher glaube ich irrtümlich, dass mir Hilfe »von oben«, also auch durch meine eigene Innere Führung, nicht zustünde.

Das ist die Folge:

Ich lebe in dem unbewussten Gefühl, ich müsse mir meine Existenzberechtigung durch aufopfernde Leistungen erst »verdienen«. Meine eigene Haltung kann dabei so schuldorientiert sein, dass ich auch unberechtigte Schuldzuweisungen ganz selbstverständlich akzeptiere oder sogar unbewusst anziehe.

Wie kann ich mich wieder mit meiner Inneren Führung verbinden?

Ich nehme ab sofort meine Innere Führung für mich in Anspruch. Ich mache mir bewusst, dass ich wie jeder andere allein durch die Tatsache, dass ich geboren bin, ganz automatisch auch existenzberechtigt bin. Ich erkenne, dass ich allein schon durch meine Existenz einen einzigartigen Beitrag zum großen Ganzen leiste, den kein anderer erbringen kann.

Die ausführliche Beschreibung dieser Blüte finden Sie im Standardwerk auf den Seiten 162–166.

Die Kernbotschaft von Pine
Ich weiß:
Vor Gott sind alle Menschen gleich.
Immer, wenn ich
mich von Vorwürfen niederdrücken
lasse oder meine,
nichts Besseres verdient zu haben,
trenne ich mich von meiner Inneren
Führung.
Wenn ich
mich und mein Menschsein
voll und ganz akzeptiere und
das Beste tue, was mir möglich ist,
bin ich wieder verbunden
und mein Selbstrespekt kann sich
entfalten.

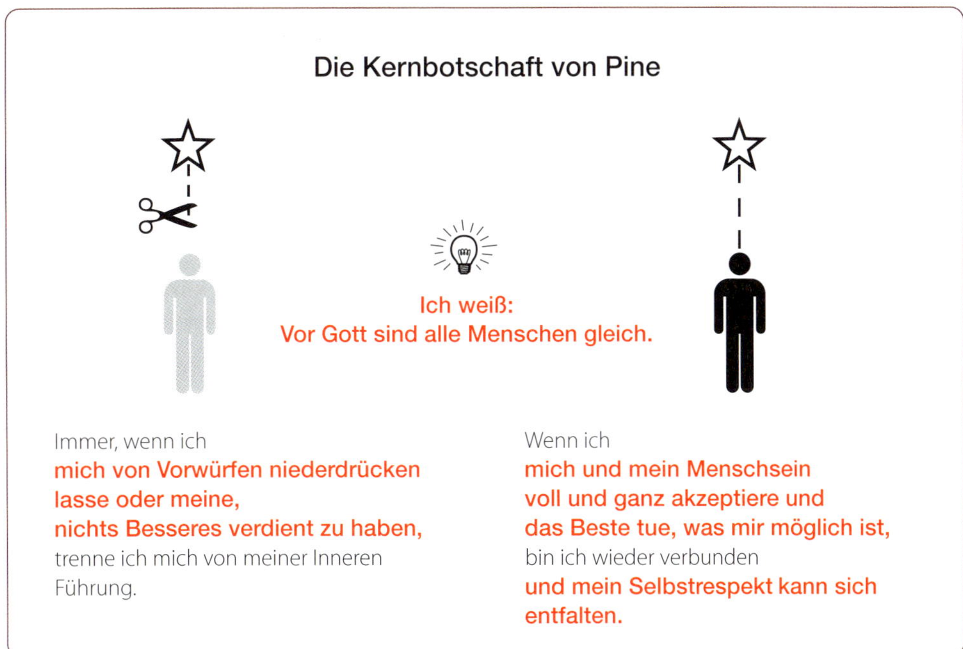

Anregungen zur Entfaltung des Pine-Potenzials

- Beobachten Sie sich selbst: Wie oft entschuldigen Sie sich im Gespräch, ohne dass ein Grund dafür besteht? Spüren Sie, wie viel Energie Sie dabei verlieren?

- Prüfen Sie bei jedem aufkommenden Schuldgefühl, ob der Fehler, der passiert ist, überhaupt in Ihren Verantwortungsbereich gehört.

Beispiel: In einem Büro ist ein Schlüssel unauffindbar. Sind Sie für die Schlüsselverwaltung zuständig? Wenn nein, schieben Sie das gerade aufsteigende Schuldgefühl entschlossen weg.

- Kennen Sie das hawaiianische Ho'oponopono? Es ist eines der ältesten Selbstvergebungsrituale der Menschheit, stammt aus der Huna-Lehre und findet weltweit zunehmende Verbreitung. Sein Name bedeutet: »in Ordnung bringen«.

Anwender von Pine berichten

Eine Seminarteilnehmerin schilderte ihre Erfahrungen mit der Einnahme von Pine: *»Ich hatte mich lange davor gefürchtet, meiner besten Freundin, die schon mehrere Fehlgeburten erlitten hatte, meine Freude über meine eigene Schwanger-*

schaft zu zeigen. Nach der Einnahme von Pine veränderte sich dieses Gefühl und ich konnte mich gemeinsam mit ihr auf mein Kind freuen.«

Pine persönlich

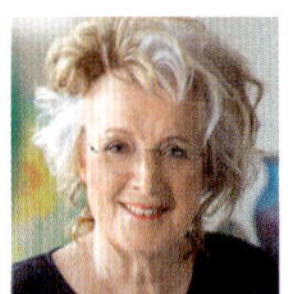

Namhafte Psychologen sagen: »Die meisten Menschen sind besser als sie glauben.« Pine, die »Blüte der Selbstakzeptanz«, ist für mich eine sehr wichtige Bachblüte, da sie dabei hilft, sich selbst zu verzeihen und vor allem unbewusste, unangebrachte Schuldgefühle aufzulösen.

Ich selbst habe wenig Erfahrung mit dem negativen Pine-Zustand. Wenn mir jemand Vorwürfe macht und ich erkenne, dass ich etwas falsch gemacht oder ihn vielleicht verletzt habe, entschuldige ich mich umgehend und versuche, das »Missgeschick« zu korrigieren. Wenn es sich herausstellt, dass dieses nicht möglich ist, sage ich mir: »Ich habe mein Bestes versucht, mehr kann ich jetzt nicht tun«, und lege die Angelegenheit geistig ad acta.

In unserer christlichen, besonders der katholischen Tradition ist der Gedanke der Erbsünde immer noch tief im Unterbewusstsein vieler Menschen verankert. »Ihr seid allzumal Sünder«, heißt es in der Bibel, und als Sünder tut man sich natürlich schwer mit der Selbstakzeptanz.

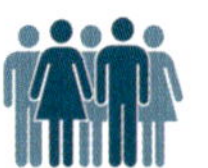

Eine wichtige Rolle spielt das Pine-Potenzial bei der Auseinandersetzung mit der Kollektivschuld der Deutschen und Österreicher an den schrecklichen Geschehnissen im Dritten Reich. Viele sagen wahrheitsgemäß, sie hätten vom Ausmaß dieser Gräueltaten nichts gewusst und lehnen daher die Verantwortung dafür ab. Trotzdem haben sie oft diffuse Schuldgefühle.

Solche unbewussten Emotionen können sich, wie wir aus der systemischen Psychologie wissen, auf nachfolgende Generationen übertragen. Diese haben noch weniger bewussten Zugang dazu und leben sie bisweilen sogar in Form von körperlichen Krankheiten aus.

Deshalb ist es ebenso wichtig wie segensreich, dass die erschütternden Dokumente des Holocaust nach vielen Jahren kollektiven Traumas und Schweigens in den Medien gezeigt werden, und dass es noch Zeitzeugen gibt, die z. B. in Schulen authentisch darüber berichten. Dadurch haben wir die Möglichkeit, uns bewusst mit dieser kollektiven Schuld zu konfrontieren und sie als solche anzunehmen – in der Hoffnung, dass wir künftig achtsamer sind und entsprechende Vorzeichen frühzeitiger erkennen und dagegen aktiv werden.

Selbstakzeptanz, sich selbst verzeihen zu können und die Liebe zu sich selbst, all das gehört zur Botschaft vieler nicht-christlicher Religionen und Gruppen der freien Spiritualität. Erst als innerlich freier Mensch, der sich selbst akzeptiert, kann ich einen sinnvollen Beitrag zur Gemeinschaft leisten.

Auch das ist Pine

Chronische Krankheiten heilen oft deshalb nicht aus, weil man unbewusst glaubt, es nicht verdient zu haben, ganz gesund zu sein. Wie ein bekannter Arzt für psychosomatische Medizin sagt: »Schmerzen deuten darauf hin, dass sich jemand etwas noch nicht verziehen hat.«

Larch oder Pine?*

Hier ist zu unterscheiden zwischen Selbstwertgefühl (Larch) und Selbstrespekt (Pine).

Im Larch-Zustand dominiert das Unterlegenheitsgefühl. Man fühlt sich klein und glaubt, weniger fähig zu sein als andere. Es geht darum zu lernen, in die eigenen mitgebrachten Fähigkeiten zu vertrauen.

Im Pine-Zustand dominiert das Bedrückungsgefühl: Man fühlt sich schuldig und glaubt deshalb, als Mensch weniger wert zu sein als andere. Die Aufforderung ist, sich als »vollwertigen« Menschen zu akzeptieren, der die gleiche Existenzberechtigung hat wie alle anderen.

* Weitere Abgrenzungen dieser Blüte von anderen Bachblüten finden Sie im Standardwerk auf den Seiten 360–361.

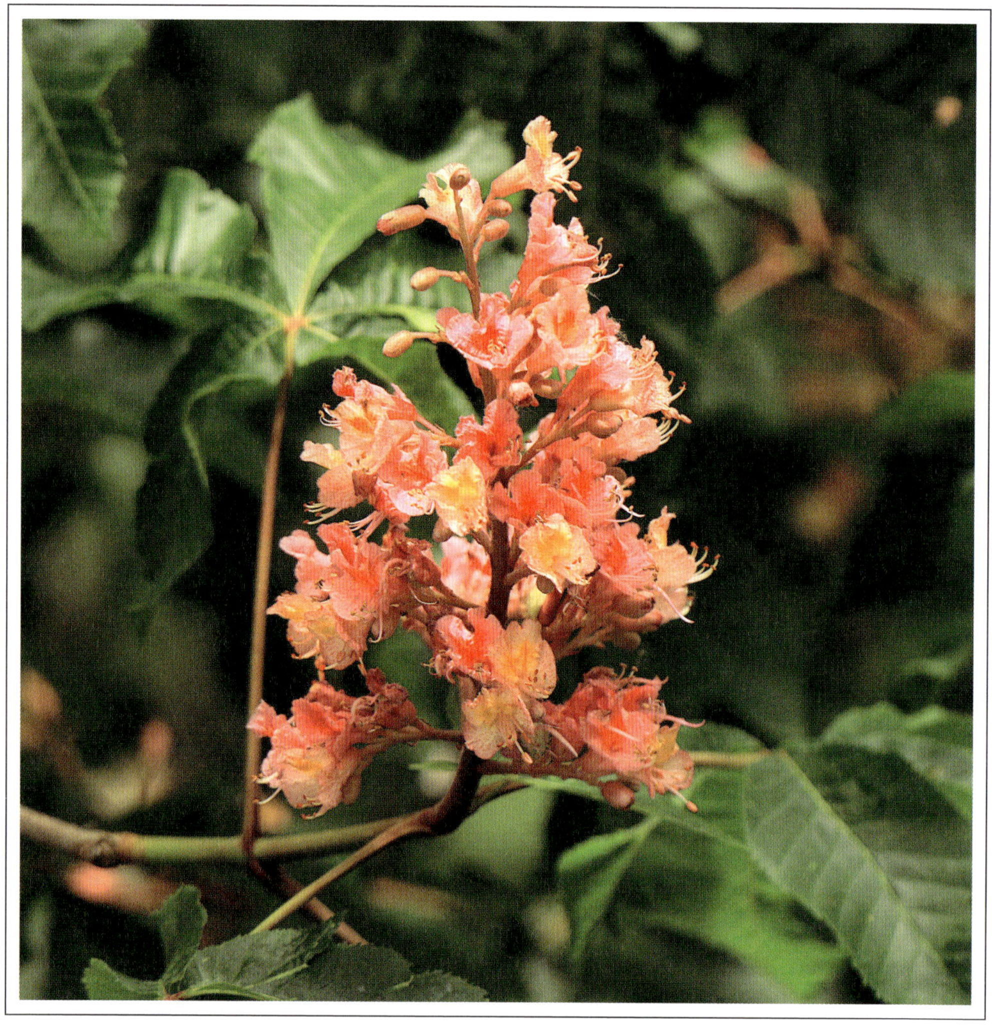

25 Red Chestnut

Potenzial: Einfühlungsvermögen

Begleitet uns auf dem Weg
von der Symbiose … zur Eigenständigkeit

Kraftformel:

Ich bin bei mir.
Ich bleibe bei mir.
Ich bin ich – du bist du.

Mein Inneres Streben

Ich möchte mitfühlen.

Wenn ich über das Red-Chestnut-Potenzial verfüge,

kann ich mich sehr gut in andere Menschen hineinversetzen und ihre Sorgen und Nöte nachempfinden. Dadurch entstehen sehr intensive Gefühlsbeziehungen. Zugleich achte ich darauf, einen gesunden Abstand zu wahren, damit die empfundene Verbundenheit nicht für beide zur Belastung wird.

Dadurch blockiere ich das Red-Chestnut-Potenzial:

Ich verbinde mich unbewusst – ähnlich wie die Mutter mit dem Säugling – mit den Gefühlen und Gedanken eines anderen Menschen. Ich erlebe sie so, als wären es meine eigenen. Ich kann nicht mehr unterscheiden, wessen Gefühle ich eigentlich spüre und übertrage auch eigene Sorgen und Angstgefühle auf den anderen.

Das ist die Folge:

Dies führt dazu, dass die energetischen Grenzen zwischen mir und der anderen Person verschwimmen. Ich fühle mich innerlich nie wirklich frei und unabhängig. Ich habe keine eindeutige Wahrnehmung mehr für meine eigene Innere Führung und für meinen eigenen Lebensplan.

Wie kann ich mich wieder mit meiner Inneren Führung verbinden?

Entscheidend ist in dieser Situation, ganz bewusst die Verbindung mit der eigenen Inneren Führung auszubauen und dadurch eine bessere Selbstwahrnehmung zu entwickeln.

Ich übe jetzt gezielt, meine eigenen Gefühle bewusster zu empfinden und mich gegen Fremdgefühle abzugrenzen. So entsteht ein gesunder Abstand, durch den echte Beziehungen erst möglich werden.

Die ausführliche Beschreibung dieser Blüte finden Sie im Standardwerk auf den Seiten 167–170.

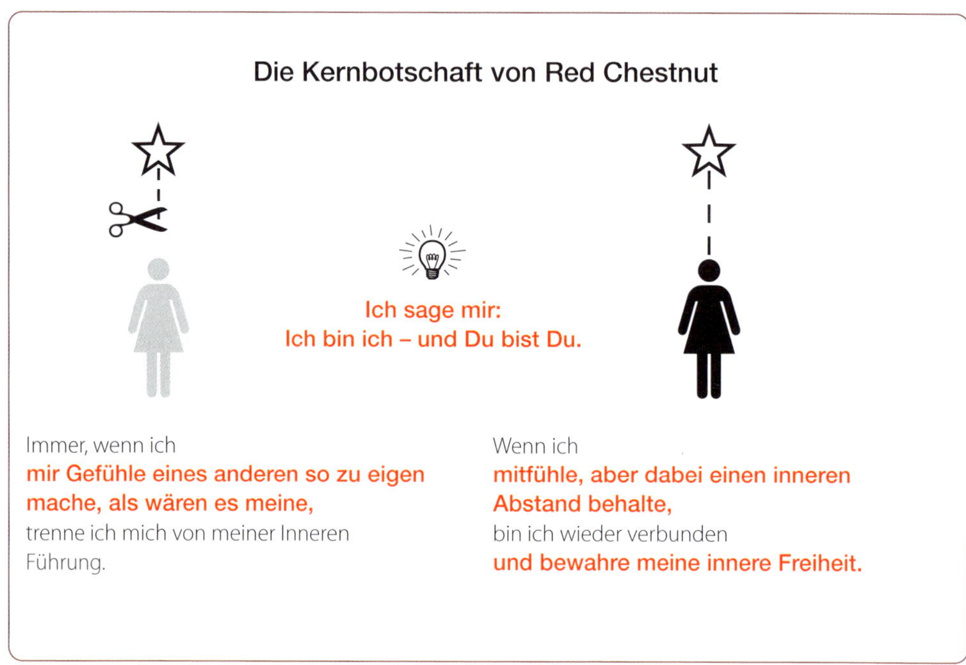

Anregung zur Entfaltung des Red-Chestnut-Potenzials

Bach sagt: »Das größte Geschenk, das man einem anderen Menschen machen kann, ist, selbst ausgeglichen und fröhlich zu sein. Damit zieht man ihn aus seiner Niedergeschlagenheit empor.« Wenn Sie einen anderen Menschen bedauern, verstärken Sie hingegen sein Leidenspotenzial.

Wenn Sie merken, dass Sie sich wieder einmal sorgenvolle Gedanken um einen anderen Menschen machen, schalten Sie bewusst um. Stellen Sie sich bildhaft vor, wie eine Situation in seinem Leben, die Ihnen Sorgen bereitet, gut ausgeht.

Anwender von Red Chestnut berichten

Ein Kollege schreibt: »*Frau B., Mitte vierzig, hat unter anderem das Problem, dass ihr Mann das einzige Kind, einen Sohn, seit dessen Geburt ablehnt. Er hätte lieber eine Tochter gehabt. Ständig macht Frau B. sich Sorgen um den Sohn und fürchtet, dass ihr Mann ihn wieder schlecht behandeln könnte, was, wie sie sagt, ständig der Fall ist. Sie bekommt wegen dieser Sorge Red Chestnut. Beim nächsten Besuch erzählt sie mir völlig verblüfft, dass ihr Mann und ihr Sohn sich zum ersten Mal seit 21 Jahren gut verstehen, richtig miteinander reden und freundlich miteinander umgehen.*«

Red Chestnut persönlich

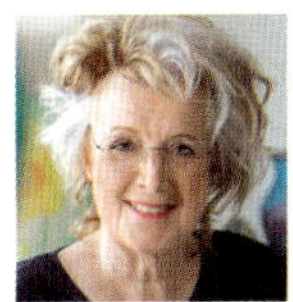

Red Chestnut, die »Abnabelungsblüte«, ist für mich vielleicht die interessanteste aller Bachblüten. Bach selbst beschrieb Red Chestnut als Blüte »für jene, die sich allzu viel um andere ängstigen, aber aufgehört haben, sich um sich selbst Sorgen zu machen«. Hinter dieser schlichten Aussage steht für mich ein großes Wirkungsspektrum, dessen Vielfalt sich mir erst im Laufe der Jahre erschlossen hat.

Wer nämlich aufgehört hat, sich um sich selbst Sorgen zu machen, überträgt häufig seine eigenen Ängste auf Menschen, die ihm nahestehen. Daraus entstehen energetische Verbindungen, die symbiotischen Charakter annehmen können.

Dazu eine prägende Erinnerung: In den 1980er-Jahren gab es unter meinen Seminarteilnehmern fast immer einen rot gewandeten, leicht gedämpft wirkenden Bhagwan-Jünger. Jeder von ihnen zog – ich konnte förmlich darauf warten – in der Spontanwahl Red Chestnut. Auf meine Frage nach einem möglichen Grund dafür war keiner von ihnen in der Lage, das Naheliegende zu erkennen: ihre symbiotische Bindung an ihren Guru.

Bei einem der Teilnehmer riss nach einmaliger Einnahme von Red Chestnut im Seminar seine Mala, die Kette mit dem Bild Bhagwans. Er maß dem aber keine tiefere Bedeutung bei, sondern sammelte die Holzperlen wieder ein und erschien am nächsten Tag mit reparierter Mala im Seminar.

Später kam er als Patient zu mir und hat es nach dreimaligem Hin und Her schließlich geschafft, wieder in sein eigenes Leben zurückzufinden. Besonders auffallend und beeindruckend war für mich, dass seine Vitalität und seine Initiative erstaunlich hoch waren, wenn er keine Mala trug. Beim Rückfall, wenn er wieder rot gekleidet war und die Mala trug, sackte seine Energie fast um die Hälfte ab, um sich dann beim nächsten Abnabelungsschritt schlagartig wieder zu erholen.

Im Zusammenhang mit dem Red-Chestnut-Potenzial fasziniert mich aber auch die folgende Erfahrung: Es ist ein großer Unterschied, ob ein Mensch aktiv im Red-Chestnut-Zustand agiert (also ein »Sender« ist) oder passiv davon betroffen ist (als »Empfänger«). Einem Red-Chestnut-Sender ist sein eigenes Red-Chestnut-Potenzial in der Regel nicht bewusst. Solche Menschen haben vielfach eine ruhige und gleichzeitig intensive Ausstrahlung und verfügen über starke geistige Projektionskräfte. Unter ihnen findet man Hypnosetherapeuten, Geistheiler und charismatische Schauspieler und Politiker – eigentlich alle Menschen, die eine geistige Botschaft weitertragen wollen.

Ein Red-Chestnut-Sender sollte lernen und ständig üben, seine Gedanken bewusst wahrzunehmen und zu steuern. Konstruktives Denken sollte ihm selbstverständlich werden, da er ja seine eigenen Gedanken auf andere überträgt.

Was sollte hingegen ein Mensch lernen, der das Red-Chestnut-Potenzial passiv erlebt, also »Empfänger« ist? Für ihn geht es um das Thema Abgrenzung.

Ich erinnere mich an eine vielbeschäftigte Ärztin, die sechsmal täglich ihre 80-jährige, gesunde Mutter anrief, weil diese es von ihr verlangte. Mithilfe von Red Chestnut gelang es, die Anrufe auf zwei pro Tag zu reduzieren. Es war ein schwieriger Prozess, da die Mutter energetische »Entzugserscheinungen« bekam und zeitweise ein fast hysterisches Verhalten an den Tag legte.

Der Lernprozess besteht in so einem Fall darin, sich nicht von den Gefühlen, Wünschen und Erwartungen des anderen Menschen vereinnahmen zu lassen, auch wenn dieser es einem schwer macht. Damit ist in solchen Abnabelungsprozessen sogar fast immer zu rechnen.

Am eindrucksvollsten aber war für mich die Erkenntnis, dass symbiotische Verbindungen manchmal auch über den physischen Tod hinaus bestehen – und sich durch die Einnahme von Red Chestnut erfolgreich »normalisieren« lassen:

Eine Kreislaufpatientin in meiner Naturheilpraxis, von Beruf Richterin, sagte im Laufe des Anamnesegesprächs: »Mein Vater kümmert sich immer um mich.« Auf meine intuitive Frage: »Lebt denn ihr Vater noch?«, antwortete sie wie selbstverständlich: »Nein, mein Vater ist im Krieg gefallen, als ich vier Jahre alt war. Meine Eltern lebten damals in Scheidung.« Vielleicht war sein letzter Gedanke, bevor er starb: »Ich muss mich um meine Tochter kümmern«, dachte ich mir. Auf meine Frage, inwiefern ihr Vater sich um sie kümmere, erklärte die Patientin, dass er ihr oft bei juristischen Überlegungen und Entscheidungen beratend zur Seite stehe. Sie nahm eine Mischung mit Red Chestnut. Beim nächsten Besuch hatte sich ihr Kreislaufzustand gebessert. Auf meine Frage nach ihrem Vater sagte sie ganz erstaunt: »Ach ja, der ist jetzt nicht mehr so viel da.«

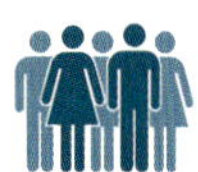

Wo erleben wir kollektiv destruktive symbiotische Verbindungen? Beispielsweise dann, wenn alle Mitglieder einer Sekte so symbiotisch mit dem Willen ihres Gurus verbunden sind, dass sie – wie 1978 in

Jonestown geschehen – auf sein Geheiß sogar gemeinsam mit ihm in den Tod gehen.

Das Potenzial des Einfühlungsvermögens zeigt sich auf der kollektiven Ebene eindrucksvoll in Form von Mitgefühl für leidende Menschen und Tiere. Daraus sind etliche Organisationen entstanden, die sich dem Kampf gegen Hunger, Kinderarbeit, Tierquälerei und Tierversuche verschrieben haben.

Auch das ist Red Chestnut

- Als ich noch viel in der Schweiz war, sah ich in der Bahnhofstraße in Zürich häufig zwei Damen im Alter von 70 und 50 Jahren – Mutter und Tochter – fast immer völlig gleich gekleidet. Oft wurden sie sogar verwechselt.

- Nach einem erfolgreichen Abnabelungsprozess mithilfe von Red Chestnut sagte eine Patientin: »Ich habe jetzt mehr Platz im Kopf.«

- Wenn kleinere Kinder eine Krankheit haben, z. B. ein Ekzem, das absolut nicht heilen will, kann es sein, dass sie unbewusst einen nicht gelösten Konflikt der Eltern austragen.

- Auch bei therapieresistenten Bluthochdruckpatienten besteht oft eine Red-Chestnut-Bindung: Sie tragen den Druck eines anderen mit.

- Eine Patientin bekam von mir Red Chestnut, weil sie sagte, sie mache sich Sorgen um ihre Mutter, der es gesundheitlich sehr schlecht gehe und die wahrscheinlich bald sterben würde. Wie sich herausstellte, hatte sie (als »Sender«) ihre eigenen Ängste auf die Mutter übertragen. Nachdem die Patientin Red Chestnut eingenommen hatte, ging es der Mutter fast sofort besser und sie verbrachte noch einige schöne Jahre in ihrer Seniorenresidenz.

- Eine andere Patientin träumte, dass ihre geliebte, schon 20 Jahre zuvor verstorbene Großmutter sie besucht und sich von ihr verabschiedet hatte. Solche Träume sind erstaunlich häufig.

- Eine Frau, die sich schon vier Jahre zuvor von ihrem Partner getrennt hatte, sagte, sie fühle ihn immer noch als Druck auf dem Solarplexus. Nach Einnahme von Red Chestnut träumte sie, dass sie sich von ihm verabschiedete und eine Tür fest hinter sich zumachte. Am nächsten Morgen war der Druck verschwunden und trat nie wieder auf.

- Ein Patient zog Red Chestnut und konnte beim besten Willen keinen Menschen nennen, über den er sich Sorgen machte oder dem er sich innerlich stark verbunden fühlte. Es stellte sich heraus, dass er darüber nachdachte, aus der kommunistischen Partei auszutreten, in der er jahrelang aktiv gewesen war. Es war hier also nicht ein Mensch, sondern eine Idee, von der er sich abnabeln musste.

- Schauspieler, die in Serien mitspielen, werden nicht selten zur Projektionsfläche der Gedanken und Sorgen ihrer Zuseher, die sie als Person vollständig mit ihrer Filmrolle identifizieren. David Suchet, der englische Darsteller des berühmten belgischen Privatdetektivs Hercule Poirot, berichtete, dass er auf der Straße von Menschen angesprochen wurde, die ihn warnten, in Zukunft weniger leichtsinnig zu sein. Als er sagte, leichtsinnig sei er ja nur in seiner Rolle als Poirot, kam die unvermindert besorgte Antwort: »Ja schon – aber Sie sollten trotzdem nicht so leichtsinnig sein!«

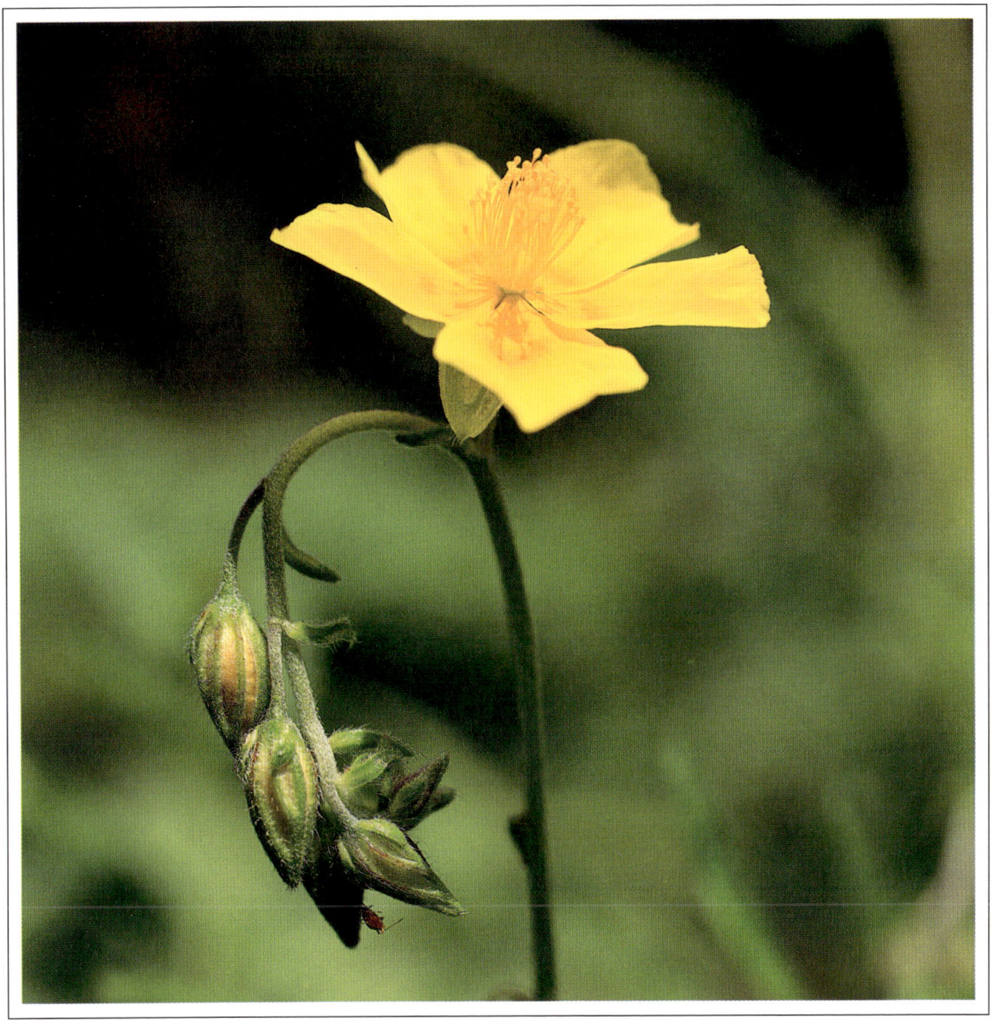

26 Rock Rose

Potenzial: Geistesgegenwart

Begleitet uns auf dem Weg
von der Panik … zum Heldenmut

Kraftformel:

Ich komme durch.
Ich weiß, es geht gut.
Ich überblicke die Situation.

Mein Inneres Streben

Ich möchte überleben.
Ich möchte den Überblick behalten.

Wenn ich über das Rock-Rose-Potenzial verfüge,

behalte ich in jeder Situation den Überblick und kann adäquat reagieren.

Auch in dramatischen Krisensituationen sage ich mir: »Ruhig Blut!« Ich behalte einen klaren Kopf, kann blitzschnell innere Mutreserven aktivieren und manchmal sogar über mich selbst hinauswachsen.

Dadurch blockiere ich das Rock-Rose-Potenzial:

In einer sehr bedrohlich erscheinenden Situation gerate ich so stark in Panik, dass meine eigene Zentrierung verloren geht. Ich werde von Erregungsgefühlen überflutet, kann keinen klaren Gedanken mehr fassen, verliere den Überblick über das Geschehen. Die Innere Führung scheint nicht mehr da zu sein.

Das ist die Folge:

Ich fühle nur noch Panik und Entsetzen, aber nicht mehr mich selbst.

Wie kann ich mich wieder mit meiner Inneren Führung verbinden?

☞ Vielleicht haben Sie es auch schon selbst erfahren: In solchen energetisch intensiven Zuständen ist man seiner Inneren Führung eigentlich viel näher als sonst.

Ich entscheide mich, in derartigen Situationen meine ganze Aufmerksamkeit schlagartig zu mir zurückzuholen und mich vorbehaltlos für meine Innere Führung zu öffnen. Dann ist meine Zentrierung und Handlungsfähigkeit wiederhergestellt.

Die ausführliche Beschreibung dieser Blüte finden Sie im Standardwerk auf den Seiten 171–174.

Die Kernbotschaft von Rock Rose
»Gott ist dir näher
als deine eigene Schlagader.«
(Sufi-Weisheit)
Immer, wenn ich
in Panik gerate
und den Überblick verliere,
bin ich getrennt von meiner Inneren Führung.
Sobald ich mich
vollkommen auf meine
Innere Führung konzentriere,
bin ich wieder verbunden
und kann mit der Situation umgehen.

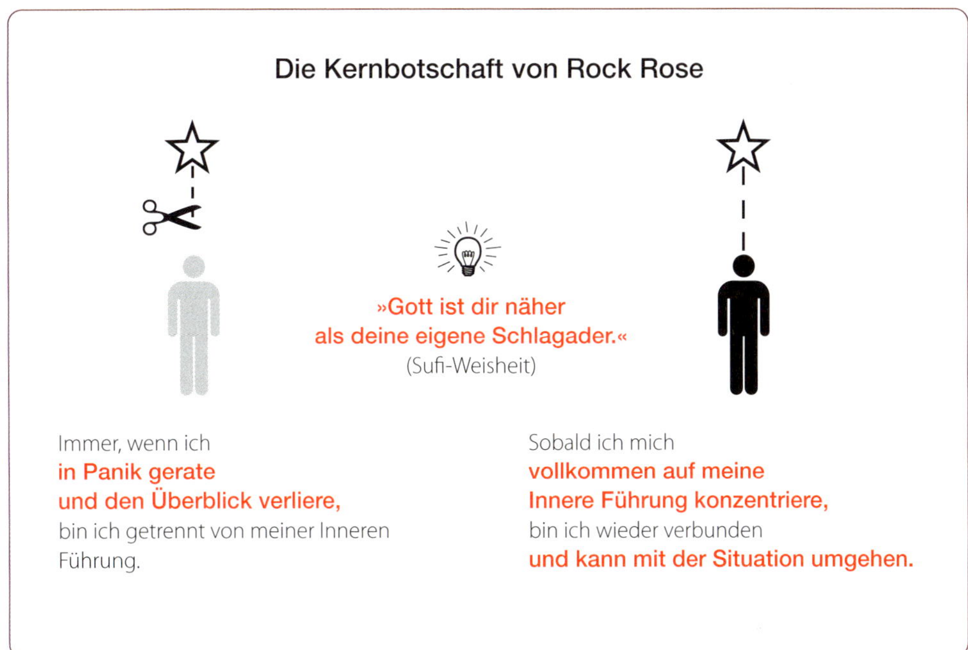

Anregungen zur Entfaltung des Rock-Rose-Potenzials

- Im akuten Rock-Rose-Zustand gilt es, die Aufmerksamkeit wieder in den Körper zu lenken, z. B. durch starkes Händeklatschen, festes Aufstampfen mit den Füßen, kräftiges Ziehen an den Ohrläppchen oder indem Sie fünf Schritte rückwärts gehen.

- Bewährt hat sich auch die Schmetterlingsübung: Bringen Sie die Arme vor den Körper. Legen Sie nun die rechte Hand auf die linke Schulter, die linke Hand auf die rechte Schulter. Klopfen Sie sich in dieser Haltung abwechselnd auf die Schultern.

- Wenn Sie zu Rock-Rose-Zuständen neigen, unterstützen Sie Ihr Nervensystem auch auf physischer Ebene, z. B. durch ausreichende Flüssigkeitsaufnahme, reizstoffarme und vitalstoffreiche Ernährung sowie durch regelmäßiges, leichtes Körpertraining.

- Um Geistesgegenwart in Schrecksituationen zu üben, könnten Sie alle paar Jahre einen Erste-Hilfe-Kurs oder einen »Schleuderkurs« absolvieren. Solche Auffrischungen sind umso wichtiger, je älter man wird.

Anwender von Rock Rose berichten

Die Hündin einer Freundin war extrem schreckhaft. »*Ich hatte sie mit eineinhalb Jahren aus dem Tierheim bekommen. Einen Teil ihrer fehlenden Sozialisierung konnte ich mit viel Arbeit und Geduld nachholen, aber die Schreckhaftigkeit blieb. Unvorhergesehene Ereignisse, wie z. B. ein von hinten überholender Radfahrer, ließen sie in Panik zusammenzucken und zittern. Die Einnahme von Rock Rose veränderte dies schlagartig und dauerhaft. Sie hat jetzt ein anderes Leben, Radfahrer sind ihr jetzt egal.*«

Rock Rose persönlich

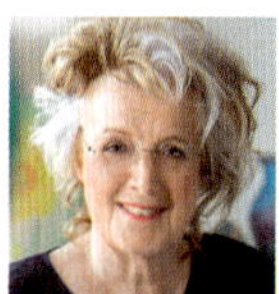

Schon früh kam ich in Berührung mit dem Rock-Rose-Potenzial: Kurz vor dem ersten Zahnarztbesuch meines Lebens erklärte mir meine Mutter anhand einer anatomischen Zeichnung, dass der Zahnarzt aufpassen müsse, nicht auf den Nerv zu bohren, denn das täte mir dann sehr weh. Ab da war ich in heller Panik. An den Hinweg zum Zahnarzt kann ich mich nicht mehr erinnern. Todesmutig setzte ich mich in den Stuhl und schwitzte Blut und Wasser – bis zu dem Moment, als der Zahnarzt seinen Bohrer zur Seite legte. Ich realisierte sofort: Nun konnte er nicht mehr auf den Nerv bohren. Und meine Panik war schlagartig vorbei.

Rock Rose, die »Eskalationsblüte«, ist vielleicht die wichtigste Blüte in den Notfalltropfen, die bekanntlich in akuten, als dramatisch erlebten Situationen zum Einsatz kommen.

Es gibt allerdings auch Menschen, die aufgrund ihres feinen Nervenkostüms konstitutionell mehr zum Rock-Rose-Verhalten neigen als andere.

Zusätzlich habe ich die Erfahrung gemacht, dass Menschen, deren Nerven durch Drogenmissbrauch vorgeschädigt sind, ebenfalls häufig Rock Rose brauchen. Sie können innerlich sehr schnell in Panik geraten, haben das aber oft so im Griff (Cherry Plum), dass man es ihnen äußerlich nicht anmerkt. Einige von ihnen haben mir erzählt, dass sie sich morgens vorbeugend die Notfallsalbe auf den Solarplexus und den Bauchnabel streichen – in der Erwartung, dass ihr Tag dann etwas ruhiger verläuft.

Das verzerrte Rock-Rose-Potenzial ist eines von mehreren Symptomen bei Panikattacken oder Panikstörungen. Letztere sind Krankheiten und müssen fachgerecht behandelt werden.

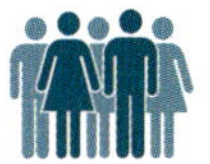

Kollektiv gesehen zeigt sich das verzerrte Rock-Rose-Potenzial in Form einer latenten Dauererregung – latent, weil es vielfach gar nicht mehr als innere Panik wahrgenommen wird. Die mediale Berichterstattung mit Fokus auf Kriegshandlungen, Revolutionen, Natur- und Umweltkatastrophen birgt die Gefahr, dass wir mit der Zeit die uns damit gezeigte Welt als normal betrachten und nicht mehr als Anhäufung von Ausnahmezuständen ansehen. Unterbewusst aber versetzen uns diese Berichte immer wieder in helle Aufregung. Experten sprechen daher heute auch von einer »Erregungsgesellschaft«.

Das positive Rock-Rose-Potenzial, der Heldenmut, wird in den Medien aber ebenfalls gezeigt: Ein Feuerwehrmann geht todesmutig in ein brennendes Haus, um Eingeschlossene zu retten. Nach einem Erdbeben räumen Menschen mit bloßen Händen Steine weg, um in den einsturzgefährdeten Trümmern verschüttete Angehörige zu suchen … Immer wieder wachsen Menschen über sich hinaus. Sie zeigen uns, wozu der Mensch auch im Positiven fähig ist.

Auch das ist Rock Rose

- Eine Seminarteilnehmerin berichtete: »*Abends im Hotel bekam ich Magenkrämpfe. Ich hatte weder die Notfalltropfen noch Rock Rose dabei – aber das Buch von Mechthild Scheffer. In meiner Not schlug ich das Kapitel zu Rock Rose auf und legte mir das Buch aufgeschlagen auf den Bauch. Fast unmittelbar fühlte ich wohlige Wärme und Entspannung und schlief bald darauf ein. Auch so arbeitet das ›Heile-dich-selbst-Prinzip‹.*«

- Was früher die Geisterbahn war, ist heute der Gruselfilm. Viele, besonders junge Menschen, verspüren immer wieder große Lust, sich Thriller oder Horrorstreifen anzusehen. Psychologen bezeichnen dieses Phänomen als »Angst-Lust«. Genau betrachtet ist es die risikolose Suche nach einer starken Stressreaktion oder einem Adrenalinkick, wie er im Rock-Rose-Zustand auftritt. Risikolos deshalb, weil dieser Kick in einer sicheren Umgebung, im eigenen Wohnzimmer oder im Kino erlebt werden kann. Nach Abklingen der Erregung ist man mindestens so entspannt wie nach einer Meditation, sagt die Forschung.

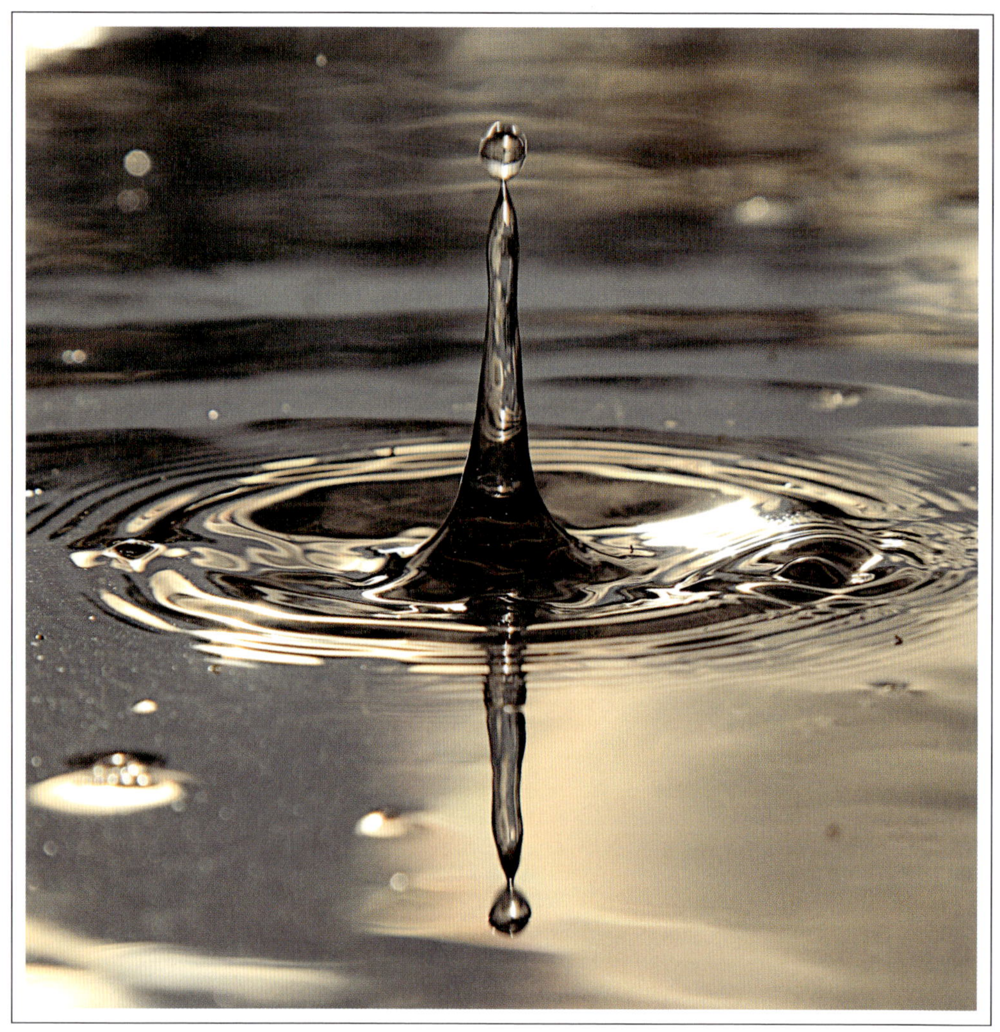

27 Rock Water

Potenzial: Geistige Flexibilität

Begleitet uns auf dem Weg
vom Perfektionszwang … zu gesunder Disziplin

Kraftformel:

Ich gönne mir …
Ich bin beweglich.
Ich bin spontan.

Mein Inneres Streben

Ich möchte Meisterschaft erringen.

Wenn ich über das Rock-Water-Potenzial verfüge,

ist Disziplin für mich selbstverständlich. Ich orientiere mich gern an Idealen und Theorien und leite daraus meine Handlungsprinzipien ab. Dabei respektiere ich meine körperlichen und seelischen Bedürfnisse. Werde ich mit neuen Erfahrungen oder einer tieferen Erkenntnis konfrontiert, bin ich flexibel genug, meine selbst gesetzten Regeln zu verändern. Denn ich weiß: Ideal ist Ideal und Mensch ist Mensch.

Dadurch blockiere ich das Rock-Water-Potenzial:

Ich übertreibe das Streben nach Perfektion. Ich folge dabei manchmal zu dogmatisch meinen theoretischen Vorstellungen. Die angestrebte Entwicklung möchte ich auch unter Opfern erzwingen. Dabei bekämpfe ich irrtümlich die Impulse meiner Inneren Führung.

Das ist die Folge:

Ich unterdrücke meine vitalen Bedürfnisse. Sinnlichkeit und Spontaneität bleiben auf der Strecke.

Wie kann ich mich wieder mit meiner Inneren Führung verbinden?

☞ Theorien und Regeln sind nur Wegweiser. Nach ihren Vorgaben muss jeder Mensch die für ihn passende persönliche Handlungsstrategie entwickeln.

Wenn ich mich immer wieder zu etwas zwingen muss, zeigt mir meine Innere Führung damit an, dass mein Vorgehen für mich nicht richtig ist. Sobald ich das anerkenne, bin ich wieder in Verbindung mit meinem Höheren Selbst. Mit seiner Hilfe kann ich leichter umdenken, meine Maßnahmen und Programme flexibler gestalten und spontaner reagieren.

Die ausführliche Beschreibung dieser Blüte finden Sie im Standardwerk auf den Seiten 175–179.

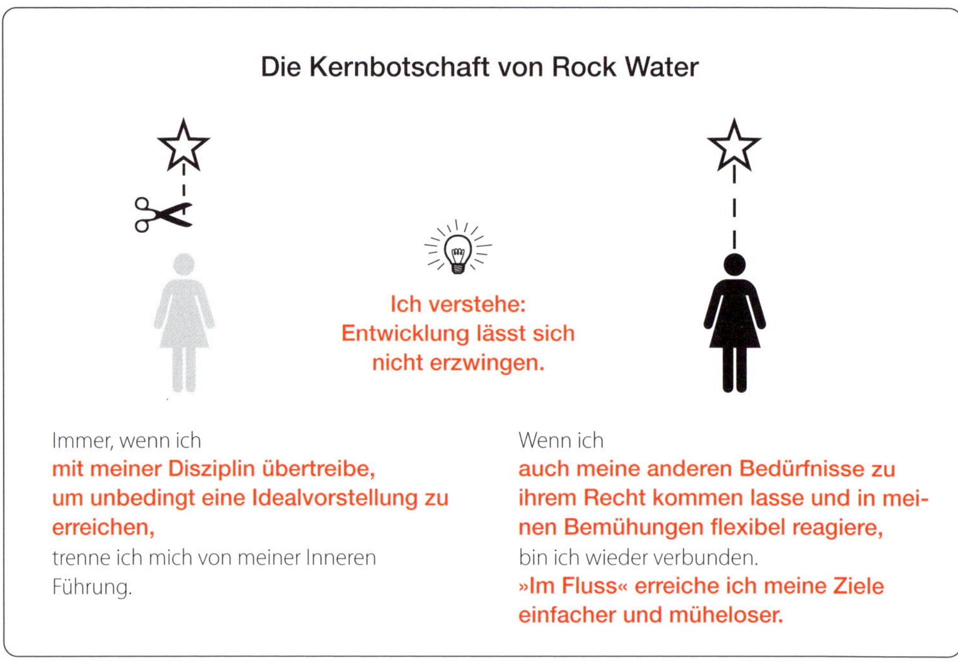

Anregungen zur Entfaltung des Rock-Water-Potenzials

- Machen Sie etwa einmal im Monat eine »Fahrt ins Blaue«. Verabreden Sie sich dazu mit einem Menschen, der nicht sehr »organisiert« ist, sondern gerne spontan und aus dem Bauch heraus handelt. Fahren Sie gemeinsam an einen Ort, den Sie beide noch nicht kennen. Machen Sie keinen festen Plan, lassen Sie Landkarte und Stadtplan im Auto und schlendern Sie ohne irgendein Ziel durch diesen Ort.

Zuerst folgen Sie ganz den Ideen Ihrer Begleitung. Wenn Sie später selbst einen spontanen Impuls verspüren, gehen Sie diesem nach. Am Abend werden Sie staunen, was Sie alles erlebt haben und wie erfrischt an Leib und Seele Sie sich fühlen!

- Machen Sie sich bewusst: Auch selbst gemachter Perfektionsstress schwächt unser Immunsystem und erhöht letztlich insgesamt das Krankheitsrisiko.

Überlegen Sie sich daher regelmäßig: »In welcher Hinsicht bin ich vielleicht zu perfektionistisch?«, »Welche selbst gemachte Anspannung durch Perfektionismus kann ich abbauen?«

Anwender von Rock Water berichten

Eine freiberuflich tätige Patientin, die sich nur mit eiserner Disziplin finanziell über Wasser hält und außerdem auch noch abnehmen will, bekommt von mir Rock Water. Nach einigen Tagen Einnahme berichtet sie: *»Ich frage mich, inwieweit Rock Water eventuell dafür verantwortlich ist, dass ich mich nicht mehr so ohne Weiteres mit strenger Selbstdisziplin zu etwas zwingen kann, was nicht ›meins‹ ist. Weniger und anderes zu essen und zu trinken schaffe ich dagegen ganz gut, und das sogar mit viel Genuss. Schon lange habe ich mir nicht mehr so liebevoll mein Essen zubereitet.«*

Rock Water persönlich

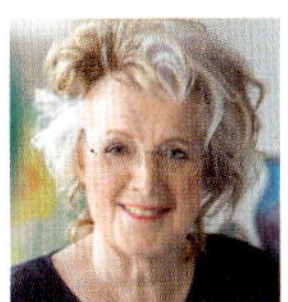

»Ein Vegetarier würde eher neben einer Würstchenbude verhungern als von seinem Prinzip, kein Fleisch zu essen, abzuweichen.« Dieser Seminarwitz zur Illustrierung des Rock-Water-Prinzips hat mir seinerzeit den empörten Beschwerdebrief des Vorsitzenden eines Vegetarierverbandes eingebracht. Seinen Verunglimpfungsvorwurf hielt er auch nach einem ausführlichen, erklärenden Brief von mir aufrecht! Besser kann man eines der Hauptsymptome des verzerrten Rock-Water-Potenzials – strenge und starre Ansichten – nicht demonstrieren.

Das Rock-Water-Potenzial hat aber noch weitere Facetten. Auf der theoretischen Ebene geht es um geistige Flexibilität, auf der körperlichen Ebene um gesunde Disziplin und auf allen Ebenen um das Streben nach Meisterschaft. Diese Facetten habe ich in meinem Standardwerk so überdeutlich, teilweise karikierend dargestellt, dass manche sich mit dieser Beschreibung des blockierten Rock-Water-Potenzials nicht anfreunden konnten und daraufhin die Blüte selbst innerlich abgelehnt haben.

Um einen persönlichen Zugang zu diesem Potenzial zu finden, könnte man sich fragen: »In welchem Teilbereich denke ich zu theoretisch?« oder »Auf welcher Ebene bin ich vielleicht zu perfektionistisch?«

Jeder Mensch mit ausgeprägtem Rock-Water-Potenzial sollte lernen, seine »Alles-oder-Nichts-Haltung« aufzugeben und an sich selbst realistische Leistungsansprüche zu stellen, um so die richtige Balance zu finden zwischen Wollen und Können, zwischen Disziplin und Achtsamkeit.

Ein Ernährungskonzept sollte man nicht einfach deshalb übernehmen, weil es theoretisch gut ist. Wichtiger ist zu erkennen, ob diese oder jene Diät überhaupt jetzt für einen selbst geeignet ist. Ein gutes Beispiel bietet die Ernährungslehre des indischen Ayurveda, welche drei Typen beschreibt, die je nach energetischer Ausstattung, Lebensalter und Jahreszeit verschiedene Ernährungsvorschläge erhalten. Ayurveda verbindet seit Jahrtausenden bewährte Prinzipien mit der Möglichkeit, sie flexibel und individuell richtig für sich anzuwenden.

Allerdings gibt es auch Prinzipien und Theorien, die Allgemeingültigkeit besitzen. Dazu gehören die Sieben Hermetischen Prinzipien oder Geistigen Gesetze (siehe Kapitel 3). Auf ihnen basieren fast alle spirituellen Wege oder Weisheitslehren; es ist an uns, individuell auszuwählen, welcher dieser Pfade unseren persönlichen Bedürfnissen und Möglichkeiten am meisten entspricht. Ein Buchtitel bringt es auf den Punkt: »Der Erleuchtung ist es egal, wie Du sie erlangst.«

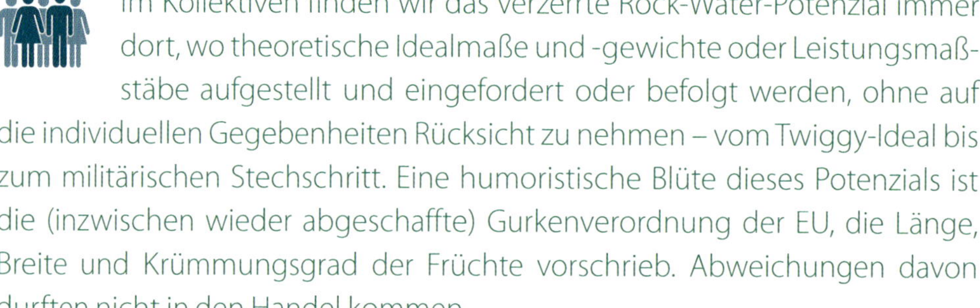

Im Kollektiven finden wir das verzerrte Rock-Water-Potenzial immer dort, wo theoretische Idealmaße und -gewichte oder Leistungsmaßstäbe aufgestellt und eingefordert oder befolgt werden, ohne auf die individuellen Gegebenheiten Rücksicht zu nehmen – vom Twiggy-Ideal bis zum militärischen Stechschritt. Eine humoristische Blüte dieses Potenzials ist die (inzwischen wieder abgeschaffte) Gurkenverordnung der EU, die Länge, Breite und Krümmungsgrad der Früchte vorschrieb. Abweichungen davon durften nicht in den Handel kommen.

Das Rock-Water-Potenzial der Flexibilität zeigt sich, wenn beispielsweise in China auf öffentlichen Plätzen und in großen Parks Taiji und Qigong geübt werden. Beide Methoden sind unterschiedlich, aber sehr ähnlich in der Zielsetzung: Sie wollen das Wohlbefinden der Übenden verbessern und ihre Selbstheilungskräfte aktivieren.

Auch das ist Rock Water

- Ein Mann geht jeden Morgen von sieben Uhr bis halb acht joggen. Eines Abends wird ausgiebig der Geburtstag eines Freundes gefeiert, und es ist drei Uhr früh, als er endlich im Bett liegt. Trotzdem stellt er sich den Wecker wie immer auf sechs Uhr, um sein übliches Joggingprogramm durchzuziehen. Das ist kontraproduktiv: Sich im erschöpften Zustand körperlich anzustrengen, macht nicht fit, sondern führt im Gegenteil zu einem überdurchschnittlichen Energieverlust.

• *»Das Publikum fand mein Klavierspiel toll. Es gab viel Beifall. Aber der ging an mir vorbei. Ich selbst war nicht mit mir zufrieden. Ich habe zu viele Fehler gemacht. Auch wenn es das Publikum nicht gestört hat, ich bin völlig unzufrieden. Bevor ich wieder auftrete, muss ich noch viel mehr üben. So geht es nicht.«*

Diese Aussage einer befreundeten Pianistin nach einem Vorspiel in ihrer Musikschule zeigt, wie subjektiv die Vorstellung von errungener Meisterschaft ist. Das spiegelt sich auch in einem Bonmot wider, das dem berühmten Pianisten Arthur Rubinstein zugeschrieben wird: *»Wenn ich eine Zeit lang nicht dazu komme, ordentlich zu üben, so merke es nach einem Tag nur ich selbst, nach zwei Tagen merkt es meine Frau und nach drei Tagen merkt es das Publikum.«*

• Ein umstrittenes Beispiel für das Streben nach Meisterschaft ist das klassische Ballett. Die abstrakte Idee dahinter ist letzten Endes die Aufhebung der Schwerkraft. Und die wird im wahrsten Sinne des Wortes auf die Spitze getrieben. Dabei werden, wie Balletttänzer immer wieder betonen, sportliche Höchstleistungen erbracht, bei denen sich die Tänzer, auch unter Schmerzen, das Äußerste abverlangen. Echte Meisterschaft ist jedoch erst erreicht, wenn die Bewegungen eines Tänzers so mühelos und natürlich, ja so normal aussehen, dass der Zuschauer die technische Brillanz nicht mehr registriert, weil der Tänzer ganz in seiner Rolle aufgeht. Die weltberühmte englische Primaballerina Margot Fonteyn zelebrierte das so meisterhaft, z. B. an der Seite von Rudolph Nurejew in »Romeo und Julia«, dass sie dafür sogar von der englischen Königin geadelt wurde.

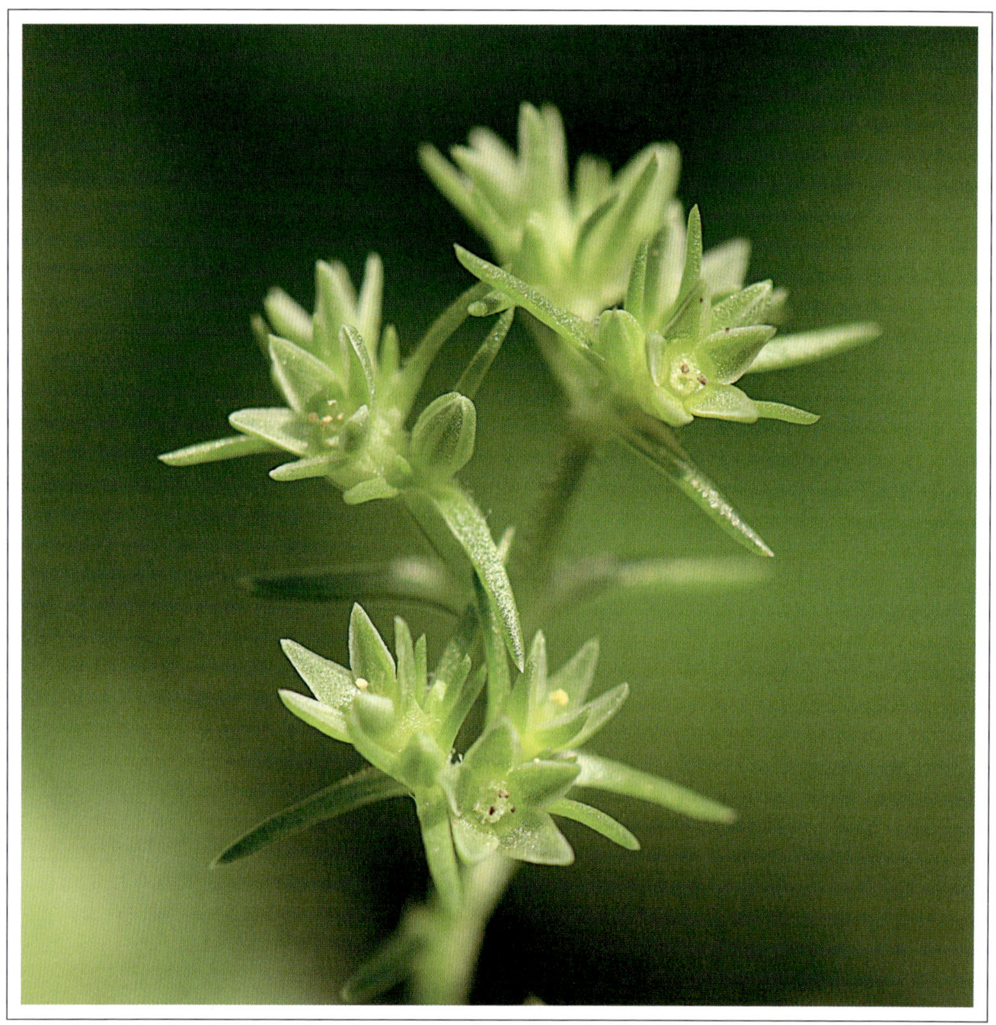

28 Scleranthus

Potenzial: Innere Balance

Begleitet uns auf dem Weg
von innerer Zerrissenheit … zum inneren Gleichgewicht

Kraftformel:

Ich stehe fest.
Ich weiß, was ich will.
Ich entscheide mich.

Mein Inneres Streben

Ich möchte in stabilem Gleichgewicht sein.
Ich strebe nach innerer Balance.

Wenn ich über das Scleranthus-Potenzial verfüge,

reagiere ich sehr anpassungsfähig auf die wechselnden Anforderungen des Lebens, ohne dabei mein inneres Gleichgewicht zu verlieren.

In komplexen Situationen kann ich die Alternativen gut abwägen und relativ schnell klare Entscheidungen treffen.

Dadurch blockiere ich das Scleranthus-Potenzial:

Wie ein Grashüpfer reagiere ich sehr schnell und stark auf Reize und Impulse von außen. Dadurch gerate ich oft aus dem inneren Gleichgewicht und verliere den Kontakt zu meiner Inneren Führung. Ohne sie bin ich jedoch unfähig, eine für mich stimmige Entscheidung zu treffen. Immer wieder bin ich hin- und hergerissen, und glaube, dass einmal die eine, dann wieder die andere Entscheidung richtig sei.

Das ist die Folge:

Das Entscheiden selbst wird immer mehr zum Problem und es kann sehr lange dauern, bis ich mich zu einem einfachen Entschluss durchgerungen habe.

Wie kann ich mich wieder mit meiner Inneren Führung verbinden?

Jetzt ist es wichtig, meine Orientierung konsequent auf meine Innere Führung auszurichten. Nur von dieser erhalte ich Entscheidungsimpulse, die wirklich meinen eigenen Bedürfnissen entsprechen und mich dabei unterstützen, meinen eigenen Lebensplan zu entfalten.

Die ausführliche Beschreibung dieser Blüte finden Sie im Standardwerk auf den Seiten 180–184.

Die Kernbotschaft von Scleranthus
Ich weiß:
»Nur, wer von zwei Polen immer wieder zum Mittelpunkt gelangen kann, führt ein ausgeglichenes Leben.« (Volkmar Frank)
Immer, wenn ich mich unbewusst von einer Situation so stark mitreißen lasse, dass ich darüber alles andere aus den Augen verliere, trenne ich mich von meiner Inneren Führung.
Wenn ich im Herzen auf meine Innere Führung ausgerichtet bleibe, bin ich wieder verbunden und bekomme jeweils die richtigen Handlungsimpulse.

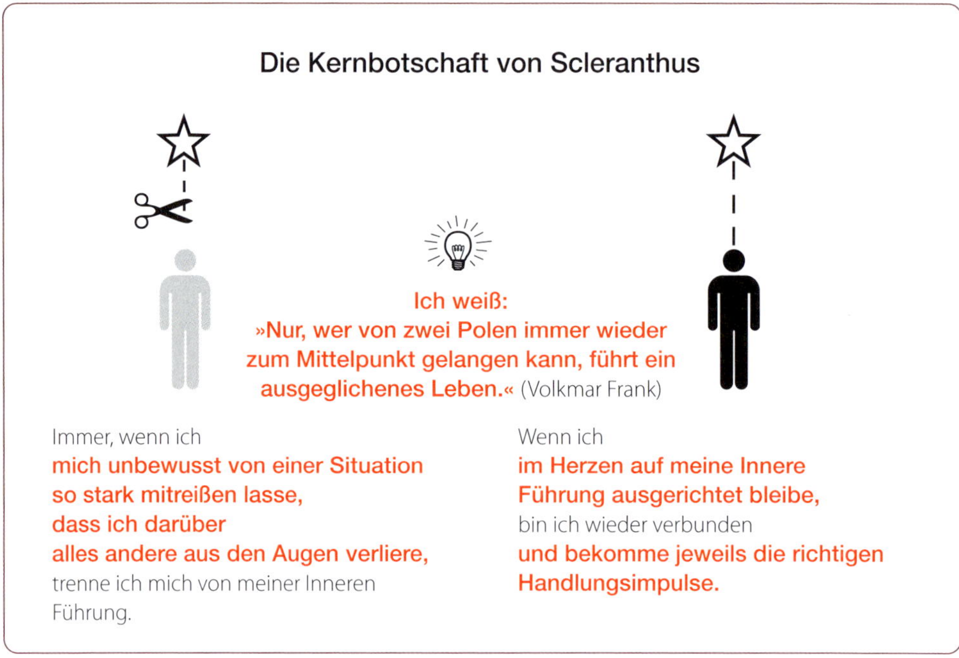

Anregungen zur Entfaltung des Scleranthus-Potenzials

- Wie innen, so außen: Mit körperlichen Gleichgewichtsübungen können Sie auch Ihre innere Balance fördern. Üben Sie, auf einer Linie zu balancieren, z. B. auf einer Bordsteinkante oder entlang eines Teppichrandes. Oder stehen Sie auf einem Bein und kreisen Sie mit dem Unterschenkel des anderen Beines in der Luft. Dann auf das andere Bein wechseln.

- Bei Seekrankheit wird uns gesagt: »Schauen Sie nicht auf die Wellenbewegung, sondern konzentrieren Sie sich auf einen Punkt am Horizont.«

Dieses Prinzip gilt auch bei inneren Schwankungen. Der Blick auf ein größeres Ziel in der Ferne hilft uns in aktuellen Situationen, unser seelisches Gleichgewicht zu halten und so leichter die richtigen Entscheidungen zu treffen.

- Stelle ich meine Entscheidungen unter die übergeordnete Frage: »Leiste ich damit wirklich einen Beitrag zum großen Ganzen?«, so treffen sich viele Entscheidungen wie von selbst. Ein Beispiel: »Kaufe ich die Biokarotten aus der Region oder nehme ich das billigere Importgemüse?«

Anwender von Scleranthus berichten

Eine Freundin schrieb mir: »*Seit eineinhalb Jahren mache ich eine Ausbildung auf einem Gebiet, das mich schon mein ganzes Leben interessiert und fasziniert. Jetzt ist es Zeit, mich für das Schlussexamen einzuschreiben. Und die Zweifel kommen: Soll ich es wagen oder nicht? Und wenn ich – wie früher schon in einer ähnlichen Ausbildung – wieder durchfalle? Ich würde ja so gerne, es interessiert mich sehr, aber wenn ich wieder im wichtigen Moment versage, was dann? Soll ich oder soll ich nicht? Nach der Einnahme von Scleranthus ging ich an den Computer, druckte das Formular zur Anmeldung für das Schlussexamen aus und schrieb mich ein. Scleranthus wird mich noch eine Weile begleiten. Sobald sich die Zweifel leise zurückmelden, finde ich nach der Einnahme wieder die Sicherheit: Es ist richtig, was ich mache.*«

Scleranthus persönlich

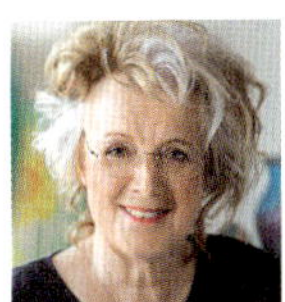

Die Energie von Scleranthus, der »Balanceblüte«, ist luftbetont, beweglich in jede Richtung. Edward Bach beschrieb diesen Gemütszustand nicht umsonst als *grashoppermind*. Die Aufmerksamkeit reagiert auf jeden Impuls, springt hin und her wie eine Grille im Heu.

Auf meinem Praxisschreibtisch stand lange Zeit ein Stehaufmännchen, ein wunderbares Symbol für dieses Potenzial. Ein kleiner Anschub von außen genügte und diese Schwerpunktpuppe bewegte sich seitlich in jede Richtung, fand aber bald wieder zurück in die eigene Balance, Stabilität und Aufrichtung.

Balance und Entscheidungsfähigkeit hängen eng zusammen. Denn sinnvolle Entscheidungen kann ich nur treffen, wenn ich innerlich im Gleichgewicht bin. Ist das nicht der Fall, kommt es zur Entscheidungsschwäche oder zu der Angst davor, überhaupt eine Entscheidung zu treffen – auf die Gefahr hin, dass andere Menschen oder die Umstände für mich entscheiden. Aus diesem Grund versucht unser Unterbewusstsein, wie das Stehaufmännchen, alles, um schnell ins Gleichgewicht zu kommen, damit wir erneut entscheidungsfähig werden.

Bei schicksalhaften oder lebenswichtigen Entscheidungen, die sich nur schwer oder gar nicht zurücknehmen lassen, kann das Treffen der Entscheidung einige Zeit in Anspruch nehmen. Sogenannte Alltagsentscheidungen wie z. B. »Gehe ich heute zum Einkaufen oder lieber erst morgen?«, kann man jederzeit aufheben und durch eine neue Entscheidung ersetzen. Deshalb wäre es falsch, in solchen Situationen zu lang um eine Entscheidung zu ringen. Richtig und wichtig ist es allerdings, überhaupt eine Entscheidung zu treffen, damit die Energie im Fluss und unser Balancesystem in Funktion bleiben kann.

In meiner Praxiszeit machte ich die Beobachtung, dass viele schwer erkrankte Patienten bei ihrem ersten Besuch in der Spontanwahl zu Scleranthus griffen. Meine Vermutung: Unbewusst mussten sie sich zunächst einmal dafür entscheiden, überhaupt wieder gesund werden zu wollen. Dazu passt die Erfahrung einer Intensivkrankenschwester: »Wenn die Augen eines Schwerstkranken mehr glänzen als in den Tagen zuvor, will er wieder gesund werden.«

Auch unser Körper ist automatisch immer damit beschäftigt, das Gleichgewicht seiner zahlreichen Funktionssysteme aufrechtzuerhalten, z. B. das Säure-Basen-Gleichgewicht.

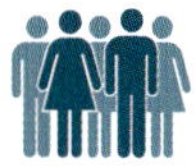

Weltweit zeigt sich ein zunehmender Verlust an Balance. Die Schere zwischen Arm und Reich öffnet sich immer weiter, aber auch klimatische Extreme wie Dürre und Überschwemmungen nehmen zu.

Als Folge davon wächst die kollektive Sehnsucht nach innerer Balance. Yoga und Meditation finden seit den 1990er-Jahren immer mehr Anhänger.

Auch das ist Scleranthus

• Auf einem Kongress im Schwarzwald wurden alle Sprecher in einer Begrüßungsansprache etwa dreißig Minuten lang mit verschiedenen Gegebenheiten vertraut gemacht. Wir standen gemeinsam an der Treppe eines großen alten Hauses.

Das Wetter war wechselhaft. Die Sonne zeigte sich jeweils für einige Minuten, um dann wieder hinter einer Wolke zu verschwinden.

Einer der eingeladenen Referenten war Al Huang, der berühmte Taiji-Lehrer und Gründer der Living Tao Foundation. Fasziniert beobachtete ich, wie er immer wieder fast automatisch seine Bekleidung mit den Wetterverhältnissen in Balance brachte. Bei Sonnenschein zog er seine Jacke aus, sobald die Sonne hinter den Wolken verschwand, zog er sie wieder an – so ging das mindestens fünfmal hin und her.

Für mich war das bemerkenswert, aber für ihn war es wohl normal, denn in der Kunst des Taiji reagiert man ja auf jeden kleinsten Energieimpuls.

- In der österreichischen Kronen Zeitung war in der Serie »Heiteres Bezirksgericht« unter dem Titel »Ein getrübtes Gemüt« folgende Glosse zu lesen (aus Gründen der Verständlichkeit haben wir die österreichische Mundart ins Hochdeutsche übertragen):

»Es gibt viele Leute, die durch schlechtes Wetter manisch depressiv werden«, sagte Herr M. zum Bezirksrichter. »Die trübe Witterung trübt ihr Gemüt, Wolken und Regen machen sie ganz verzweifelt. Sobald sie aber in der Sonne sind, leben sie wieder auf, die frohe Stimmung kehrt zurück, und die Niedergeschlagenheit ist vergessen. So ein Mensch ist z. B. der Herr Krimmerl, mit dem ich oft spazieren gehe, weil wir beide Rentner sind.

Unlängst treffe ich ihn, wie er auf einer Parkbank sitzt, sehr deprimiert, und sagt: ›Was sagen Sie zu dem Wetter? Grade war es schön, und jetzt ziehen schon wieder die Wolken auf. Der graue Himmel erinnert mich an einen Grabstein. Ich werde die Gelegenheit nutzen und werde hinüber zum Steinmetz fragen gehen, was eigentlich eine schöne Familiengruft kostet. Ich bin nämlich krank, ich spür's, ich werd sie bald brauchen.‹

Ich habe ihn begleitet. Wir waren noch nicht aus dem Park heraus, da ist wieder die Sonne herausgekommen. ›Wozu brauche ich eine Gruft?‹, hat der Krimmerl gesagt. ›Falls es jetzt wirklich schön wird, fahr ich auf Urlaub. Neben dem Steinmetz ist ein Platz, an dem sie Wohnwagen verkaufen. Schauen wir einmal, was so ein Wagen kostet.‹

Ich habe ihn begleitet; da ist's schon wieder rund um den Krimmerl dunkel geworden. ›Ich werd mich doch wegen der Gruft erkundigen‹, hat er gesagt. ›Für das Geld, das so ein Wohnwagen kostet, werde ich vielleicht schon ein zementiertes Grab kriegen.‹

Weil ich gesehen habe, dass auf der gegenüberliegenden Straßenseite die Sonne scheint, bin ich mit ihm schnell über die Straße gegangen. ›Was brauch ich eine Gruft?‹, hat der Krimmerl gesagt, als er wieder in der Sonne war. ›Noch dazu eine Familiengruft, wo ich gar keine Familie habe ... Aber ja, warum nicht‹, hat er dann gesagt, da sind wir grade wieder durch einen Schatten gegangen, ›ich kenne einen, der hat ein Einfamilienhaus und wohnt auch allein darin.‹

›Aah, die Freude mach ich ihnen nicht!‹, hat er gleich darauf gemeint, als wir wieder in der Sonne waren. ›Da legen sie dann meine Verwandten dazu. Da nehme ich doch lieber einen Wohnwagen. Da bin ich der Herr im Haus. In einer Gruft kann man das nie genau sagen. – Andererseits‹, hat er gemeint und ist ganz düster geworden, weil er ein paar Tropfen abbekommen hat, ›spür ich genau, dass ich nimmer so bin wie früher. Man muss an die Ewigkeit denken.‹

Nachdem der Steinmetz schon ganz in der Nähe war und es mir an sich lieber ist, wenn sich der Krimmerl einen Wohnwagen kauft, da kann ich ihn drin besuchen, in einer Gruft aber nie, hab ich ihn schnell umgedreht, weil hinter uns wieder die Sonne durch die Wolken geblinzelt hat. Grade als er gesagt hat: ›Schade, dass es keine fahrbare Gruft gibt‹, hat neben uns ein Auto heftig abbremsen müssen. – Bitte, ich bin schuld. Aber immerhin hab ich den Krimmerl vor einem unüberlegten Geschäft bewahrt.«

Der Autofahrer (»Fast hätten die beiden eine Gruft gebraucht!«) zog seine Klage wegen Gefährdung gegen die beiden Fußgänger zurück.

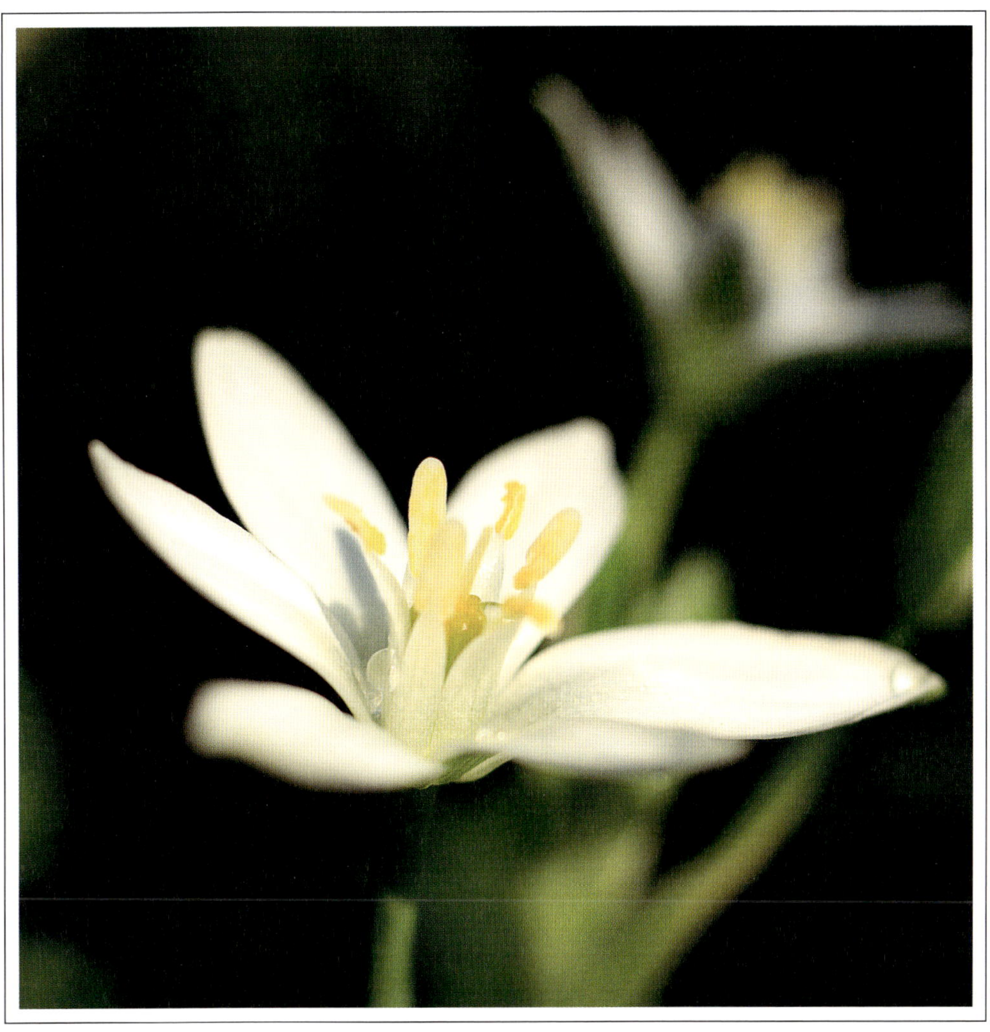

29 Star of Bethlehem

Potenzial: Empfindsamkeit

Begleitet uns auf dem Weg
vom Schock … zur Reorientierung

Kraftformel:

Ich empfinde.
Ich atme.
Ich lebe.

Mein inneres Streben

Ich möchte tief empfinden.
Ich möchte offen auf das Leben zugehen.

Wenn ich über das Star-of-Bethlehem-Potenzial verfüge,

kann ich mich der Welt und ihren Eindrücken weit öffnen. Begegnungen und Erlebnisse berühren mich tief und klingen lange in mir nach. Intensive Empfindungen bereichern mein Leben. Aus Erfahrung weiß ich, wie viel ich seelisch verkraften kann und was ich lieber nicht an mich heranlassen sollte.

Dadurch blockiere ich das Star-of-Bethlehem-Potenzial:

Als tief empfindender Mensch habe ich öfter erlebt, dass Eindrücke so verletzend waren, dass ich sie nicht verkraften konnte. Deshalb traf ich unbewusst die Entscheidung, grundsätzlich möglichst wenig an mich heranzulassen. Um nicht noch mehr seelische Verletzungen zu erleiden, nahm ich eine innere Schonhaltung ein. Ich wappne mich und schotte mich innerlich ab.

Das ist die Folge:

Dadurch wird alles blockiert: die eigenen Gefühle, Hilfe von außen und auch die Impulse meiner Inneren Führung.

Wie kann ich mich wieder mit meiner Inneren Führung verbinden?

Wenn ich mir klarmache, wie lange diese schockierenden Erlebnisse schon zurückliegen, erkenne ich, dass ich diese Schonhaltung heute nicht mehr brauche, weil sie meine lebendigen Empfindungen blockiert. Ich gebe die Schonhaltung auf.

Nun kann ich tief durchatmen. Der Kontakt zu meiner Inneren Führung lebt wieder auf. Die frei werdende Energie steht mir nun zur Verfügung, um die schockierenden Erlebnisse der Vergangenheit endgültig zu verarbeiten.

Die ausführliche Beschreibung dieser Blüte finden Sie im Standardwerk auf den Seiten 185–189.

Die Kernbotschaft von Star of Bethlehem
Ich sage mir:
Hol tief Luft und atme weiter.
Immer, wenn ich
seelisch etwas nicht verdauen kann
und innerlich »erstarre«,
trenne ich mich von meiner Inneren Führung.
Wenn ich
das Ereignis erst einmal vollkommen akzeptiere, obwohl ich den tieferen Sinn noch nicht verstehe,
bin ich wieder verbunden
und bekomme auch die Kraft,
es zu verarbeiten.

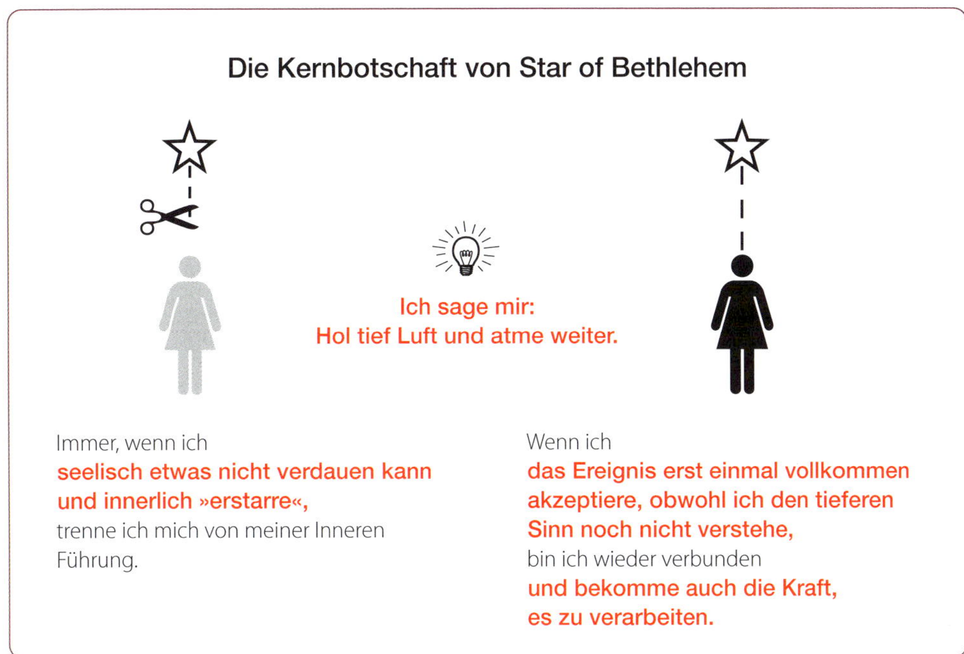

Anregungen zur Entfaltung des Star-of-Bethlehem-Potenzials

- Unterstützen Sie Ihr Star-of-Bethlehem-Potenzial auch auf der körperlichen Ebene: Üben Sie sich darin, auch stärkere äußere Reize immer besser auszuhalten. Statt sich bei kaltem Winterwetter warm anzuziehen, gehen Sie mal ohne Schal, Mütze und Handschuhe zum Einkaufen. Laufen Sie im Sommer barfuß über eine Wiese oder einen Feldweg. Oder machen Sie im Frühjahr und Herbst einen Sturmspaziergang und lassen sich bewusst den Wind ins Gesicht blasen.

- Nach einem schockierenden Ereignis wie dem Erhalt eines Briefes mit unerwartet negativem Inhalt hilft sofort die folgende Übung:

Zählen Sie bis zehn. Dann legen Sie Ihre Hände auf den Bauch und atmen tief in den Bauch hinein. Beim Einatmen sagen Sie laut oder leise: »Ich atme.« Beim Ausatmen sagen Sie laut oder leise: »Ich lebe.« Das Ganze wiederholen Sie mindestens fünfmal oder so lange, bis Sie das Gefühl haben, innerlich wieder in Bewegung gekommen zu sein.

- Lernen Sie, Trost zu spenden, wenn eine andere Person gerade ein schockierendes Ereignis verkraften muss. Dabei kommt es im Gespräch auf die richtige Reihenfolge an:

Erster Schritt: Bestätigen Sie zunächst die Reaktion des anderen in dieser besonderen Situation. Sagen Sie etwa: *»Ich kann verstehen, dass dich diese Nachricht schockiert, das ist tatsächlich eine traurige Nachricht …«*

Zweiter Schritt: Bringen Sie das Thema auf eine andere Ebene. Sagen Sie in etwa: *»Auch wenn wir es jetzt vielleicht noch nicht verstehen – wer weiß, wofür das Ganze langfristig gut ist?«*

Dritter Schritt: Bringen Sie den anderen geistig wieder in Bewegung, etwa durch die Frage: *»Was willst du jetzt machen?«*

Vierter Schritt: Eröffnen Sie einen Ausblick in die Zukunft, denn damit schaffen Sie automatisch mehr Abstand zur jetzigen Situation. Fragen Sie beispielsweise: *»Wie würdest du diesen Vorfall einer Freundin in einem Jahr erzählen?«*

Anwender von Star of Bethlehem berichten

Eine Patientin schreibt: *»In meiner frühen Kindheit hatte ich immer wieder einen Alptraum, der mir entsetzliche Angst einjagte. Eigentlich bestand er nur aus einem einzigen Bild: ein riesiger Schutthaufen, und ganz oben steht ein kleiner, gusseiserner Ofen. Aus diesem Traum pflegte ich zitternd und schweißüberströmt aufzuwachen. Dann verloren sich diese Träume allmählich. Erst im Alter von etwas über 40 Jahren erfuhr ich Folgendes: Als meine Mutter im vierten Monat mit mir schwanger war – das war 1943 in Berlin –, fuhr sie zum Geburtstag ihrer Mutter in die Schweiz. Als sie nach Berlin zurückkam und in ihre Wohnung wollte, stand sie vor einem riesigen Schutthaufen: Das Haus war inzwischen zerbombt worden. Dieser Zusammenhang faszinierte mich sehr. Ich fing zu diesem Zeitpunkt gerade an, Bachblüten einzunehmen. Als meine Blütenkombination einmal Star of Bethlehem enthielt, träumte ich Folgendes: Vor mir ist ein riesiger Schutthaufen. Auf einmal fangen Trümmer und Steine an sich zu ordnen und setzen sich zusammen, zu einem großen Wohnhaus, das völlig unversehrt vor mir steht. Es war, als sei ein Film rückwärts abgespult worden.«*

Star of Bethlehem persönlich

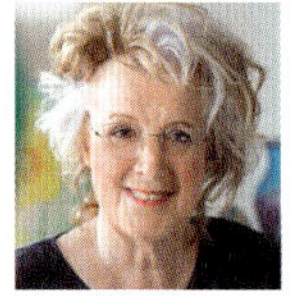

»Nicht, was wir erleben, sondern wie wir empfinden, was wir erleben, macht unser Schicksal aus.« Diese Aussage der Schriftstellerin Marie von Ebner-Eschenbach ist die perfekte Einführung in die Welt von Star of Bethlehem, der »Trostblüte«.

Als empfindsamer Mensch lässt man Eindrücke oft näher an sich heran, als man verkraften kann. Dies gilt vor allem für unvorhergesehene Ereignisse oder Notfälle. Daher ist Star of Bethlehem neben Rock Rose die wichtigste Blüte in den Notfalltropfen.

Vielleicht haben Sie die folgende Situation schon selbst erlebt oder in einem Film gesehen: Jemand bekommt eine Hiobsbotschaft. Er erstarrt und gibt keinen Laut mehr von sich (Star of Bethlehem). Erst einige Sekunden später fängt er panisch an zu schreien (Rock Rose).

Von den Stressreaktionen »*fight, flight or freeze*« (Kämpfen, Flüchten oder Erstarren) beschreibt der Star-of-Bethlehem-Zustand *freeze*, das Einfrieren. Die Blüte Star of Bethlehem kann diese gefrorene Energie wieder auftauen, und zwar unabhängig davon, wann und wo das schockierende Ereignis eingetreten ist.

Es hat sich auch bewährt, nach einer Operation so bald wie möglich Star of Bethlehem oder die Notfalltropfen im Wasserglas einzunehmen. Die Patienten leiden damit nicht so lang unter den Nachwirkungen der Narkosemittel.

Eine weitere Beobachtung aus der Praxis: Jede Schockauflösung setzt auch Seelengifte frei, sogenannte Psychotoxine. Dabei kann es bei manchen Menschen vorübergehend zu Wasserstauungen im Körper kommen. Eine klassische Lymphdrainage kann in dieser Situation helfen.

Ein »heilsamer Schock« ist ein schockierendes Ereignis, das einen Menschen »aufwachen« lässt, um eine längst fällige Verhaltensänderung zu vollziehen. Dazu ein Beispiel: Ein Unternehmer, der seiner Chefsekretärin blind vertraut hat, muss feststellen, dass sie jahrelang höhere Summen von seinem Privatkonto auf ihr eigenes überwiesen hat. Der Schock ist groß – und heilsam. Er entlässt sie sofort und beschließt, sich in Zukunft wieder selbst um seine persönlichen Geldangelegenheiten zu kümmern.

Von der älteren Generation wird oft beklagt, dass unsere Gesellschaft immer abgestumpfter reagiert. Aus Sicht des Star-of-Bethlehem-Potenzials wird das verständlich: Die permanenten Katastrophenberichte in den Medien erzeugen kollektiv nicht nur einen Erregungszustand (siehe Rock Rose), sondern auch einen kollektiven Star-of-Bethlehem-Zustand: Weil man sie in dieser Fülle oder Intensität nicht verarbeiten kann, schottet man sich gegen diese Nachrichten mehr und mehr ab. Diese an sich gesunde Schutzreaktion wirkt auf Ältere wie Abgestumpftheit.

Nach Katastrophen hilft die Einnahme von Star of Bethlehem den Betroffenen auf feinstofflicher Ebene, erlittene Schocks leichter zu bewältigen. Star of Bethlehem oder die Notfalltropfen gehören daher idealerweise in die Ausrüstung aller Kriseninterventionsteams, die auf psychologischer Ebene Hilfe leisten.

Einen kurzfristigen Star-of-Bethlehem-Schock erlebten sehr viele EU-Bürger und auch Briten, als es 2020 tatsächlich zum Brexit kam. Damit hatte niemand wirklich gerechnet, bis zuletzt hatte die Mehrzahl erwartet und gehofft, dass Großbritannien in der EU bleiben würde.

Das Potenzial der Empfindsamkeit finden wir in den Werken großer Dichter seit dem 18. Jahrhundert, von Goethes Briefroman »Die Leiden des jungen Werther« bis zu Rilkes Elegien.

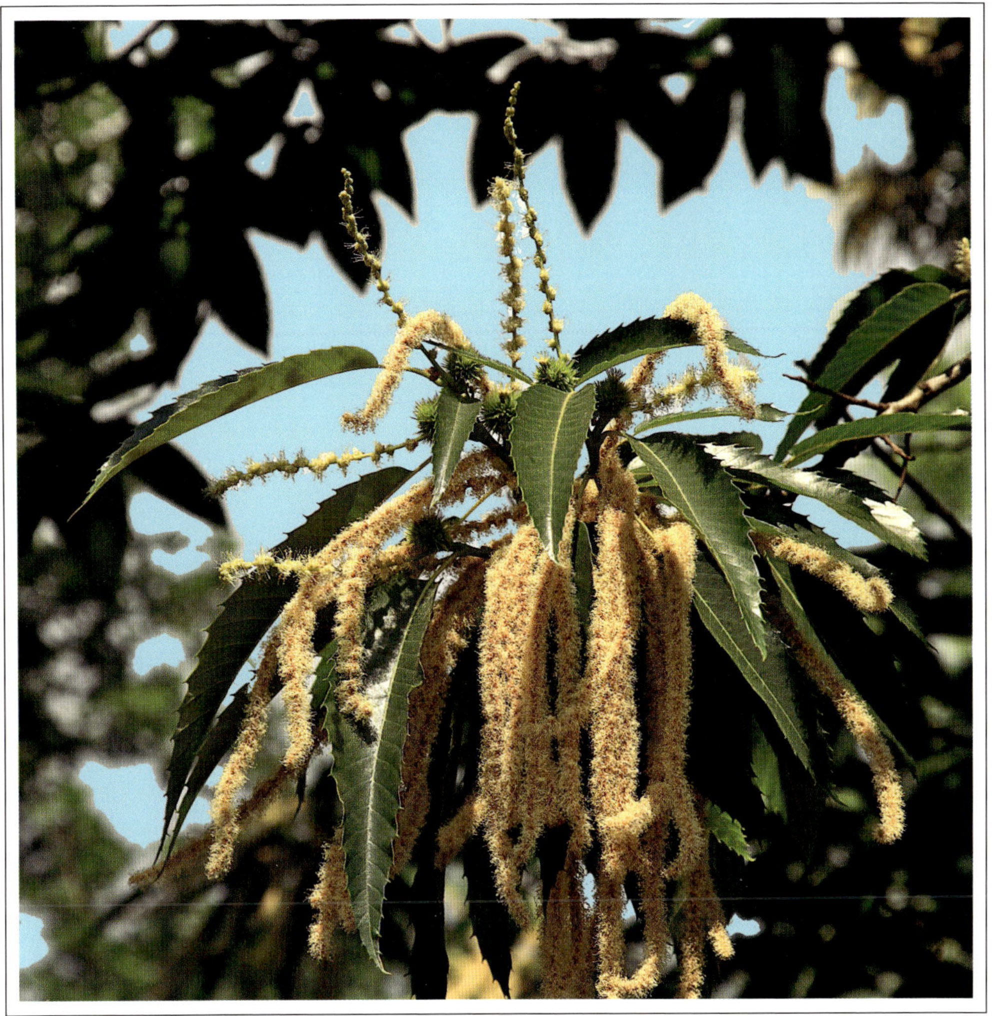

30 Sweet Chestnut

Potenzial: Wandlungsbereitschaft

Begleitet uns auf dem Weg
von der tiefsten Verzweiflung … zu neuen Ufern

Kraftformel:

Ich blicke auf.
Ich willige ein.
Ich lasse geschehen.

Mein Inneres Streben

Ich möchte Krisen aus eigener Kraft bewältigen.
Ich möchte auch Extremsituationen meistern.

Wenn ich über das Sweet-Chestnut-Potenzial verfüge,

merke ich rechtzeitig, wenn sich eine Situation so zuzuspitzen droht, dass ich mit meinem bisherigen Vorgehen nicht mehr weiterkomme.

Ich erkenne, wann ich eine grundsätzliche Änderung zulassen muss, und bin bereit, mich neuen Erfahrungen zu stellen.

Dadurch blockiere ich das Sweet-Chestnut-Potenzial:

In dem unbewussten Wunsch, möglichst alles aus eigener Kraft zu meistern, habe ich zugelassen, dass sich eine innere oder äußere Situation bis zum Extrem zugespitzt hat. Denn ich habe irrtümlich die kleinen, vielfältigen Hinweise und Zeichen meiner Inneren Führung immer wieder ignoriert.

Das ist die Folge:

Nun eskaliert die Situation zu einer handfesten Krise.

Ich komme an meine Grenzen, weiß nicht mehr, was ich noch tun könnte. Ich bin verzweifelt, fürchte, den Belastungen nicht länger standhalten zu können, erwarte den Zusammenbruch.

Wie kann ich mich wieder mit meiner Inneren Führung verbinden?

Der erste Schritt: Ich akzeptiere die Situation jetzt ganz genauso, wie sie ist.

Nun erkenne ich: Es gibt Momente, in denen ich jedes weitere eigene Bemühen aufgeben und in das Wirken meiner Inneren Führung einwilligen muss. Dann erst können neue, rettende Inspirationen von einer höheren Ebene aus einfließen.

Die ausführliche Beschreibung dieser Blüte finden Sie im Standardwerk auf den Seiten 190–193.

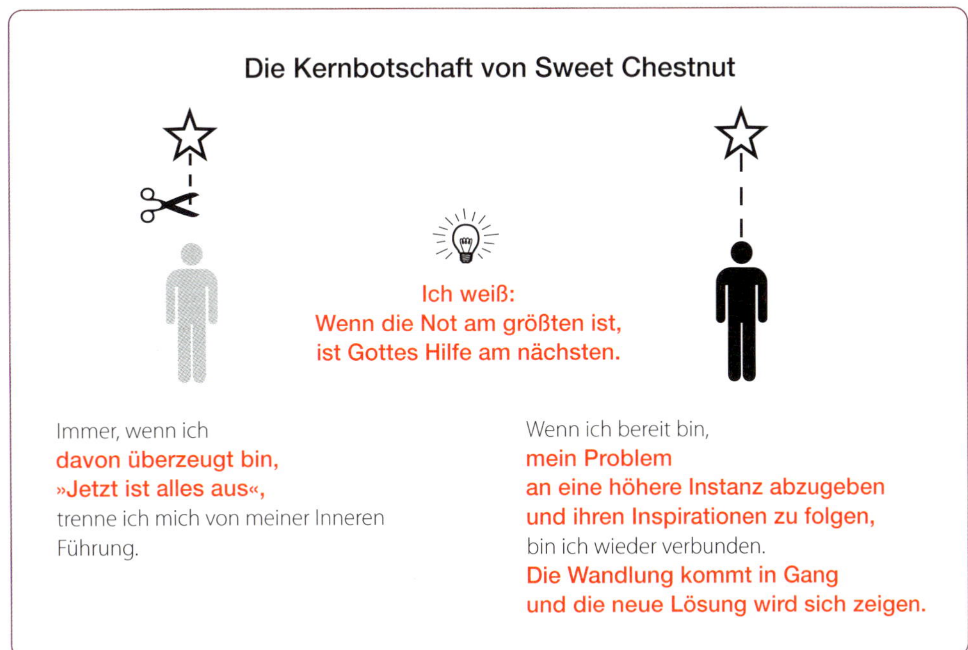

Anregungen zur Entfaltung des Sweet-Chestnut-Potenzials

- Im negativen Sweet-Chestnut-Zustand sendet die Innere Führung immer wieder Zeichen, die Sie aufmerksam machen sollen und Ihnen helfen wollen, das Problem auf einer anderen Ebene zu lösen.

Diese Zeichen können sehr unterschiedlich sein. Bei dem einen sind es andere Menschen, die ihm »zufällig« die richtige Botschaft übermitteln. Ein anderer erkennt »seine« Lösung des Problems, wenn er Zeit für sich hat oder auch beim Wandern in der Natur. Ein Dritter findet die Antwort in einem Zeitungsartikel, der ihm in die Hände fällt. Wieder andere erleben so etwas wie ein wahrhaftiges Wunder.

Denken Sie darüber nach, welche Zeichen in Ihrem Leben immer wieder an Wendepunkten aufgetaucht sind. Üben Sie sich darin, diese Zeichen früher zu erkennen und achtsamer damit umzugehen.

- Machen Sie sich bewusst: In jeder Krise stirbt eine Illusion oder ein überholtes Lebenskonzept. Im gleichen Moment aber wird auch eine neue Perspektive geboren. Ein längst fälliger Entwicklungsschritt kann endlich getan werden.

Anwender von Sweet Chestnut berichten

Eine Seminarteilnehmerin schrieb mir: »*Während des Seminars zog ich Sweet Chestnut und konnte damit zunächst überhaupt nichts anfangen.*

Nachdem ich die Blüte abends zu Hause eingenommen hatte, ging ich mit dem Gedanken an dieses für mich so überraschende Potenzial schlafen. Morgens war es mir plötzlich klar: Meine Situation als berufstätige Alleinerziehende hatte sich in der letzten Zeit durch die Demenz meiner Mutter, die ich täglich betreuen musste, so stark zugespitzt, dass ich damit allein nicht mehr zurechtkam.

Und plötzlich fiel mir der Entschluss leicht, mich um eine professionelle Betreuung für meine Mutter zu kümmern – wozu mir viele Freundinnen schon länger geraten hatten.«

Sweet Chestnut persönlich

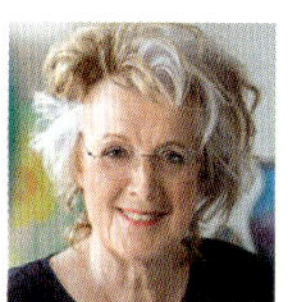

Sweet Chestnut, der »Erlösungsblüte«, verdanke ich einen sehr wichtigen Entwicklungsschritt zu Beginn meiner Berufstätigkeit.

Im ersten Jahr meiner schlecht bezahlten Angestelltentätigkeit überzog ich immer wieder mein Konto. Der Filialleiter meiner Bank – noch heute bin ich ihm dafür dankbar – bestellte mich zu sich und fragte mich, ob mir klar wäre, dass es so nicht weitergehen könne. Eine drastische Einschränkung meiner finanziellen Ausgaben wäre unumgänglich. Noch am gleichen Abend wurde mir bewusst, dass ich mich weder so stark einschränken wollte noch konnte. Das bedeutete zugleich: Wenn ich weiterhin so viel ausgeben wollte, musste ich mehr Geld verdienen, also mehr arbeiten. Als Werbetexterin war das nebenberuflich zum Glück leicht möglich und somit war der erste Schritt in meine spätere Selbstständigkeit getan.

Hohe Intensität ist das Schlüsselwort des Sweet-Chestnut-Potenzials. Diese Intensität wird gebraucht, um eine energetische Verdichtung zu ermöglichen. Oft erleben wir diese Zuspitzung als »die Krise vor der Wende«, in der man noch nicht bereit ist, den Tatsachen ins Auge zu blicken. Man macht z. B. in einer anhaltenden Ehekrise immer wieder neue Zugeständnisse, um den Partner eventuell doch noch zu halten, obwohl Freunde schon fragen: »Was muss denn nun noch alles passieren, damit du dich endlich scheiden lässt?«

Wie ich immer wieder in meiner Praxis beobachtet habe, griffen auch Patienten in der Spontanwahl zu Sweet Chestnut, in deren äußerem Leben sich gar keine Krise zeigte. Diese Menschen durchliefen aber alle gerade starke innere Entwicklungsprozesse. Hier lieferte das Sweet-Chestnut-Potenzial dann wohl die notwendige Energie, um innerlich den Sprung auf eine neue Bewusstseinsebene zu schaffen.

Unter meinen Patienten gab es immer wieder auch Menschen mit extremen Schicksalsverläufen (Flucht, Auswanderung, tragische Todesfälle, Krankheit ...), an denen andere wahrscheinlich zerbrochen wären. Sie aber gingen reifer und stärker daraus hervor: Dies waren offensichtlich Menschen mit sehr starkem Sweet-Chestnut-Potenzial oder, um es mit einem zeitgemäßen Begriff zu beschreiben: Sie verfügten über hohe Resilienz, also psychische Widerstandsfähigkeit.

Umgekehrt gibt es Menschen, die besondere oder sogar existenzielle Herausforderungen bewusst suchen. Hierzu gehören alle Extremsportler. Sie wollen und können immer wieder Grenzen überschreiten und scheinbar Unmögliches schaffen.

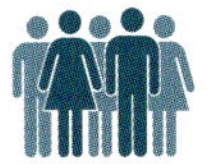

Die vielbeschworene Schwingungserhöhung des Planeten im aktuellen »Wassermannzeitalter« könnte damit verbunden sein, dass auch viele Phänomene intensiver und extremer ausfallen. Ein Beispiel dafür sind klimatische Ausnahmezustände: extreme Dürren, katastrophale Überflutungen, gewaltige Buschfeuer, unberechenbare Tornados etc. Diese besorgniserregende Tendenz zeigt uns, dass die Menschheit schon zu lange die Augen vor teils selbstverschuldeten Fehlentwicklungen verschlossen hat.

Bemerkenswerterweise kam es beim Schreiben dieser Zeilen zur weltweiten Corona-Krise. Werden wir gerade vom Schicksal kollektiv gezwungen, neu zu denken und solidarischer zu handeln? Erleben wir gerade die ersten Schritte eines tiefgreifenden kollektiven Wandlungsprozesses?

Auch das ist Sweet Chestnut

Krise ist ein produktiver Zustand.
Man muss ihr nur den Beigeschmack der Katastrophe nehmen.
(Max Frisch)

Ich dachte, meine Reise sei zu Ende,
Die letzte Grenze meiner Kraft erreicht.

Felswand sperre meinen Pfad,
Erschöpft sei meine Zehrung
und die Zeit gekommen, sich zu bergen
in der Nacht des Schweigens.
Doch siehe, ohne Ende ist in mir Dein Wille.
und wenn die alten Worte mir ersterben,
so brechen neue Melodien jung aus meinem Herzen
und wo die alten Pfade sich verlieren,
steigt Neuland auf mit allen seinen Wundern.
(Rabindranath Tagore)

Sweet Chestnut oder Oak?*

In beiden Zuständen hält man zu lange an einer Situation fest.

Im Sweet-Chestnut-Zustand glaubt man, noch nicht alle Lösungsmöglichkeiten ausgeschöpft zu haben. Es herrscht hoher Leidensdruck.

Im Oak-Zustand glaubt man die Angelegenheit erst komplett abschließen zu müssen, bevor man etwas Neues in Angriff nehmen kann. Hier herrscht hoher Pflichtdruck.

---

* Weitere Abgrenzungen dieser Blüte von anderen Bachblüten finden Sie im Standardwerk auf den Seiten 358–359.

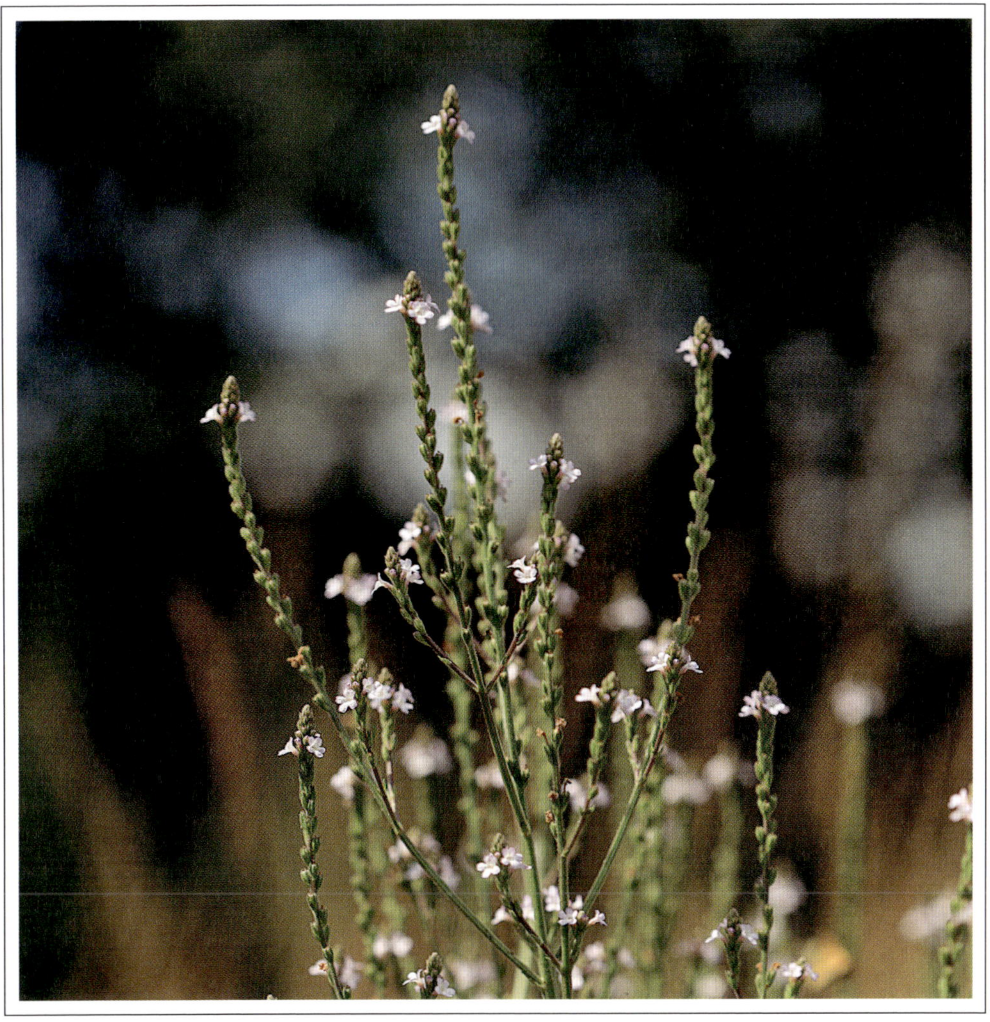

31 Vervain

Potenzial: Begeisterungsfähigkeit

Begleitet uns auf dem Weg
vom Weltverbesserer … zum Impulsgeber

Kraftformel:

Ich lasse los.
Ich gebe Raum.
Ich erkenne das Maß.

Mein inneres Streben

Ich möchte begeistern und mitreißen.
Ich möchte Feuer und Flamme sein.

Wenn ich über das Vervain-Potenzial verfüge,

engagiere ich mich gern und mit voller Kraft. Ich bin schnell Feuer und Flamme für eine Idee. Es fällt mir leicht, dann auch andere Menschen mitzureißen und für diese Idee zu begeistern.

Dabei habe ich ein gutes Gefühl für das richtige Maß und spüre, wo es anderen zu viel wird und ab welchem Moment es genug ist.

Dadurch blockiere ich das Vervain-Potenzial:

Im Drang, etwas Konstruktives zum großen Ganzen beizutragen, bin ich von einer Idee so inspiriert und hingerissen, dass ich glaube, sie sei auch für andere Menschen unbedingt nützlich und wichtig. In meinem feurigen Bemühen, diese zu überzeugen oder zu bekehren, übertreibe ich, ohne dabei die Stimme meiner Inneren Führung wahrzunehmen.

Das ist die Folge:

Ich überrolle andere Menschen mit meiner Energie. Doch da diese damit überfordert sind, geht meine Energie oft ins Leere und verpufft.

Wie kann ich mich wieder mit meiner Inneren Führung verbinden?

☞ Weniger ist mehr.

Jetzt heißt es erst einmal innezuhalten und den Druck wegzunehmen. Dadurch rücken sich alle Proportionen ganz von selbst wieder zurecht.

Ich mache mir bewusst: Viele Wege führen nach Rom. Ich kann niemanden zu seinem Glück zwingen. Jeder muss seinem eigenen Lebensplan folgen.

Die ausführliche Beschreibung dieser Blüte finden Sie im Standardwerk auf den Seiten 194–198.

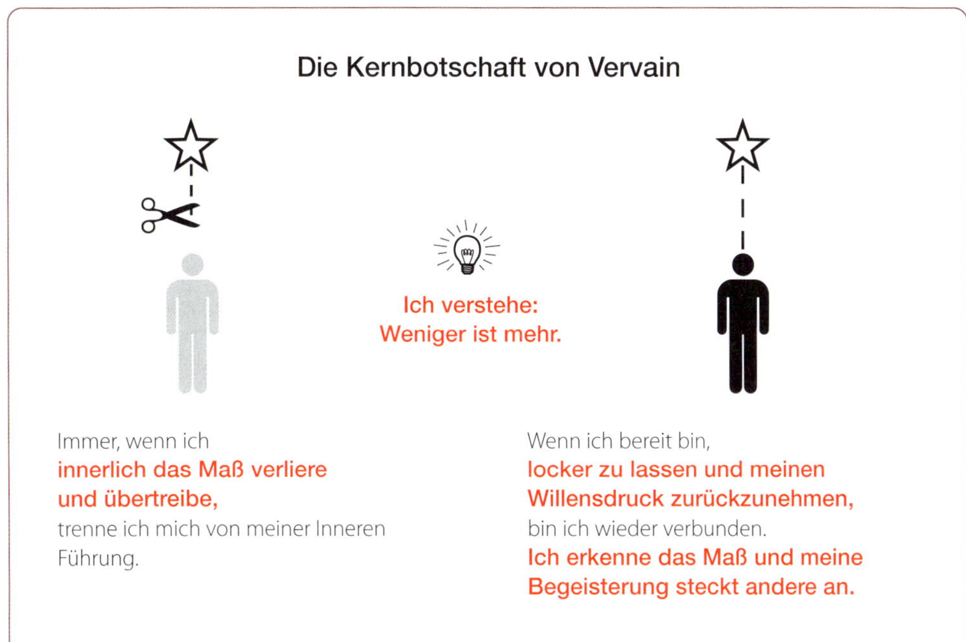

Anregungen zur Entfaltung des Vervain-Potenzials

- Durch die starke Zielstrebigkeit im Vervain-Zustand neigt man dazu, sich selbst permanent unter Druck zu setzen, man ist sozusagen innerlich ständig hyperaktiv. Dies gilt es zu erkennen und zu modifizieren. Man muss nicht immer im 5. Gang oder mit voller Power fahren, um sein Ziel zu erreichen. Wenn Sie dieses starke innere Getriebensein in sich fühlen, sagen Sie zu sich: »Stopp!« und schalten Sie bewusst einen Gang (oder mehrere) runter.

Hierzu gibt es eine Fülle von Übungen. Ich schätze besonders diese: Stellen Sie sich virtuell unter die Dusche (lauwarmer, sanfter Strahl) und lassen Sie genussvoll alle Anspannungen mit dem Wasser von sich abfließen.

- Lassen Sie die folgenden Zitate auf sich wirken:

Jeder hat in tiefstem Dank derer zu gedenken,
die Flammen in ihm entzündet haben. (Albert Schweitzer)

Kein Baum belehrt den anderen, so zu wachsen, wie er wächst.
Aber wir sind lauter Propheten. (Karl Heinrich Waggerl)

Gott gebe mir die Gelassenheit,
Dinge hinzunehmen, die ich nicht ändern kann,

den Mut, Dinge zu ändern, die ich ändern kann,
und die Weisheit, das eine vom anderen zu unterscheiden. (Reinhold Niebuhr)

Anwender von Vervain berichten

Eine Tierärztin berichtete in einem Seminar: »*Bei meiner Arbeit für die ›Vier Pfoten‹, die ich ganz bewusst gewählt hatte, um etwas zu bewegen, war mir Vervain eine unschätzbare Hilfe. Nicht selten war ich die bisweilen fanatische Kämpferin für die gute Sache, die jeden überzeugen wollte. Die für ihr Ziel bis zum Umfallen arbeiten konnte und dadurch nicht selten ›auf dem Zahnfleisch‹ ging.*

Natürlich hatte ich viele Erfolge. Aber oft stieß ich auch andere vor den Kopf. Ich verstand nicht, warum meine Argumente nicht angenommen wurden oder warum Kollegen nicht ebenfalls 150 Prozent Einsatz brachten.

Mithilfe von Vervain schaffe ich es heute immer noch, andere für die gute Sache zu begeistern, aber ich kann auch ohne Groll akzeptieren, wenn mir das auch mal nicht gelingt. Auch meine starken Muskelverspannungen im Schulterbereich sind zurückgegangen.«

Vervain persönlich

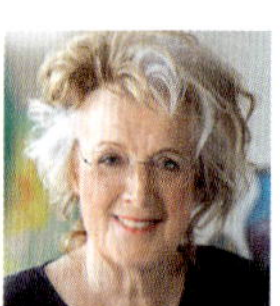

Warum sitzen wir Menschen auch heute noch so gern gemeinsam im Kreis um ein Feuer? Auf der Symbolebene ist die Antwort einfach: Das Feuer steht für die Verdauungsenergie in unserer Körpermitte sowie für unsere seelische und geistige Lebensenergie. Dieses Feuer muss durch geeignete Maßnahmen immer wieder reguliert werden. Es darf nicht zu hoch auflodern, aber auch nicht verglimmen oder gar ausgehen – ein perfektes Bild für das Potenzial von Vervain, der »Begeisterungsblüte«. Mit unserem inneren Feuer richtig umzugehen, will gelernt und geübt sein.

Zu Anfang meiner »Verbreitungstätigkeit« war es für mich typisch, dass ich auf Äußerungen anderer Menschen sofort die entsprechende Bachblüte nannte. Wenn etwa eine Bekannte sagte: »Aus dieser Angelegenheit möchte ich mich ganz raushalten«, war mein Kommentar unweigerlich: »Typisch Water Violet«. Schließlich fragten mich Freunde: »Kann man sich mit dir eigentlich auch noch über etwas anderes unterhalten als über Bachblüten?« Das gab mir zu denken und ich hörte damit auf, meine Beratungen ungebeten auszustreuen.

Aufschlussreich ist die Erfahrung, dass Vervain in der Spontanwahl häufig gezogen wird, wenn jemand noch nicht von etwas begeistert ist, sondern sich erst dafür begeistern möchte. Vervain zogen z. B. eine Schülerin, die drei Monate mit einem verstärkten Lernpensum vor sich hatte, und ein Rollstuhlfahrer, der unbedingt an einem Betriebsausflug seiner Firma teilnehmen wollte. Meine Hypothese dazu: Beide wollten sich unbewusst für die vor ihnen liegende, größere Anstrengung innerlich anfeuern und motivieren.

Das Begeisterungspotenzial von Vervain führt auch zu vielen schönen Initiativen einzelner Menschen, die mit einer guten Idee am Mainstream vorbeiziehen: etwa der Gründer einer Schuhwerkstatt im österreichischen Waldviertel, die besonders haltbare Schuhe produziert, oder die erfolgreiche Privatinitiative indigener Lehrer in einer Schule auf der mittelamerikanischen Halbinsel Yucatan, in der Indiokinder wieder die Sprache ihrer Vorfahren lernen können.

Auf der kollektiven Ebene zeigt sich das verzerrte Vervain-Potenzial besonders in Form von Übertreibungen. Normale Zusammenkünfte werden zu »Events« aufgeblasen, aus einem Freundeskreis wird »mein soziales Netzwerk«, Städteplanungen werden immer gigantischer. So plant China derzeit eine Stadt, die halb so groß werden soll wie das deutsche Bundesland Bayern.

Aber das Vervain-Potenzial bewirkt auch sehr viel Positives, besonders, wenn es um Recht und Unrecht – typische Vervain-Themen – geht. Zahlreiche Organisationen zeigen Missstände auf und setzen sich für die Wahrung von Rechten ein, denken wir nur an Verbraucherschutzorganisationen, Greenpeace oder Amnesty International.

Kollektive Begeisterung können wir zudem im Theater oder in der Oper erleben: Bravo-Rufe, Standing Ovations und donnernden Applaus für die Künstler, die uns mit ihrem Engagement und Können immer wieder beglücken und mitreißen.

Auch das ist Vervain

- Ein Journalist glaubt, er müsse seinen Text, der eigentlich schon recht gut ist, unbedingt noch mal überarbeiten, um den Inhalt noch besser rüberzubringen. Er feilt wieder und wieder an den Formulierungen, bis er nach zwei Stunden erschöpft aufhört. Am nächsten Tag liest er seinen Text nochmal in Ruhe durch und muss feststellen: Der Grad der Verbesserung steht in keinem Verhältnis zu der dafür aufgewendeten Zeit.

• Ich gehe regelmäßig mit einer Freundin einkaufen. Kleine Anschaffungen, aber auch Lebensmittel für die nächsten ein bis zwei Wochen. Dabei fällt mir auf, dass sie immer von allem zu viel kauft. »Oh, die schönen Schollen!«, sagt sie mit leuchtenden Augen. Wir brauchen zwei, sie nimmt drei. »Das ist die Schokolade, die mein Sohn so gerne isst!« Vier Tafeln wandern in den Einkaufskorb. Der Bachblüten-Expertin fallen sofort verschiedene Blüten zu dem Thema ein. Erstens: Heather, für den Wunsch, gut versorgt zu sein. Zweitens: Mimulus, wegen der Angst, nicht genug zu bekommen, oder sogar Honeysuckle für das »Nachkriegsmuster«: Man weiß nie, wann es diese Dinge wieder gibt, also nimmt man lieber mehr.

Alle diese Überlegungen treffen bei meiner Freundin jedoch nicht zu. Sie shoppt aus purer Begeisterung, aus der Lust am Genuss. Dabei entfaltet sie ihr ausgeprägtes Vervain-Potenzial. Es darf von allem reichlich sein, ja üppig. Ihre Küche und die Vorratsräume haben etwas vom Schlaraffenland und ihre Freude an gutem Essen wirkt ansteckend.

Dem Leser mit Beech-Potenzial drängt sich jetzt die Frage auf: Und was wird mit all den nicht gegessenen Lebensmitteln? Werden die einfach weggeworfen? Hier kann ich beruhigen. Mit großer Bewunderung verfolge ich immer wieder, wie perfekt es meiner Freundin gelingt, die »Masse« zu verwalten: Hier etwas vorkochen, dort etwas einfrieren und immer wieder auch großzügig Speisen zu verschenken …

Man erkennt: Das rechte Maß ist für jeden etwas anderes und rein subjektiv. Was für den Einen zu viel ist, kann für den Anderen gerade ideal sein. Entscheidend ist, das eigene Maß zu kennen und damit jederzeit konstruktiv umgehen zu können.

• Eine Freundin zur anderen: *»Ich mache jetzt drei Diäten auf einmal. Von einer werde ich nicht satt.«* (Unbekannte Quelle)

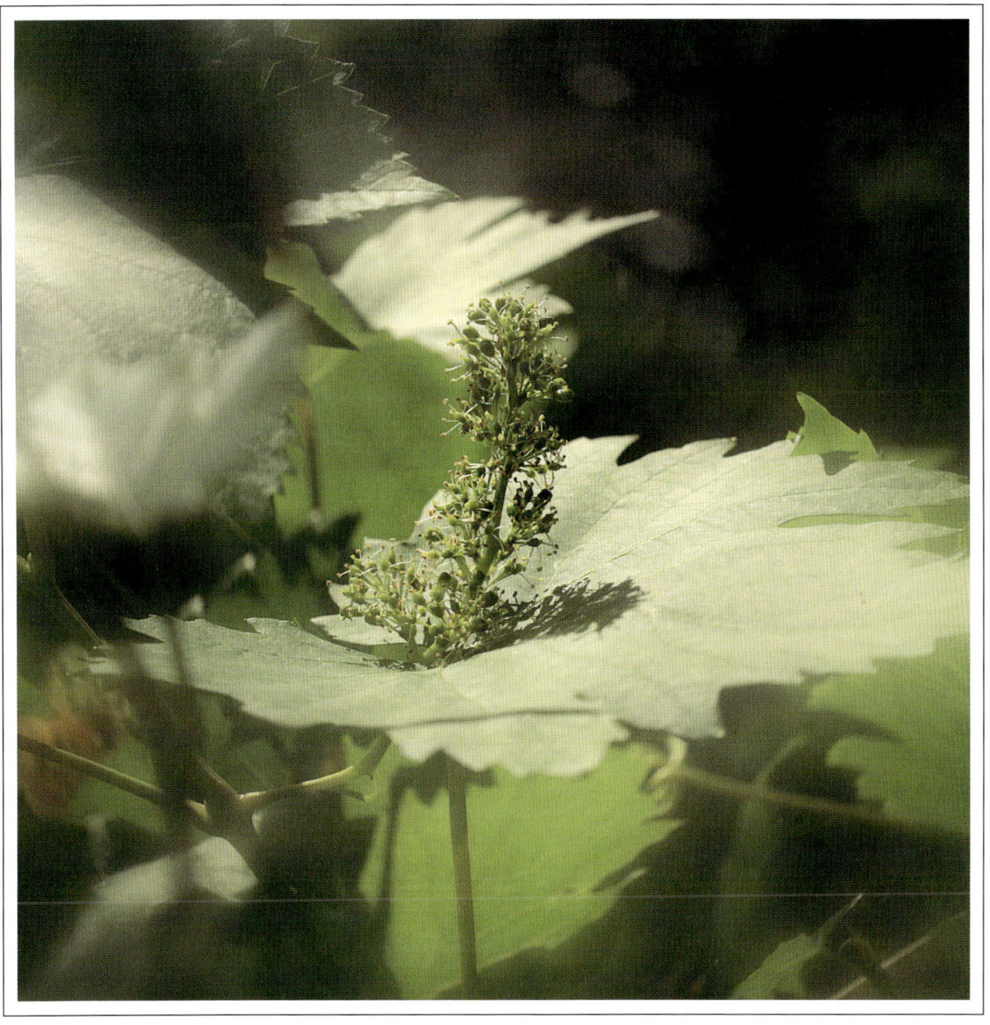

32 Vine

Potenzial: Führungswille

Begleitet uns auf dem Weg
von Unnachgiebigkeit … zu natürlicher Autorität

Kraftformel:

Ich fühle mich ein.
Ich respektiere.
Ich würdige und unterstütze.

Mein Inneres Streben

Ich möchte führen.
Ich möchte meine Ziele erreichen.

Wenn ich über das Vine-Potenzial verfüge,

bin ich zielstrebig. Ich habe einen gesunden Ehrgeiz. Andere respektieren mich wie selbstverständlich als Autorität. Was ich mir vorgenommen habe, erreiche ich meist auch. Dabei achte ich darauf, dass alle Beteiligten etwas davon haben. So entsteht eine Win-win-Situation.

Dadurch blockiere ich das Vine-Potenzial:

Mit großem Ehrgeiz verfolge ich meine Ziele und habe dabei ausschließlich die eigenen Interessen im Auge. Vielleicht wurden mir als Kind entweder zu wenige oder zu enge Grenzen gesetzt. Dadurch konnte ich kein adäquates Verhältnis zu meiner Inneren Führung und zum großen Ganzen aufbauen.

Weil ich innerlich davon überzeugt bin, dass das, was ich will, das einzig Richtige ist, versuche ich auf Biegen und Brechen, »mein Ding durchzuziehen«. Für die Gefühle anderer habe ich in diesem Moment keine Antennen.

Das ist die Folge:

Ich bin innerlich allein und werde oft mehr gefürchtet als geliebt.

Wie kann ich mich wieder mit meiner Inneren Führung verbinden?

☞ Ich selbst bin Teil eines größeren Ganzen – und auch mein eigener Lebensplan – das, was ich selbst will – soll einen konstruktiven Beitrag zu diesem größeren Ganzen leisten.

Indem ich das akzeptiere und meine eigenen Handlungen in Einklang mit diesen höheren Interessen bringe, entsteht ein natürlicher Synergieprozess, der meine Handlungen unterstützt.

Die ausführliche Beschreibung dieser Blüte finden Sie im Standardwerk auf den Seiten 199–203.

Die Kernbotschaft von Vine

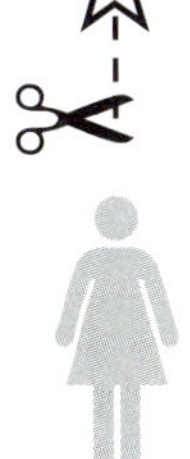

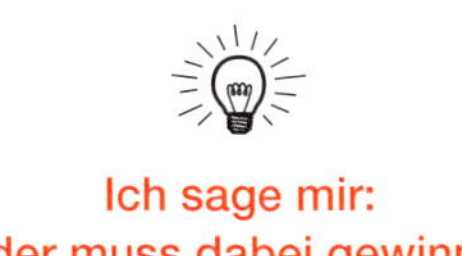

Ich sage mir:
Jeder muss dabei gewinnen.

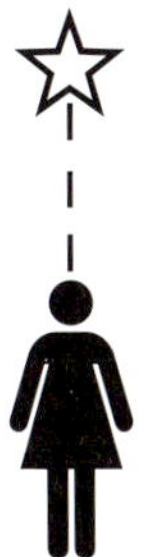

Immer wenn ich **ausschließlich meine eigenen Interessen vor Augen habe und unbedingt durchsetzen will,** trenne ich mich von meiner Inneren Führung.

Wenn ich **die Meinungen und Gefühle meiner Mitmenschen berücksichtige und respektiere,** bin ich wieder verbunden **und meine natürliche Autorität wird anerkannt.**

Anregung zur Entfaltung des Vine-Potenzials

Um mit dem Prinzip »Führen und Gehorchen« flexibler umzugehen, können Sie folgende Schreibübung machen: Stellen Sie sich vor, Sie wären der Chef oder eine andere Respektsperson und könnten Ihren Willen in einer konkreten Situation schon aufgrund Ihrer Position problemlos durchsetzen. Andererseits wissen Sie aber, dass einige der Beteiligten damit sicher nicht einverstanden wären. Wie entscheiden Sie sich? Nachgeben oder sich behaupten? Folgende fünf Fragen können Ihnen in einer derartigen Situation helfen, die richtigen Entscheidungen zu treffen.

Was verliere ich, wenn ich nachgebe?

Autorität. Man würde mir das Nachgeben eventuell als Schwäche auslegen.

Was gewinne ich, wenn ich nachgebe?

Sympathie und die Bereitwilligkeit der Mitarbeiter, mir ihrerseits auch einmal entgegenzukommen.

Was verliere ich, wenn ich mich durchsetze?

Die Kooperationsbereitschaft meiner Mitarbeiter. Sie werden sich überfahren fühlen und innerlich abblocken.

Was gewinne ich, wenn ich mich durchsetze?

Ich habe meine Autorität gewahrt.

Was dient dem übergeordneten Ziel in diesem Fall am meisten (z. B. einem guten Betriebsklima)?

In diesem Fall: nachgeben.

Anwender von Vine berichten

Eine Freundin schrieb: »*Ich nahm an einem Wochenendseminar teil, bei dem im Team Lösungsvorschläge für verschiedene Probleme erarbeitet werden sollten. Dabei ertappte ich mich bei meinem klassischen Vine-Verhalten: Sobald ich selbst eine Lösung parat hatte, übernahm ich quasi die Führungsrolle und drängte den anderen meinen Vorschlag förmlich auf. Sie kamen kaum noch zu Wort. Weil mich auch der Seminarleiter auf dieses nicht teamgerechte Verhalten hinwies, nahm ich abends zu Hause mehrfach Vine im Wasserglas. Am zweiten Seminartag war es für mich dann kein Problem mehr, mich zurückzuhalten. Und zu meiner eigenen Überraschung konnte ich aus den Vorschlägen der anderen noch einiges lernen.*«

Vine persönlich

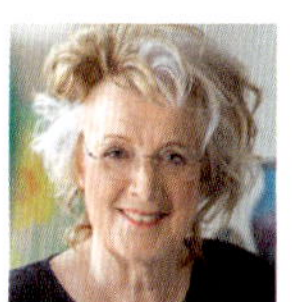

Mein absoluter Lieblingsplatz liegt im südlichen Burgenland in Österreich. Ich sitze mit dem Rücken an der Mauer zu meinem Weinkeller, vor mir erstreckt sich mein eigener kleiner Weingarten mit Rebstöcken voller Wein (=Vine). Immer wieder aufs Neue bin ich erstaunt, wie allein die physische Nähe von Vine, der »Autoritätsblüte«, mir innere Ruhe und Kraft gibt.

Rudolf Steiner, der Begründer der Anthroposophie, sagte, der Wein stärke unsere Ich-Kräfte und fördere dadurch unsere Individualitätsentwicklung. Als eher medial veranlagtes Wesen brauche ich diese Ich-Stärkung immer wieder.

Den Umgang mit meinem Vine-Potenzial habe ich mir über die Jahre erarbeitet. Zunächst habe ich meine Angestellten wie früher meine Patienten behandelt. Dann erkannte ich, dass Angestellte nicht »betreut« werden wollen, sondern klare Anweisungen erwarten. Heute gebe ich sie problemlos und begründe auch, warum sie erforderlich sind. So entstehen gemeinsame, erfolgreiche Arbeitsprozesse.

In Angelegenheiten, die mir wirklich wichtig sind, setze ich mich in jedem Fall durch. In allen anderen Situationen reagiere ich entgegenkommend und richte mich, wenn möglich, gerne nach den Wünschen der anderen.

Diagnostisch interessant ist die unterschiedliche energetische Ausstrahlung von Menschen im Vine- bzw. im Vervain-Zustand: Der Vervain-Typ hat eine warme Ausstrahlung, da er sich ja nach außen wendet, um seine Mitmenschen zu begeistern. Der Vine-Typ hingegen wirkt eher kalt, da er beim Verfolgen seiner Ziele ganz bei sich bleibt und im Extremfall seine Mitmenschen sogar völlig ignoriert.

Häufig trifft man auch auf Menschen, die mit besonders dominantem Auftreten ihren verzerrten Larch-Zustand (d. h. ihr mangelndes Selbstwertgefühl) kompensieren.

Wussten Sie, dass die sogenannte Hackordnung oder Hierarchiebildung in uns Menschen stammesgeschichtlich angelegt ist? Sie entsteht in einer Gruppe ganz automatisch, um eine Struktur zu schaffen, die das soziale Leben aufrechterhält. Es gibt also immer ein Alphawesen, eine natürliche Autorität, die zum Wohle der ganzen Gruppe sagt, wo es langgeht.

Dieses natürliche Phänomen, dass es immer eine Autorität geben muss, war den Vertretern der »antiautoritären Erziehung« offenbar nicht bewusst. Wenn Kinder jedoch keine Grenzen aufgezeigt bekommen, werden sie in ihrer sozialen Entwicklung gehemmt. Sie entwickeln sich selbst zu »kleinen Tyrannen« und provozieren ihre Eltern unbewusst so lange, bis diese endlich die gewünschten Grenzen setzen.

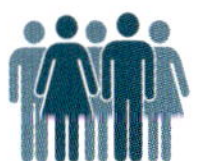

Kollektiv erleben wir das verzerrte Vine-Potenzial oft in Institutionen, in denen es eine starke Hierarchie gibt, z. B. beim Militär. Soldaten werden auch heute noch »geschliffen«, und das mit einer Unnachgiebigkeit, die an Grausamkeit grenzen kann.

Edward Bach zählte Grausamkeit zu den Grundkrankheiten der Menschheit. Er schrieb: »Der Schmerz, den man einem anderen Wesen zufügt, wird früher oder später im eigenen Körper erlebt. Der Drang, andere zu beherrschen, führt irgendwann dazu, dass man selbst von anderen Menschen oder Umständen beherrscht wird.«

Ein guter Vertreter für das reife Vine-Potenzial ist der preußische König Friedrich der Große. Er bezeichnete sich selbst als ersten Diener seines Staates und verkündete: »In meinem Reich kann jeder nach seiner Fasson selig werden.«

Die Idealverkörperung des kollektiven Vine-Potenzials wäre eine funktionierende Demokratie. Hier führt nicht ein Einzelner, sondern die gewählten Vertreter des Volkes, welche sich bemühen, die Bedürfnisse von möglichst vielen Menschen durchzusetzen.

Auch das ist Vine

- Ein hübsches junges Mädchen besuchte einen Tanzkurs und wunderte sich, dass es regelmäßig als eines der letzten oder gar nicht aufgefordert wurde. An ihrem Aussehen konnte es nicht liegen. Im Gespräch erkannte die junge Frau, dass sie innerlich nicht damit einverstanden war, ausgewählt zu werden. Viel lieber wäre sie die aktiv Auswählende gewesen (Damenwahl). Das hat sie wohl so stark ausgestrahlt, dass es ihre potenziellen Tanzpartner ihr gegenüber unbewusst blockierte.

- In manchen esoterischen Kreisen werden immer wieder Bestellungen beim Universum aufgegeben, die möglichst präzise formuliert sein »sollen« (»Im September werde ich einen neuen Partner gefunden haben, der auch beruflich zu mir passt!«). Wenn das Geforderte nicht eintritt, ist man enttäuscht, weil man nicht verstanden hat, dass nur solche Ereignisse dauerhaft eintreten können, die dem eigenen Lebensplan entsprechen.

- Ein Patient mit starkem Dominanzanspruch erklärt einem Heilpraktiker umfangreich seine Krankheitssymptome und sagt, was er von ihm erwartet. Erst als der Heilpraktiker deutlich auf seine fachliche Autorität verweist, ist der Patient bereit, sich auf dessen Vorschläge einzulassen.

- Kennen Sie diesen inneren Widerspruch? Eigentlich freut man sich auf eine Arbeit. Andererseits spürt man innerlich Widerwillen, sobald man konkret damit anfangen will. Die Ursache für diesen Widerspruch liegt oft in der Erziehung, in der eigenes, selbstbestimmtes Handeln immer wieder verboten wurde. Dieses »Nein, das darfst du nicht« erzeugt einen unbewussten »Wider-Willen« gegen das eigene Handeln, den man jedes Mal neu überwinden muss. Erst wenn man diese Ursache erkannt hat, löst sich dieser innere Widerspruch auf.

- Ein schönes Beispiel für das Vine-Potenzial ist folgende Radio-Ansage: »Es spielen die Berliner Philharmoniker unter der Stabführung von Wilhelm Furtwängler«. Ja, ein Dirigent führt und modelliert mit seinem Stab die Energien der Orchestermusiker und lässt so z. B. Schuberts 9. Symphonie erklingen.

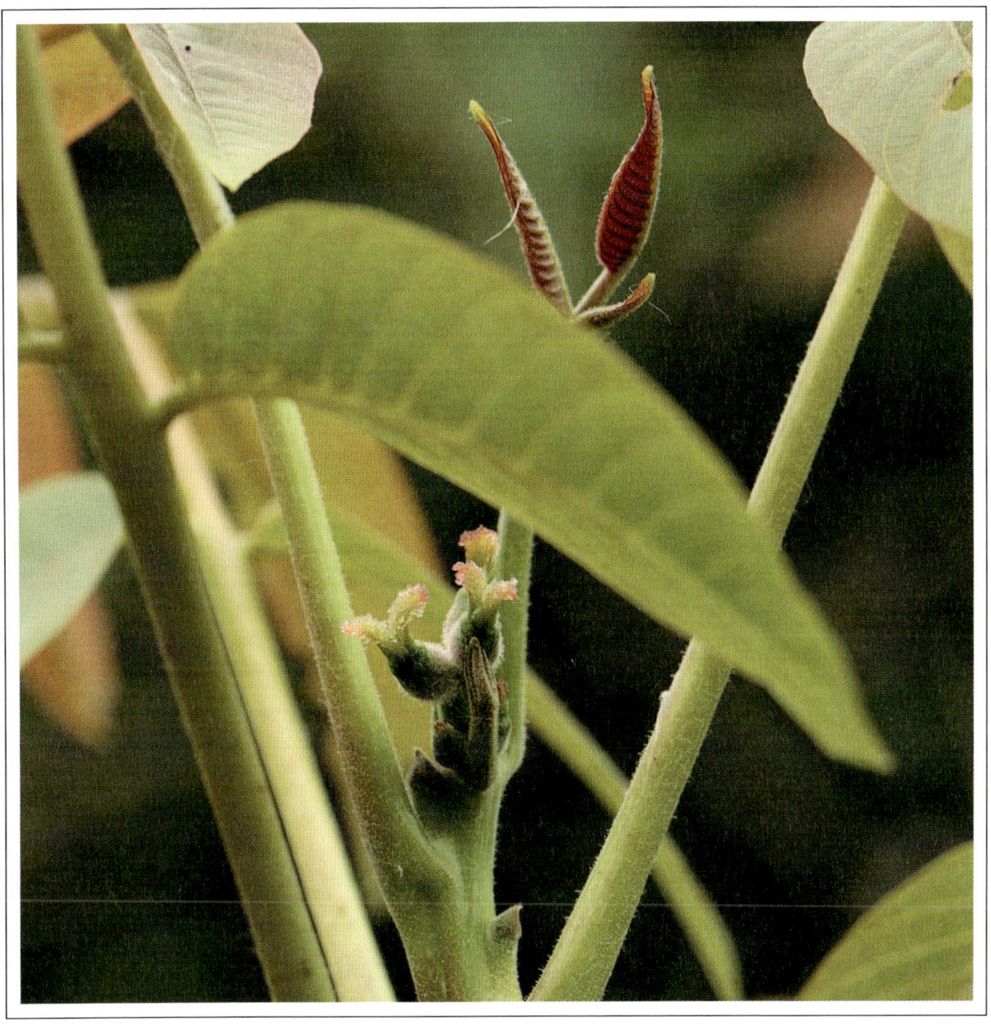

33 Walnut

Potenzial: Standhaftigkeit

Begleitet uns auf dem Weg
von Beeinflussbarkeit … zu innerer Festigkeit

Kraftformel:

Ich bin mir sicher.
Ich bleibe mir treu.
Ich gehe meinen Weg.

Mein Inneres Streben

Ich möchte mir treu sein.
Ich möchte den nächsten Schritt tun.

Wenn ich über das Walnut-Potenzial verfüge,

denke und handle ich häufig etwas anders als meine Umgebung oder finde mich in einer Pionierrolle wieder. Konventionen oder gut gemeinte Ratschläge können mich nicht von meiner eigenen Linie abbringen. Auch in Veränderungsphasen erkenne ich, wann welcher Schritt dran ist, und handle danach.

Dadurch blockiere ich das Walnut-Potenzial:

Zwar habe ich eine genaue Vorstellung von dem, was ich will, lasse mich aber in einer Phase innerlicher oder äußerer Veränderungen oder Neuerungen immer wieder von außen verunsichern, sei es durch konventionelle Vorhaltungen, sei es durch gut gemeinte Ratschläge anderer Menschen. Dadurch unterbreche ich immer wieder die Verbindung zu meiner Inneren Führung.

Das ist die Folge:

Ich werde wankelmütig, denn ich verfüge in einer Situation, die für mich neu ist, noch nicht über eigene Erfahrungen, auf die ich mich stützen könnte. So zögere ich meinen nächsten Schritt immer wieder hinaus und komme auf meinem Lebensweg nicht richtig voran.

Wie kann ich mich wieder mit meiner Inneren Führung verbinden?

☞ Die Entfaltung des eigenen Lebensplans hat immer Vorrang.

Indem ich mir bewusst mache, dass jeder Außenstehende nur aus seiner eigenen Lebenserfahrung heraus raten und warnen kann, erkenne ich, dass diese Aussagen für mich nicht wirklich relevant sein können. So kann ich die Verbindung zu meiner Inneren Führung wieder festigen.

Die ausführliche Beschreibung dieser Blüte finden Sie im Standardwerk auf den Seiten 204–208.

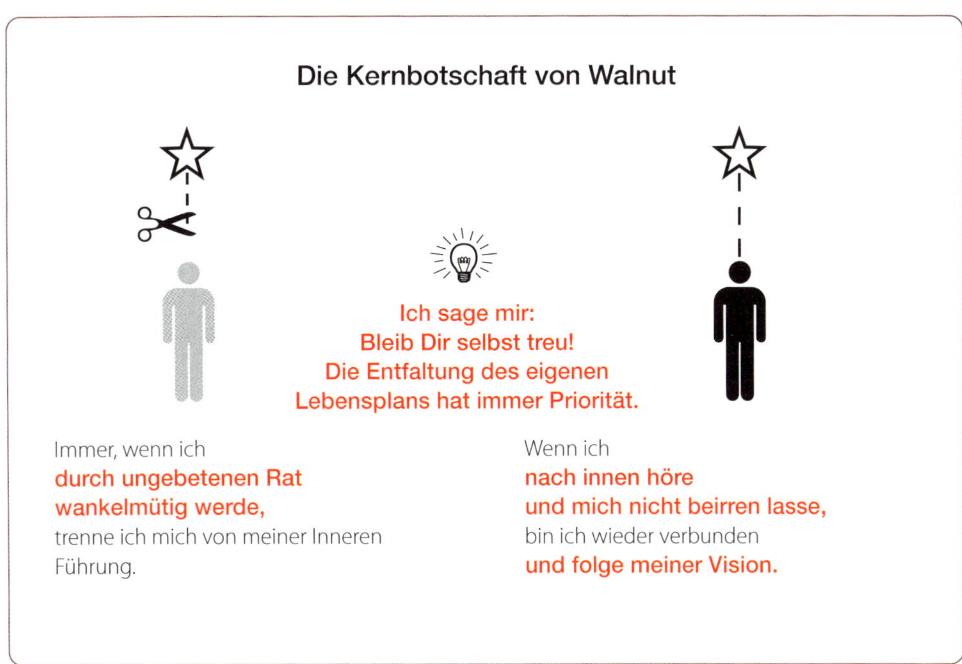

Anregungen zur Entfaltung des Walnut-Potenzials

- Im Gegensatz zum Cerato-Zustand, in dem man sich durch ständiges Hinterfragen selbst verunsichert, tritt im Walnut-Zustand die Verunsicherung durch Fragen oder Ratschläge anderer Menschen von außen an uns heran. Lernen Sie, sich diplomatisch, aber bestimmt dagegen abzugrenzen. Sagen Sie z. B.:

»Interessant, wie du das siehst. Ich werde es auf mich wirken lassen …«

»Dein Vorschlag ist mir wertvoll, denn diese Information ist mir neu. Ich werde prüfen, wie ich sie in mein Vorhaben einbauen kann.«

»Diese Argumente habe ich schon gehört. Aber sie treffen in meinem Falle nicht zu.«

- Verinnerlichen Sie die folgenden Aussagen:

Wenn dir jemand sagt: »Das geht nicht!«, denke immer daran:
Das sind seine Grenzen, nicht deine. (Volksmund)

Wer sich selbst treu bleiben will, kann nicht immer anderen treu bleiben.
(Christian Morgenstern)

Die ideale Verbindung ist die zwischen Menschen, die bereit sind, sich zu ändern, aber entschlossen, sich selbst treu zu bleiben. (Ernst Reinhardt)

Nur wer seinen eigenen Weg geht, bringt auch die Gemeinschaft voran. (Georgisches Sprichwort)

Wer etwas Großes leisten will, muss tief eindringen, scharf unterscheiden, vielseitig verbinden und standhaft beharren. (Friedrich Schiller)

Anwender von Walnut berichten

Ein befreundeter Therapeut berichtet: »*Ein leitender Angestellter in einer Bank kam zu mir in die Therapie. Es ging ihm nicht gut, Bluthochdruck und einige andere gesundheitliche Probleme. Aber das Wichtigste: Er erzählte mir, dass er und seine Frau schon seit Jahren planten, ihr Haus zu verkaufen und zu reisen, um die Welt zu sehen. Aber jetzt, in Corona-Zeiten, einen sicheren Arbeitsplatz einfach aufgeben? In seine Mischung gab ich als Hauptblüte Walnut. Einige Tage später rief er mich an: Es gehe ihm viel besser, er habe bei der Bank gekündigt. Seine Kollegen und Bekannten seien entsetzt gewesen. Er und seine Frau würden ihr Haus verkaufen und ein kleines Häuschen in einer schönen Gegend mieten, bis sich die Situation mit dem Virus beruhigt hätte und sie endlich reisen könnten.*«

Walnut persönlich

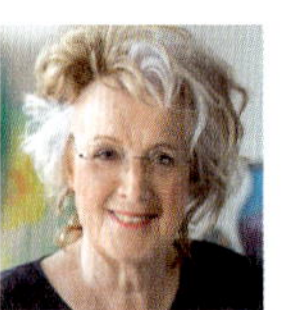

Ich erinnere mich an eine Seminarteilnehmerin, die in der Gruppen-Spontanwahl intuitiv Walnut, die »Verwirklichungsblüte« zog, aber nichts damit anfangen konnte. Etwa eine Woche später rief sie an: Ihr sei jetzt klar, warum sie diese Blüte gezogen hatte: Sie sei schwanger. Dies zeigt eindrucksvoll, dass unser intuitives Wissen manche Dinge geistig schon wahrnimmt, bevor wir davon in der Realität erfahren.

Die Einführung der Bachblütentherapie erforderte gerade in den ersten Jahren viel Standhaftigkeit, besonders die arzneimittelrechtliche Situation. Ich musste mich immer wieder bei einigen Bachblüten-Therapierenden »unbeliebt« machen, um zu verhindern, dass die Behörden den gesamten Import der Essenzen verbieten würden – weil diese Kollegen überzogene Versprechungen in Bezug auf die Wirkung der Bachblüten machten. Immer wieder bat ich sie, ihre Aussagen zu revidieren, was manche von ihnen aber nicht einsehen wollten oder konnten.

In dieser schwierigen Phase übermittelte mir ein Kollege zum Trost folgenden Spruch eines indischen Philosophen: »Wenn eine Pflanze klein ist, muss man sie einzäunen, damit die Tiere nicht kommen, um sie abzufressen. Ist aus der Pflanze ein schöner großer Baum geworden, kommen die gleichen Tiere und lagern dankbar in ihrem Schatten.«

In meinem privaten Leben finde ich mich immer wieder in Walnut-Situationen, in denen gerade etwas Neues entsteht: Ich betrete Restaurants oder Geschäfte, die morgen erst offiziell eröffnet werden. Der Taxifahrer hat erst vor einer Woche mit der Ausübung seines Berufs begonnen. Die Serviererin hat heute ihren ersten Arbeitstag …

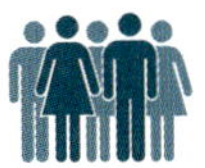

Da wir in der Zeit eines großen Umschwungs leben, ist kollektive Walnut-Energie allgegenwärtig. Dazu gehört ein neues Denken in der Medizin: weg vom alten materiellen, invasiven Zugang in Richtung feinstofflicher Informationsmedizin. Doch diese neue Richtung bekommt noch viel Gegenwind zu spüren. Homöopathie und Bachblütentherapie werden in den Medien immer noch durch falsche Darstellungen bekämpft oder lächerlich gemacht. Und dies trotz der jahrzehntelangen Erfolge dieser Methoden in der Praxis.

Menschen, die die Heilungsprinzipien dieser neuen Medizin verstanden haben und sich von derartiger Kritik nicht beeindrucken lassen, sind ein schönes Beispiel für das kollektive Walnut-Potenzial.

Auch das ist Walnut

- Stellen Sie sich vor, Sie haben gerade einen Menschen kennengelernt, mit dem Sie sich wirklich gut verstehen, tiefere Gefühle fangen an zu fließen. Sein Tierkreiszeichen ist der Wassermann. Wohlmeinende Freundinnen heben warnend den Zeigefinger: »Wassermänner sind unzuverlässig« – »Bei Wassermännern weiß man nie, woran man ist« – »Wassermänner können nicht treu sein«. Und obwohl Sie diese Sprüche als Worthülsen aus Zeitungshoroskopen erkennen, die Sie normalerweise milde belächeln … etwas bleibt haften. Es entsteht ein unbewusster Nachhall. Das schöne vertrauensvolle Gefühl der Zuneigung wird irgendwie beschädigt und verliert an Kraft. Ein »Spell« fängt an zu wirken. Von jetzt an fällt es Ihnen manchmal schwer, innerlich zu Ihren eigenen Gefühlen zu diesem Menschen zu stehen.

»Spells« sind verallgemeinernde Glaubenssätze, die auf kollektiver Ebene mit sehr viel Energie aufgeladen sind. Sie lösen in unserem Unterbewusstsein so etwas wie einen Bann aus, den wir mit eigener Gedankenkraft nur sehr schwer lösen können. Bach bezeichnete Walnut auch als »Spell-Breaker«: Mit seiner Hilfe werden »Spells« früher als solche erkannt und ihre Macht wird gebrochen oder kann sich gar nicht erst aufbauen.

- Persönliche Entwicklung, die Zähne und das Walnut-Potenzial stehen in einem besonderen Zusammenhang. Träume, in denen man Zähne verliert, zeigen symbolisch, dass der Träumer einen inneren Entwicklungsschritt vollzogen hat. »Diesen Zahn muss ich dir ziehen«, sagt man ja auch, wenn man jemanden von einer unpassenden Idee abbringen möchte.

Zahnenden Kindern Walnut zu geben, hat sich in der Praxis immer wieder bewährt.

- Sie kennen bestimmt auch das »Nesthockerphänomen«: Junge Menschen sind sehr lange nicht bereit, aus dem Schutz- und Schonraum des elterlichen Hauses in die raue, wettbewerbsorientierte Welt auszuziehen. Dies hat zwar häufig auch finanzielle Gründe, auf emotionaler Ebene aber offenbart sich hier das verzerrte Walnut-Potenzial, weil ein wichtiger Entwicklungsschritt seelisch immer wieder hinausgezögert wird.

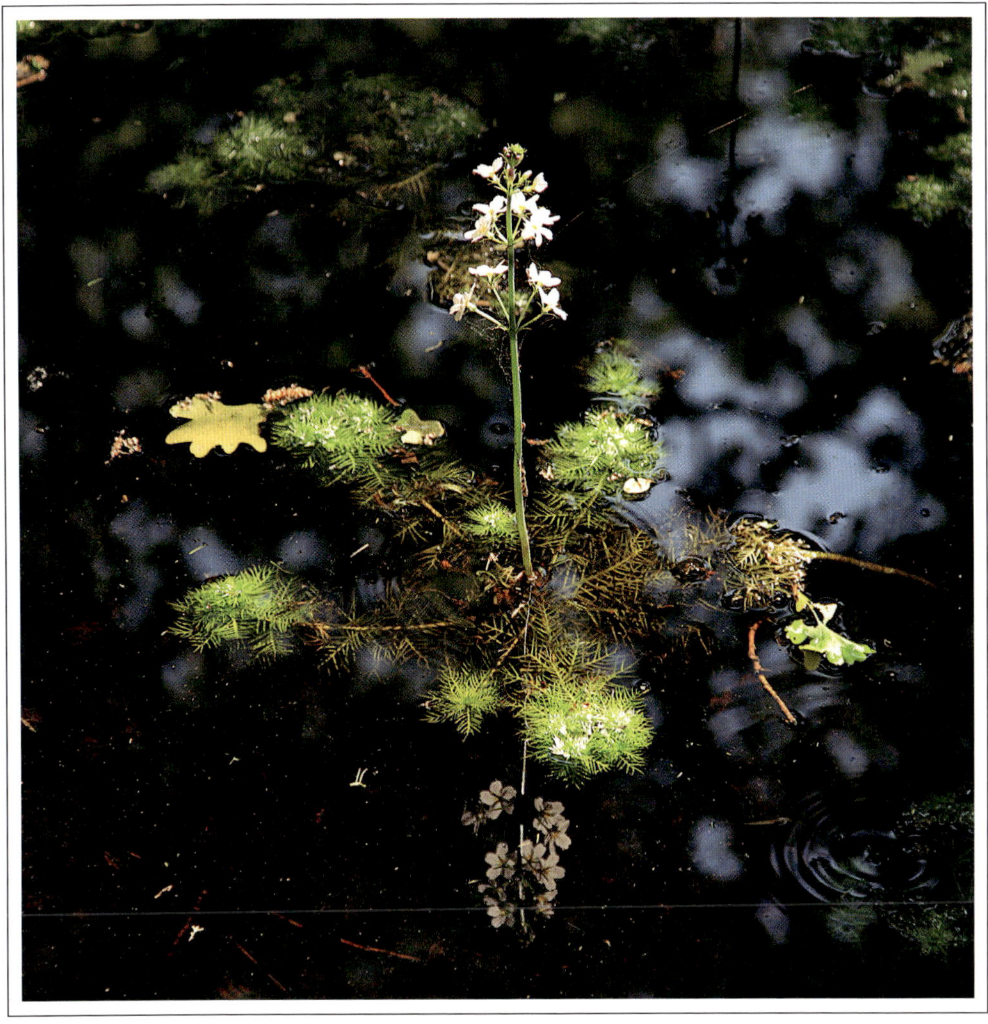

34 Water Violet

Potenzial: Innere Unabhängigkeit

Begleitet uns auf dem Weg
von der Isolation … zum Miteinander

Kraftformel:

Ich gehöre dazu.
Ich nehme teil.
Ich erlaube Nähe.

Mein inneres Streben

Ich möchte innerlich unabhängig sein.

Wenn ich über das Water-Violet-Potenzial verfüge,

gelte ich vielfach als innerlich souveräne Persönlichkeit, die gut mit sich allein zurechtkommt. Ich habe ein feines Gefühl für das richtige Verhältnis von Nähe und Distanz. Ich reagiere zunächst eher zurückhaltend, kann aber auf andere zugehen, wenn es die Situation erfordert.

Dadurch blockiere ich das Water-Violet-Potenzial:

Vielleicht habe ich schon früh im Leben die Erfahrung gemacht, dass ich von meinen Mitmenschen kaum wirkliche Hilfe erwarten kann, sondern sowieso alles allein machen muss. Daher erlebe ich mich weniger als Teil einer größeren Gemeinschaft, sondern habe das Gefühl, irgendwie »anders« zu sein. Schnell bin ich deshalb geneigt, mich aus emotionalen Situationen zurückzuziehen. Indem ich mich Impulsen von außen verschließe, bin ich auch nicht offen für die Impulse meiner Inneren Führung.

Das ist die Folge:

Ich bin zwar innerlich autark, doch mein eigenes Leben wird immer karger und einsamer.

Wie kann ich mich wieder mit meiner Inneren Führung verbinden?

☞ Wir alle sind Teil im Kontaktnetz eines größeren Ganzen. Der Mensch braucht den Mitmenschen als energetischen Impulsgeber für seine weiteren Entwicklungsschritte. Jeder Mensch hat etwas Bereicherndes beizutragen.

Wenn ich mich grundsätzlich entscheide, mehr Nähe in meinem Leben zuzulassen, zeigt mir meine Innere Führung, wann es Zeit ist, sich zu öffnen, und wann es Zeit ist, sich zurückzuziehen.

Die ausführliche Beschreibung dieser Blüte finden Sie im Standardwerk auf den Seiten 209–212.

Die Kernbotschaft von Water Violet
Ich sage mir:
Nicht isolieren –
lieber kommunizieren!
Immer, wenn ich
glaube, andere Menschen
nicht zu brauchen,
trenne ich mich von meiner Inneren
Führung.
Wenn ich
andere Menschen als energetische
Impulsgeber sehe und achte,
bin ich wieder verbunden.
Im Austausch wird mein Leben
reicher und kraftvoller.

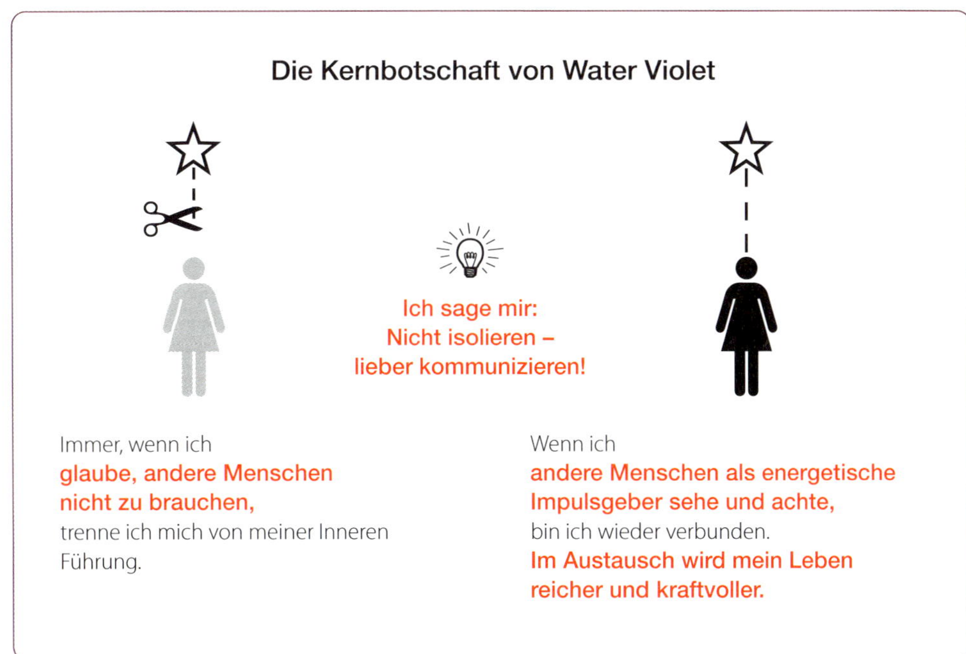

Anregungen zur Entfaltung des Water-Violet-Potenzials

- Schließen Sie sich einer Gemeinschaft an, in der man zusammen etwas Schönes kreiert und erlebt, z. B. in einer Tanzgruppe, in einem Urban-Gardening-Projekt oder in einem Chor. Besonders Musik verbindet unsere Herzen.

- Eine Sufi-Weisheit sagt: »Wenn du ein Problem hast, gehe auf den Markt und frage den erstbesten Menschen, was du tun sollst. Du wirst in jedem Falle einen Impuls bekommen, der dir jetzt weiterhilft.«

- Beschäftigen Sie sich mit den folgenden Aussagen.

Das richtige Verhältnis von Nähe und Distanz ist ganz individuell und muss in jedem Fall neu definiert werden. Tun Sie es, es lohnt sich. Denn letzten Endes sind es immer die Verbindungen mit Menschen, die dem Leben seinen Wert geben.
(Alexander von Humboldt)

Ein Lächeln ist die kürzeste Verbindung zwischen zwei Menschen.
(Volksmund)

Anwender von Water Violet berichten

Eine Seminarteilnehmerin schildert folgendes Erlebnis: »*Im Kindergarten wurde Advent gefeiert. Zur Sicherheit habe ich vorher Water Violet eingenommen, denn ich komme mir bei solchen Anlässen häufig komisch vor und habe Schwierigkeiten, mich beim Smalltalk einzubringen. Bei dieser Feier war dann in der Tat nichts und niemand komisch, weder ich noch die anderen. Das Interessante war, dass ein paar Kinder, mit denen mein Sohn befreundet ist, auf mich zugegangen sind und mit mir spielen wollten. Sie haben mich richtiggehend vereinnahmt. Ist das nicht toll? Ich hatte das Gefühl, dass die Kinder mein gestärktes Water-Violet-Potenzial ganz intuitiv gespürt haben.*«

Water Violet persönlich

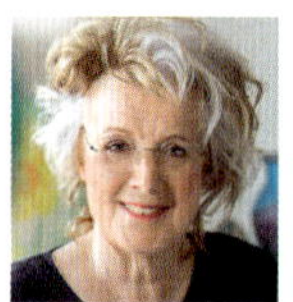

Ein unvergessliches Bild: In einem Seminar »Bachblüten für Haustiere« in meinem Schweizer Institut saßen die 15 Teilnehmerinnen in einem Stuhlkreis, zu ihren Füßen die mitgebrachten Haustiere, überwiegend große Hunde. Nur eine Dogge wollte sich partout nicht mit in die Runde setzen, sondern zwängte sich auf den kleinen Balkon zwischen verschiedene Blumentöpfe, wo sie den ganzen Tag liegen blieb. Ihre Besitzerin zog in der Spontanwahl die »Kommunikationsblüte« Water Violet.

Menschen mit ausgeprägtem Water-Violet-Potenzial fällt es grundsätzlich nicht leicht, sich auf die Schwingungsfrequenz ihrer Mitmenschen einzustellen. Andere halten sie deshalb oft für arrogant oder unnahbar.

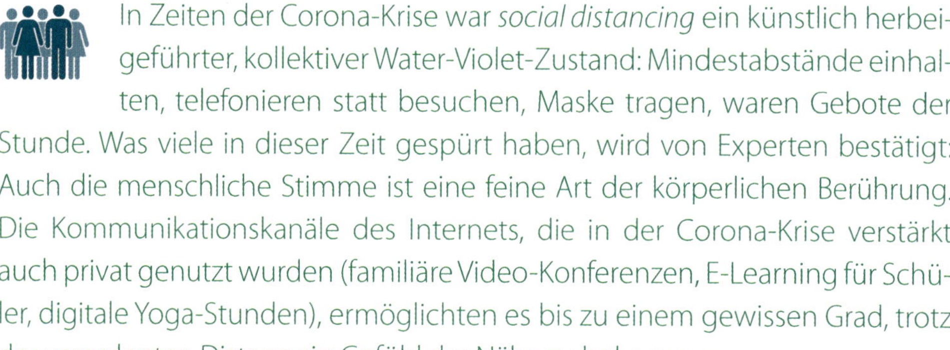

In Zeiten der Corona-Krise war *social distancing* ein künstlich herbeigeführter, kollektiver Water-Violet-Zustand: Mindestabstände einhalten, telefonieren statt besuchen, Maske tragen, waren Gebote der Stunde. Was viele in dieser Zeit gespürt haben, wird von Experten bestätigt: Auch die menschliche Stimme ist eine feine Art der körperlichen Berührung. Die Kommunikationskanäle des Internets, die in der Corona-Krise verstärkt auch privat genutzt wurden (familiäre Video-Konferenzen, E-Learning für Schüler, digitale Yoga-Stunden), ermöglichten es bis zu einem gewissen Grad, trotz der verordneten Distanz ein Gefühl der Nähe zu bekommen.

In dieser Zeit verstärkte und festigte sich gleichzeitig unser ganzheitliches Bewusstsein, weil wir deutlicher als zuvor erlebt haben, dass wir weltweit vernetzt und über das Körperliche hinaus miteinander verbunden sind. Die Idee von einer Weltgemeinschaft nahm klarere Formen an.

Auch das ist Water Violet

• Nach Einnahme von Water Violet berichtet eine Seminarteilnehmerin höchst erstaunt von einem Traum: *»Vor mir eine graue Mauer. Eine riesige weiße Gestalt übersteigt diese Mauer, kommt auf mich zu, wird dabei kleiner und schlüpft in mich hinein. Die Mauer löste sich auf.«* – Die Mauer ist ein sehr schönes Bild für die Blockade, die selbstgewählte Isolation der Teilnehmerin, die durch die Energie von Water Violet, symbolisiert durch die weiße Gestalt, überwunden wird.

• Man fühlt sich an seinem Arbeitsplatz nicht mehr wohl und würde gerne kündigen. Das ist jedoch aus verschiedensten Gründen nicht möglich. Innerlich hat man diesen Schritt allerdings bereits vollzogen und muss nun gegen diesen energetischen Water-Violet-Zustand angehen. Das kostet sehr viel Kraft. Gesünder wäre es, seine Einstellung zu diesem Arbeitsplatz innerlich neu zu definieren, um dann die innere Kündigung zurücknehmen zu können.

• Auf Partys zeigt sich das Thema Nähe und Distanz in allen Facetten: Der eine bleibt eher distanziert beim oberflächlichen Small Talk, der andere ist sofort mit jedem auf Du und Du und es entspinnen sich witzige Dialoge. Ein Dritter willl gleich tiefschürfende Gespräche führen.

• Die nur noch elektronisch bestehende Distanz innerhalb von Social-Media-Portalen schafft kollektiv eine Art Scheinnähe. Diese verleitet frustrierte Mitmenschen dazu, Persönlichkeitsgrenzen anderer zu überschreiten und z. B. Politiker zu beschimpfen.

• Prominenten wird oft unterstellt, dass sie sich für etwas Besseres halten. Um diesen Eindruck zu zerstreuen, geben sie sich z. B. in Fernsehinterviews oft betont leutselig.

• Einsam zu sein heißt auch, zu wenig psychosoziale Kommunikation zu haben. Dieses Problem ist so weitverbreitet, dass man Anfang 2018 in Großbritannien ein eigenes Ressort dafür geschaffen hat, dem der *»Minister of Loneliness«* vorsteht.

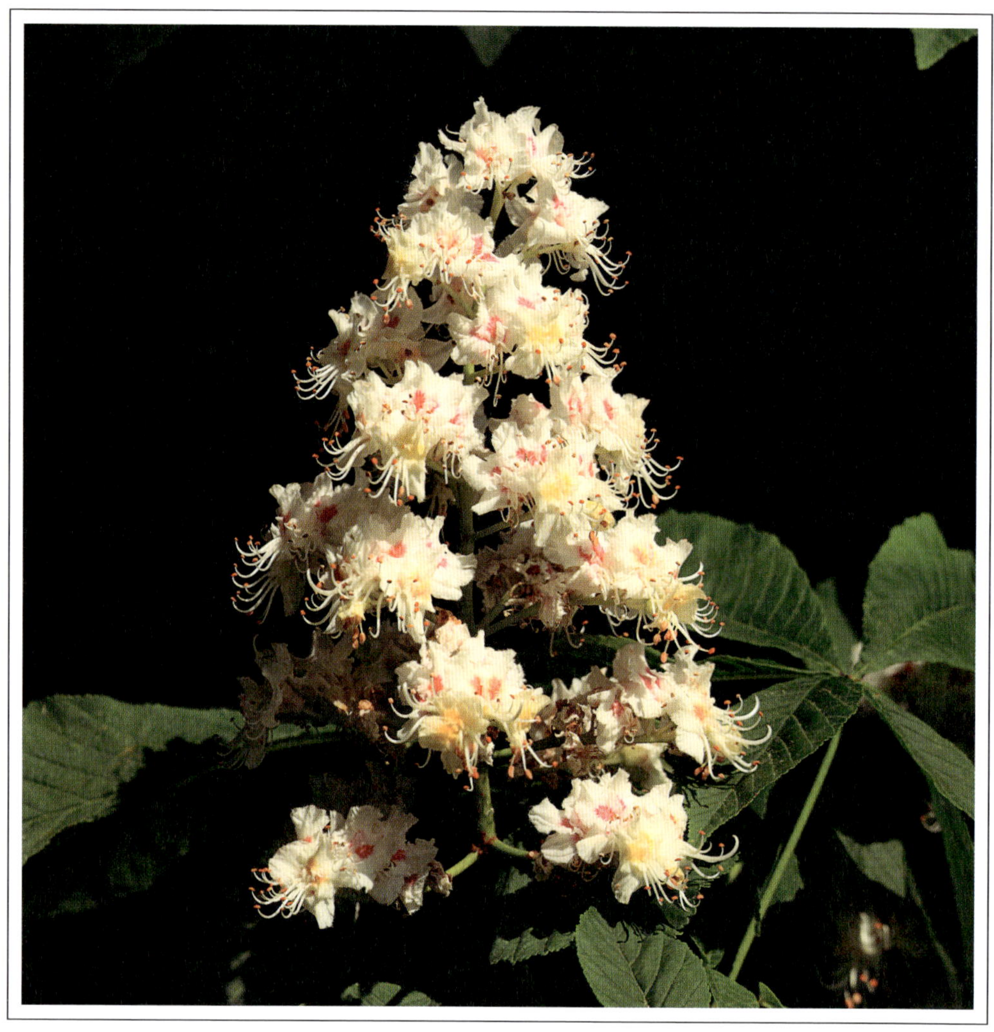

35 White Chestnut

Potenzial: Geistige Klarheit

Begleitet uns auf dem Weg
vom Gedankenkarussell … zur inneren Ruhe

Kraftformel:

Ich fühle die Stille.
Ich fühle mich klar.
Ich lenke mein Denken.

Mein Inneres Streben

Ich möchte die Dinge durchdenken.

Wenn ich über das White-Chestnut-Potenzial verfüge,

kann ich gut und klar denken.

Ich liebe es, fragliche Situationen geistig und emotional durchzuspielen, um dann zu einer befriedigenden Lösung zu kommen.

Dadurch blockiere ich das White-Chestnut-Potenzial:

In der Sehnsucht nach Erkenntnis und mentaler Klarheit versuche ich irrtümlich, Probleme ausschließlich auf der Verstandesebene zu bearbeiten und zu lösen. Dadurch schneide ich mich von den ganzheitlich wahrnehmenden und ordnenden Inspirationen meiner Inneren Führung ab. Da mein Kopf allein zu keiner Lösung kommt, denke ich weiter und weiter …

Das ist die Folge:

Gedanken verselbstständigen sich, ich kann sie nicht stoppen, werde immer konfuser.

Wie kann ich mich wieder mit meiner Inneren Führung verbinden?

☞ Eine angemessene Problemlösung kann nur gefunden werden, wenn nicht nur mein Kopf-Hirn, sondern auch mein Bauch-Hirn daran beteiligt ist.

Indem ich mich mit allen meinen Wahrnehmungen bewusst mental und emotional auseinandersetze, finde ich zurück zu meiner Inneren Führung. Dann ordnen sich meine Gedanken – wie in einem Magnetfeld – von selbst im Sinne meines eigenen Lebensplans.

Die ausführliche Beschreibung dieser Blüte finden Sie im Standardwerk auf den Seiten 213–217.

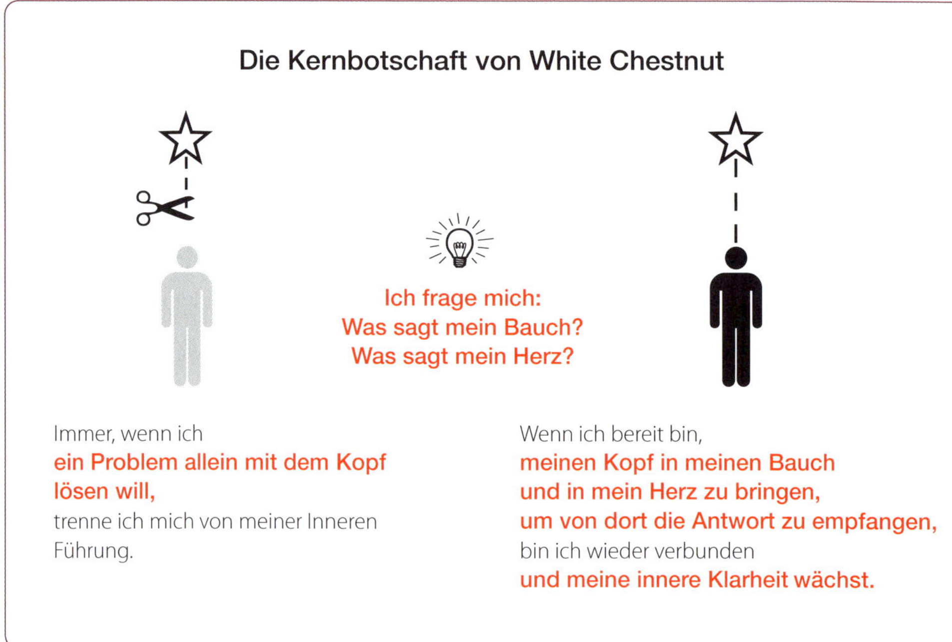

Anregungen zur Entfaltung des White-Chestnut-Potenzials

Lernen Sie Ihre Gedanken zu kontrollieren und bewusst zu lenken. Folgende Übungen können dazu als Anregung dienen:

- Spielen Sie regelmäßig Tischtennis. Das schnelle Spiel verlangt so viel Konzentration, dass für weitere, ablenkende Gedanken kein Raum ist.

- Verändern Sie Ihre äußere Situation ganz bewusst. Wenn Sie z. B. immer wieder gedanklich zu einem Streit mit Ihrer Tochter zurückkehren, unterbrechen Sie diese Gedanken am besten, indem Sie etwas tun, was damit nicht in Verbindung steht und das Ihre volle Aufmerksamkeit erfordert. Führen Sie vielleicht ein geschäftliches Telefonat, in dem Sachfragen geklärt werden müssen.

- Drauflos schreiben. Vieles, was uns beschäftigt, können wir mit niemandem besprechen. Dadurch belasten wir uns damit stärker als nötig. Schreiben Sie jeden Morgen mit der Hand zehn Minuten lang und ungefiltert all die Dinge auf, die Ihnen gerade durch den Kopf gehen. Dann ist Ihr Geist frei für den Tag.

- Auf die Stille hören. Wenn der Gedankenstrom fließt, achten Sie nicht auf die Gedanken, sondern konzentrieren Sie sich auf die Lücke, also den Leerraum dazwischen.

- In andere Gedankenwelten eintauchen. White-Chestnut-Zustände sind oft mit Einschlafschwierigkeiten verbunden. Diese überwinden manche Menschen mit folgendem Trick: Sie lesen im Bett unmittelbar vor dem Einschlafen etwa drei Seiten eines Buches, das Sie stark ablenkt und in eine andere Welt entführt. Das klappt noch besser, wenn das Buch in einer fremden Sprache geschrieben ist. So wird das Karussell der eigenen Gedanken unterbrochen.
- Vor dem Schlafengehen ein kaltes Fußbad oder eine Abreibung der Füße mit kaltem Wasser. So lenken Sie Ihre Energie vom Kopf in die Füße.

Anwender von White Chestnut berichten

Eine philosophisch interessierte Freundin schrieb mir: »*In meinem Kopf dreht sich ständig ein Karussell von Fragen, Antworten, Selbstgesprächen, Wiederholungen von gelernten Inhalten, Korrekturen oder Ergänzungen von Erkenntnissen … Dazu mischen sich sehr intensive Gefühle. Auf die Dauer ist dieser Zustand extrem ermüdend. Neulich nach dem Gespräch mit Dir nahm ich White Chestnut im Wasserglas. Die Wirkung war verblüffend: Die Menge der Gedanken in meinem Kopf ist zwar nicht geringer geworden, aber ich konnte sie plötzlich sortieren und diejenigen, die derzeit nicht aktuelle Fragen betreffen, gleichsam auf eine ›externe Festplatte‹ verschieben. Dort kann ich sie abrufen, wenn ich sie wieder brauche.* «

White Chestnut persönlich

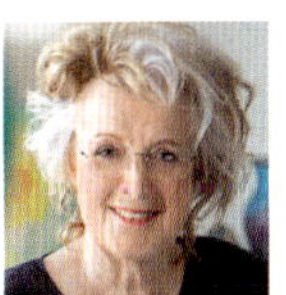

White Chestnut, die »Gedankenblüte«, ist mir gut vertraut: Gleich beim Aufwachen kreist in meinem Kopf in einer Art Gedankenschleife meine To-do-Liste für den Tag. Solange ich liege, werde ich von diesen Gedanken manchmal regelrecht überschwemmt. Es wird besser, wenn ich mich aufsetze, und es hört erst auf, wenn ich richtig aufgestanden bin und meine Gymnastikübungen mache, also konkret mit etwas ganz anderem konfrontiert bin.

Probleme geistiger, emotionaler wie auch materieller Natur werden von uns Menschen als belastend empfunden. Wir würden sie gern lösen und abschließen. Erst dann können wir uns auch mental wieder entspannen. Andernfalls beschäftigt sich unser Denken immer wieder mit ihnen und kreist unaufhörlich darum. Psychologen bezeichnen Gedankenräder als mentale Problemlösungsversuche. Da aber kein Problem rein durch Denken zu beheben ist, rollen diese Räder immer weiter, bis das Problem schließlich geistig, emotional und auch de facto gelöst worden ist.

Heute nutze ich das White-Chestnut-Potenzial oft positiv: Wenn mir die Lösung für ein Problem nicht gleich einfällt, entscheide ich mich bewusst, nicht länger darüber nachzudenken, sondern stelle die Frage gedanklich »in den Raum«, gebe sie sozusagen dahin ab. Und ich erlebe zu meiner Freude immer wieder, dass die Antwort zur rechten Zeit wie von selbst in mir auftaucht.

Diagnostisch gilt es zu berücksichtigen, dass man einem Menschen den Gedankendruck von White Chestnut – im Gegensatz zum Gefühlsdruck von Cherry Plum oder zum Zeitdruck von Impatiens – rein äußerlich nicht ansieht. Für viele Betroffene ist der Zustand des unentwegten Nachdenkens so selbstverständlich geworden, dass sie nicht von selbst darüber sprechen. Deshalb sollte man in einem Beratungsgespräch im Zweifel danach fragen.

Mentale Daueraktivität durch ständige Überinformation ist ein kollektives Symptom unserer Zeit. Unentwegt neuer Input: Neben Zeitungen, Radio und Fernsehen auch noch Handynachrichten, Online News, Facebook und Co. … Je mehr Informationen wir zu verdauen haben, umso weniger Zeit bleibt uns zu prüfen, ob sie für uns wirklich entscheidend sind. Oft kreisen solche Informationen dann als Gedankenwust in unseren Köpfen.

Zu viel Input macht sich bereits bei Kindern bemerkbar. Lehrer klagen über den Mangel an Aufmerksamkeit und Konzentration sowie die zunehmende Zerstreutheit ihrer Schüler. Es wäre wichtig, dass Kinder nach dem Unterricht erst einmal zur Ruhe kommen – ohne Fernsehen, ohne Handy –, um aus der entstehenden »Langeweile« heraus selbst aktiv und kreativ werden zu können. Bekanntlich ist ein gesundes Gleichgewicht zwischen passivem Input und eigener Kreativität unerlässlich für die geistig-seelische Entwicklung.

Das Potenzial der geistigen Klarheit finden wir am reinsten in der Welt der Wissenschaften verwirklicht, besonders in der Mathematik und der Philosophie. Die kollektive Sehnsucht nach geistiger Klarheit führt dazu, dass immer mehr Menschen Entspannungstechniken, Achtsamkeitsübungen und Meditation aktiv in ihr Leben integrieren.

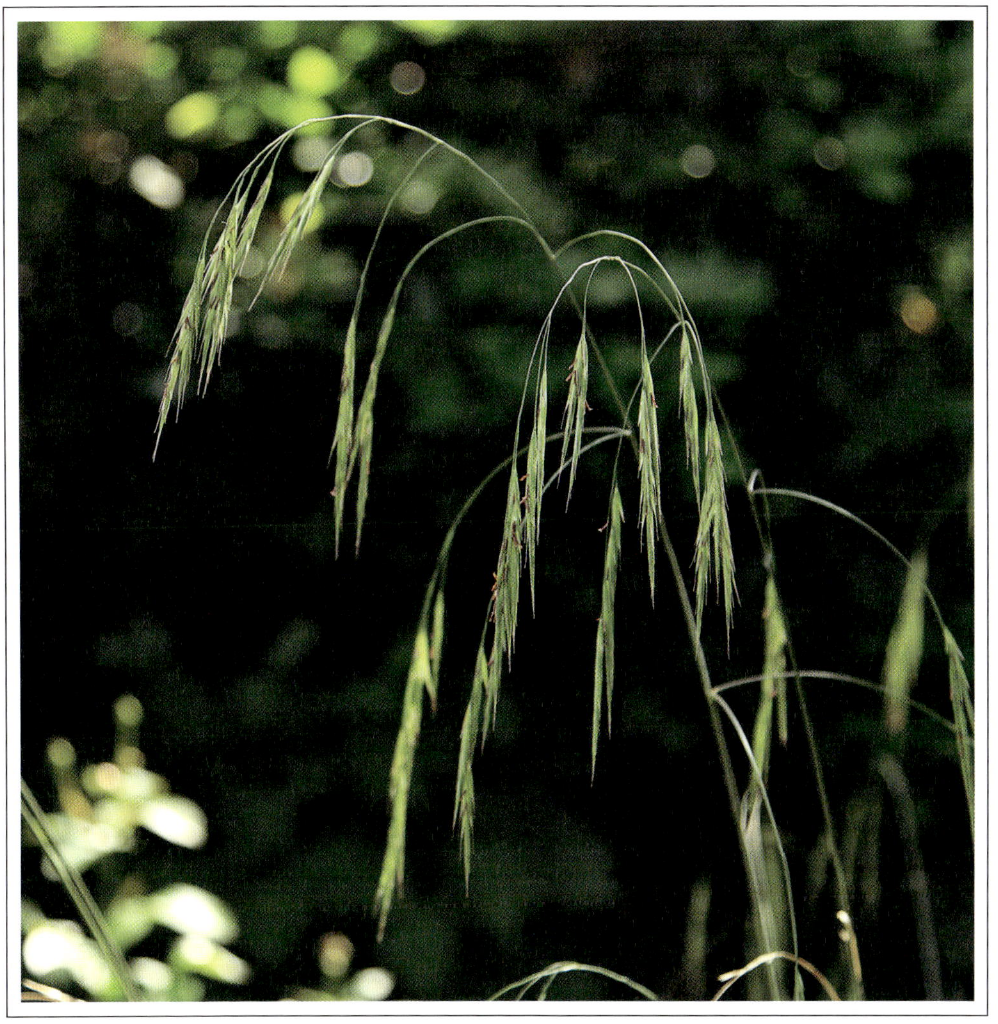

36 Wild Oat

Potenzial: Zielbewusstsein

Begleitet uns auf dem Weg
von der Sinnsuche … zur Berufung

Kraftformel:

Ich sehe den Sinn.
Ich verfolge mein Ziel.
Ich bin erfüllt.

Mein inneres Streben

Ich möchte Erfüllung finden.
Ich möchte meine Lebensaufgabe kennen.

Wenn ich über das Wild-Oat-Potenzial verfüge,

bin ich im Prinzip mit mir und meinem Leben zufrieden, denn das, was ich tue, füllt mich innerlich aus. Ich verfolge vielseitige Interessen, übe oft unterschiedliche Tätigkeiten aus. Auch wenn es in meinem Leben zeitweise recht bunt zugeht, erkenne ich hinter allem einen roten Faden.

Dadurch blockiere ich das Wild-Oat-Potenzial:

Weil ich die Erfüllung in meinem Leben irrtümlich nur im Außen suche, kann ich die Impulse meiner Inneren Führung nicht mehr wahrnehmen. Ich zersplittere meine Kräfte, greife immer wieder neue verlockende Möglichkeiten auf. Ich mache viele interessante Erfahrungen, habe aber nie das Gefühl, wirklich bei mir angekommen zu sein.

Das ist die Folge:

Ich bin überall dabei, aber nirgends richtig zu Hause. Je mehr ich erlebe, desto unzufriedener werde ich.

Wie kann ich mich wieder mit meiner Inneren Führung verbinden?

Hier hilft nur eine 180-Grad-Wende. Statt das Besondere in der Außenwelt zu suchen, wende ich mich jetzt ganz bewusst nach innen, um mich mit meiner Inneren Führung wieder zu verbinden.

Ich versuche mehr und mehr herauszufinden: Wo ist das Besondere in meinem Inneren, in meiner Persönlichkeit? Worin besteht meine Einzigartigkeit, mit der ich meinen Beitrag zum größeren Ganzen leiste? So erkenne ich allmählich den roten Faden in meinem Leben.

Die ausführliche Beschreibung dieser Blüte finden Sie im Standardwerk auf den Seiten 218–221.

Die Kernbotschaft von Wild Oat
»Wer den Himmel nicht in sich selbst sucht, sucht ihn überall vergebens.«
(Deutsches Sprichwort)
Immer wenn ich
glaube, dass ich innere Zufriedenheit durch Aktivitäten im Außen finden kann,
trenne ich mich von meiner Inneren Führung.
Wenn ich
nach innen höre,
statt nach außen zu schauen,
bin ich wieder verbunden
und komme meiner wahren Berufung näher.

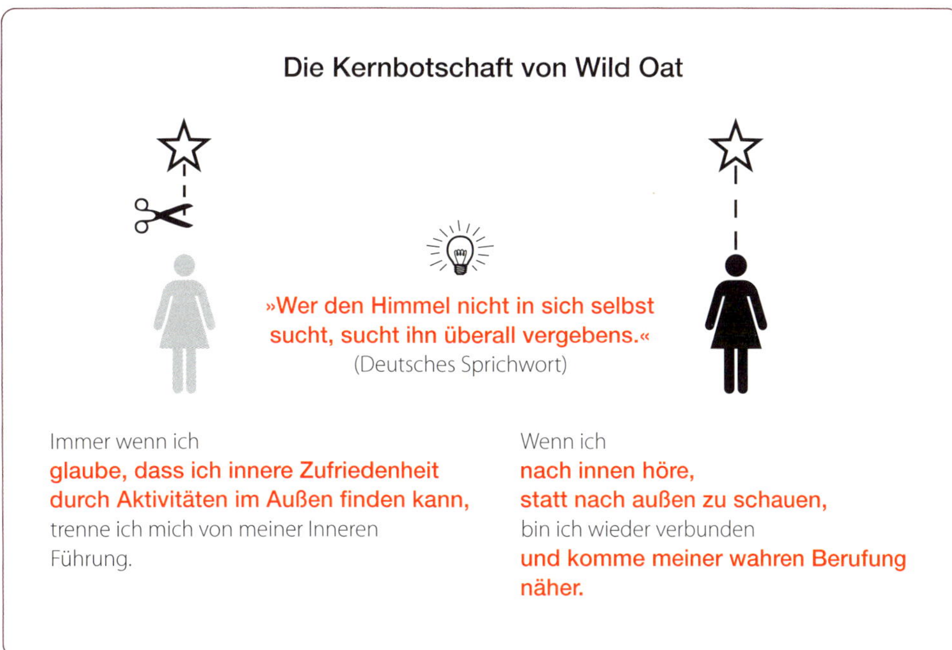

Anregungen zur Entfaltung Ihres Wild-Oat-Potenzials

- Wer alle Chancen und Möglichkeiten nutzen will, nutzt in Wirklichkeit keine, denn er kann nirgends wirklich tief einsteigen. Prüfen Sie: Auf welche Ihrer Möglichkeiten würden Sie zurzeit am wenigsten gern verzichten? Was macht diese für Sie so wertvoll?

- Vielseitige Menschen können oft deshalb mehrere Tätigkeiten befriedigend nebeneinander ausüben, weil alle diese Aufgaben einem gleichen, übergeordneten Ziel dienen. Fragen Sie sich: Welches übergeordnete Ziel steht hinter meinen vielfältigen Tätigkeiten? Ist es z. B. Lehren? Menschen verbinden? Schönheit in die Welt bringen?

- Machen Sie sich eine Liste Ihrer bisherigen beruflichen Tätigkeiten und schreiben Sie daneben, was Ihnen dabei jeweils am meisten Spaß gemacht hat, z. B.:

Bei meiner Tätigkeit in der Bank war es der direkte Kontakt mit den Kunden.
Als Assistentin des Einkaufschefs war es die telefonische Reklamationsbearbeitung.
In der Zeit als …

Welches Thema taucht am häufigsten auf Ihrer Liste auf? Erkennen Sie einen roten Faden?

- Viele Menschen glauben, dass allein ihr Beruf ihre Berufung sein müsse. Aber auch in der Freizeit kann man Dinge tun, die einen erfüllen. Finden Sie heraus, wo Sie Ihre vielfältigen Interessen auch neben dem Beruf leben können, z. B. beim Fotografieren, im Schachclub, in einer Theatergruppe, beim Deutschunterricht für Flüchtlinge …

Anwender von Wild Oat berichten

Diesmal ist es ein Traum, den ich selbst nach der Einnahme von Wild Oat hatte: *»Ich gehe mit einem unsichtbaren Begleiter über eine grüne Wiese. In der rechten Hand trage ich eine alte Reisetasche, die lose herumliegende, präparierte Schmetterlinge enthält. Mein Begleiter fordert mich auf, die Tasche zu öffnen. Ich lehne ab. Sicher sind die Schmetterlinge infolge der Unordnung bereits zu Staub zerfallen. Als ich die Tasche auf Drängen des Begleiters dann doch öffne, fliegen zu meinem Erstaunen alle Schmetterlinge lebendig aus der Tasche heraus und steigen in den blauen Himmel auf.*

Meine eigene innere Unentschiedenheit führte zu vielen festgehaltenen, eigenwilligen Vorstellungsbildern, die im Traum als Schmetterlinge aus der Tasche aufstiegen und verschwanden. Meine ›Flausen im Kopf‹ – die vielen anderen Ideen, die ich noch hatte – lösten sich auf, und ich war frei für meine eigentliche Bestimmung.«

Wild Oat persönlich

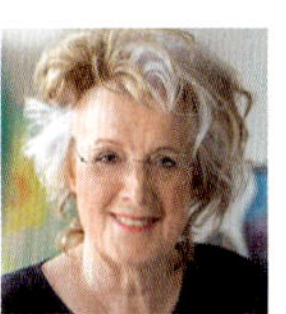

Kaum eine Blüte ist für mich charakteristischer als Wild Oat, die »Berufungsblüte«. Schon als Jugendliche war für mich alles Normale uninteressant. Ich wollte etwas Besonderes leisten, wusste aber nicht, was. Als dann durch die Begegnung mit dem Werk von Edward Bach das Besondere auf mich zukam, konnte ich meine vielseitigen Talente alle unter einem übergeordneten Ziel entfalten: Bücher und Artikel schreiben, unternehmerisch tätig sein, Seminare geben, als Heilpraktikerin mit Menschen arbeiten … Die damit verbundene Reisetätigkeit ermöglichte es mir überdies, die verschiedensten Mentalitäten und Facetten der menschlichen Natur näher kennenzulernen. Indem ich meiner Berufung folgte und bis heute folge, habe ich innere Erfüllung gefunden.

Ein besonderes Erlebnis mit Wild Oat hatte ich, als ich einem ägyptischen »Sufi-Scheich« im besten Alter begegnete, der in Hamburg Seminare gab und eine

Sufi-Gruppe leitete. Seine Anhänger waren vorwiegend Psychologiestudentinnen und andere junge Frauen, die ihn verehrten. Er erzählte mir, er fühle sich ob dieser Verehrung zwar geschmeichelt, sei aber zugleich unentschlossen, ob das Lehren nun seine Berufung sei und wie sein weiterer Weg verlaufen solle. Nach der Einnahme von Wild Oat entschied er sich, diese Gruppe und das Unterrichten erst einmal aufzugeben und stattdessen nach Mekka zu pilgern. Dazu kam es dann zwar nicht, aber das ist eine andere, lange Geschichte.

Kennen Sie den Begriff »Scanner-Persönlichkeiten«? Damit bezeichnen Psychologen Menschen, die wir als ausgeprägte Wild-Oat-Typen erkennen würden: vielfältig begabte Personen, die immer wieder Abwechslung brauchen, sich für völlig unterschiedliche Themen begeistern und mit ihren vielen Talenten in den unterschiedlichsten Branchen erfolgreich sein können.

Scanner-Typen haben es in unserer auf Spezialisierung ausgerichteten, modernen Zeit nicht leicht. Andererseits sagen manche Experten auch: »Vielbegabung ist eine Sonderform von Hochbegabung.«

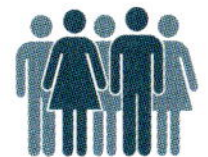

Soziologen beschreiben unsere Gesellschaft gern als Multi-Options-Gesellschaft, die immer besonders viele Optionen, also Wahlmöglichkeiten, haben will, nach dem Motto: »Möglichst alles mitnehmen, was das Leben bietet; unbegrenzt Reisen, schrankenlos konsumieren …« Aber eine große Fülle von Optionen garantiert noch keine innere Zufriedenheit.

Das kollektive Wild-Oat-Potenzial zeigt sich immer dann, wenn Menschen sich mit den Idealen und Ideen einer Bewegung so sehr identifizieren, dass sie hier ihre Berufung und eine geistige Heimat finden: z. B. in den Ökobewegungen seit dem vom Europarat ausgerufenen Europäischen Naturschutzjahr 1970, aus denen unter anderem die Grünen Parteien hervorgegangen sind.

Auch das ist Wild Oat

- Wenn sie ihre Wohnung einrichten, finden manche Menschen das Normale langweilig. Sie suchen das Besondere im Originellen und zweckentfremden beispielsweise Gegenstände. So werden aus Kaffeetassen Kerzenhalter, ein hölzernes Wagenrad dient als Gartentisch, leere PET-Flaschen werden zur Deckenlampe.

- In Partnerschaften zeigt sich das verzerrte Wild-Oat-Potenzial häufig so: Man lässt sich nach außen hin voll und ganz, innerlich aber nur oberflächlich auf die Beziehung ein, hält sich »ein Hintertürchen offen« – sei es, um einer vermeintlichen seelischen Abhängigkeit vom Partner vorzubeugen, oder aus der Überlegung heraus, es könnte ja noch was Besseres kommen.

• Immer wieder etwas Neues anfangen kann, wie Experten sagen, aber auch eine unbewusste Vermeidungsstrategie sein. Denn Wild-Oat-betonte Menschen wollen ja etwas Besonderes leisten. Manche von ihnen wissen tief im Inneren eigentlich ganz genau, was sie wirklich wollen. Sie handeln aber nicht entsprechend, weil sie fürchten, dass ihr Ziel nicht »besonders genug« ist oder dass sie darin nur Mittelmäßiges leisten.

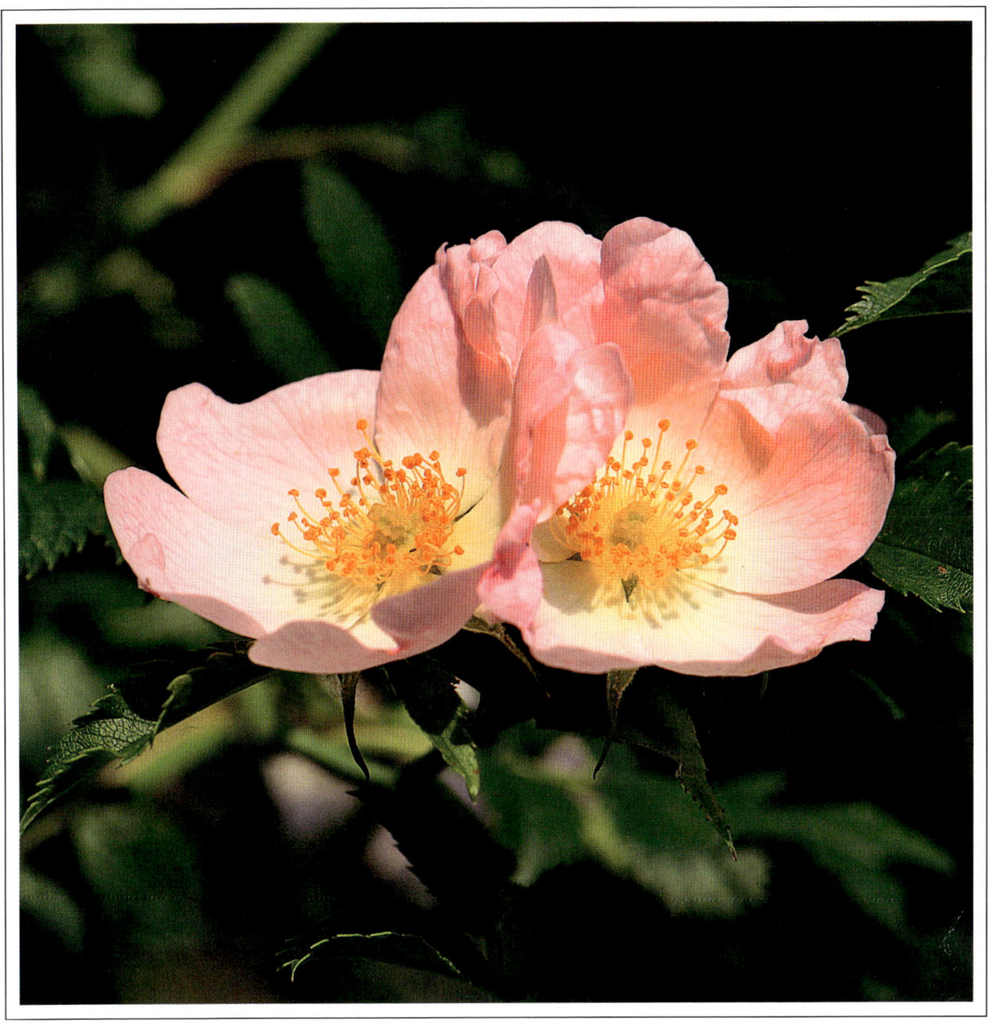

37 Wild Rose

Potenzial: Lebenslust

Begleitet uns auf dem Weg
vom Sich-Aufgeben … zum Lebenswillen

Kraftformel:

Ich will leben.
Ich fordere Leben.
Ich ergreife meine Lebenschance.

Mein Inneres Streben

Ich möchte leben.
Ich möchte mitspielen.

Wenn ich über das Wild-Rose-Potenzial verfüge,

sage ich aus vollem Herzen »Ja!« zum Leben.

Ich freue mich an der Vielfalt und Fülle, die das Leben mir bietet, und bin immer wieder bereit, mich von neuen Erfahrungen überraschen zu lassen.

Dadurch blockiere ich das Wild-Rose-Potenzial:

Vielleicht wurde ich schon in den ersten Lebensstunden oder -tagen aufgrund dramatischer Ereignisse nicht ausreichend beachtet, wenn z. B. meine Mutter bei meiner Geburt in Lebensgefahr schwebte. Dadurch hatte ich irrtümlich das Gefühl, vielleicht gar nicht zu existieren. Ich stellte keinen Kontakt zur Welt und zu meiner Inneren Führung her und forderte auch meinen Anteil an kosmischer Lebensenergie nicht ein.

Das ist die Folge:

In diese Haltung falle ich manchmal auch heute noch zurück: Ich finde mich unbewusst mit einer bestimmten Situation völlig ab und nehme apathisch alles so hin, wie es kommt.

Wie kann ich mich wieder mit meiner Inneren Führung verbinden?

☞ Im Leben gibt es nichts Endgültiges. Denn Leben ist Bewegung und Veränderung. Wir sind auf der Welt, um aktiv am Leben teilzunehmen und uns dadurch zu entwickeln.

Ich entscheide mich jetzt sofort, den Kontakt zu meiner Inneren Führung aufzunehmen und in meiner jetzigen Situation aktiv mitzuspielen im grandiosen Spiel des Lebens.

Die ausführliche Beschreibung dieser Blüte finden Sie im Standardwerk auf den Seiten 222–225.

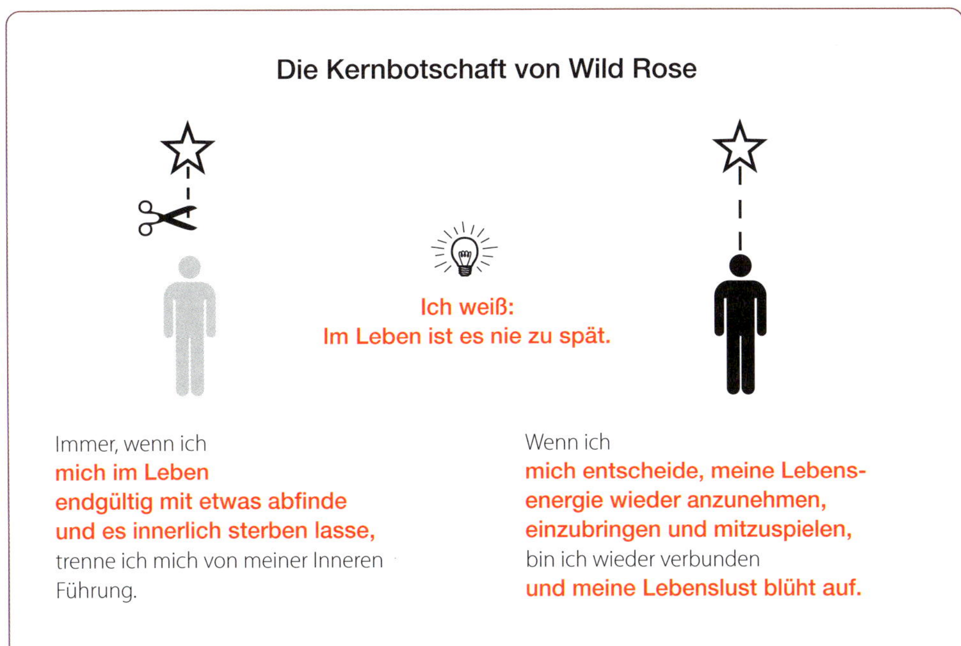

Anregungen zur Entfaltung des Wild-Rose-Potenzials

- »Freunde, das Leben ist lebenswert!« Bei Wild Rose geht es um das Aufwecken oder Anfachen der eigenen Lebensenergie und damit um die Hingabe an das Leben selbst. Lassen Sie sich immer wieder vom Funken des Lebens anstecken!

  Gehen Sie, wenn möglich, mit lebenslustigen Freunden zu Stätten, »wo das Leben tobt«. Nehmen Sie gemeinsam ein Bad in der Menge. Besuchen Sie mit ihnen ein Straßenfest, ein Rockkonzert …

  Starke Farben, schöne Düfte und feurige Musik sind »Energielocker«. Kennen Sie z. B. die geradezu funkensprühende rumänische Volksmusik?

  Gehen Sie auch in die Natur und nehmen Sie bewusst die Kräfte der Elemente in sich auf: Luft durch den Wind im Haar, Feuer durch die Sonne im Gesicht, Wasser durch den Regen auf der Haut und Erde durch das Liegen im Gras.

  Beobachten Sie Kinder beim Spielen und Toben in einem Freibad. Ist ihre ungebremste Lebensenergie nicht wirklich ansteckend?

  Schreiben Sie sich solche schönen Erlebnisse auf, damit Sie sich daran immer wieder erinnern können. – Manche Menschen führen sogar täglich ein eigenes Glückstagebuch, in dem sie notieren, was sie an diesem Tag glücklich gemacht hat – vielleicht, dass sie eine wildfremde Person auf der Straße angelächelt hat.

- *Leben ist mehr als Atmen: Leben heißt handeln, sich der eigenen Organe, der Sinne und Fähigkeiten zu bedienen – all der Teile im Inneren, die uns das Gefühl geben, lebendig zu sein.* (Jean-Jacques Rousseau)

Anwender von Wild Rose berichten

Eine Patientin schrieb mir: »*Wenn man jahrelang missbraucht wird, glaubt man nicht mehr, dass das Leben noch etwas anderes für einen bereithält – man gibt auf, nimmt nicht mehr richtig teil am Ganzen, verliert Hoffnung und Kraft. Es ist schon keine Traurigkeit mehr, sondern Leere, Gleichgültigkeit. Durch die Einnahme von Wild Rose entdeckte ich langsam, ganz langsam die Schönheit kleiner Einzelheiten, und aus diesen liebevollen Dingen der Freude wob sich – wiederum ganz langsam – ein immer größer werdendes Ganzes. Natürlich fällt man immer wieder zurück in die Resignation. Doch immer größer und froher wird das Leben. Der Frust kommt auch hoch, jedoch verlangt etwas in einem zu kämpfen. Die Sicht verändert sich, man beginnt zu weinen vor Freude – und Glück. Die Dinge, über die man sich zu freuen beginnt, liegen im Kleinen, doch sie wachsen stetig und man fühlt die Kraft in sich wachsen, sprudeln – eine versiegte Quelle erwacht.*«

Wild Rose persönlich

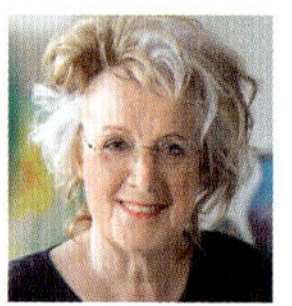

Die Rose gilt als Königin der Blumen. Der Duft von echtem Rosenöl stimuliert unsere Sehnsucht nach dem Leben. Kein Potenzial birgt so große Kontraste wie das von Wild Rose, der »Blüte der Lebenslust«: totale Apathie und pralles Leben.

Ich selbst habe diese Apathie und Teilnahmslosigkeit erlebt, als ich als Kind im Nachkriegsdeutschland beinahe erfroren wäre. Grundsätzlich war mir im Winter immer sehr kalt. Ich erinnere mich vage, dass ich an einem Tag auf einer Bank vor unserem Haus saß, fast ohne Energie. Ich wurde immer müder. Ich fror schon nicht mehr. Ich fühlte mich ganz leicht. Gott sei Dank sah mich eine Nachbarin und erkannte die Gefahr. Sie rief meine Eltern und gemeinsam trug man mich ins Haus zurück, wo meine Lebensenergie dann wohl langsam wieder zurückkam. Aber bis heute habe ich eine tiefe Aversion gegen Kälte und ziehe lieber etwas zu viel an als zu wenig.

Verzerrte Wild-Rose-Zustände entstehen häufig, wenn viel Lebensenergie verloren gegangen ist (wie in meinem Fall durch die starke Unterkühlung) oder man sich mit etwas abfinden muss – z. B. mit dem Verlust eines Kindes nach einer Fehlgeburt.

Wenn ein Mensch sein Übergewicht trotz aller Bemühungen nicht loswird, kann es sein, dass ein unbewusster Wild-Rose-Zustand diese Bemühungen sabotiert. Möglicherweise will etwas in ihm nicht mehr kämpfen, sondern hat sich mit dem Gewicht innerlich abgefunden.

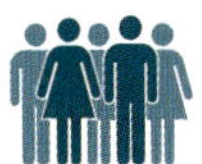

Überforderte Pflegekräfte versetzen vielfach alte Menschen in einen künstlichen Wild-Rose-Zustand. Sie stellen diese durch Medikamente »ruhig«, sodass sie nichts mehr wollen und nur noch marginal am Leben teilnehmen.

Das Potenzial der Lebenslust kann man kollektiv überall dort beobachten, wo Menschen zusammenkommen, um gemeinsam zu tanzen, zu singen oder zu musizieren – z. B. sonntags in Barcelona zur Sardana, einem populären katalanischen Tanz: Jeder bringt seine Alpargatas (geflochtenen Schuhe) mit und bis zu 50 Menschen bilden einen Tanzkreis. Ähnliches gibt es in den sogenannten Tanzhäusern in Ungarn. Und auch in Lettland wird am Sonntagvormittag auf vielen öffentlichen Plätzen noch gemeinsam gesungen und getanzt.

Willow, Gorse oder Wild Rose?*

In einer scheinbar ausweglosen Situation verfügen Menschen über unterschiedlich viel Energie:

Im Willow-Zustand protestiert man innerlich gegen etwas und kann dafür beliebig viel Energie einsetzen.

Im Gorse-Zustand droht man zu resignieren und lässt sich innerlich fallen. Die Energie ist schwächer, doch es gibt noch Hoffnung.

Im Wild-Rose-Zustand hat man die Hoffnung aufgegeben und sich mit einer Situation endgültig abgefunden. In diesem Bereich wird dann gar keine Energie mehr investiert. Weil der Betroffene dann auch nicht mehr darüber spricht, ist der Wild-Rose-Zustand in der Praxis schwer zu erkennen.

* Weitere Abgrenzungen dieser Blüte von anderen Bachblüten finden Sie im Standardwerk auf den Seiten 368 und 369.

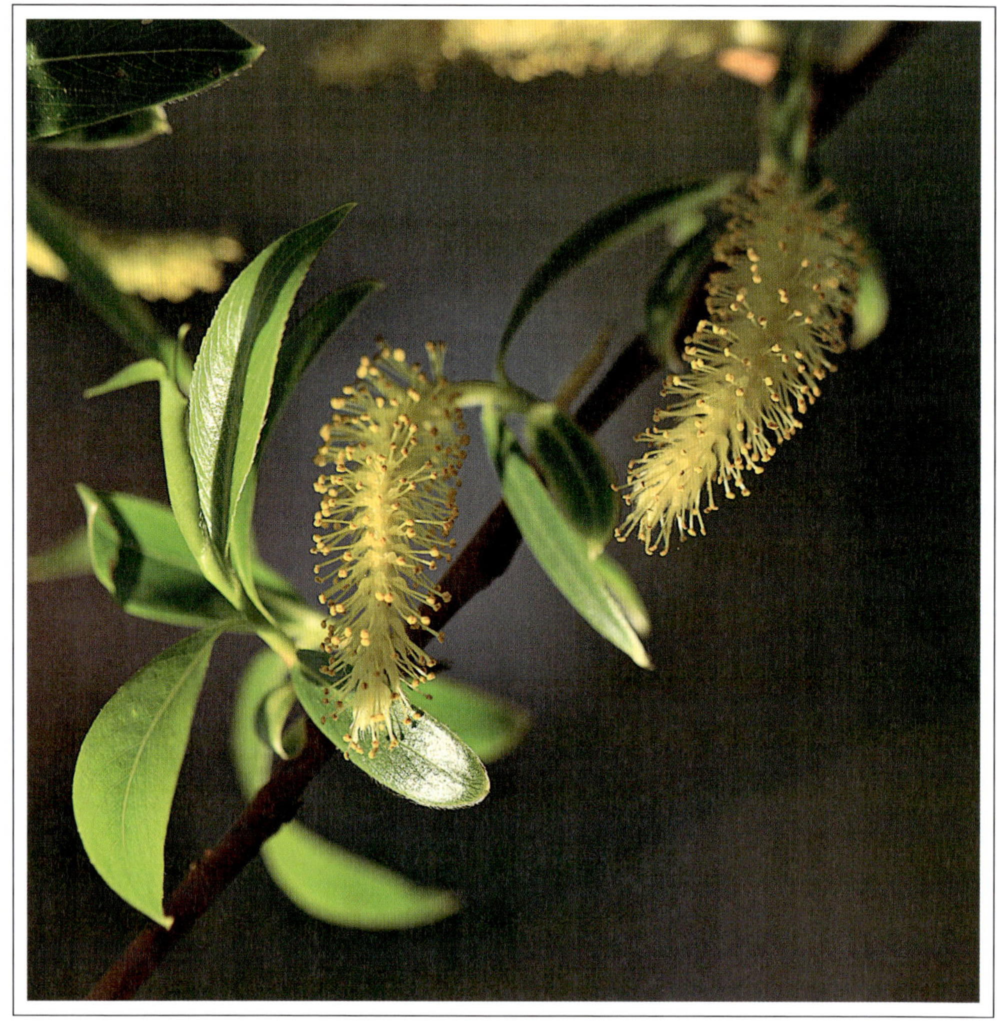

38 Willow

Potenzial: Eigenverantwortung

Begleitet uns auf dem Weg
vom Schicksalsgroll … zur Eigeninitiative

Kraftformel:

Ich habe die Macht.
Ich habe die Kraft.
Ich übernehme die Verantwortung.

Mein Inneres Streben

Ich möchte, dass meine Wünsche an das Leben in Erfüllung gehen.
Ich möchte mein Leben in die Hand nehmen.

Wenn ich über das Willow-Potenzial verfüge,

möchte ich, dass sich meine Wünsche an das Leben erfüllen.

Dafür bin ich bereit, auf alle Entwicklungen in meinem Leben durch Denken oder Handeln selbst Einfluss zu nehmen und immer wieder die Initiative zu ergreifen. Ich weiß: Jeder Mensch ist seines eigenen Glückes Schmied.

Dadurch blockiere ich das Willow-Potenzial:

Irrtümlich erwarte ich, dass – wie im Paradies – alle meine Wünsche wie von selbst wahr werden. Wenn im realen Leben das Schicksal nicht »liefert«, was ich erwartet habe, grolle ich und ziehe mich verbittert von meiner Inneren Führung zurück. Tritt etwas Unwillkommenes ein, suche ich die Ursache nur im Außen und bin nicht fähig, meinen eigenen Anteil daran zu sehen – ähnlich wie ein kleines Kind, das sich der Welt noch machtlos ausgeliefert fühlt.

Das ist die Folge:

Meine Ausstrahlung ist vorwurfsvoll und negativ. Dadurch manövriere ich mich selbst auf meinem Lebensweg ins Abseits und werde von anderen immer mehr gemieden.

Wie kann ich mich wieder mit meiner Inneren Führung verbinden?

☞ Im Leben gilt das Gesetz von Ursache und Wirkung, Aktion und Reaktion.

Wenn ich das akzeptiere, hilft mir meine Innere Führung zu erkennen, dass ich jederzeit die Schmollecke verlassen kann. So kann ich selbst die Initiative ergreifen, um eine Lebenssituation in meinem Sinne zu beeinflussen – durch Taten oder auch eine neue Betrachtungsweise.

Die ausführliche Beschreibung dieser Blüte finden Sie im Standardwerk auf den Seiten 226–230.

Die Kernbotschaft von Willow
Ich sage mir:
Jeder ist seines Glückes Schmied!
Immer, wenn ich
dem Schicksal grolle,
anstatt mit ihm zusammenzuarbeiten,
trenne ich mich von meiner Inneren
Führung.
Immer, wenn ich bereit bin,
selbst aktiv zu werden –
im Denken oder Handeln –,
bin ich wieder verbunden
und viele meiner Wünsche
können sich erfüllen.

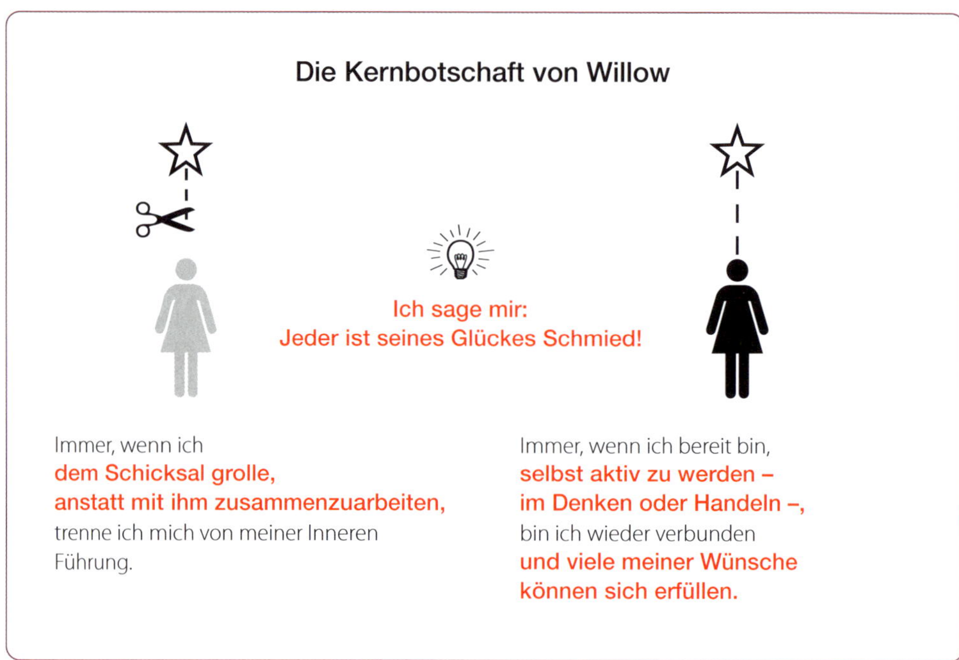

Anregungen zur Entfaltung Ihres Willow-Potenzials

- Vorschlag zum Umgang mit unerwünschten Ereignissen:

Machen Sie sich klar: Kein unerwünschtes Ereignis widerfährt mir von ungefähr. Es folgt, wie alles im Leben, dem geistigen Prinzip von Ursache und Wirkung. Es hat also in irgendeiner Weise mit mir zu tun und einen Sinn für mich, auch wenn ich ihn jetzt noch nicht verstehen kann.

Fragen Sie sich: »Was habe ich vielleicht unbewusst zu diesem Ereignis beigetragen?« – »Worin könnte mein persönlicher Anteil daran bestehen?« – »Kann ich für die Zukunft daraus etwas lernen?«

Die wichtigsten Fragen aber sind: »Was ist das Gute daran?« – »Welche neuen Möglichkeiten könnten sich daraus für mich ergeben?« und: »Wie kann ich jetzt aktiv werden?«

Aktiv werden kann man auf beiden Ebenen: auf der physischen durch Handeln und auf der geistigen durch Umdenken. Entscheidend ist es jedoch, überhaupt die Initiative zu ergreifen und dadurch den Verlauf der Ereignisse bewusst mit zu beeinflussen.

- Erkennen Sie den Bezug zum Willow-Potenzial in folgenden Aussagen:

Es ist besser, ein Licht zu entzünden, als auf die Dunkelheit zu schimpfen. (Konfuzius)

Den, der Ja zu ihm sagt, führt sein Schicksal voran, den, der sich ihm widersetzt, schleppt es doch mit sich fort. (Lucius Annaeus Seneca)

Des Menschen größtes Verdienst bleibt wohl, wenn er die Umstände so viel als möglich bestimmt und sich so wenig als möglich von ihnen bestimmen lässt. (Johann Wolfgang von Goethe)

Es ist nicht so wichig, was das Schicksal uns auferlegt; wichtig ist, wie wir damit umgehen. (Wilhelm von Humboldt)

Wir bekommen selten das, was wir uns wünschen, aber immer das, was wir brauchen. (Elisabeth Kübler-Ross)

Jossele bittet täglich den lieben Gott um Geld. Nach Monaten kommt endlich die Antwort von oben: »Jossele, gib mir eine Chance: Kauf dir ein Los!« (Quelle unbekannt)

»Frag mich doch mal, wie es mir geht!« – »Gut, also: Wie geht es dir?« – »Ach, frag nicht!« (Quelle unbekannt)

Anwender von Willow berichten

Eine Patientin erzählt: »*Meine Lebensumstände waren höchst unbefriedigend, und wider besseren Wissens schwelte in mir ein gewaltiger Groll gegen diejenigen, die auf einer bestimmten Ebene dazu beigetragen hatten. Zwar war mir theoretisch klar, dass sie alle Akteure in dem Stück waren, dessen Autor und Regisseur ich bin, aber der Groll blieb. Dann erhielt ich von Ihnen Willow. Gleich bei der Einnahme stellte sich ein völlig neues Gefühl ein: Ich fühlte mich – in ›vorgerücktem Alter‹ – zum ersten Mal völlig erwachsen und selbstständig. In mir formten sich die Worte: ›Jetzt nehme ich mein Leben in meine eigenen Hände.‹*

Die folgenden Tage wurden produktiv und glücklich, nur schienen seltsamerweise immer wieder Lebensmittel verdorben zu sein, denen man das gar nicht ansah. Ich warf Tomaten weg, weil sie bitter schmeckten, und aus dem gleichen Grund meine Lieblingsnudeln. So verging fast eine Woche, bis mir klar wurde, dass der bittere Geschmack nicht in den Speisen war, sondern in meinem eigenen Mund. Jetzt habe ich entdeckt, dass meine Lippen noch bitterer sind als meine Mundschleimhaut, eine Geschmacksprobe an meinem Handrücken war ebenfalls sehr unerfreu-

lich. Meine Bitterkeit scheint buchstäblich durch meine Haut zu entweichen, gleichzeitig werden die Grollgedanken immer weniger, leichter und blasser. Ich stelle fest, dass ich sie nicht mehr brauche.«

Willow persönlich

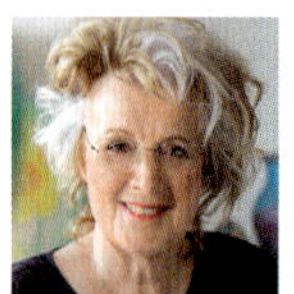

Welch wichtige Rolle Willow, die »Schicksalsblüte«, in meinem Leben gespielt hat, habe ich erst realisiert, als mich mein Schweizer Vertriebspartner einmal fragte, warum ich häufig in einem so vorwurfsvollen Ton mit ihm spräche. Das hatte ich selbst nie bemerkt. Später wurde mir klar, dass ich die latente Vorwurfshaltung meinem schwierigen Vater gegenüber unbewusst auf diesen Mann übertragen hatte, den ich als Autorität empfand.

Eine andere Willow-Erinnerung: In den ersten Jahren meiner Tätigkeit habe ich es öfter mit »Trittbrettfahrern« zu tun bekommen, die sich in meinen Büchern und Seminaren gut bedienten, um dann damit unter eigenem Namen in die Öffentlichkeit zu gehen. Zunächst erlebte ich mich nur schmerzlich als Opfer der Situation. Irgendwann aber fragte ich mich: Was könnte das Gute daran sein? Ich verstand, dass diese Ereignisse auch viel Positives hervorbrachten, denn dank der »Trittbrettfahrer« entstand eine größere Basis für die Botschaft der Bachblütentherapie, die ihr mehr Dynamik verlieh. Wobei das nur dann galt, wenn diese Menschen die Inhalte meiner Bücher richtig verstanden und genau weitergaben. War das nicht der Fall, stifteten ihre Neuschöpfungen nur viel Verwirrung.

Verwirrend mag es vielleicht auch erscheinen, dass sich in der Kraftformel von Willow das Wort »Verantwortung« findet, nicht aber in jener von Elm, der »Verantwortungsblüte«. Das ist der Unterschied: Bei Elm geht es darum, die Grenzen der eigenen Verantwortung zu erkennen. Bei Willow geht es darum, die Verantwortung für das eigene Leben voll und ganz zu übernehmen.

Eine subtilere Form des verzerrten Willow-Potenzials zeigt sich in einem Phänomen, das Soziologen »Erlernte Hilflosigkeit« nennen. Gemeint ist das Verhalten von Menschen, die aufgrund negativer Erfahrungen die Fähigkeit verloren haben, die eigene Lebenssituation zu verändern, oder zumindest glauben, es sei so. Sie schieben ihre Eigenverantwortung an Institutionen ab: die Erziehung ihrer Kinder an das Schulsystem, die Verantwortung für ihre Gesundheit an das Medizinsystem, die Vorsorge für eine finanziell gesicherte Zukunft an das Versicherungssystem und den Staat. Verläuft dann nicht alles nach ihren Vorstellungen, ergehen sie sich in Selbstmitleid und klagen gern, dass sie diesen Institutionen machtlos ausgeliefert seien.

Aber es gibt auch schöne Beispiele für das Anwachsen der Eigenverantwortung auf kollektiver Ebene. Viele Menschen leben das Willow-Potenzial aktiv, indem sie Bürgerinitiativen ins Leben rufen, um Missstände zu bekämpfen oder entsprechende Gesetze anzuregen – ein prominentes Beispiel die von der jungen Schwedin Greta Thunberg initiierte Bewegung »Fridays for Future«. Andere mündige Bürger helfen Menschen in Not dabei, wieder die Verantwortung für ihr eigenes Leben übernehmen zu können: Sie unterstützen z. B. Flüchtlinge bei Behördenwegen, engagieren sich als Bewährungshelfer für entlassene Strafgefangene oder beraten Menschen, die durch unglückliche Umstände in finanzielle Not geraten sind.

Auch das ist Willow

- Vorwürfe können Beziehungen vergiften. Die Psychologie erklärt, warum und wie man das ändern kann: Ein Vorwurf vergiftet die Zukunft, weil er die Gegenwart vermeidet und immer auf etwas zielt, was bereits geschehen ist. »Hättest du mich nicht gestern anrufen können?« Oder: »Hättest du mir nicht meinen Lieblingsjoghurt mitbringen können?« Solche Äußerungen beziehen sich nicht auf etwas, was jetzt ist, sondern weisen auf etwas hin, das jetzt nicht mehr zu ändern ist. Zurück bleibt eine Verstimmung auf beiden Seiten.

Wer dazu neigt, vorwurfsvoll zu reagieren, sollte lernen, einen Vorwurf in eine konkrete Bitte umzuwandeln: »Bitte rufe mich morgen an.«

Wer viel mit Vorwürfen konfrontiert ist, sollte lernen, den Vorwurf des anderen als Bitte zu interpretieren, und dann mit ihm klären, worum es ihm wirklich geht. So kann gemeinsam eine Lösung gefunden werden.

- Im Unterschied zum Berliner, der, wenn ihm etwas nicht passt, anfängt zu »meckern« und dagegen angehen will (Holly), neigt der Wiener in der gleichen Situation zum »Raunzen«. Das heißt, er erhebt schwere Vorwürfe, die aber ins Leere laufen, weil er meistens mit Kommentaren endet wie: »Da kann man halt nichts machen«, »Die machen ja sowieso, was sie wollen« oder »Das ist nun mal so.« Dieses Verhaltensmuster (Willow) ist so verbreitet, dass es auch zum

Thema vieler berühmter Wienerlieder wurde, so z. B.: »Wenn der Herrgott net will, nutzt es gar nix«.

Willow oder Beech?*

Beiden Zuständen gemeinsam ist eine abwertende Haltung.

Im Beech-Zustand ist die Haltung mehr rational: Man wertet andere Menschen innerlich ab, weil man ihre Schwachstellen erkannt hat. Weil man diese überkritische Haltung auch ausstrahlt, macht man sich bei ihnen oft unbeliebt.

Im Willow-Zustand ist die Haltung eher emotional geprägt: Man wertet andere innerlich ab, weil sie nicht das tun, was man als selbstverständlich von ihnen erwartet. Solch eine dauervorwurfsvolle Haltung erzeugt eine Aura der Negativität, aus der sich die anderen Menschen früher oder später zurückziehen.

* Weitere Abgrenzungen dieser Blüte von anderen Bachblüten finden Sie im Standardwerk auf den Seiten 345, 351, 352 und 364.

Kapitel 5: Bachblüten in der praktischen Anwendung

Neue Erfahrungen und Erkenntnisse zu den Themen »Diagnose«, »Praktische Anwendung« und »Reaktionen«

Die Themen »Diagnose«, »Praktische Anwendung der Bachblüten« und »Reaktionen auf Bachblüten-Mischungen« sind im Standardwerk in den Kapiteln 7 bis 12 ausführlich beschrieben. Hier folgen ergänzende Erfahrungen und Erkenntnisse zu einzelnen Stichworten.

Zum Thema »Diagnose«

Erste Hilfe in einer akuten seelischen Krisensituation

In einer akuten seelischen Krisensituation zeigen sich oft sehr viele Seelenzustände: Wut, Trauer, Aufregung, Angst, Verunsicherung, Opfergefühl, Rachegedanken. Dann kann es sehr schwierig sein, die jetzt wirklich wichtigsten Bachblüten zu erkennen. In solchen Fällen hat es sich bewährt, für zwei bis drei Tage nur die Notfalltropfen einzunehmen oder zu verordnen. Sobald sich die emotionalen Wogen etwas geglättet haben, sind einige der vielen Zustände bereits verschwunden und die wichtigsten Blockademuster treten klarer zutage. Jetzt fällt es leichter, die passende Bachblüten-Mischung zusammenzustellen.

Zeitqualität und Tagesqualität bei der Bachblüten-Auswahl

Bei der Bachblüten-Auswahl spielen die Zeitqualität bzw. die seelische Tagesqualität eine wichtigere Rolle, als oft angenommen wird. Das zeigt sich besonders bei der Spontanwahl. Man zieht z. B. White Chestnut, weil man sein Auto nicht ordnungsgemäß geparkt hat und sich nun ständig fragt, ob es wohl abgeschleppt wird. Daher ist es so wichtig, die spontan gewählten Blüten immer genau zu besprechen und zu überprüfen, ob sie wirklich mit dem Problem zu tun haben, für das die Mischung erstellt werden soll. White Chestnut würde in diesem Fall nicht in die aktuelle Mischung aufgenommen werden.

Kollektive Gefühle in der Spontanwahl

Auch kollektive Gefühle können in der Spontanwahl eine Rolle spielen. Ich konnte beobachten, dass manche Menschen – wenn sie zurzeit keine eigenen akuten seelischen Probleme haben – die Gefühle übernehmen, die an diesem Tag kollektiv vorherrschen. In der Spontanwahl greifen sie dann Blüten, mit denen sie persönlich, wie sie sagen, zurzeit nichts anfangen können. Nichtsdestotrotz leiden sie an diesem Tag unter den negativen Gefühlszuständen der gezogenen Blüten: Als mich eines Abends eine sensitive Freundin anrief und mir ihre Zustände schilderte – es waren Sweet Chestnut, Gentian, White Chestnut und Impatiens – musste ich sagen, dass ich an diesem Tag genau die gleichen Zustände bei mir wahrgenommen hatte. Wir entschieden uns beide, diese Blüten im Wasserglas einzunehmen und stellten nach kurzer Zeit fest, dass diese Zustände völlig abgeklungen waren.

Spontanwahl bei Kindern

Es hat sich bewährt, Kindern nur dann Bachblüten zu geben, wenn sie sie selbst einnehmen wollen. Auch in diesem Fall ist die Spontanwahl eine bewährte Grundlage zur Blütenauswahl. Kinder sollten die Gelegenheit bekommen, die Fläschchen ganz alleine auszuwählen, unbeeinflusst von der Anwesenheit anderer Personen im Raum.

Endauswahl nach Kraftformeln

Hier benutzt man zur Endauswahl Kärtchen, auf denen die Kraftformeln der einzelnen infrage kommenden Bachblüten stehen. Ausgewählt werden dann jene Blüten, deren Kraftformeln den Klienten besonders ansprechen oder auf die er positiv reagiert, indem er sinngemäß sagt: »So möchte ich mich jetzt gerne fühlen.«

Wichtige Bachblüten bei einer Scheidung

Es hat sich immer wieder gezeigt, dass nach einer Scheidung erstaunlicherweise beide Partner Larch und Pine brauchen. Die Auflösung eines »Ehebundes« wird anscheinend, zumindest auf unbewusster Ebene, von beiden als schuldhaftes Versagen gewertet – also auch von dem Partner, von dem die Scheidung ausgegangen ist.

Aufräumen mit Bachblüten-Hilfe

Als Hilfe beim Aufräumen haben sich folgende Blüten bewährt: Crab Apple, weil man eine neue Ordnungsstruktur schaffen will; Honeysuckle und Clematis, um einzelnen, lieb gewordenen Gegenständen nicht zu lange hinterher zu träumen und sich schneller darüber klar zu werden, ob man sie in seinem jetzigen Leben wirklich noch braucht.

Trainieren Sie Ihre diagnostischen Fähigkeiten

Eine Übung für alle, die die Bachblüten bereits sehr gut kennen. Gliedern Sie für sich die 38 disharmonischen Seelenzustände nach folgenden Gegensatzpaaren:

Außenorientiert *(z. B. Cerato)* / innenorientiert *(z. B. Water Violet)*

Zu viel Energie *(z. B. Vervain)* / zu wenig Energie *(z. B. Centaury)*

Übertreibung *(z. B. Vervain)* / Vermeidung *(Agrimony)*

Gefühlsüberfluss *(z. B. Holly)* / Denkdominanz *(z. B. Rock Water)*

Fehlende Zentrierung *(z. B. Clematis)* / Überfokussierung *(z. B. Vine)*

Solche Gesichtspunkte können die Vorauswahl der passenden Bachblüten erleichtern.

Zum Thema »Praktische Anwendung der Bachblüten«

Wann braucht man Bachblüten?

Was mich persönlich am Konzept von Edward Bach immer wieder fasziniert und begeistert, ist seine präzise Beschreibung des Gefühlsrepertoires der menschlichen Natur. Ich kenne kein psychologisches System, das die komplexe Wirklichkeit der menschlichen Verhaltensmuster so differenziert und zugleich leicht verständlich beschreibt.

In unserem täglichen Leben sind diese Verhaltensmuster, Gedanken und Gefühle immer im Fluss. Sie wechseln je nach Situation innerhalb kürzester Zeit. Hier ein gern von mir zitiertes Beispiel:

Ein junger Mann sieht eine Frau und möchte sie ansprechen (Holly). Aber er traut sich nicht (Mimulus). Er schwankt, »soll ich oder soll ich nicht?« (Scleranthus). Während er noch überlegt, ist die Frau vorbeigegangen. Jetzt denkt er enttäuscht (Gentian): »Das passiert mir immer wieder« (Chestnut Bud). »Ich bin einfach nicht fähig …« (Larch).

Normalerweise sind wir als Menschen in der Lage, unsere Gefühle und Gedanken so zu modulieren, dass wir aus negativen Gemütszuständen relativ schnell wieder in positives Denken und Handeln zurückfinden, indem wir z. B. nicht immer wieder an unseren Fähigkeiten zweifeln (Larch), sondern uns irgendwann entscheiden, selbstbewusst zu handeln. Erst wenn wir das aus eigener Kraft nicht schaffen, wäre es angezeigt, (in diesem Falle) die Bachblüte Larch einzunehmen, die uns dann hilft, aus der Sackgasse der Minderwertigkeitsgefühle herauszukommen.

Bachblüten auf dem Nachttisch

Weil man die Bachblüten abends als Letztes und morgens als Erstes einnehmen soll, lassen viele Menschen das Fläschchen auf dem Nachttisch neben dem Bett stehen. Das scheint zwar praktisch, ist aber nicht sinnvoll. Denn sensible Menschen berichten immer wieder, dass auf diese Weise die Bachblüten-Mischung über Nacht mit ihrem Energiefeld sozusagen in Dauerresonanz geht und die Wirkung zu stark wird. Die bessere Lösung ist daher, das Bachblütenfläschchen über Nacht beispielsweise im Bad aufzubewahren und die Blütenmischung abends als Letztes und morgens als Erstes vor dem Zähneputzen einzunehmen.

Bachblüten und Cortisonpräparate

Prinzipiell sind Bachblüten problemlos mit schulmedizinischen und naturheilkundlichen Medikamenten kombinierbar. Es wurde aber berichtet, dass bei gleichzeitiger Einnahme von Cortisonpräparaten die Bachblüten schwächer wirken. Es empfiehlt sich daher, die Häufigkeit der Einnahme zu erhöhen, vielleicht sogar zu verdoppeln.

Bachblüten und Psychopharmaka

Siehe den Beitrag von Eva Tröbinger in Kapitel 6.

Seelische Zustände in einer Neuorientierungsphase

In einem Bachblüten-Prozess sollte man zwischen zwei wichtigen Phasen unterscheiden.

1. Die Einsichts- und Erkenntnisphase:
Ausgelöst durch ein oder mehrere Aha-Erlebnisse im Bachblüten-Gespräch oder in der Selbstreflexion, kann nun der Klient seine Widerstände aufgeben.

2. Die Neuorientierungs- und Umsetzungsphase:
Jetzt muss der Klient seine Einsichten und Erkenntnisse in die Praxis umsetzen. Das ist nicht immer einfach. In dieser Phase ist anfangs mit folgenden seelischen Zuständen zu rechnen, die häufig zu wenig berücksichtigt werden:

- Die Entscheidung ist zwar gefallen, aber nun fühlt man sich schlecht und traurig. *(Mustard)*
- Man ist erschöpft. *(Olive)*
- Man ist noch sehr verletzlich. *(Holly/Star of Bethlehem)*
- Man fühlt sich anderen gegenüber immer noch schuldig, weil man glaubt, dass sie unter der neuen Situation leiden. *(Pine)*
- Man lässt sich von gutgemeinten Ratschlägen Dritter immer wieder in seiner Entscheidung verunsichern. *(Walnut)*

Zum Thema »Reaktionen auf Bachblüten-Mischungen«

Dauer von Erstreaktionen

Wenn Erstreaktionen länger als drei bis vier Tage anhalten, lesen Sie die Information »Grenzen der Bachblütentherapie« im Standardwerk auf Seite 274.

Traumreaktionen

Ein Schweizer Bekannter brauchte Vine. Ich gab es ihm spät am Abend und hatte ausnahmsweise keine Zeit mehr für ein Gespräch. Er nahm die Tropfen also ein, ohne zu wissen, wofür oder wogegen sie waren. Am nächsten Morgen fragte er mich: »Mechthild, was ist eigentlich ein Despot?« – »Wie kommst du denn darauf?«, antwortete ich. Er erzählte: »Ich habe geträumt, ich ging heute Nacht durch die Hauptstraße einer fremden Stadt. In einem Kino lief der Film ›Der Despot‹, dort sollte ich hineingehen.«

Dieses Beispiel zeigt auf sehr anschauliche Weise, wie die richtig verordnete Bachblüten-Essenz die Seelenebene sofort anspricht und unmittelbar zu wirken beginnt.

Eine MS-Patientin träumte nach Bachblüten-Einnahme, sie müsse einen kaputten Videorecorder reparieren und entdeckte, dass er nicht funktionierte, weil ein Draht gebrochen war. Sie lötete den Draht. Am nächsten Morgen kribbelte es zum ersten Mal wieder in der Hand, die zuvor taub gewesen war.

Reaktion auf Farben

Das Verhältnis zu Farben kann sich verändern. Eine Kollegin schrieb z. B.: »Ich habe jahrelang fast immer nur Blautöne getragen. Nach der letzten Bachblüten-Mischung hatte ich auf einmal Lust auf Grüntöne und ging noch am gleichen Tag los, um mir grüne Kleidungsstücke zu kaufen.«

Veränderung der Schlafgewohnheiten

Eine Anwenderin berichtet: »Ich kann jetzt sehr gut auf der linken Seite schlafen, was jahrelang nicht möglich war.«

Überraschend schnelle Reaktion auf die Bachblüten

Eine prompte Reaktion auf die Ersteinnahme von Impatiens und Wild Rose schildert eine Seminarteilnehmerin: »Ich hatte meinen Wecker überhört und bin verspätet aufgewacht. Aber ich war sehr fröhlich (Wild Rose) und konnte mich dann in aller Ruhe fertig machen (Impatiens).«

Wie riechen Bachblüten?

Offensichtlich gibt es nicht nur Menschen, die hellsehen, hellfühlen oder hellhören, sondern auch solche, die hellriechen können. Eine Patientin schilderte mir die subtilen Qualitäten der von ihr ausgesuchten Stockbottles in Form von unterschiedlichen Düften. Sie sagte z. B., die eine rieche wie Rose mit etwas Honig, eine andere wie Lavendel mit Rosmarin … Sie reagierte verständnislos, als ich ihr sagte, dass für »normale Nasen« eigentlich alle Tropfen gleich riechen, nämlich nach Wasser und Alkohol.

Bachblütentherapie und Klassische Homöopathie: Gemeinsamkeiten und Unterschiede

Als junger Arzt hat sich Edward Bach im Rahmen seiner Forschung zu Darmbakterien und der Entwicklung der nach ihm benannten Bach-Nosoden auch mit dem Werk Samuel Hahnemanns befasst. Er ging dann aber eigene Wege.

Gemeinsamkeiten

- Das Prinzip der Individualität

Mit Samuel Hahnemann verbindet Edward Bach vor allem das Postulat: »Heile den Menschen und nicht die Krankheit«.

- Potenzierung als Herstellungsverfahren

Hahnemann und Bach verfolgen das gleiche Ziel; es geht ihnen darum, die »Tugend« – die dynamisch-geistige Kraft der einzelnen Pflanze – freizusetzen, welche auf feinstofflicher Ebene subtile Impulse zur Anregung der Selbstheilungskräfte setzt. Bach selbst bezeichnete seine Sonnen- und Kochmethode auch als »Method of Potentising«.

Manche Homöopathen teilen heute diese Meinung nicht und legen den Begriff »Potenzierung« begrenzt, d. h. rein formal aus. Für sie gilt nur als potenziert, was – wie homöopathische Mittel – verrieben oder verschüttelt wurde.

Unterschiede

- Zielsetzung der Therapie:

Hahnemann wollte »den kranken Menschen gesund machen«, also Krankheitssymptome beseitigen, ohne dabei eine Bewusstseinsveränderung beim Patienten anzustreben.

Bach arbeitete nur auf der geistig-mentalen Ebene. Er wollte die blockierte Verbindung des Patienten zu seiner Inneren Führung bzw. zu seiner göttlichen Natur wiederherstellen. Er strebte also ausdrücklich eine Bewusstseinsveränderung an.

- Symptomatik:

Die »homöopathischen Gemütssymptome« sind keine Charaktereigenschaften. Vielmehr beschreiben sie das abweichende Verhalten des Patienten von seinem Grundcharakter während einer körperlichen Erkrankung. Wenn z. B. ein normalerweise sanftmütiger Mensch während der Krankheit aggressiv reagiert, ist das ein homöopathisches Gemütssymptom.

Die »negativen Seelenzustände der Bachblütentherapie« beschreiben archetypische Verhaltensmuster der menschlichen Natur unabhängig von einer körperlichen Krankheit. Diese sind durch Missverständnis geistiger Gesetze entstandene Verzerrungen oder Blockierungen der in jedem Menschen angelegten Potenziale. So wird z. B. aus dem Potenzial Vertrauen in der Verzerrung Skepsis, aus dem Potenzial der Tapferkeit wird Ängstlichkeit.

- Wirkungsmechanismen:

Das »Ähnlichkeits- oder Simileprinzip« der Homöopathie wirkt nach dem Motto »Ähnliches heilt Ähnliches«. D. h. Krankheiten sollen durch dasjenige Mittel geheilt werden, das beim Gesunden ähnliche Symptome hervorruft, wie sie bei dem jeweiligen Kranken beobachtet werden. Das negative Krankheitssymptom wird sozusagen aufgehoben.

Das »Reharmonisierungs-Prinzip« in der Bachblütentherapie funktioniert anders: Die harmonische Energiefrequenz einer Bachblüten-Essenz tritt in Resonanz mit dem entsprechenden Potenzial des Klienten, das zurzeit verzerrt oder blockiert ist. Sie entzerrt es, indem sie die Schwingung Schritt für Schritt solange intensiviert, bis sie wieder harmonisch ist bzw. das Potenzial wieder zugänglich ist.

- Auswahl der Heilsubstanzen

In der Homöopathie verwendet man viele Substanzen, nicht ausschließlich Pflanzen. Wenn aber Pflanzen verwendet werden, dann Pflanzen aller Art, auch krank machende oder giftige.

Unter den homöopathischen Heilsubstanzen gibt es sogenannte »Freunde und Feinde«, d. h. solche, die gut miteinander oder aufeinander folgend eingenommen werden können, und solche, bei denen das nicht der Fall ist, weil sie sich gegenseitig in der Wirkung stören oder aufheben können.

Bach wählte nur die ungiftigen Blüten von bestimmten Pflanzen und Bäumen mit spezifisch hoher Schwingung. Er bezeichnete sie als »die Frohnaturen der Pflanzenwelt«. Diese vertragen sich alle untereinander, d. h. sie lassen sich uneingeschränkt miteinander kombinieren.

Unzutreffend verordnete homöopathische Mittel können Krankheitssymptome, die sogenannte Arzneimittelkrankheit, erzeugen.

Unzutreffend verordnete Blütenessenzen erzeugen keine Resonanz im Energiefeld des Anwenders und damit keine Wirkung.

- Diagnostik:

Der klassische Homöopath wird oft als »Heilkünstler« bezeichnet, der sich auf der Suche nach dem einzig richtigen Mittel, dem Simillimum befindet. Der Patient wird rein symptomorientiert befragt. Das erfordert scharfe Beobachtung und Repertorisierung. Die Konzentration liegt dabei auf der Persönlichkeits- und Sachebene.

Der Bachblüten-Berater sieht sich als »Gesprächspartner«, der gemeinsam mit dem Patienten durch einfühlsames Beobachten und intuitives Wahrnehmen die jeweiligen geistigen Missverständnisse erkennt und eine passende Bachblüten-Mischung zusammenstellt. Ins Bachblüten-Gespräch wird neben der Persönlichkeits- und Sachebene auch die geistig-spirituelle Ebene einbezogen.

Gleichzeitige Einnahme von Bachblüten und Homöopathika?

Bachblüten und Homöpathika gemeinsam einzunehmen, ist möglich, solange Homöopathika unter D12 verordnet werden. Höhere Potenzen, besonders LM-Potenzen sollten wegen der unterschiedlichen therapeutischen Zielsetzung nicht gleichzeitig mit Bachblüten eingenommen werden. Denn die Homöopathie möchte Symptome völlig ausheilen, während die Bachblütentherapie »nur« negative Seelenzustände reharmonisieren will, wobei bestimmte körperliche Symptome durchaus bestehen bleiben können.

Hingegen kann man beide Therapien gut im Wechsel einsetzen. Viele klassische Homöopathen setzen in therapeutischen Stagnationsphasen mit Erfolg die Bachblütentherapie ein. Aber auch umgekehrt: Nach erfolgreicher Bachblütentherapie bleiben oft einige körperliche Symptome in prägnanter Deutlichkeit bestehen und lassen sich nun homöopathisch sehr gut beseitigen.

Hilfsmittel für die praktische Arbeit

Rezeptbausteine für die schnellere Bestimmung einer individuellen Bachblüten-Mischung

Lassen Sie sich anregen! Das Folgende ist eine Sammlung von häufigen Reaktionsmustern, die sich in Diagnosegesprächen immer wieder zeigen. Ihre Anwendung erleichtert die genaue und schnelle Zusammenstellung von Bachblüten-Mischungen. Allerdings kann es sich hierbei nur um eine Auswahl handeln. Es ist also möglich, dass Ihre aktuelle Reaktionsmuster-Kombination nicht aufgeführt ist. Erfahrungsgemäß bewirken aber schon das Lesen und die Auseinandersetzung mit den aufgeführten Mustern das Erkennen der jetzt aktuell benötigten Blüten.

So gehen Sie vor:

- Beschreiben Sie Ihr aktuelles Problem in drei bis fünf Sätzen.

- Treffen Sie nun eine Vorauswahl unter den 24 Themen der folgenden Liste. Entscheiden Sie sich nach Möglichkeit für nicht mehr als drei Themen.

1. Angst und Sorgen
2. Gefühl der Belastung
3. Überempfindlichkeit und Reizbarkeit
4. Verunsicherung und Zweifel
5. Angst vor Entscheidungen
6. Inkonsequenz und Selbstzweifel
7. Konzentrationsschwäche und Überforderung
8. Nachgiebigkeit und Konfliktscheue
9. Überforderung und Erschöpfung
10. Kränkung und Verletzbarkeit
11. Wut und Aggressivität

12. Sturheit, Dominanz, Intoleranz
13 Ständiger Zeitdruck und Überforderung
14. Übertreibungen und Aktionismus
15. Minderwertigkeitsgefühle
16. Rückzug und innere Abgrenzung
17. Blockaden und Hilflosigkeit
18. Mutlosigkeit und Resignation
19. Depression und Trauer
20. Abhängigkeiten und Unfreiheit
21. Selbstvorwürfe und Scheu
22. Angst vor Veränderung, Stagnation
23. Übertriebene Disziplin und Selbstkritik
24. Machtlosigkeit und Unfreiheit

• Lesen Sie die unter diesen Themen auf den folgenden Seiten abgedruckten Reaktionsmuster-Kombinationen und wählen Sie diejenigen aus, die Ihre eigenen Reaktionen jetzt am besten beschreiben. So erkennen Sie verschiedene Bachblüten, die Sie jetzt für Ihre persönliche Mischung brauchen.

• Treffen Sie die Endauswahl der Bachblüten-Mischung

Beschäftigen Sie sich tiefer mit den erkannten Blütenkonzepten, sei es durch Nachlesen oder – besser – im Dialog mit einem geeigneten Gesprächspartner. Blüten, die mehrfach in den von Ihnen ausgewählten Reaktionsmusterkombinationen auftauchen, sollten Sie in jedem Fall in Ihre Mischung aufnehmen.

Beispiel

• Mein Problem: Ich muss in einigen Tagen mit meinem geschiedenen Mann über einen Geldzuschuss für die Klassenreise meines Sohnes sprechen. Ich weiß jetzt schon, dass das schwierig werden wird, und will mich für diese Aussprache wappnen.

• Ich wähle aus dem Themenverzeichnis die

Nr. 1: »Angst und Sorgen« und die

Nr. 11: »Wut und Aggressivität«.

• Bei der Feinauswahl entscheide ich mich unter Nr.1 für »Ich habe Angst vor Auseinandersetzungen« *(Mimulus, Star of Bethlehem, Agrimony, Centaury)*.

Unter Nr. 11 wähle ich »weil ich mich unfair behandelt fühle« *(Holly und Willow)*.

• Da die Situation für mich nicht neu ist, erkenne ich, dass alle ausgewählten Blüten infrage kommen. Ich nehme also bis zu dem Tag der Besprechung mit meinem Exmann täglich eine Mischung aus Mimulus, Star of Bethlehem, Centaury, Holly und Willow ein.

Reaktionsmusterkombinationen

1. Angst und Sorgen	
Haben Sie Angst, enttäuscht zu werden?	*Mimulus, Gentian, Star of Bethlehem*
Haben Sie Angst, Ihre wahren Gefühle zu zeigen?	*Mimulus, Agrimony*
Haben Sie Angst, Fehler zu machen?	*Mimulus, Pine, Cerato, Larch*
Haben Sie Angst vor Auseinandersetzungen?	*Mimulus, Star of Bethlehem, Agrimony, Centaury*
Haben Sie Angst vor dem Fliegen?	*Rock Rose, Cherry Plum, Willow, Honeysuckle*
Haben Sie vage Angstgefühle, die Sie nicht greifen können?	*Aspen*
Machen Sie sich Sorgen um ein geliebtes Wesen (Angehöriger, Freund, Haustier)?	*Red Chestnut*

2. Gefühl der Belastung	
Belastet es Sie, wenn Kleinigkeiten nicht in Ordnung sind?	*Rock Rose, Crab Apple*
Belastet es Sie, wenn etwas Neues auf Sie zukommt?	*Rock Rose, Mimulus*
Belastet es Sie, wenn Sie sich zu viel Verantwortung aufgeladen haben?	*Rock Rose, Elm*
Belastet es Sie, wenn andere von Ihnen zu viel erwarten?	*Elm, Willow, Vine*

3. Überempfindlichkeit und Reizbarkeit	
Vertragen Sie Kritik besonders schlecht?	*Larch, Beech*
Reagieren Sie sehr schnell gereizt, genervt, wütend?	*Holly, Rock Rose*
Sind Sie empfindlich »wie ein rohes Ei«?	*Star of Bethlehem, Heather*
Leiden Sie sehr stark mit anderen mit? Können Sie sich schwer davon befreien?	*Red Chestnut, Walnut*
Sind Sie besonders wetterfühlig?	*Scleranthus*

4. Verunsicherung und Zweifel	
Sind Sie verunsichert, weil Sie es allen recht machen wollen?	*Cerato, Centaury, Agrimony*
Sind Sie verunsichert, weil Sie zu viele um Ihre Meinung fragen und zu viele mitreden?	*Cerato, Walnut*
Sind Sie verunsichert, weil Sie früher viel falsch gemacht haben?	*Pine, Cerato, Honeysuckle*
Sind Sie skeptisch, weil Sie zweifeln, ob Ihre Entscheidung richtig ist?	*Gentian, Scleranthus, Wild Oat*
Sind Sie unsicher, weil Sie zweifeln, ob alles gut ausgeht?	*Gentian, Aspen*

5. Angst vor Entscheidungen	
Schwanken Sie zwischen zwei Möglichkeiten immer wieder hin und her?	*Scleranthus*
Trauen Sie Ihren Entscheidungen nicht mehr, weil Sie nicht schon wieder einen Fehler machen wollen?	*Cerato, Chestnut Bud*
Fürchten Sie, den Folgen Ihrer Entscheidung nicht gewachsen zu sein?	*Scleranthus, Mimulus, Elm*
Überlassen Sie Entscheidungen lieber Stärkeren und Klügeren?	*Larch, Centaury*
Können Sie sich nur schwer entscheiden, weil von der Entscheidung sehr viel abhängt?	*Scleranthus, Mimulus, Rock Rose*

6. Inkonsequenz und Selbstzweifel	
Reagieren Sie wie eine Fahne im Wind auf alle Einflüsse?	*Scleranthus*
Reagieren Sie inkonsequent, weil Sie sich durch Kleinigkeiten ablenken lassen?	*Crab Apple*
Reagieren Sie inkonsequent, weil Sie mehrere Ziele gleichzeitig verfolgen?	*Wild Oat, Scleranthus*
Reagieren Sie inkonsequent, weil Sie innerlich nicht voll hinter der Sache stehen?	*Cerato, Wild Oat, Walnut*
Reagieren Sie inkonsequent, weil Sie Ihre Entscheidungen immer wieder anzweifeln?	*Cerato, Scleranthus*

7. Konzentrationsschwäche und Überforderung	
Geht Ihnen zu viel im Kopf herum?	*Hornbeam, White Chestnut*
Können Sie sich schlecht konzentrieren, weil Sie geistig schnell ermüden?	*Olive, Hornbeam, Cerato, Chestnut Bud*
Wollen Sie zu vieles gleichzeitig erledigen?	*Wild Oat, Impatiens*
Fehlt Ihnen die Konzentration, weil Ihre Gedanken nicht bei der Sache, sondern schon beim nächsten Thema sind?	*Impatiens, Vervain*
Neigen Sie dazu, sich in Details zu verlieren?	*Crab Apple*

8. Nachgiebigkeit und Konfliktscheue	
Geben Sie nach, weil Sie niemandem wehtun möchten?	*Centaury, Agrimony, Pine*
Geben Sie nach, weil Sie tolerant sein wollen?	*Beech, Centaury*
Geben Sie nach, weil Sie Schuldgefühle bekommen, wenn Sie Ihren eigenen Willen zeigen?	*Pine, Vine*
Geben Sie nach, weil Ihnen die Kraft zum Nein-Sagen fehlt?	*Centaury, Olive*
Geben Sie nach, weil Sie Angst vor Auseinandersetzungen haben?	*Mimulus, Centaury, Agrimony*

9. Überforderung und Erschöpfung	
Sind Sie erschöpft, weil Sie schon lange viel zu viel leisten müssen?	*Olive, Oak*
Geraten Sie immer wieder an Ihre Leistungsgrenzen, weil die geistigen Anforderungen ständig steigen?	*Olive, Cerato, Chestnut Bud, Hornbeam*
Stellen Sie besonders hohe Anforderungen an sich selbst? Gönnen Sie sich keine Pausen?	*Olive, Rock Water, Vervain*
Sind Sie erschöpft, weil Sie keine Motivation mehr haben?	*Gentian, Wild Rose*
Sind Sie erschöpft, weil Sie sich aus Gutmütigkeit immer wieder zu viel aufladen lassen?	*Olive, Centaury*

10. Kränkung und Verletzbarkeit	
Sind Sie gekränkt, weil Sie ungerecht behandelt worden sind?	*Holly, Vervain*
Fühlen Sie sich zu Unrecht kritisiert?	*Beech, Willow*
Sind Sie gekränkt, weil Sie es gut meinen, aber missverstanden werden?	*Willow, Chicory*
Haben Sie schweren Liebeskummer?	*Sweet Chestnut, Star of Bethlehem, Holly, Willow*
Fühlen Sie sich verletzt, weil Sie hintergangen worden sind?	*Willow, Holly*

11. Wut und Aggressivität	
Sind Sie wütend, weil Sie sich unfair behandelt fühlen?	*Willow, Holly*
Sind Sie wütend, weil Sie Ihren eigenen Willen unbedingt durchsetzen wollen?	*Holly, Vine*
Sind Sie wütend, weil Sie sich hilflos und überfordert fühlen?	*Heather, Holly, Elm*
Sind Sie wütend, weil Sie sich nicht verstanden fühlen und Ihnen keiner glaubt?	*Holly, Willow, Cerato*

Reagieren Sie aggressiv, weil Sie Angst haben, verletzt zu werden, und sich schützen wollen?	*Mimulus, Holly*
Sind Sie wütend, weil Sie finden, Ihr Partner hätte etwas falsch gemacht?	*Beech, Holly*

12. Sturheit, Dominanz und Intoleranz	
Reagieren Sie stur, weil Sie überzeugt sind, dass Sie recht haben?	*Beech, Vine*
Glauben Sie, andere zu ihrem Glück zwingen zu müssen?	*Vervain, Vine*
Erwarten Sie von anderen einen sehr hohen Ordnungs- und Reinheitsstandard?	*Crab Apple, Beech*
Haben Sie sich in die Angelegenheit verbissen und geben aus Prinzip nicht nach?	*Vine, Rock Water*
Halten Sie aus Prinzip an einer einmal getroffenen Entscheidung fest?	*Oak, Rock Water*

13. Ständiger Zeitdruck und Überforderung	
Versuchen Sie, alles sofort zu erreichen?	*Impatiens, Vine*
Setzen Sie sich unter Zeitdruck, weil Sie alles so schnell wie möglich hinter sich bringen möchten?	*Impatiens, Aspen, Water Violet*
Setzen Sie sich unter Zeitdruck, weil Sie wichtige Termine einhalten müssen?	*Impatiens, Vine, Willow*
Setzen Sie sich unter Zeitdruck, weil Sie fürchten, sonst etwas zu versäumen, was Sie sich vorgenommen haben?	*Impatiens, Rock Water, Clematis*
Setzen Sie sich unter Zeitdruck, weil Sie befürchten, dass Ihnen die Zeit davonläuft?	*Aspen, Impatiens, Willow*

14. Übertreibungen und Aktionismus	
Übertreiben Sie aus Begeisterung für eine Idee?	*Vervain*
Übertreiben Sie beim Essen, Trinken, Einkaufen oder Ähnlichem?	*Vervain, Heather*
Übertreiben Sie, wenn Sie verliebt sind?	*Holly, Vervain, Sweet Chestnut*
Übertreiben Sie in Ihrer Fürsorge für andere?	*Vervain, Red Chestnut*
Verfallen Sie grundlos in Aktionismus?	*Impatiens, Vervain*

15. Minderwertigkeitsgefühle	
Haben Sie Minderwertigkeitsgefühle, weil Sie geistig nicht so schnell mitkommen?	*Larch, Chestnut Bud, Hornbeam*
Lassen Sie sich Ihre Minderwertigkeitsgefühle nicht anmerken?	*Agrimony, Larch, Cherry Plum*
Haben Sie Minderwertigkeitsgefühle wegen Ihres Aussehens?	*Beech, Larch, Crab Apple*
Fühlen Sie sich in Gegenwart mancher Menschen hoffnungslos unterlegen?	*Larch, Gorse, Willow*

16. Rückzug und innere Abgrenzung	
Fühlen Sie eine innere Distanz zu anderen?	*Water Violet*
Halten Sie sich zurück, weil Sie nicht so schlagfertig sind wie andere?	*Mimulus, Star of Bethlehem, Larch*
Ziehen Sie sich zurück, weil Sie vorwiegend mit sich selbst und Ihrer eigenen Welt beschäftigt sind?	*Heather, Clematis*
Ziehen Sie sich zurück, weil Sie enttäuscht, traurig oder verbittert sind?	*Gentian, Willow, Water Violet*
Ziehen Sie sich zurück, weil Sie schon Kleinigkeiten bei anderen extrem stören, beispielsweise Aussprache, Kleidung oder Körpergeruch?	*Beech, Crab Apple, Water Violet*

Ziehen Sie sich zurück, weil Sie Angst haben, andere an sich heranzulassen?	*Water Violet, Mimulus, Star of Bethlehem*
Ziehen Sie sich zurück, weil Sie sich nicht mit den Problemen anderer belasten wollen?	*Heather, Water Violet*

17. Blockaden und Hilflosigkeit	
Können Sie nicht reagieren, weil Sie einen Schock noch nicht verkraftet haben?	*Star of Bethlehem*
Fühlen Sie sich wie blockiert, weil Sie sich selbst unter Druck setzen?	*Rock Water, Vervain*
Fühlen Sie sich wie blockiert, weil Sie eine schlechte Erfahrung gemacht haben?	*Star of Bethlehem, Gentian, Honeysuckle*
Fühlen Sie sich wie blockiert, weil Sie im Denken über einen bestimmten Punkt nicht hinwegkommen?	*White Chestnut, Chestnut Bud*
Können Sie nicht reagieren, weil Sie nicht mehr aus noch ein wissen?	*Sweet Chestnut, Wild Oat, Cerato*

18. Mutlosigkeit und Resignation	
Haben Sie resigniert, weil Sie glauben, es sei Ihr Schicksal, »es soll nicht sein«?	*Gorse, Aspen, Willow*
Haben Sie resigniert, weil Sie die Hoffnung verloren haben, dass sich die Lage je ändert?	*Gorse*
Sind Sie mutlos, weil Ihnen immer wieder Steine in den Weg geworfen werden?	*Gentian, Willow, Chestnut Bud*
Haben Sie resigniert, weil Sie völlig ausgebrannt sind?	*Olive, Gorse*
Sind Sie mutlos, weil Sie im Inneren nicht wissen, was Sie wirklich wollen?	*Gentian, Wild Oat*

19. Depression und Trauer	
Belastet Sie Ihre schwere Vergangenheit noch heute?	*Honeysuckle, Willow, Mustard*

Fühlen Sie sich deprimiert, weil Sie eine Enttäuschung noch nicht überwunden haben?	*Star of Bethlehem, Gentian, Willow*
Fühlen Sie sich ohne jeden Antrieb, wie apathisch?	*Olive, Wild Rose, Mustard*
Betrauern Sie den Verlust eines geliebten Menschen oder Tieres?	*Mustard, Red Chestnut, Honeysuckle*

20. Abhängigkeiten und Unfreiheit	
Fühlen Sie sich von den Stimmungen und Launen anderer Menschen abhängig?	*Walnut, Willow, Star of Bethlehem*
Ist Ihr Wohlbefinden abhängig von der Atmosphäre Ihrer Umgebung?	*Agrimony, Aspen, Walnut*
Können Sie sich nicht von einem ehemaligen Partner lösen?	*Honeysuckle, Red Chestnut*
Können Sie sich nicht von einem Menschen lösen, mit dem Sie sehr verbunden sind?	*Red Chestnut, Walnut*
Können Sie sich nicht frei machen, weil Sie in zu viele Beziehungen verstrickt sind?	*Chicory, Wild Oat*

21. Selbstvorwürfe und Scheu	
Machen Sie sich Vorwürfe, weil Sie einen anderen Menschen sehr verletzt haben?	*Pine, Holly*
Machen Sie sich Vorwürfe, weil Sie so viel kritisieren?	*Pine, Beech*
Würden Sie sich vor Scham am liebsten (in einem Loch) verkriechen?	*Pine, Water Violet*
Werfen Sie sich vor, einen unverzeihlichen Fehler gemacht zu haben?	*Pine, Beech*
Werfen Sie sich vor, etwas Unwiederbringliches in Ihrem Leben versäumt zu haben?	*Pine, Honeysuckle*

22. Angst vor Veränderung, Stagnation	
Haben Sie Angst davor, ins kalte Wasser zu springen?	*Rock Rose, Mimulus*
Wollen Sie, dass alles beim Alten bleibt?	*Honeysuckle, Chicory*
Fürchten Sie, das Gesicht zu verlieren?	*Mimulus, Agrimony*
Können Sie nicht loslassen, weil Sie nicht wissen, was danach kommt?	*Cherry Plum, Mimulus*
Fühlen Sie sich mit einem anderen Menschen wie mit einer »energetischen Nabelschnur« verbunden?	*Red Chestnut*

23. Übertriebene Disziplin und Selbstkritik	
Sind Sie zu hart und streng zu sich selbst, verlangen Sie von sich selbst zu viel Disziplin?	*Rock Water*
Versuchen Sie, Ihre Gefühle eisern unter Kontrolle zu halten?	*Cherry Plum, Rock Water*
Haben Sie ein schlechtes Gewissen, wenn Sie sich doch einmal etwas gönnen?	*Rock Water, Pine*
Kritisieren Sie sich selbst gnadenlos, weil Sie perfekt sein wollen?	*Rock Water, Beech*
Schwankt Ihr Alltag zwischen höchster Selbstdisziplin und Chaos?	*Rock Water, Clematis*

24. Machtlosigkeit und Unfreiheit	
Fühlen Sie sich ausgeliefert, weil Ihnen Unrecht geschieht und Sie nichts dagegen tun können?	*Willow, Vervain*
Fühlen Sie sich ausgeliefert, weil Sie Dinge tun müssen, die Sie eigentlich nicht wollen?	*Willow, Vine, Cerato*
Fühlen Sie sich ausgeliefert und machtlos, weil man sich über Ihre Wünsche hinweggesetzt hat?	*Star of Bethlehem, Vine, Willow*
Fühlen Sie sich machtlos, weil Sie in Ihrem Alter nicht mehr so viel Kraft haben wie früher?	*Hornbeam, Honeysuckle, Olive, Gorse*

Diagnostische Schlüsselfragen

Hier sind für jede Blüte Fragen formuliert, die mit Ja beantwortet werden müssen, wenn die betreffende Blüte tatsächlich in die aktuelle Mischung gehört: Diese Schlüsselfragen können als Rückversicherung Ihrer Diagnose dienen.

Agrimony

Neigen Sie dazu, gute Miene zum bösen Spiel zu machen, damit keine unangenehme Stimmung aufkommt oder gar ein Konflikt ausbricht?

Aspen

Ist es für Sie schwierig, Ihre Ängste genauer zu beschreiben?

Nehmen Sie Stimmungen viel intensiver wahr als andere?

Beech

Wirft man Ihnen vor, überkritisch zu sein?

Sehen Sie immer zuerst das, was nicht in Ordnung ist, und sagen das auch?

Centaury

Sagen Sie oft Ja, wenn Sie eigentlich Nein meinen?

Cerato

Trauen Sie selten Ihren ersten schnellen Einfällen?

Zweifeln Sie oft an Ihrer eigenen Meinung?

Cherry Plum

Glauben Sie, Sie müssen Ihre Gefühle unterdrücken?

Haben Sie Angst davor, innerlich loszulassen?

Wichtiger Hinweis: Wenn der verzerrte Cherry-Plum-Zustand trotz Einnahme von Cherry Plum länger als zwei Wochen unverändert anhält, kann er auch das Symptom einer psychischen Störung sein. In diesem Fall muss geklärt werden, ob Ihr Gesprächspartner eventuell schon in fachärztlicher Behandlung war oder ist. Wenn ja, können Sie mit Wissen des behandelnden Arztes Bachblüten begleitend einsetzen.

Chestnut Bud

Machen Sie immer wieder die gleichen Fehler, ohne zu wissen, warum?

Chicory

Haben Sie oft das Gefühl, viel für andere zu tun, ohne dass etwas zurückkommt?

Clematis

Sind Sie mit Ihren Gedanken oft nicht in der Realität, sondern ganz woanders?

Crab Apple

Reagieren Sie auf Unordnung oder Schmutz besonders empfindlich?

Kann Sie eine Kleinigkeit, die nicht in Ordnung ist, extrem irritieren?

Elm

Haben Sie das Gefühl, Ihre Verantwortung wächst Ihnen über den Kopf?

Haben Sie das, was Sie sich jetzt nicht zutrauen, früher eigentlich immer geschafft?

Gentian

Neigen Sie dazu, lieber gleich das Negative zu erwarten, um sich eine spätere Enttäuschung zu ersparen?

Sind Sie bei unvorhergesehenen Schwierigkeiten leicht entmutigt und geben vorschnell auf?

Gorse

Betrachten Sie Ihre Situation als hoffnungslos und können sich eine Veränderung oder Verbesserung nicht mehr vorstellen?

Machen Sie keine weiteren Anläufe mehr, weil Sie resigniert haben und glauben, dass es doch keinen Zweck mehr hat?

Heather

Fühlen Sie sehr häufig den inneren Drang, mit anderen über sich und Ihre Angelegenheiten zu sprechen?

Sind Sie oft so mit sich selbst beschäftigt, dass Sie für anderes einfach keine Antenne mehr haben?

Holly

Werden Sie schnell ärgerlich, wütend oder jähzornig ?

Fühlen Sie sich leicht emotional missverstanden?

Honeysuckle

Müssen Sie sehr oft über Vergangenes nachdenken?

Haben Sie das Gefühl, dass Sie ein Kapitel Ihrer Vergangenheit noch nicht endgültig abgeschlossen haben?

Hornbeam

Müssen Sie viele Routinetätigkeiten erledigen und fühlen sich immer kraftloser, ausgelaugt, ohne Schwung?

Wenn Sie sich müde und erschlafft fühlen und ein Freund ruft unverhofft an, um Sie zu treffen – sind Sie dann plötzlich wieder völlig munter?

Impatiens

Verlieren Sie schnell die Geduld und reagieren dann gereizt?

Haben Sie das Gefühl, meistens schneller als andere zu sein?

Larch

Vergleichen Sie sich oft mit anderen, meist zu Ihrem eigenen Nachteil?

Trauen Sie sich oft einfach zu wenig zu?

Mimulus

Ängstigen Sie sich viel und können Sie auch genau beschreiben, wovor?

Stellen Sie sich vieles schwieriger vor, als es ist, und neigen Sie deshalb dazu, es aufzuschieben?

Mustard

Verfallen Sie manchmal plötzlich in tiefe Trauer, ohne zu wissen, warum?

Kennen Sie bei sich Zustände von Schwermut und Melancholie, die ohne Grund kommen und wieder verschwinden?

Wichtiger Hinweis: Wenn der verzerrte Mustard-Zustand trotz Einnahme von Mustard länger als zwei Wochen unverändert anhält, kann er auch das Symptom einer psychischen Störung sein. In diesem Fall muss geklärt werden, ob Ihr Gesprächspartner schon in fachärztlicher Behandlung war oder ist. Wenn ja, können Sie mit Wissen des behandelnden Arztes Bachblüten begleitend einsetzen.

Oak

Halten Sie immer wieder aus Pflichtgefühl durch, obwohl Sie schon am Rande Ihrer Kräfte sind?

Sagen Sie sich immer wieder: »Versprochen ist versprochen – wer A sagt, muss auch B sagen«?

Olive

Kommt es bei Ihnen immer wieder zu Erschöpfungsphasen?

Arbeiten Sie häufig bis zum Umfallen und sind später so erschöpft, dass gar nichts mehr geht?

Pine

Haben Sie ein schlechtes Gewissen, wenn Sie etwas einfordern müssen, das Ihnen zusteht?

Haben Sie das Gefühl, Sie müssten mehr leisten oder ertragen als andere Menschen, um Ihre Existenzberechtigung »zu verdienen«?

Red Chestnut

Erleben Sie die Gefühle eines anderen so stark mit, als wären es Ihre eigenen?

Fühlen Sie sich mit einem anderen Menschen wie mit einer Nabelschnur verbunden?

Rock Rose

Werden Sie schnell sehr nervös und kommen Sie in Panik?

Spüren Sie in Extremsituationen Ihre Angst bis in jede Zelle und reagieren Sie dann auch körperlich, mit Zittern, Schwitzen oder Ähnlichem?

Wichtiger Hinweis: Wenn der verzerrte Rock-Rose-Zustand trotz Einnahme von Rock Rose immer wieder auftritt, kann er auch das Symptom einer psychischen

Störung sein. In diesem Fall muss geklärt werden, ob Ihr Gesprächspartner eventuell schon in fachärztlicher Behandlung war oder ist.

Rock Water

Verlangen Sie sehr viel von sich, weil Ihnen Selbstdisziplin sehr wichtig ist?

Streben Sie nach Perfektion und folgen dabei strengen Prinzipien?

Scleranthus

Fällt es Ihnen schwer, sich zu entscheiden, sich endgültig festzulegen?

Wechseln bei Ihnen Meinungen und Stimmungen oft von einem Moment zum anderen – manchmal sogar auch Ihre Körpergefühle?

Star of Bethlehem

Gibt es Ereignisse in Ihrem Leben, die Sie seelisch noch nicht verkraftet haben?

Reagieren Sie auf schockierende Ereignisse oft sprachlos oder wie betäubt?

Wichtiger Hinweis: Wenn der verzerrte Star-of-Bethlehem-Zustand trotz Einnahme von Star of Bethlehem länger als zwei Wochen unverändert anhält, kann er auch das Symptom einer psychischen Störung sein. In diesem Fall muss geklärt werden, ob Ihr Gesprächspartner eventuell schon in fachärztlicher Behandlung war oder ist. Wenn ja, können Sie mit Wissen des behandelnden Arztes Bachblüten begleitend einsetzen.

Sweet Chestnut

Haben Sie alles versucht und getan, was Ihnen möglich ist, und sehen nun keinen Ausweg mehr?

Fürchten Sie, die Grenze Ihrer Leidens- oder Belastungsfähigkeit erreicht zu haben?

Vervain

Möchten Sie – wenn Sie von einer Idee sehr überzeugt sind – am liebsten auch alle anderen dafür begeistern?

Tun Sie in Ihrer Begeisterung leicht »zu viel des Guten«?

Vine

Können Sie sich nur schwer unterordnen oder klein beigeben?

Setzen Sie Ihren Willen in jedem Fall durch – wenn es sein muss, ohne Rücksicht auf andere?

Sind Sie gegenwärtig in einer Situation, in der Sie Ihre Führungsqualitäten unter Beweis stellen müssen?

Walnut

Reagieren Sie zurzeit immer wieder wankelmütig, obwohl Sie eigentlich ganz genau wissen, was Sie wollen?

Sind Sie in einer neuen Lebenssituation, in der Ihnen noch eigene Erfahrungswerte fehlen?

Haben Sie eine sehr wichtige Entscheidung getroffen, schaffen es aber nicht, den ersten Schritt zur Umsetzung zu tun?

Water Violet

Machen Sie Ihre Probleme und Schwierigkeiten prinzipiell am liebsten mit sich selbst aus?

Haben Sie oft das Gefühl, »irgendwie anders« zu sein und deshalb nicht immer richtig verstanden zu werden?

Möchten Sie sich jetzt aus einer Situation innerlich heraushalten oder zurückziehen?

White Chestnut

Führen Sie innere Dialoge, die Sie nicht abstellen können?

Werden Sie von bestimmten Gedanken immer wieder eingeholt?

Wollen Sie eine Lösung gedanklich erzwingen – aber ohne Erfolg?

Wichtiger Hinweis: Wenn der verzerrte White-Chestnut-Zustand trotz Einnahme von White Chestnut länger als zwei Wochen unverändert anhält, kann er auch das Symptom einer psychischen Störung sein. In diesem Fall muss geklärt werden, ob Ihr Gesprächspartner eventuell schon in fachärztlicher Behandlung war oder ist. Wenn ja, können Sie mit Wissen des behandelnden Arztes Bachblüten begleitend einsetzen.

Wild Oat

Sind Sie immer noch auf der Suche nach Ihrer eigentlichen Lebensaufgabe?

Fällt es Ihnen schwer, sich endgültig festzulegen, weil Sie sich alle Möglichkeiten offenhalten wollen?

Drängt es Sie immer wieder, etwas Neues auszuprobieren, weil das, was Sie schon kennen und können, nicht mehr interessant für Sie ist?

Wild Rose

Haben Sie sich mit einer bestimmten Lebenssituation innerlich vollkommen abgefunden, tun also nichts mehr, um noch eine Änderung herbeizuführen?

Fühlen Sie sich apathisch, innerlich leer und können Sie sich über nichts mehr freuen?

Willow

Fühlen Sie sich den Umständen machtlos ausgeliefert?

Sind Sie verbittert, weil Sie sich vom Schicksal ungerecht behandelt fühlen?

Hartnäckige Blockaden – die Arbeit mit den Bachblüten-Spiralen

Für eine tiefergehende und noch gezieltere Arbeit mit Patienten/Klienten oder mit sich selbst entwickelten wir etwa 2010 die Technik »Aus einer Abwärtsspirale wird eine Aufwärtsspirale«. Mit dieser Technik kann man destruktive Reaktionsmuster schneller erkennen, besser verstehen und in konstruktive, dem Leben dienliche Verhaltensmuster umwandeln.

Variante 1

Um eine wichtige persönliche Abwärtsspirale zu erkennen, ziehen Sie mittels Spontanwahl je eine Blüte zu folgenden Fragen:

- Welche Blockade (destruktives Verhaltensmuster) möchte jetzt gelöst werden? (1. Blüte)
- Welches weitere Verhaltensmuster spielt dabei eine wichtige Rolle? (2. Blüte)
- Was ist der tiefere (unbewusste) Grund hinter der Blockade? (3. Blüte)

Informieren Sie sich, wenn nötig, über das Potenzial der drei gezogenen Blüten. Notieren Sie dann zu jeder der drei Blüten einen kurzen Satz, der beschreibt, wie Sie in dieser Hinsicht zurzeit reagieren. Bringen Sie nun diese Sätze in einen sinnvollen inhaltlichen Zusammenhang. Beginnen Sie mit der ersten gezogenen Blüte.

Beispiel:

1. Blüte: Cherry Plum: *Ich muss meine Gefühle im Griff behalten …*
2. Blüte: Oak: *… und zwar dauerhaft, …*
3. Blüte: Agrimony: *… denn wie es in mir aussieht, geht niemanden etwas an.*

Machen Sie sich bewusst, wie sich diese drei Reaktionsmuster im Sinne einer Abwärtsspirale immer weiter verstärken. Nun geht es darum, diese Abwärtsspirale in eine Aufwärtsspirale zu verwandeln: Formulieren Sie nun zu jeder Blüte einen Satz, der das konstruktive Gegenteil zum jetzigen destruktiven Verhalten ausdrückt. Beginnen Sie dabei mit der dritten Blüte:

3. Blüte: Agrimony: *Wenn ich ehrlich zeige, wie mir innerlich zumute ist …*
2. Blüte: Oak: *… kann ich lockerlassen …*
1. Blüte: Cherry Plum: *… und meine Gefühle werden zu meinen Helfern.*

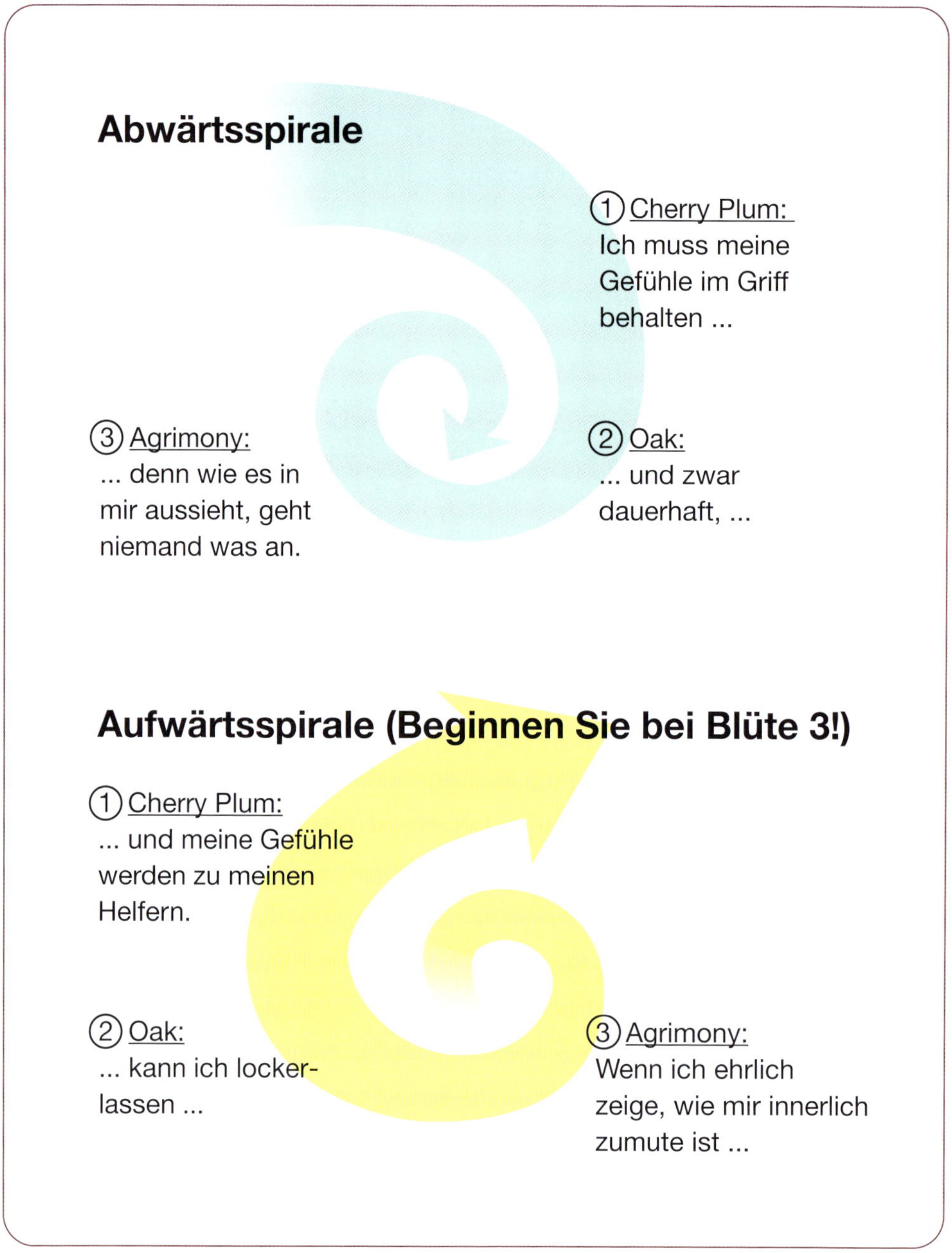

Abwärtsspirale

① Cherry Plum:
Ich muss meine Gefühle im Griff behalten ...

② Oak:
... und zwar dauerhaft, ...

③ Agrimony:
... denn wie es in mir aussieht, geht niemand was an.

Aufwärtsspirale (Beginnen Sie bei Blüte 3!)

① Cherry Plum:
... und meine Gefühle werden zu meinen Helfern.

② Oak:
... kann ich locker-lassen ...

③ Agrimony:
Wenn ich ehrlich zeige, wie mir innerlich zumute ist ...

Diese Auflösung ist oft ein Aha-Erlebnis, das ein tieferes Verständnis der meist unbewussten destruktiven Verhaltensdynamik ermöglicht und einen wertvollen Anfangsimpuls zu einer Verhaltensänderung setzen kann.

Nehmen Sie die drei spontan gewählten Blüten auch als Bachblüten-Mischung ein und unterstützen Sie diesen Prozess mit einer persönlichen Kraftformel.

Beginnen Sie die Kraftformel mit einem Satz aus der Kraftformel von Blüte 3 und enden Sie mit einem Satz aus der Kraftformel von Blüte 1:

Kraftformeln:

Agrimony:	*Oak:*	*Cherry Plum:*
Ich fühle Frieden	Ich lasse locker	Ich habe Mut
Ich bin ehrlich	Ich schaffe es leicht	Ich öffne mich
Ich zeige mich	Ich fühle mich frei	Ich lasse fließen, was fließen möchte

Beispiel für eine persönliche Kraftformel aus diesen Blüten:

Agrimony:	Ich zeige mich
Oak:	Ich lasse locker
Cherry Plum:	Ich lasse fließen, was fließen möchte.

Variante 2

Ingrid Haring hat in ihrer Bachblüten-Praxis besonders gute Erfahrungen mit einer Variante der Anwendung der Bachblüten-Spiralen gemacht.

Wenn eine Blüte in einem Bachblüten-Prozess immer wiederkehrt und sich in diesem Reaktionsmuster trotz wiederholter Einnahme der Blütenessenz keine echte Verbesserung zeigt, beleuchtet sie mithilfe der Spiralarbeit dieses Reaktionsmuster tiefer.

Die wiederkehrende Blüte wird dann auf die Position der 1. Blüte in der Abwärtsspirale gesetzt und mit zwei weiteren Blüten, die mittels Spontanwahl gefunden werden, ergänzt.

Folgende Fragen werden gestellt:

- Welche Bachblüte wurde schon mehrmals eingenommen, aber die erwartete Lösung der Blockade blieb bisher aus? (Blüte 1)
- Welches weitere Verhaltensmuster spielt dabei eine wichtige Rolle? (Blüte 2/ Spontanwahl)
- Was ist der tiefere (unbewusste) Grund hinter der Blockade? (Blüte 3/Spontanwahl)

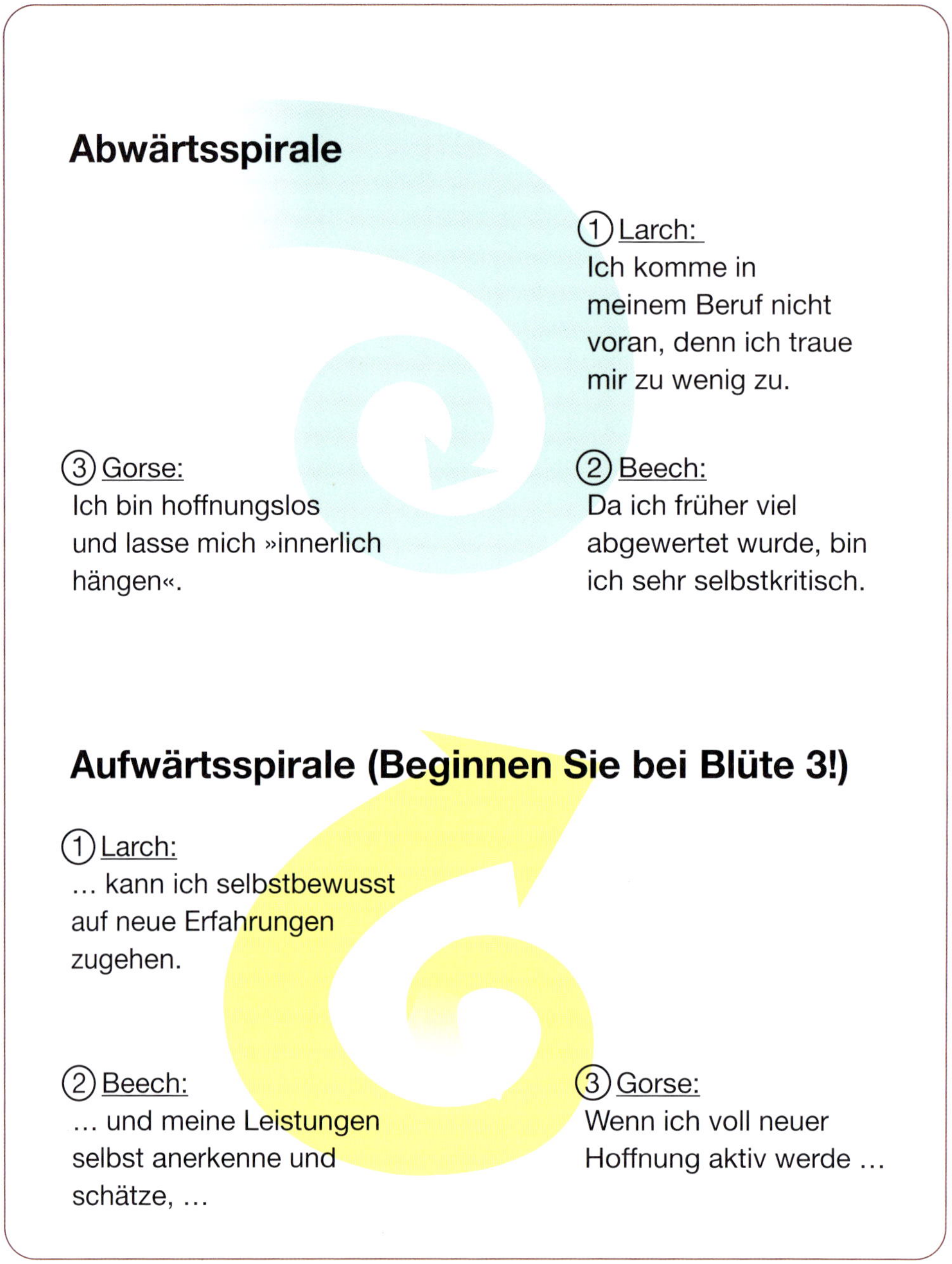

Abwärtsspirale

① Larch:
Ich komme in meinem Beruf nicht voran, denn ich traue mir zu wenig zu.

③ Gorse:
Ich bin hoffnungslos und lasse mich »innerlich hängen«.

② Beech:
Da ich früher viel abgewertet wurde, bin ich sehr selbstkritisch.

Aufwärtsspirale (Beginnen Sie bei Blüte 3!)

① Larch:
… kann ich selbstbewusst auf neue Erfahrungen zugehen.

② Beech:
… und meine Leistungen selbst anerkenne und schätze, …

③ Gorse:
Wenn ich voll neuer Hoffnung aktiv werde …

Informieren Sie sich, wenn nötig, über das Potenzial der drei gezogenen Blüten. Notieren Sie dann zu jeder der drei Blüten einen kurzen Satz, der beschreibt, wie Sie in dieser Hinsicht zurzeit reagieren. Bringen Sie nun diese Sätze in einen sinnvollen inhaltlichen Zusammenhang. Beginnen Sie mit der ersten Blüte.

Beispiel:

1. Blüte: Larch:	*Ich komme in meinem Beruf nicht voran, denn ich traue mir zu wenig zu.*
2. Blüte: Beech:	*Da ich früher viel abgewertet wurde, bin ich sehr selbstkritisch.*
3. Blüte: Gorse:	*Ich bin hoffnungslos und lasse mich »innerlich hängen«.*

Machen Sie sich bewusst, wie sich diese drei Reaktionsmuster im Sinne einer Abwärtsspirale immer weiter verstärken. Nun geht es darum, diese Abwärtsspirale in eine Aufwärtsspirale zu verwandeln: Formulieren Sie nun zu jeder Blüte einen Satz, der das konstruktive Gegenteil zum jetzigen destruktiven Verhalten ausdrückt. Beginnen Sie dabei mit der dritten Blüte:

3. Blüte: Gorse:	*Wenn ich voll neuer Hoffnung aktiv werde …*
2. Blüte: Beech:	*… und meine Leistungen selbst anerkenne und schätze, …*
1. Blüte: Larch:	*… kann ich selbstbewusst auf neue Erfahrungen zugehen.*

Diese Auflösung ist oft ein Aha-Erlebnis, das ein tieferes Verständnis der oft unbewussten destruktiven Verhaltensdynamik ermöglicht und einen wertvollen Anfangsimpuls zu einer Verhaltensänderung setzen kann.

Nehmen Sie diese drei Blüten auch als Bachblüten-Mischung ein und unterstützen Sie diesen Prozess mit einer persönlichen Kraftformel. Beginnen Sie die Kraftformel mit einem Satz aus der Kraftformel von Blüte 3 und enden Sie mit einem Satz aus der Kraftformel von Blüte 1:

Kraftformeln:

Gorse:	*Beech:*	*Larch:*
Ich bin aufrecht	Ich nehme an	Ich kann es
Ich bin hoffnungsvoll	Ich komme entgegen	Ich will es
Ich sehe neue Möglichkeiten	Ich sehe die Entwicklungschance	Ich tue es

Beispiel für eine persönliche Kraftformel aus diesen Blüten

Gorse:	Ich bin hoffnungsvoll
Beech:	Ich sehe die Entwicklungschance
Larch:	Ich kann es

Diese Arbeit mit den Bachblüten-Spiralen ist nicht unkompliziert. Sie verlangt einerseits eine sehr gute Kenntnis der Bachblüten-Potenziale und andererseits genügend Abstand zum Problem. Deshalb ist es empfehlenswert, einen erfahrenen Gesprächspartner hinzuzuziehen. Er kann auch helfen, die gefundenen Aussagen zu den einzelnen Blüten zu einer sinnvollen Abwärtsspirale zu verbinden und diese dann in eine Aufwärtsspirale umzuwandeln.

Burn-out-Risiko und Bachblüten

Der Begriff Burn-out beschreibt ein vielschichtiges Phänomen.

Er geht auf den Psychologen Herbert Freudenberger zurück, der Burn-out definierte als »Energieverschleiß, eine Erschöpfung aufgrund von Überforderung, die von innen oder von außen – durch die Familie, Arbeit, Freunde, Liebhaber, Wertsysteme oder die Gesellschaft – kommen kann und einer Person Energie, Bewältigungsmechanismen und innere Kraft raubt. Burn-out ist ein Gefühlszustand, der begleitet ist von übermäßigem Stress, und der schließlich persönliche Motivationen, Einstellungen und Verhalten beeinträchtigt«.

Der Begriff Burn-out wird heute vielfach zu leichtfertig angewendet. Man kann Burn-out durchaus als eine sich langsam einschleichende Krankheit bezeichnen, die verschiedene Phasen durchläuft und in einer Erschöpfungsdepression enden kann.

Diese ist nicht zu verwechseln mit einer echten Depression (siehe den Beitrag von Eva Tröbinger ab Seite 332).

Burn-out ist ein weitverbreitetes, fast archetypisch anmutendes Syndrom, das z. B. schon Thomas Mann in seinem Roman »Die Buddenbrooks« beschrieb. Er schildert, wie Thomas Buddenbrook sich »unendlich müde und verdrossen fühlt und dass die Arbeit, die ihm einst eine Quelle der Freude war, nun zur unerklärlichen Bürde wird«.

Auf der Betrachtungsebene der Bachblütentherapie geht auch im Burn-out-Prozess die Verbindung zur eigenen Inneren Führung und zum individuellen Lebensplan Schritt für Schritt verloren. Die eigenen Möglichkeiten und Grenzen werden verkannt. Falsche Bewältigungsstrategien durch unbewusst selbst geschaffene Stresssituationen führen zu immer neuen seelischen Blockaden und einem zunehmenden Verlust psychischer Energie. Je weiter dieser Prozess fortschreitet, desto weniger Energie ist verfügbar, um eine aktive innere Kehrtwendung zurück zum eigenen Lebensplan zu vollziehen.

Deshalb ist es so wichtig, rechtzeitig zu erkennen, ob die Gefahr besteht, in ein Burn-out-Geschehen hineinzuschlittern. Hilfreich ist dabei die Kenntnis der von Burn-out-Experten vielfältig beschriebenen Stadien des Burn-out-Prozesses, in dem jeweils typische Verhaltensmuster vorherrschen. In diesen können wir typische Bachblüten-Themen erkennen.

Stadium A – Begeisterung und Überengagement

Man ist erfolgreich und begeistert von seiner Arbeit. In dieser Begeisterung überschätzt man sich und seine Reserven (Themen Vervain und Elm).

Man hat zu hohe, teilweise unrealistische Erwartungen an sich selbst und kann sich in seinen Aktivitäten kaum bremsen … (Themen Clematis und Vervain)

… denn man glaubt, man schöpfe aus einer unerschöpflichen Quelle (Thema Olive)
… und kann nie Nein sagen (Thema Centaury).

In diesem Stadium erkennt man meistens noch nicht, dass man so nicht ewig weitermachen kann und es entwickelt sich …

Stadium B – Erste Nachdenklichkeit

Man stellt fest: Was früher Spaß gemacht hat, macht jetzt weniger Spaß. Entweder man strukturiert jetzt sein Leben oder seine Arbeitssituation um oder man macht weiter wie bisher, aber mit mehr Druck (Themen Vervain und Oak).

Man greift zu Hilfsmitteln wie Kaffee, Zigaretten … (Thema Hornbeam).

Man zweifelt plötzlich an seinen Fähigkeiten, ja an seiner Berufsentscheidung: »Bin ich überhaupt ein guter Lehrer?« (Thema Elm)

Man wird unsicher, ob man mit seiner Meinung richtig liegt (Thema Cerato).

Man fühlt sich von seiner Umwelt für seinen Übereinsatz nicht genügend anerkannt (Thema Chicory).

Dies sind jetzt deutliche Alarmzeichen. Beachtet man sie nicht, wird immer mehr psychische Energie verbraucht, weil man seine falschen Bewältigungsstrategien aufrechterhält (Themen Vervain und Oak).

Aus dem daraus entstehenden Energiedefizit entwickelt sich individuell verschieden das …

Stadium C – Frustration und defensive Bewältigungsversuche

Die seelischen Negativreaktionen verstärken sich und werden mehr.

Subjektiv wird alle Arbeit zu viel: Büro, Haushalt, Familie … (Thema Hornbeam).

Man distanziert sich innerlich immer mehr von seinen Mitmenschen – unbewusst, um Energie zu sparen (Thema Water Violet).

Man verharmlost und bagatellisiert die Situation (Thema Agrimony).

Man verzettelt sich in Kleinigkeiten (Thema Crab Apple).

Man versucht jegliches Risiko zu vermeiden (Thema Mimulus).

Um Enttäuschungen vorzubeugen, erwartet man sicherheitshalber nur noch Negatives (Thema Gentian).

Man schiebt die Verantwortung für negative Ereignisse auf andere Menschen oder die Umstände ab (Thema Willow).

Jede kleinste unerwartete Belastung, z. B. das Versagen eines technischen Gerätes, irritiert und schwächt (Thema Star of Bethlehem).

Man ist sehr schnell völlig kaputt (Thema Olive).

Man fühlt sich leicht missverstanden, Bemerkungen Dritter machen misstrauisch oder wütend (Thema Holly).

Man versucht aber die Fassade aufrechtzuerhalten (Thema Agrimony).

Man entwertet sich (Thema Larch).

Die Gefühle verflachen. Man wir immer gleichgültiger gegen sich und andere (Thema Wild Rose).

In diesem Stadium erkennen auch Menschen, die bisher ihre Situation verdrängt haben, dass vieles aus dem Ruder läuft. Man will etwas tun und versucht durch Sport, Ernährung, Mentaltraining oder Ähnliches das Leben wieder in den Griff zu bekommen. Dabei kommt man oft nicht auf die naheliegende Idee, sich jetzt fachliche, z. B. psychotherapeutische Hilfe zu suchen.

Wenn man das Falsche tut, z. B. zu viel Sport treibt, entsteht neuer Leistungsdruck (Thema Rock Water). Die Folge: Das Reservoir der psychischen Energie wird immer kleiner und erschöpft sich.

Stadium D – Die Gefühle schlagen um in Verzweiflung und Apathie

Man denkt, es hat doch keinen Zweck mehr (Thema Gorse).

Man verdammt oder verabscheut sich selbst (Thema Pine).

Man ist »tieftraurig und unendlich müde« (Thema Mustard).

Häufig wird nun Zuflucht bei Psychopharmaka gesucht.

Stadium E – Eskalation

Man sieht keinen Ausweg mehr, es herrscht »die dunkle Nacht der Seele« (Thema Sweet Chestnut).

Man lässt sich apathisch treiben oder ist total antriebslos (Thema Wild Rose).

In diesem Stadium kommt es häufig auch zu sehr schweren körperlichen Krankheiten.

Stadium F – (hoffentlich!) Beginn einer aktiven Neuorientierung

Man will die Vergangenheit endgültig hinter sich lassen (Thema Honeysuckle).

Radikale Umkehr zum eigenen Lebensplan (Thema Walnut).

Diese ist nur mit therapeutischer Hilfe möglich.

Bachblüten für verschiedene Burn-out-Phasen

Um die Bachblüten-Auswahl zu erleichtern, haben wir in der Folge die Aussagen von verschiedenen Burn-out-Betroffenen in »Bachblüten-Sprache« übersetzt. Vielleicht erkennen Sie sich in einigen Aussagen wieder.

Diese Aufstellung enthält keinen Anspruch auf Vollständigkeit. Sie kann aber als Anregung bei der Zusammenstellung einer persönlichen Bachblüten-Mischung dienen.

Stadium A – Begeisterung

Mein Schaffensdrang ist grenzenlos; wenn man mich braucht, bin ich da.	*Vervain/Centaury*
Ich fühle mich für alles verantwortlich und will immer mein Bestes geben.	*Elm/Vervain*

Für mich selbst kenne ich kein Pardon … und verlange das Äußerste von mir.	*Oak/Pine* *Rock Water/Vervain*
Ich brauche es, dass meine Klienten emotional mit mir zufrieden sind.	*Heather/Chicory*

Stadium B – Erste Nachdenklichkeit

Mein Selbstbild hat einen Knacks bekommen.	*Gentian/Larch*
Meine Bemühungen haben sich nicht ausgezahlt.	*Chicory/Willow*
Ich muss mir vieles versagen.	*Rock Water/Pine*
Ich muss allen Anforderungen meines Berufes gerecht werden – und das immer unter Zeitdruck.	*Elm/Impatiens*
Ich fürchte, den Überblick zu verlieren.	*Rock Rose/Mimulus/ Crab Apple*
Auf einmal klappt nichts mehr wie früher.	*Gentian/Honeysuckle*
Ich halte durch, koste es, was es wolle.	*Oak/Vine*
Wenn es zu viel wird, greife ich automatisch zur Zigarette.	*Agrimony/Chestnut Bud*

Stadium C – Frustration und defensive Bewältigungsversuche

Es ging mir schon viel schlechter.	*Agrimony/Willow*
Andere haben es schwerer als ich.	*Agrimony/Beech*
Ich handle in Panik, ohne nachzudenken.	*Rock Rose/Chestnut Bud*
Meine Gedanken kreisen überwiegend um das, was nicht geklappt hat, und ich mache mir Vorwürfe.	*Larch/White Chestnut* *Pine*
Ich befürchte, mein Leben nicht mehr ganz im Griff zu haben.	*Willow/Cherry Plum*
Es gibt Schlimmeres, man muss zufrieden sein.	*Gentian/Agrimony*
Ich bin abgestumpft, habe mich daran gewöhnt.	*Star of Bethlehem/ Hornbeam*

Ich arbeite zäh auf meine Pensionierung hin.	*Oak/Water Violet*
Ich denke zu viel über Kleinigkeiten nach.	*White Chestnut/Crab Apple*
Wie man's macht, ist's falsch.	*Larch/Willow/Pine*
Es wird schon nicht so wichtig sein.	*Agrimony/Clematis*
Ich will es nicht und muss es doch.	*Centaury/Willow/Vine*
Bloß keine Aufregung, alles halb so schlimm!	*Rock Rose/Agrimony*
Jede negative Rückmeldung bedeutet, dass ich etwas falsch mache!	*Star of Bethlehem/Pine/ Larch*
Ich kann mich nicht damit abfinden, ich kämpfe weiter.	*Vine/Oak*
Ich wahre nur noch die Fassade.	*Agrimony/Water Violet*
Ich bin zwar emotional völlig ausgelaugt, aber jetzt erst recht!	*Olive/Centaury Vervain*
Ich bin allein auf weiter Flur.	*Willow/Heather/Water Violet*
Warum soll ich mich noch anstrengen, es zählt ja doch nicht.	*Willow/Gentian/Gorse*
Ich gehe nur noch auf Nummer sicher.	*Mimulus/Chestnut Bud*
Der kleinste Rückschlag wirft mich um.	*Gentian/Gorse*
Die Freundlichkeit der anderen ist reine Berechnung.	*Holly/Chicory*
Immer wieder unterschätze ich den Zeitaufwand.	*Clematis/Chestnut Bud/ Impatiens*
Bestimmt geht wieder alles schief.	*Gentian/Mimulus*
Ich muss jetzt retten, was noch zu retten ist.	*Rock Rose/ Sweet Chestnut/Impatiens*
Ich bin wie im Schraubstock, kenne keine Erholungspause mehr.	*Cherry Plum/Rock Water/ Oak*
Ich bin dem Zeitdruck ohnmächtig ausgeliefert … das macht mich wütend.	Willow/Cherry Plum *Holly*

Ich muss diese Scharte wieder auswetzen.	*Rock Water/Pine/Vervain*
Ich habe Angst, erneut zu scheitern.	*Mimulus /Larch*

Stadium D – Die Gefühle schlagen um in Verzweiflung und Apathie

Mir stinkt es total, ich bin am Ende.	*Willow/Sweet Chestnut*
Ich sehe keinen Sinn mehr in meinem Beruf.	*Gorse/Wild Rose*
In mir wird alles blasser und leerer.	*Wild Rose/Star of Bethlehem*
Alles vergebliche Liebesmüh …	*Gorse/Gentian/Wild Rose*

Stadium E – Eskalation

Der Druck ist nicht mehr auszuhalten.	*Cherry Plum/Rock Rose/ Sweet Chestnut*
Es ist alles aus, schlimmer geht´s nicht.	*Sweet Chestnut/Mustard/ Wild Rose*

Stadium F – Beginn einer aktiven Neuorientierung

Die Entscheidung ist gefallen, aber ich fürchte, mir fehlt die nötige Kraft, um diesen Schritt zu tun.	*Walnut/Olive/Gentian*
Ich falle immer wieder in meine alten Verhaltensmuster zurück.	*Chestnut Bud/Honeysuckle*
Ich traue mir nicht zu, den geplanten Schritt zu tun.	*Walnut/Larch*
Ich bin in meiner neuen Situation noch sehr verletzlich	*Star of Bethlehem/Holly*
und zögere nötige Schritte immer wieder hinaus.	*Mimulus*
Ich will den geplanten Schritt möglichst schnell umsetzen und treibe dabei Raubbau mit meinen Kräften.	*Impatiens/Vervain/ Rock Water*

Kapitel 6:
Bachblüten in der therapeutischen Praxis

Meine eigene Arbeit mit Bachblüten

Meine eigene Art, mit den Bachblüten zu arbeiten, weicht etwas von dem ab, was ich im Standardwerk in Kapitel 8 (Seite 252) beschrieben habe. Diese Art verdanke ich einer angeborenen Fähigkeit, mich blitzschnell komplett in das derzeitige Energiefeld eines Gesprächspartners hineinversetzen zu können. Bach soll ähnlich gearbeitet haben.

Wenn ich das getan habe, gehe ich im Geist die Bachblüten-Verhaltensmuster durch und spüre genau, welche davon blockiert sind. Diese Muster beschreibe ich dann dem Gesprächspartner und es entsteht im gemeinsamen Gespräch das Bild der wirklichen aktuellen Blockadesituation, die dann konstruktiv diskutiert und transformiert werden kann. Dieses Verfahren funktioniert auch, wenn ich mit einem Gesprächspartner telefonisch verbunden bin, und sogar, wenn mir von einem Klienten nur ein Bild vorliegt, auf dem die Augen gut erkennbar sind.

Diese Fähigkeit gab mir im Lauf der vergangenen Jahrzehnte die Gelegenheit, für unzählige Menschen – Interessenten und Skeptiker – ihre aktuell benötigten Bachblüten ganz exakt zu bestimmen, was manche sehr erstaunt hat. Aber die Wirkung dieser Mischung hat dann immer wieder überzeugt.

Meine Tätigkeit mit den Bachblüten lässt sich vereinfacht in die folgenden drei Bereiche gliedern.

- Situationsbedingte Ad-hoc-Mischungen
- Unterstützung in besonders schwierigen Situationen
- Langzeitbegleitung von »Schicksalsgemeinschaften«, z. B. Mutter mit einem behinderten Kind

Für jeden Bereich möchte ich Beispiele bringen.

Situationsbedingte Ad-hoc-Mischungen

Oft rufen mich Freunde oder Kollegen an, die in ihrem Alltag akut ein Problem haben, das sie selbst gerade nicht lösen können. Ihnen nenne ich am Telefon passende Blüten, die sie dann im Wasserglas einnehmen. Oftmals zeigt sich schon innerhalb von Stunden die gewünschte Wirkung.

1. Beispiel:

Eine Schweizer Kollegin war wegen ihrer Hüfte beim Physiotherapeuten. Nach der Behandlung reagierte sie mit starken Schmerzen, die tagelang anhielten. Mit der folgenden Mischung war der Schmerz innerhalb weniger Stunden verschwunden:

Ausnahmesituation	*Notfalltropfen*
Sie erlebte die Schmerzen als extrem hart,	*Sweet Chestnut*
als verletzend,	*Holly*
als grausam und	*Vine*
konnte nicht aufhören, darüber nachzudenken.	*White Chestnut*

Diese persönliche »Schmerz-Mischung« hat meiner Kollegin in späteren ähnlichen Situationen immer wieder geholfen.

2. Beispiel:

Eine befreundete Autorin rief mich an, weil sie wieder einmal, wie sie sagte, beim Schreiben »des Guten zu viel wollte« und dadurch nicht in Gang kam. Folgende Mischung baute den inneren Druck ab und führte zum »Schreibfluss«:

Sie wollte Hundertprozentiges leisten,	*Vervain*
fokussierte sich mit extremer Intensität darauf	*Sweet Chestnut*
und unterdrückte dabei alle aufkommenden Gefühle.	*Cherry Plum*

Bachblütenunterstützung in besonders schwierigen Fällen

1. Beispiel

Ich erinnere mich an die sehr nette Besitzerin eines Kosmetiksalons, die jedes Mal knallrot anlief und feuchte Hände bekam, wenn es mit einer Kundin Diskussionen ums Geld gab. Keine schwerwiegenden Diskussionen, wohlgemerkt. Es reichte schon, wenn die Kundin sagte »45 € – ich dachte, es wären heute nur 40«. Nach einem derartigen Vorfall war die Kosmetikerin nicht mehr in der Lage, die Kundin weiterhin zu bedienen, sondern gab sie in der Folge an eine Angestellte ab.

Im Gespräch stellte sich heraus, dass sie als Siebenjährige zu Unrecht beschuldigt worden war, Geld gestohlen zu haben. Das wusste sie seit Jahren und hatte dieses Ereignis für sich auch psychologisch eingeordnet. Aber trotzdem blieben ihre Beschwerden, roter Kopf und feuchte Hände, bestehen. Mit einer einzigen Mischung, die Star of Bethlehem wegen des Schocks und Pine wegen der unzutreffenden Beschuldigung enthielt, war das Problem für immer gelöst.

2. Beispiel

Einen zweiten Fall, der mich bis heute beeindruckt, möchte ich hier ebenfalls vorstellen:

Ich hatte die Chefredakteurin einer neuen Frauenzeitschrift kennengelernt, welche die Bachblütentherapie in ihrem neuen Heft sehr ausführlich vorstellte. Sie war verheiratet mit einem Architekten aus Togo und bildete eine wichtige Anlaufstelle für Togolesen in ihrer Stadt. Eines Tages bat sie mich um Hilfe für einen Mann, Mitglied ihrer Community, der offensichtlich unter »Fernbehandlung« eines afrikanischen Medizinmannes stand. Er sollte nämlich nach Togo zurückkehren, um dort zu heiraten, was er aber nicht wollte. Er hörte Stimmen und wurde von Gefühlen wie Kneifen, Drücken und Puffen an allen möglichen Körperteilen geplagt.

Den Rat seiner Landsleute, sich ein Visum zu besorgen, nach Togo zu fliegen (das Geld war schon gesammelt), die Lage zu klären und dann wieder zurückzukommen, konnte er einfach nicht umsetzen. Nach einem ergebnislosen Aufenthalt in der Psychiatrie saß er nun seit Wochen in seiner Zwei-Zimmer-Wohnung und litt vor sich hin.

Ich erinnere mich gut an meine damaligen Gedanken, als mir die Chefredakteurin den Fall schilderte: Was können die »harmlosen Bachblüten« gegen die starke Heiler-Tradition afrikanischer Medizinmänner ausrichten?

Ich mochte ihr jedoch den Wunsch nicht abschlagen, nach allem, was sie durch ihre umfassende Veröffentlichung für die Bachblüten getan hatte. Also empfing ich den »Heiratskandidaten wider Willen« und stellte ihm eine Mischung zusammen. Schon vier Tage später erfuhr ich, dass er den Vorschlag seiner Landsleute ganz unerwartet aufgegriffen hatte, sich ein Visum besorgt hatte und in die Heimat geflogen sei. Er hatte die Lage dort geklärt und war nach drei Wochen wieder in Deutschland zurück. Und nicht nur das, er schloss sich hier auch einer spirituellen Gruppe an, in der er eine neue geistige Heimat fand.

Das hat mich damals schon sehr überrascht und mir gezeigt, auf welcher hohen Schwingungsebene die »harmlosen« Bachblüten wirken und wie sie die Entfaltung des Seelenplans eines Menschen unterstützen.

Langzeitbehandlung von Schicksalsgemeinschaften

Seit sechs Jahren begleite ich eine heute (2020) 41-jährige Mutter und ihren 15-jährigen behinderten Sohn mit Bachblüten. Der Vater des Jungen verunglückte tödlich, als die Mutter im zweiten Monat schwanger war. Die Diagnose der Behinderung lautet »Spastische Tetraparese«, hervorgerufen durch eine lebensbedrohliche Hirnblutung kurz nach der Geburt des Jungen, bei der die Gehirnmotorik weitgehend zerstört wurde. Der Junge ist nicht gelähmt, aber »Schritt-für-Schritt-Aktivitäten« sind nicht möglich: Er muss beim Gehen geführt und beim Essen gefüttert werden. Er kann nur sehr schwer sprechen und ist kaum zu verstehen. Aber er ist ein fröhlicher und willensstarker Charakter. So hat er mit viel Ausdauer gelernt, einen Computer mittels Augensteuerungsbrille zu bedienen. Er geht auf eine Gesamtschule und ist situationsbedingt natürlich voll auf seine Mutter fixiert.

Auch die Mutter ist eine sehr starke Persönlichkeit, die, wie sie sagt, ihr Schicksal angenommen hat. Sie kümmert sich hingebungsvoll um ihren Sohn und ist gleichzeitig noch berufstätig, als Sachbearbeiterin auf einer Behörde. Tagsüber ist der Sohn bei den Großeltern, die im gleichen Haus leben.

Es ist erstaunlich, wie die Mutter ihr unglaublich forderndes Leben meistert. Sie verlangt das Äußerste von sich. So schnallt sie sich z. B. noch heute den Sohn auf den Rücken, um mit ihm wandern gehen zu können. Man hört sie nie über ihr Schicksal klagen, höchstens darüber, dass sie nicht noch mehr für ihren Sohn tun könne.

Hier nun die häufigsten Blüten, die ich in den vergangenen sechs Jahren für Mutter und Sohn ermittelt habe (Diagnose nach Bild):

Gemeinsam brauchten beide immer wieder die folgenden Blüten:

- Mustard als Ausdruck ihrer inneren Trauer über die unabänderliche Situation
- Heather als Ausdruck ihrer »seelischen Bedürftigkeit« auf vielen Ebenen
- Red Chestnut als Ausdruck ihrer allzu engen symbiotischen Verbindung

Diese Zustände traten nie zeitgleich bei den beiden auf, sondern wurden zeitversetzt zwischen ihnen hin- und hergespiegelt.

Die weiteren häufigsten Blüten des Sohnes waren:

- Impatiens als Zustand der Ungeduld, der durch die Behinderung immer wieder ausgelöst wird
- Aspen, denn er ist aufgrund seines Krankheitsbildes latent wohl immer auf der Hut vor dem, was als Nächstes passieren könnte.

Die weiteren häufigsten Blüten der Mutter waren:

- Rock Water, weil sie sich fast Übermenschliches abverlangt
- Larch, weil sie sich selbst entwertet, wenn sie das nicht alles schafft
- Gentian gegen die skeptische Erwartungshaltung bezüglich der Weiterentwicklung der Krankheitssituation ihres Sohnes, denn die Lebenserwartung bei derartigen Behinderungen geht laut medizinischer Prognose nicht über das Teenageralter hinaus.

So wie es jetzt aussieht, wird sich diese Prognose hier aber nicht erfüllen. Denn es lässt sich feststellen, dass Mutter und Sohn immer mehr in ihre Situation hineinwachsen und dabei immer stärker werden. Hierbei spielten und spielen die Bachblüten sicher eine sehr wichtige Rolle. Denn die Mutter sagt immer wieder: »Ich bemerke im Zustand und Verhalten meines Sohnes einen riesigen Unterschied, je nachdem, ob er die Tropfen einnimmt oder nicht – beispielsweise wenn ich auf einer gemeinsamen Kur vergessen habe, das Fläschchen mitzunehmen.«

So können wir uns alle nur wünschen, dass sich diese positive Entwicklung fortsetzt. Ich werde jedenfalls auch weiterhin mit den Bachblüten das Meinige dazu beitragen.

Zu den Gastbeiträgen

Die drei folgenden Beiträge enthalten die bislang noch unveröffentlichten persönlichen Erfahrungen von Ärzten, die seit langen Jahren Bachblüten auf Gebieten erfolgreich einsetzen, welche über die klassischen Anwendungsbereiche hinausgehen: psychische Störungen, chronische Krankheiten und gestörtes Essverhalten. Informationen auf diesen Gebieten werden immer wieder besonders von medizinischen Laien nachgefragt.

Beim Lesen gewinnt man viele wertvolle Einblicke, muss sich aber bewusst machen, dass sich die hier beschriebenen Bachblüten-Verordnungen nicht verallgemeinern lassen: Das wichtigste Prinzip der Bachblütentherapie ist ja die Individualität. Jeder Patient ist ein Einzelfall und seine Beschwerden haben individuelle seelische Ursachen.

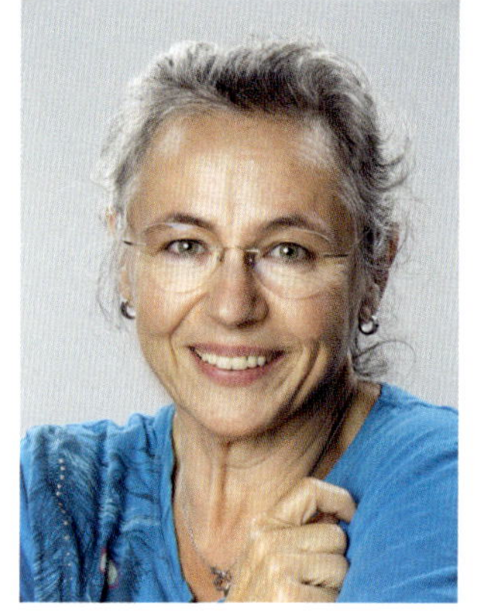

Eva Tröbinger: Psychische Störungen und Bachblüten

Zur Einführung

Das Ziel der Bachblütentherapie ist es, die Verbindung von unserer Persönlichkeit mit unserer Seele bzw. unserer Inneren Führung aufrechtzuerhalten oder wiederherzustellen, damit seelische Selbstheilungskräfte wirksam werden können.

- Durch Reharmonisierung der Seelenebene wollte Dr. Bach körperlichen Krankheiten vorbeugen.

- Psychische Erkrankungen stellen sich zwar nicht in einem offensichtlichen körperlichen Leiden dar, sind aber ebenso zu bewerten.

- Deshalb können Bachblüten nicht nur zur Prävention von körperlichen, sondern auch von psychischen Erkrankungen dienen. Diese Tatsache ist leider bisher noch zu wenig bekannt.

- Viele der 38 negativen Seelenzustände der Bachblütentherapie beschreiben die kleinste Vorstufe einer psychischen Erkrankung. So ist z. B. der Cherry-Plum-Zustand die Vorstufe einer Psychose.

- Ist eine psychische Störung schon eingetreten, können Bachblüten, wie Sie im Folgenden lesen werden, vielfach sehr hilfreich sein.

- Die Bachblütentherapie stößt an ihre Grenzen, wenn die destruktiven Verhaltensmuster so starr geworden sind, dass sie die gesamte Persönlichkeit blockieren und diese somit nicht mehr in der Lage ist, die geistigen Impulse ihrer Inneren Führung aufzunehmen.

Mein beruflicher Werdegang mit den Bachblüten

Nach meinem Medizinstudium an der Karl-Franzens-Universität in Graz, während dem meine Leidenschaft einerseits für die Notfallmedizin und andererseits bereits für komplementärmedizinische Methoden geweckt wurde, absolvierte ich eine mehrjährige Ausbildung zur Allgemeinmedizinerin und im Anschluss daran eine Facharztausbildung für Psychiatrie und Neurologie sowie eine psychotherapeutische Ausbildung in systemischer Therapie.

Während eines Schweizaufenthalts 1986 mit meinem späteren Mann Dr. Winfried Tröbinger erstanden wir unser erstes Bachblütenset, das er in einer Auslage in Basel entdeckte. Meine »Selbstversuche« waren wenig befriedigend, führten eher zu »Erstverschlimmerungen«.

1989 eröffnete ich meine kleine Privatpraxis als Allgemeinmedizinerin, damals schon mit einem Schwerpunkt in Komplementärmedizin, vor allem Akupunktur.

Mechthild Scheffer lernte ich 1991 auf Burg Bernstein bei einem ihrer Seminare kennen. Hier wurde mir klar, dass unser erster eigener Bachblütensatz ein »gefälschter« gewesen war. Ich erstand einen »originalen«, die erwartete Wirkung trat dann bei der ersten eigenen Mischung auch ein. Seit damals gehören Bachblüten zu meinem Repertoire in der Begleitung meiner PatientInnen und ich wende sie auch immer wieder gerne bei mir selbst und meiner Familie an.

Während meiner Ausbildung zur Fachärztin für Psychiatrie und Neurologie an einer der größten psychiatrischen Anstalten in Österreich (dem heutigen LKH Graz II, Standort Süd) machte ich auch eine Ausbildung in systemischer Familientherapie am IFS Linz. In meiner Abschlussarbeit 1993 mit dem Titel »Bachblüten, Monster und systemische Therapie« habe ich bereits einen wichtigen Ansatz meiner Behandlungsmethoden niedergeschrieben.

1997 habe ich den stationären psychiatrischen Bereich verlassen und war bis Februar 2021 in der Sozialpsychiatrie der Südoststeiermark tätig. Als stellvertretende ärztliche Leiterin leitete ich das Team der Psychotherapeuten. Meine Praxis erweiterte ich um die fachärztliche und psychotherapeutische Tätigkeit. In allen Bereichen war es immer mein Ziel, individuelle Lösungen für individuelle Menschen zu finden, ihnen zu helfen, ihre eigenen Selbstheilungskräfte zu aktivieren, ihre Kompetenzen zu verbessern und sie dabei zu unterstützen, auch in stürmischen Zeiten ihr Lebensschiff sicher in den nächsten Hafen zu steuern. Und hierfür galt es, »maßgeschneiderte« Behandlungen zu finden.

Ich lernte weiter, entwickelte eigene Bilder und Techniken und so befinden sich in meinem »Werkzeugkoffer« nun zusätzlich verschiedenste traumatherapeutische Methoden wie u. a. P.I.T.T. nach Luise Reddemann, EMDR nach Francine Shapiro, hypnosystemische und hypnotherapeutische Techniken, Ego-State-Therapie, Somatic Experiencing nach Peter Levine sowie Akupunktur.

Bachblüten waren und sind zu einem fixen Bestandteil meiner Arbeit geworden. Ich arbeitete mit den von Mechthild Scheffer entwickelten Fragebögen und nahm meine eigenen Selbsterfahrungsmischungen ein. Später verzichtete ich auf die Fragebögen und ermittelte die Mischungen aus den Gesprächen, ließ Fläschchen ziehen, verwendete Bachblüten-Karten und ließ die Beschreibung der Blüten und deren Potenziale einfach ins Gespräch einfließen. Ich bot den Betroffenen Mischungen an, wenn keine akute schulmedizinische Behandlungsnotwendigkeit gegeben war und/oder ich den Eindruck hatte, dass eine Mischung den Weg zu einer späteren medikamentösen Behandlung ebnen konnte.

Ein Schwerpunkt war lange Zeit die Betreuung von Menschen mit besonderen Bedürfnissen (früher sagte man: Menschen mit körperlichen oder geistigen Behinderungen).[1] Die Bachblüten-Karten mit ihren eindrücklichen Bildern erwiesen sich gerade für Menschen, die der Sprache nicht so gut mächtig oder die trotz ihrer Vielzahl an Lebensjahren in der Entwicklung kindlich geblieben waren, als sehr, sehr hilfreich. Und mit Mischungen wie »Muttropfen« oder »Wuttropfen« konnte ich auch hier die Eigenkompetenzen im Umgang mit unangenehmen Gefühlen stärken – ebenso wie bei Kindern, Jugendlichen und Erwachsenen, die sich auf diese Erfahrung einließen.

Nach einigen Jahren Selbsterfahrung, Seminaren und Gesprächen mit Mechthild Scheffer – alles an der Seite meines Mannes Winfried, der sich ebenfalls auf den »Bachblüten-Weg« begeben hatte – war mein Abschlusskolloquium im Institut für Bachblütentherapie zugleich der Beginn einer Freundschaft mit Mechthild Scheffer und gemeinsamer Workshopprojekte, die später Teil der Ausbildung wurden. In diesen lehrten wir, psychiatrische Erkrankungen zu erkennen und deren Schwere einzuschätzen, mit dem Ziel, Betroffene so früh wie möglich auch in fachliche Behandlung zu schicken, da ja eine Bachblüten-

1 Ich unterrichtete damals auch an der Lehranstalt für Heilpädagogische Berufe der Caritas in Graz.

Behandlung während einer medikamentösen Behandlung fortgeführt und auch hier hilfreich angewendet werden kann.

Uns, meinem Mann und mir, war es immer schon ein Anliegen, den Menschen Wissen über psychiatrische Störungsbilder zu vermitteln und so zu einer rascheren Behandlung und, besser noch, zu präventiven Maßnahmen zu verhelfen. Gerade hier erwiesen sich Bachblüten als äußert hilfreich.

Natürlich kamen nicht nur Menschen mit »leichten« Störungen zu mir in die Ordination, und im stationären und später ambulanten Bereich war ich ständig mit Schwerkranken konfrontiert. An dieser Arbeit gefiel mir vor allem, dass ich anhand der einzelnen Blüten-Potenziale über seelische Prozesse und Potenziale sprechen, Zusammenhänge herstellen, Denkprozesse und Entwicklungen anregen konnte, ohne »heiße Eisen« anfassen zu müssen.

Immer auf der Suche nach neuen Erkenntnissen, auch aus der Wissenschaft, entdeckte mein Mann sein Interesse für die Diagnose und Behandlung von ADHS (Aufmerksamkeitsdefizit-/Hyperaktivitätsstörung) und ich begann mich für das damals neu entstandene Gebiet der posttraumatischen Belastungsstörungen zu interessieren. Winfried wurde zum Spezialisten für ADHS und setzte auch hier erfolgreich Bachblüten als Teil eines multimodalen Behandlungssystems ein. Ich selbst tauchte immer tiefer in die Materie der Traumafolgestörungen ein – ein breites Spektrum an Störungsbildern von psychotischen Symptomen bis zu Panikattacken, Depression, selbstverletzendem Verhalten und vielem mehr. Alles, was ich bis dahin gelernt hatte, wurde relativiert. Es gab nicht nur Psychosen und Neurosen – nein, noch vieles mehr. Im Krankenhaus bildeten wir eine Gruppe von AssistentInnen, die sich mit Borderline-Persönlichkeitsstörung auseinandersetzten und eifrig Christa Rohde-Dachser lasen und diskutierten.

Aus den Erfahrungen in diesen vielen Bereichen entwickelte ich in Kooperation mit meinem Mann ein leicht verständliches Bild für psychische Störung:

Das Seelenhaus mit den drei Kellern

Dieses Modell geht davon aus, dass wir unser »Haus« beleben und bewohnen, dass wir nach außen hin Türen und Fenster haben, dass wir auch Menschen zu Besuch in unser Haus einladen, dass wir viele unserer Zimmer kennen, nicht aber alle den Besuchern zugänglich machen. Manche Besucher erfahren mehr über uns, andere weniger. Und manche entdecken sogar Dinge, Räume, die wir selbst nicht einmal kennen, und zeigen uns Seiten an uns selbst, die sehr interessant sein können.

Unser Seelenhaus hat drei Keller.

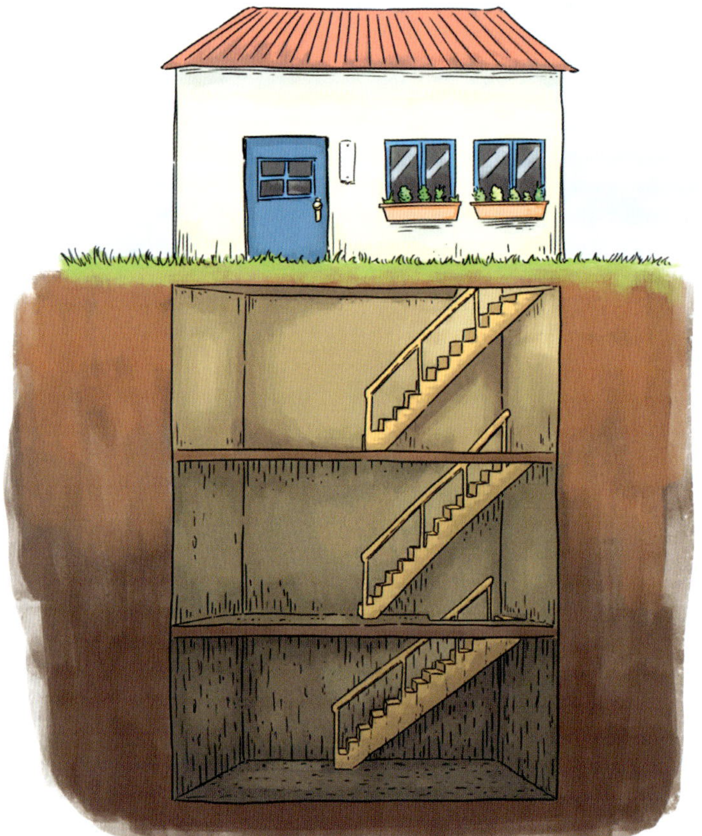

Der erste Keller: Angstmonster

Im ersten Keller leben die Angstgespenster. Im Gegensatz zur gesunden Angst, die uns zur Vorsicht mahnt und uns schützt, schränken diese Angstmonster unser Leben ein. Sie können zu ungeheurer Größe heranwachsen und unser Leben stark beeinträchtigen, weil wir viele Dinge nicht mehr frei und mit Freude und Genuss tun können, wenn wir uns ihnen unterwerfen. Je mehr Lebensbereiche (wie körperliche Gesundheit, Finanzen, Familie/Beziehungen/Partnerschaft/Freunde, Schule/Beruf(ung)/Leistung) davon betroffen bzw. beeinträchtigt sind, um so mehr wird Angst zur Krankheit.

Wenn wir in diesen Keller hinabsteigen, oder ungewollt hinunterstürzen, dann dauert es unterschiedlich lange, bis wir ihn wieder verlassen können. Es gelingt uns allerdings meist aus eigener Kraft – und wenn jemand an die Tür klopft, dann sind wir auch gut in der Lage, uns mit diesem Gast über alles geordnet zu unterhalten.

Früher hätte man zu diesem Keller vermutlich »Neurosenkeller« gesagt bzw. im Sinne der Abwehrmechanismen den Aufenthalt dort als Aufenthalt im »neurotischen Funktionsniveau« bezeichnet.

Abhängig von der Größe der Angstgespenster und von der Eigeninitiative der Betroffenen, diese zu zähmen und wieder zu hilfreichen Hausmitbewohnern zu machen, die dem Schutze dienen, sind hier Medikamente oft unnötig bzw. wenig ratsam, da die in diesem Fall häufig verordneten Benzodiazepine[2] bei längerer Einnahme zu Abhängigkeit führen können .

Insgesamt leiden 25 % aller Menschen mindestens einmal im Leben unter Ängsten, die unterschiedlichste Ausformungen annehmen können – von einer einmaligen Panikattacke bis hin zu einem ständigen Leben in Angst (generalisierte Angststörung) oder nur Angst vor bestimmten Dingen, Lebewesen oder Situationen (spezifische Phobien). Im schlimmsten Fall ist man gezwungen, ritualisiert Handlungen und/oder Gedankenmuster immer und immer wieder durchzuführen, um die Angst abzuwenden (Zwangsdenken/-handeln).

Oft verhindern eben diese Angstgespenster auch, dass hilfreiche Medikamente wie SSRIs[3] eingenommen werden können, indem die Angst vor möglichen Folgen deren Einnahme blockiert.

---

[2] Benzodiazepine sind psychoaktive Substanzen mit angstlösender, beruhigender, muskelentspannender und schlaffördernder/schlaferzwingender Wirkung. Sie haben eine schnelle Toleranzentwicklung und verursachen beim Absetzen nach Dauereinnahme sehr unangenehme Entzugssymptome.

[3] SSRI = Selective Serotonin Reuptake Inhibitor; Selektive Serotonin-Wiederaufnahme-Hemmer sind Antidepressiva, die durch die Blockade des Serotonintransporters die Wiederaufnahme des »Glückshormons« Serotonin in die Zelle, aus der es abgegeben wurde, verhindern. Dadurch erhöht sich die Serotoninkonzentration im synaptischen Spalt und die gewünschte Wirkung – Angstreduktion, Stimmungsaufhellung und auch Schmerzreduktion – setzt nach etwa sieben bis zehn Tagen ein.

Gerade in diesem Keller erweisen sich Bachblüten als sehr hilfreich: Einerseits ermöglichen sie eine einfache Zuordnung der Angstsymptome zu Blüten-Potenzialen *(Rock Rose, Mimulus, Aspen)*. Allein schon die Notfalltropfen (Rescue) geben den Betroffenen in allen Lebenslagen die Möglichkeit, selbst etwas gegen ihre Angst zu unternehmen und den ersten Keller wieder aus eigener Kraft zu verlassen. Andererseits lassen sich Bachblüten problemlos mit anderen Medikamenten wie Phytotherapeutika und Allopathika kombinieren. Oftmals ebnen sie auch den Weg zu einer schulmedizinischen Behandlung, wenn diese aufgrund der Schwere der Symptome und der Ausprägung der Beeinträchtigung (Vermeidungsverhalten) angebracht ist, um den Alltag der Betroffenen wieder lebenswert zu machen oder um ihre Berufsfähigkeit zu erhalten oder wiederzuerlangen.

Der zweite Keller: Borderline

Diese Kellertüre ist für zwei Drittel der Menschen fest verschlossen.

In diesem Keller ist es schon etwas gruseliger. Hier verschwimmen die Grenzen zwischen Ich und Du und hier kann es bereits kurzfristig zum Realitätsverlust kommen. Dinge erscheinen anders, als sie sind: größer, bedrohlicher; und die Handlungen, die sich daraus ergeben, erscheinen für Außenstehende nicht mehr ganz nachvollziehbar. Hier kann es durchaus auch zu selbstverletzendem Verhalten kommen, nur um sich aus diesem Keller wieder befreien und die Realität in Form von Schmerz wieder wahrnehmen zu können. Diese Erfahrungen machen oft Menschen mit schweren Traumafolgestörungen, aber auch die Einnahme von Rauschmitteln kann ein ähnliches Erleben hervorrufen.

Jedoch: Wenn jemand an die Türe klopft, können Menschen auch aus diesem Keller wieder rasch an die Vordertüre kommen (außer sie stehen unter Rauschmitteleinfluss) und sehr klar und geordnet über verschiedenste Dinge sprechen – aber nicht immer! Je besser man sie kennenlernt, umso weniger nachvollziehbar kommen einem manche Dinge vor. Für die Betroffenen allerdings, die ja diesen Keller meist seit ihrer Kindheit oder Jugend kennen, erscheint das alles normal.

Wohl auch deshalb finden allopathische Medikamente bei diesen Menschen wenig Akzeptanz. Sie erleben sie als wirkungslos oder nehmen sie wegen ihrer

Nebenwirkungen (sexuelle Funktionsstörungen, Bewegungsstörungen etc.) nicht ein.

Gelingt es, gemeinsam mit dem Betroffenen Ziele zu definieren, für die es sich lohnt, hartnäckige Gewohnheiten (z. B. Ausagieren von heftigen Emotionen, überhöhter Alkoholkonsum, ständiges Nörgeln …) zu verändern, so können gerade Bachblüten, die eine neutrale Möglichkeit bieten, über Schwächen und Stärken zu sprechen, Veränderungsprozesse in Gang bringen.

Der dritte Keller: Psychose = Träumen im Wachzustand

Für die meisten Menschen ist diese Kellertüre fest verschlossen.

Wer diesen Keller einmal betreten hat, kann ihn nur schwer ohne fremde Hilfe wieder verlassen. Hier verschwindet die Realität und außergewöhnliche Wahrnehmungen und Überzeugungen beeinflussen Alltag, Beziehungen, Partnerschaft, Arbeit und Verhalten, Denken und Reden.

Es ist der psychotische Keller, der »Aus-dem-Auge-aus-dem-Sinn«-Keller – wenn man wieder aufgetaucht ist, erinnert man sich oft auch nicht mehr an alles, was man dort erlebt und gesehen hat. Es ist wie Träumen im Wachzustand, nur dass Betroffene aus diesem Traum nicht einfach aufwachen können.

Menschen, die diesen dritten Keller betreten hatten, habe ich in meiner langjährigen Berufserfahrung in großer Zahl kennengelernt. Sie haben mir gestattet, gemeinsam mit ihnen diesen Keller zu erforschen und einen Weg zu suchen und zu finden, der es ihnen ermöglichte, den Keller wieder zu verlassen, mehr noch, künftig an der Kellertür konsequent vorbei zu gehen bzw. sich wieder ans Tageslicht begleiten zu lassen, wenn sie doch versehentlich wieder einmal den Weg dorthin genommen hatten.

Die Diagnosen, mit denen sie durchs Leben gingen, waren schizophrene Störung, bipolare Störung, Manie, Depression mit psychotischen Symptomen oder nur schwere, immer wiederkehrende Depression. Ihre Erkrankungen machten ihnen oft bereits das Erlernen eines Berufes oder dessen Ausübung unmöglich, Beziehungen scheiterten oder waren unglücklich und für die Angehörigen belastend. Einige von ihnen waren nicht mehr in der Lage, ihren Alltag selbstständig zu bewerkstelligen, weil die »andere Welt« so massiv ihr Denken und Handeln beeinflusste.

Hier stoßen die Bachblüten an ihre Grenzen, denn diese Menschen sind für ihre energetischen Impulse nicht mehr erreichbar. Es kommen Psychopharmaka zum Einsatz, die zumindest außergewöhnliche Wahrnehmungen (Halluzinationen) und außergewöhnliche Überzeugungen (Wahnvorstellungen, paranoide Ideen) in ihrer Ausprägung lindern und sogar zum Verschwinden bringen können. Deren Entwicklung und Einsatz hat in den vergangenen Jahrzehnten dazu beigetragen, dass große psychiatrische Anstalten, die zuvor als »Aufbewahrungsort« für unheilbar Kranke dienten, verkleinert wurden und Menschen mit diesen Störungen – oft von psychosozialen Diensten unterstützt – wieder in ihrem gewohnten häuslichen und sozialen Umfeld wohnen und leben können.

Gerade diese Psychopharmaka (Neuroleptika[5]) haben aber auch unangenehme Nebenwirkungen und werden deshalb von vielen Betroffenen nur ungern eingenommen. Da sie sich zudem meist nicht mehr an ihren Aufenthalt im dritten Keller erinnern können, ist auch der Grund der Einnahme für sie nicht mehr nachvollziehbar. So werden selbst moderne Antipsychotika, die deutlich weniger Nebenwirkungen aufweisen als ältere Medikamente, meist nach einiger Zeit wieder abgesetzt.

Nicht selten kommt es vor, dass Menschen mit chronisch psychotischen Störungen eine alternativmedizinische Praxis aufsuchen, um ihre unangenehmen Symptome anders als mit neuroleptischer Behandlung zu »beseitigen«. Sofern nicht gerade eine akute Selbst- oder Fremdgefährdung vorliegt, spricht tatsächlich auch nichts dagegen, begleitend zur schulmedizinischen Medikation und in Absprache oder zumindest mit dem Wissen des/der behandelnden Facharztes/ärztin auch Bachblüten einzusetzen. Meist erleben die Betroffenen dadurch eine Erleichterung und Linderung des emotionalen Drucks und eine neutrale Gesprächsmöglichkeit.

Betroffene haben oft schon sehr viel Erfahrungen mit der Psychiatrie und sind dadurch zum Spezialisten für ihre eigene Erkrankung geworden. Sie erleben sich meist als stigmatisiert (»du mit deinen ewigen Depressionen …«) oder sie schämen sich, psychiatrische Behandlung zu brauchen. Daher kann es sein, dass man als »Nichtpsychiater« erst in einem ausführlichen Anamnesegespräch erfährt, dass eine behandlungsbedürftige psychische Störung vorlag oder immer noch vorliegt.

[5] Neuroleptikum: Antipsychotikum mit Wirkung im dopaminergen Botenstoffsystem unseres Gehirns. 1950 erstmals in Frankreich entwickelt.

Leider ist eine psychische Störung immer noch »weniger wert« als ein gebrochener Fuß und wird oft als selbst verschuldet angesehen, obwohl sie das in keinem Falle ist. Zu einem meiner größten Wünsche gehört es immer noch, dass psychiatrische Störungen denselben Stellenwert und dieselbe Normalität erleben wie jede andere körperliche Erkrankung auch.

Obwohl das Thema seelische Gesundheit seit einiger Zeit eine immer zentralere Bedeutung in der politischen und gesellschaftlichen Debatte bekommt (so z. B. im Zusammenhang mit dem Europäischen Pakt zur psychischen Gesundheit [2008] und den WHO- und EU-Konferenzen zur seelischen Gesundheit), ist die Diagnose »psychisch krank« noch immer mit einem Stigma versehen, das gravierende Folgen für die Betroffenen hat. Es schadet dem Selbstwertgefühl und den sozialen Netzwerken, verschlechtert den Krankheitsverlauf und reduziert die Lebensqualität.

Bachblüten im Seelenhaus

Bachblüten sind eine wunderbare Möglichkeit, mit Menschen über seelische Prozesse ins Gespräch zu kommen, diese auf eine neutrale und distanzierte Weise zu analysieren und Veränderungsprozesse anzustoßen und zu begleiten. Sie können im Seelenhaus zur harmonischen Atmosphäre beitragen, beim Aufräumen verstaubter Kammern helfen und das Raumklima allgemein verbessern, sodass man sich mit sich selbst wohlfühlt.

Und falls man tatsächlich einmal in den Keller hinabgestiegen ist, können Bachblüten als Orientierungshilfe wie eine Kerze auf der obersten Treppenstufe wieder den Weg zurück ins harmonische Seelengebäude weisen.

Gehen muss man die Treppe allerdings immer selbst.

Psychiatrische Alterserkrankungen: Bachblütenarbeit mit betreuenden Angehörigen

In den letzten Jahren meiner angestellten Tätigkeit war ich besonders im geriatrischen Bereich tätig und durfte Senioren mit unterschiedlichsten psychiatrischen Alterserkrankungen und ihre pflegenden Angehörigen begleiten. Ich erlebte bei unzähligen Hausbesuchen Menschen mit Schicksalen, die mich sehr berührten – Menschen, die nur mehr in der Vergangenheit lebten und die Gegenwart nicht mehr wahrnahmen, Menschen, die mit großem Misstrauen anderen gegenübertraten und sich eigenartig verhielten, Menschen, die ihren Ängsten uneingeschränkt ausgeliefert waren. Aber ich erlebte auch Menschen, die aufopfernd pflegten und betreuten, die über sich hinauswuchsen und darüber ihre eigenen Bedürfnisse vollends vergaßen.

Gerade pflegende Angehörige sehen ihre eigene Situation als selbstverständlich an, vor allem deswegen, weil sie sich ja langsam entwickelt hat. Außerdem sehen sie gar keine anderen Möglichkeiten, als selbst 24 Stunden pro Tag an sieben Tagen die Woche anwesend und sorgend tätig zu sein. Sie merken oft nicht, wie sie langsam erschöpft und gereizt werden, Schlafstörungen entwickeln und vereinsamen, weil die Zeit für Kontakte außerhalb des engen Pflegerahmens fehlt und ihr Lebensinhalt sich auf Pflege und Betreuung des geliebten – manches Mal dann aber auch gehassten – Menschen einengt. Manche entwickeln selbst das Vollbild einer Erschöpfungsdepression, ohne dies zu erkennen.

Darauf angesprochen, bagatellisieren sie meist die Situation. Gewöhnt daran, sich selbst zurückzunehmen, fällt es ihnen schwer, Unterstützung geschweige denn eine antidepressive Medikation anzunehmen. Selbst wenn sie die eigene Situation richtig einschätzen, befürchten Angehörige von pflegebedürftigen Senioren und von Menschen mit Beeinträchtigungen oder/und psychisch Kranken, dass sie unter Medikamenteneinnahme ihre gewohnte Tätigkeit nicht mehr verrichten können.

Gerade hier ist eine Bachblüten-Mischung wie ein »Türöffner« – das neutrale Sprechen über die Blüten-Potenziale der Mischung ist eine Art Reflexionshilfe. Es erleichtert die Erkenntnis, dass man auch für sich selbst Unterstützung braucht, und macht es leichter, diese anzunehmen. Speziell die Blüten Oak, Red Chestnut, Elm und Olive haben hier einen besonderen Stellenwert und kommen faktisch in jeder Mischung vor.

Und auch wenn es ums Abschiednehmen geht, auf beiden Seiten – sowohl für die, die gehen, als auch für die, die bleiben und sich neu orientieren müssen – haben sich Bachblüten bewährt. Die entsprechenden Gespräche werden als unterstützend und entlastend wahrgenommen.

Lebensspannenübergreifend kann man sagen, dass Bachblüten sowohl für die Betroffenen einer psychischen Störung als auch für deren Angehörige zum

Einsatz kommen sollen und können – egal um welche Erkrankung es sich handelt. Sie können zusätzlich zu Psychopharmaka eingenommen werden, die aber auf gar keinen Fall ohne Rücksprache mit den behandelnden Fachärzten abgesetzt werden dürfen, da es sonst zu überraschenden und schlimmen Rückfällen kommen kann.

Der Faktor Zeit

Für Betroffene wie für Angehorige gilt: Je früher sie mit der Einnahme beginnen, desto besser; denn psychische Erkrankungen haben eine lange Heilungsdauer. Die Zellen unseres Gehirns haben als Einzige unserer Körperzellen – sozusagen als Preis für ihre enorme Spezialisierung – die Fähigkeit zur Zellteilung verloren. Wir können also nur langsam, durch Ausgleich und Stabilisierung der Neurotransmitter[6] eine Genesung und Wiederherstellung der ursprünglichen Funktionen erwarten.

Hier empfehle ich immer Impatiens – Behandlern und Betroffenen –, denn den meisten dauert alles viel zu lange. Das ist nur zu verständlich, wenn man weiß, wie sehr man sich nach Wohlbefinden, Freude, Lebenslust, Freunden, Beziehungen und Entspannung sehnt, wenn man all dies eine Zeit lang nicht gehabt hat. Lieber heute als morgen soll alles wieder gut sein. Man bedenke nur, dass ein Antidepressivum erst nach ca. zwei Wochen zu wirken beginnt, die volle Wirkung nach zwei Monaten zu erwarten ist und man es dann über mindestens ein Jahr einnehmen muss, um das Botenstoffsystem zu stabilisieren. Das sind Zeitspannen, die wir in der Regel nicht mit einer Medikamenteneinnahme verbinden.

Wenn ich nun aber bedenke, dass ich den Bachblütenweg gemeinsam mit meinem Mann Winfried und Mechthild Scheffer schon seit 30 Jahren gehe – was sind damit verglichen zwei Monate bzw. ein Jahr?

Zu meiner Freude konnte ich tatsächlich oft erleben, dass viele Menschen aus einer Krise reifer und gestärkt hervorgegangen sind, dass sie sich weiterentwickelten, sich wandelten, neue Erfahrungen nicht als Bedrohung, sondern als Herausforderung annehmen lernten und nach einer Zeit des gemeinsamen

[6] Botenstoffe im Gehirn, die Informationen von Zelle zu Zelle in Bruchteilen von Sekunden weitergeben

Wegs das Steuer ihres Lebensschiffes wieder ruhig und sicher führen konnten. Manches Mal kamen sie wieder, wenn neue Herausforderungen zu groß erschienen, überraschende Wenden alte Muster aktivierten, oder einfach nur, weil sie sich neue Impulse wünschten.

Manche Menschen begleite ich immer noch, in größeren Abständen. Andere haben gelernt, mit ihren Besonderheiten einen liebevollen Umgang zu finden, mit sich selbst geduldiger und verständnisvoller zu sein und/oder sich selbst und ihrer inneren Stimme zu vertrauen. Viele haben auch gelernt, Vorboten zu erkennen, und können so bereits »im Ansatz« verhindern, dass eine »Talfahrt« tatsächlich bis in den Keller – welchen auch immer – führt. Eine leicht verfügbare Rückfallvorsorge stellt für manche auch die Verwendung der von Mechthild Scheffer entwickelten Kraftformeln der einzelnen Bachblüten dar.

Die Begegnung mit psychisch Kranken

In diesem Beitrag habe ich versucht, Ihnen die Welt der psychischen Störungen etwas näher zu bringen. Viele Teilnehmer der Seminare machten die Erfahrung, dass der Kontakt mit einem Menschen mit einer psychischen Erkrankung in ihnen teilweise irritierende, unangenehme, erschreckende oder nur eigenartige Gefühle weckte bzw. dass sie sich selbst als verwirrt, überfordert und/oder hilflos erlebten. Die klare Botschaft an alle Teilnehmer war immer:

- Wann immer Sie im Gespräch solche oder ähnliche Wahrnehmungen haben, bedenken Sie, dass dies daran liegen könnte, dass ihr Gegenüber gerade eine seelische Krise durchlebt, die eine schwere psychische Störung sein könnte!

- Sie sollten immer danach fragen, ob jemand in psychiatrisch-fachärztlicher, psychotherapeutischer oder psychologischer Behandlung ist und gegebenenfalls diese initiieren.

- Und da Menschen mit »schlechten Psychiatrieerfahrungen« oft große Hoffnung in die Behandlung mit Methoden »außerhalb der Schulmedizin« setzen, ist es sehr wichtig darauf hinzuweisen, dass eine begleitende Bachblütentherapie keinesfalls eine fachärztliche schulmedizinische Behandlung ersetzen kann.

https://www.troebinger.net

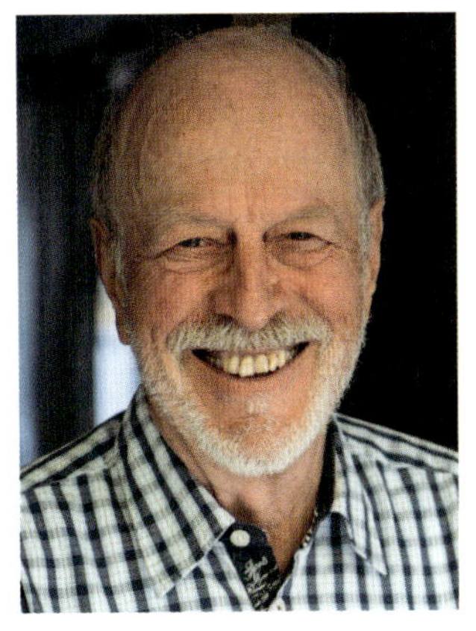

Hans Peter Kjer: Bachblütentherapie und chronische Krankheiten

Einführung

Über die Bachblütentherapie gibt es in der Öffentlichkeit und in Therapeutenkreisen recht unterschiedliche und teilweise widersprüchliche Meinungen, die von breiter Zustimmung über verhaltene Skepsis bis zu krasser Ablehnung reichen. Nach der offiziellen Lehrmeinung der Schulmedizin geht von ihr keinerlei Wirkung aus, die über einen Placebo-Effekt hinausgeht. Unabhängig davon machen viele Menschen damit jedoch sehr positive Erfahrungen, und sie wird auch von manchen Ärzten als ergänzende Maßnahme in die Behandlung einbezogen.

Bei der Recherche im Internet kristallisieren sich folgende klassische Anwendungsbereiche heraus: Seelische Gesundheitsvorsorge, Bewältigung anhaltender seelischer Stress- und Krisensituationen sowie begleitende Behandlung akuter und chronischer Krankheiten (ergänzend zur spezifischen Behandlung durch den Arzt, Heilpraktiker oder Psychotherapeuten).

Vor diesem Hintergrund, vor allem auch in Anbetracht der schulmedizinischen Sichtweise, mag es verwegen erscheinen, die Bachblütentherapie als (oftmals) alleinige Therapie bei chronischen Krankheiten einzusetzen. Dass dies mit gutem Erfolg möglich ist und wie sich in den vergangenen drei Jahrzehnten in meiner Praxis daraus ein brauchbares Therapiekonzept herauskristallisiert hat, soll im Folgenden dargestellt werden.

Zunächst einige Anmerkungen zu meinem beruflichen Werdegang

Nach dem Staatsexamen (1971) und einer einjährigen Medizinalassistentenzeit durchlief ich folgende klinische Stationen: zwei Jahre Kinderheilkunde, ein

Jahr Gynäkologie und Geburtshilfe, dreieinhalb Jahre Innere und Intensivmedizin, drei Jahre Psychiatrie (Suchtklinik, Ausbildung in Gesprächspsychotherapie), zwei Jahre Krebsnachsorge, zwei Jahre regelmäßiger Einsatz als Notarzt im Rettungswesen.

Aufgrund der oft unbefriedigenden Ergebnisse der schulmedizinischen Behandlung arbeitete ich mich in die Homöopathie ein, ließ mich 1983 als Allgemeinarzt in eigener Praxis nieder und hatte in der Folgezeit mit dieser Behandlungsmethode sowohl bei akuten als auch bei chronischen Krankheiten gute bis sehr gute Behandlungserfolge.

Wegen eigener gesundheitlicher Probleme (Herzrhythmusstörungen) begab ich mich selbst in homöopathische Behandlung, die jedoch keinen Erfolg hatte. Nach Aufnahme einer Bachblütentherapie bei Mechthild Scheffer verschwanden die Beschwerden innerhalb weniger Wochen. Da ich darüber hinaus sehr positive Auswirkungen der Bachblüten auf meine Persönlichkeitsentwicklung verspürte, setzte ich die Therapie weitere drei Jahre fort. In dieser Zeit verinnerlichte ich die Konzepte der einzelnen Bachblüten so weit, dass ich sie selbst in der Praxis zur Anwendung bringen konnte. Dies geschah vorwiegend in schwierigen Fällen, bei denen ich mit der homöopathischen Behandlung nicht weiterkam, und zu meinem Erstaunen konnte ich mithilfe der Bachblüten mehrere Therapien zu einem befriedigenden Ergebnis führen. So ging ich in der Folgezeit mehr und mehr dazu über, von vornherein Bachblüten zu geben, vor allem bei psychischen Störungen und chronischen Erkrankungen, und erzielte damit ähnlich gute Ergebnisse wie mit der Homöopathie. Weitere positive Aspekte waren der durch die Einfachheit der Methode bedingte deutlich geringere Arbeitsaufwand, die günstigen Auswirkungen auf die Persönlichkeitsentwicklung der Patienten und das Verschwinden von Begleitsymptomen, die nicht der eigentlichen Krankheit zuzuordnen waren.

Seit 30 Jahren setze ich die Bachblütentherapie schwerpunktmäßig in meiner Praxis ein. Wenn es sinnvoll oder notwendig erscheint, kommen auch andere naturheilkundliche Maßnahmen in Betracht, wie Arzneien und Anwendungen der Hildegard-Heilkunde, die Homöopathie oder die Neuraltherapie. Natürlich werden, wenn notwendig, auch schulmedizinische Medikamente eingesetzt.

Im Laufe der Zeit haben sich für eine Reihe von Krankheiten psychosomatische Grundstrukturen herauskristallisiert, die es erlauben, die Entwicklung der Störung modellhaft zu betrachten und manchmal schon bei der Erstanamnese zu einer ungefähren Einschätzung der Prognose zu kommen. Diese Grundstrukturen sollen im Folgenden eingehender dargestellt werden, da sie Hinweise auf typische Persönlichkeitskonstellationen und infrage kommende Bachblüten geben können. Daraus lässt sich allerdings kein pauschales Schema ableiten; entscheidend bleibt in jedem Fall die individuelle Erfassung der Persönlichkeit des Patienten und seiner Lebenssituation.

Im Folgenden einige persönliche Erfahrungen aus unserem Praxisalltag

Viele unserer Patienten haben bereits andere Ärzte konsultiert, die erforderliche Diagnostik durchlaufen und sind mit den üblichen Medikamenten versehen. Letztere dürfen natürlich nicht ohne Weiteres abgesetzt werden, da das zu Problemen oder einer Zunahme der Beschwerden führen könnte. In solchen Fällen wird die Bachblütentherapie parallel zur schulmedizinischen Behandlung durchgeführt. Erst nach eindeutiger Besserung der Krankheitssymptome wird die Dosierung der Medikamente schrittweise reduziert, bis man sie, im günstigsten Falle, komplett absetzen kann. Insofern ist eine genaue Dokumentierung des Therapieverlaufs sowie auch die Erhebung objektiver Verlaufskriterien (Untersuchungs- und Laborbefunde) notwendig, da es vorkommen kann, dass der Patient sich zwar subjektiv besser fühlt, der Krankheitsprozess jedoch unterschwellig fortschreitet und zusätzliche schulmedizinische Maßnahmen erfordert.

Eine Blockade in der Therapie kann dadurch entstehen, dass der Patient ein Problem mit dem Glauben hat. Die Konfession spielt dabei eine untergeordnete Rolle, und so habe ich diese Problematik sowohl mit Christen und Nichtchristen als auch Muslimen bearbeiten können. In zahlreichen Fällen habe ich die Erfahrung gemacht, dass, wenn tatsächlich ein Glaubensproblem vorliegt, die Therapie wieder in Bewegung kommt und oft auch zum Erfolg führt, wenn es gelingt, den Patienten zum Gebet (zurück) zu führen, d. h. ihm dabei zu helfen, sich Gott zuzuwenden und sich dessen heilsamer Kraft zu öffnen. In all diesen Fällen trägt die Bachblütentherapie dazu bei, Glaubenshindernisse wie Zweifel, Hader, Eigenwillen, Aggression usw. zu überwinden und so den Weg für eine Heilung »auf geistigem Wege« frei zu machen.

An Grenzen stößt die Bachblütentherapie, wenn die Krankheit eine Eigendynamik entwickelt hat und unaufhörlich fortschreitet oder wenn organische Schäden eingetreten sind, die nicht rückbildungsfähig sind. Auch gibt es Krankheitsbilder, die erfahrungsgemäß mit der Bachblütentherapie schwer zu beeinflussen sind (z. B. Asthma, Colitis ulcerosa, Morbus Crohn, Krebs, Multiple Sklerose, Psychosen). In solchen Fällen kann die Behandlung aber noch dazu beitragen, die Lebensqualität des Patienten positiv zu beeinflussen und das Fortschreiten des Krankheitsprozesses zu verlangsamen.

1. Funktionelle Beschwerden

wie Rückenschmerzen, Kopfschmerzen, Schwindel, Brustbeklemmung, Blähungen, Gallenbeschwerden, Durchfälle, Sodbrennen, Bauchschmerzen, Verstopfung …

Beginnen möchte ich mit den funktionellen Beschwerden, die wohl der häufigste Grund sind, weswegen Menschen einen Arzt aufsuchen. Wie bereits erwähnt, ist hierbei die schulmedizinische Behandlung in der Regel unbefriedigend, da ihre Ursachen sich den üblichen diagnostischen Methoden entziehen.

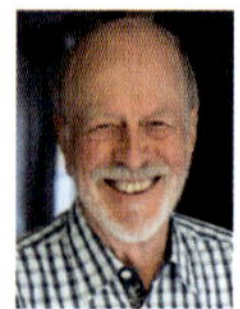

Funktionelle Beschwerden sind für mich körperliche Reaktionen auf Gefühlszustände, die immer wieder in Erscheinung treten, ohne dass vom Patienten ein Zusammenhang gesucht oder erkannt wird.

Für die Bachblütentherapie stellen sie hingegen ein sehr dankbares Feld dar, zumal die Symptome noch nicht fixiert, sondern veränderlich sind und noch keine organischen Schäden eingetreten sind. Die funktionellen Beschwerden stellen gewissermaßen die erste Stufe des Krankseins dar, spielen sich mehr »an der Oberfläche« ab und sind in ihren inneren Zusammenhängen leichter zu verstehen als manifeste Krankheiten. Man kann sie auffassen als körperliche Reaktion auf Gefühlszustände, die im Patienten immer wieder in Erscheinung treten, sich anstauen, aber sich nicht lösen lassen.

Es handelt sich dabei um relativ einfach zu durchschauende psychosomatische Zusammenhänge. Ein einfaches Beispiel sind die recht häufigen Schmerzen im Nacken- oder Rückenbereich, die meist durch muskuläre Verspannungen bedingt sind. Die angespannte, verhärtete Muskulatur tut weh, und es stellt sich die simple Frage, was den Patienten ganz allgemein in Anspannung versetzt, und wieso diese nicht nachlässt.

Im Gespräch versichern die Patienten oft, dass sie gar kein »Problem« haben, welches die Beschwerden erklären könnte. In diesem Fall ist es wichtig, ihnen deutlich zu machen, dass nicht notwendigerweise ein Problem vorliegen muss, wenn irgendwo Schmerzen auftreten, sondern dass sich die ihnen zugrunde liegende Spannung aus mehreren, unterschiedlichen Faktoren zusammensetzen kann. Dazu einige Beispiele (infrage kommende Bachblüten in Klammern, wobei aber auch andere möglich sind):

- hektische Unruhe infolge pausenloser Tätigkeit (Impatiens, Vervain)
- Angst vor bestimmten Situationen oder vor Neuem (Mimulus, Larch)
- Unsicherheit (Cerato, White Chestnut)
- Sorgen um die Existenz oder um einen nahestehenden Menschen (Aspen, Gentian, Red Chestnut)
- Ärger über das Verhalten anderer (Beech, Vine)
- Konflikte in der Partnerschaft (Beech, Holly, Willow)
- ungelöste Probleme, die verdrängt oder überspielt werden (Water Violet, Agrimony)
- nicht »Nein« sagen können (Centaury, Larch)
- unverarbeitete Traumata, die immer wieder hochkommen (Star of Bethlehem)

Die Liste ließe sich beliebig fortsetzen, da das ganze Spektrum alltäglicher Schwierigkeiten infrage kommt.

Dass solche Gefühlzustände die Ursache für muskuläre Verspannungen sein können, ist für die meisten Patienten zunächst nicht vorstellbar – sie geben eher äußeren Umständen die Schuld. Aber schon in der normalen Alltagssprache finden wir Hinweise auf solche Zusammenhänge.

Beispiele: Die Galle kommt einem hoch (Oberbauchbeschwerden). Man kann jemanden nicht mehr »riechen« (allergische Reaktionen). Man möchte aus der Haut fahren (Hautausschläge). Man hat »Schiss« (= Angst; Durchfall). Man fühlt sich eingeengt (Atem- oder Herzbeschwerden). Man muss sich ständig behaupten (Nackenschmerzen). Man will mit dem Kopf durch die Wand (Kopfschmerzen). Man frisst Ärger in sich hinein (Sodbrennen, Magenschmerzen) oder kann ihn nicht verdauen (Durchfälle, Blähungen). Man weiß nicht, wo einem der Kopf steht (Schwindel, Gleichgewichtsstörungen) usw.

Ein einfacher Einstieg besteht darin, mit dem Patienten über die Dinge zu sprechen, die ihn zurzeit am meisten beschäftigen oder belasten. Das können Probleme sein, mit denen er derzeit nicht zurechtkommt, und diese sollten dann auch in aller Ausführlichkeit durchgesprochen werden. Relativ häufig verneint der Patient jedoch die Frage nach Problemen und meint, es sei eigentlich alles in Ordnung. Was dann oft weiterhilft und unmittelbar in den Kern des Problems führen kann, wären Fragen wie: »An wen oder was denken Sie in der letzten Zeit am häufigsten?« oder »Welche Gedanken gehen Ihnen immer wieder durch den Kopf?« So simpel die Frage ist, so leicht führt sie zu Irritationen, z. B. »Ich denke an gar nichts« oder »Ich habe keine Probleme«, sodass man manchmal erst erklären muss, warum man diese Frage überhaupt stellt: dass es auf die »ganz alltäglichen« Gedanken ankommt, so banal sie auch sein mögen. Natürlich fällt dann jedem etwas ein, manchmal mit einem verlegenen Lächeln oder einer abwehrenden Geste, aber man ist dann auch sofort mitten in dem Thema, das gelöst werden will.

Fallbeispiel:

Als ich einmal eine 80-jährige Patientin, die mit Gesichtsschmerzen zu mir kam, fragte, an was sie denn in den letzten Tagen am häufigsten gedacht habe, fiel ihr zunächst nichts ein, bis sie nach einigem Nachdenken lächelte und sagte: »Naja, eigentlich wollte ich dieses Jahr keine Weihnachtsplätzchen mehr backen, aber mein Mann und mein Sohn waren so enttäuscht, dass ich dann doch wieder welche gebacken habe.« Sie fand das vollkommen normal und sah kein Problem darin, hatte sich aber damit übernommen und war dadurch in einen Spannungszustand geraten. Schulmedizinisch hätte man das als »Trigeminusneuralgie« eingestuft und mit Vitamin B und Schmerzmitteln behandelt. Stattdessen bekam sie eine Mischung von Bachblüten: Centaury wegen ihrer Nachgiebigkeit, Oak wegen ihrer unermüdlichen Einsatzbereitschaft, Red Chestnut, weil sie sich über ihren etwas hinfälligen Mann Sorgen machte, und Hornbeam, weil sie sich allgemein ausgelaugt fühlte. Nach wenigen Tagen klangen die Schmerzen ab und traten auch nach Absetzen der Blütenmischung nicht wieder auf.

Bei Kindern und Jugendlichen lassen sich die Zusammenhänge oft noch leichter herausarbeiten.

Jeder Kinderarzt kann ein Lied davon singen, wie häufig seine kleinen Patienten mit Kopfschmerzen oder Bauchschmerzen zu tun haben, ohne dass er durch die übliche Diagnostik (EEG, Ultraschall, CT usw.) eine plausible Ursache dafür findet. Diese Kinder sind in der Regel vollkommen gesund. Es geht dabei vielmehr um Situationen, die sie in besonderer Weise fordern: der Eintritt in den Kindergarten oder in die Schule, Konflikte mit den Geschwistern oder unter den Eltern, die Geburt eines weiteren Geschwisterchens, ein strenger Lehrer, Leistungsdruck in der Schule, ein Todesfall in der näheren Umgebung usw. Wenn ein Kind damit nicht zurechtkommt, reagiert es schnell mit den genannten Beschwerden, manchmal auch mit Bettnässen oder mit Infektanfälligkeit.

Dabei spielen auch die Wesenszüge des Kindes eine wichtige Rolle.

- Wenn es sehr feinfühlig ist (Red Chestnut, Aspen), wird es empfindlicher auf Spannungen in seinem Umfeld reagieren als ein »dickfelliges« Kind.
- Wenn es dazu tendiert, alles mit sich allein auszumachen (Water Violet), wird es irgendwann die aufgenommenen Eindrücke nicht mehr verarbeiten können und innerlich unter Druck geraten.
- Wenn es unsicher ist (Cerato, Centaury) oder zu wenig Selbstvertrauen hat (Larch), wird es schwer, mit neuen Situationen oder unbekannten Personen zurechtzukommen.
- Auch Schuldgefühle (Pine), egal ob begründet oder unbegründet, können zu körperlichen Beschwerden führen,
- und darüber hinaus natürlich auch Ängste, denen jedes Kind irgendwann einmal ausgesetzt ist (Mimulus, Aspen, Rock Rose).

Bei jedem Menschen können vorübergehende Missempfindungen oder Beschwerden auftreten, die an sich bedeutungslos sind und normalerweise auch bald wieder verschwinden. Empfindliche Menschen reagieren darauf aber manchmal mit Besorgnis und bekommen Angst, dass eine ernsthafte Krankheit dahinter stecken könnte. Sie achten vermehrt auf das Wiederauftreten des Symptoms und fokussieren ihre ganze Aufmerksamkeit auf die betroffene Körperregion, welche dadurch in einen erhöhten Spannungszustand gerät. Die logische Folge ist eine Zunahme der primär bedeutungslosen Beschwerden.

Beispiel: Jemand spürt ein Stolpern des Herzschlags – was bei jedem Menschen mal vorkommen kann. Wenn er allerdings Angst bekommt, wird er verstärkt seine Aufmerksamkeit in Richtung Herz lenken, und so gerät das Organ unter Druck, wodurch das Herzstolpern begünstigt und die Angst verstärkt wird. Es entwickelt sich ein Teufelskreis, der schließlich, im Sinne einer selbst erfüllenden Prophezeiung, zu einer manifesten Herzkrankheit führen kann.

Ein weiteres Problem besteht in der Neigung, auftauchende Symptome (wie Kopfschmerzen, Nackenverspannungen, verstopfte Nase, Darmträgheit) sofort mit entsprechenden Arzneien zu unterdrücken, ohne der eigentlichen Ursache auf den Grund zu gehen, sodass die Symptome immer wieder auftreten.

Das führt schließlich zu einer Chronifizierung der Beschwerden. Darüber hinaus treten relativ oft Nebenwirkungen auf, die ganz neue Beschwerden und Krankheitsbilder hervorrufen können, z. B. Hautausschläge, Wassereinlagerungen, Müdigkeit, Impotenz, Magengeschwüre. Oder es kommt durch die Unterdrückung der Symptome zu einer Verschiebung des Geschehens auf eine zentralere Organebene, wodurch die Sache zusätzlich kompliziert wird (z. B. von der Haut in die Schleimhäute, in die Gelenke oder in irgendein anderes Organ).

Wenn man immer wieder mit unklaren körperlichen Symptomen zu tun hat, sollte man natürlich einen Arzt aufsuchen, um eine organische Ursache auszuschließen. Dazu reichen in den meisten Fällen einfache diagnostische Maßnahmen wie körperliche Untersuchung, EKG, Labor, Ultraschall und Röntgen aus. Wenn dann auch fachärztliche Zusatzuntersuchungen keinen plausiblen krankhaften Befund ergeben, kann man davon ausgehen, dass es sich um »funktionelle Beschwerden« handelt, und ohne Bedenken zu einer Bachblütentherapie übergehen.

2. Regulationsstörungen

wie Infektanfälligkeit, Müdigkeit, Haarausfall, verzögerte Rekonvaleszenz, Antriebslosigkeit …

Auch hierbei haben wir es noch nicht mit einer manifesten Erkrankung zu tun, sondern mit Grenzzuständen, die anzeigen, dass der Energievorrat des betroffenen Mensch erschöpft und seine Regulations- und Anpassungsfähigkeit beeinträchtigt ist, sodass er Belastungen nur noch begrenzt abfangen kann und sich allgemeine Störungen entwickeln wie Infektanfälligkeit, verzögerte Rekonvaleszenz, Haarausfall, Müdigkeit, Antriebslosigkeit, Wundheilungsstörungen und andere vergleichbare Zustände.

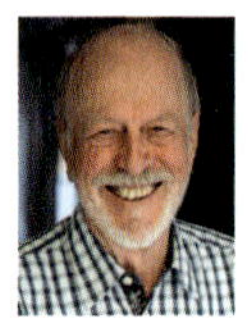

Regulationsstörungen bedeuten für mich: Der Energievorrat des Menschen ist erschöpft, sodass seine Regulations- und Anpassungsfähigkeit beeinträchtigt ist und Belastungen nur noch begrenzt aufgefangen werden können.

Die Betroffenen führen dies in der Regel auf Mangelzustände zurück (Vitamine, Spurenelemente usw.) oder auf äußere Belastungen: Ansteckung (z. B. in Familie, Kindergarten oder Schule), Wasseradern, Elektrosmog, Funkstrahlung, Amalgam, Umweltgifte, fehlerhafte Ernährung, Drüsenunterfunktion usw. Diese Vermutungen sind im Einzelfall schwer zu belegen bzw. auszuschließen, halten jedoch die Betreffenden meist davon ab, nach tiefer liegenden inneren Ursachen Ausschau zu halten. Letztere sind viel häufiger anzutreffen und leichter zu behandeln, als man annimmt. Stattdessen wird ein enormer Aufwand betrieben, um den schädlichen Einfluss oder Mangel herauszufinden und diesen durch entsprechende Maßnahmen auszugleichen. Andererseits können seelisch und körperlich gesunde Menschen die meisten äußeren Belastungen problemlos kompensieren.

Vom Grundprinzip ausgehend, dass der Geist als höchstes Ordnungsprinzip den Körper »regiert«, d. h. alle seelischen und körperlichen Funktionen steuert, habe ich die Erfahrung gemacht, dass Belastungen auf der geistigen und emotionalen Ebene einen Menschen derart in Anspruch nehmen können, dass er einen Großteil seiner Energie aufwenden muss, um seelisch im Gleichgewicht zu bleiben. Diese fehlt dann natürlich an anderer Stelle, und so kann man die genannten Beeinträchtigungen als Folge einer kräftemäßigen Auszehrung verstehen. Die Untersuchungsbefunde fallen meist noch normal aus, und auch aufwendigere Diagnostik ergibt oft kein brauchbares Resultat. Manchmal findet man erniedrigte Schilddrüsenfunktionswerte. Diese besagen jedoch nichts weiter, als dass die Schilddrüse als Lieferant von Energie freisetzenden Hormonen es nicht mehr schafft, den erhöhten Bedarf zu decken. Das wird dann oft als »Schilddrüsenunterfunktion« fehlinterpretiert und zieht in der Regel eine lebenslange Verabreichung von Schilddrüsenhormonen nach sich.

Relativ einfach gelagert ist die Infektanfälligkeit bei Kindern, die in vielen Fällen damit zu tun hat, dass diese aufgrund von Ängsten (Aspen, Mimulus), Unsicherheit (Cerato), mangelndem Selbstvertrauen, Schüchternheit (Larch, Pine) oder Verschlossenheit (Water Violet) Schwierigkeiten haben, sich in ihrem Umfeld und unter Gleichaltrigen zu behaupten. Ständig müssen sie um ihr inneres Gleichgewicht ringen, aufpassen, dass sie nichts falsch machen und mit mancherlei Frust und Ablehnung fertig werden. Der Versuch, es anderen recht zu machen oder sich anzupassen (Centaury), macht ihre Situation meist noch schlimmer. Weil sie sich nicht zu wehren wissen, werden sie nicht für voll genommen oder sogar gehänselt.

Durch die Bachblütentherapie geschieht nichts anderes, als dass die in ihnen vorhandenen Kräfte freigelegt werden, wodurch sie aus ihrem »Mauseloch«

herauskommen können. Es ist erstaunlich, welches Potenzial sich da auf einmal entfaltet; wie vorher als »Duckmäuser« betitelte Kinder auf einmal all ihren aufgestauten Frust und Ärger herauslassen und den anderen ihre »Untaten« brachial heimzahlen. Es kommt vor, dass Mütter mich nach zwei bis drei Tagen ganz entsetzt anrufen: »Was haben Sie mit meinem Kind gemacht?« Natürlich muss man die unerwartet zutage tretenden Ausbrüche des Kindes in die Verordnung mit einbeziehen, worauf sich die Lage schnell wieder entspannt. Sobald das Kind dann seinen Platz in der Gemeinschaft einnehmen und ausfüllen kann, verschwindet in aller Regel auch die Infektanfälligkeit.

Weitere Faktoren können Probleme innerhalb der Familie oder des näheren Umfeldes sein, z. B. Konflikte zwischen den Eltern, die das Kind auch dann spürt, wenn diese bemüht sind, sie nicht offen auszutragen (Agrimony, Aspen, Gentian, Red Chestnut). Auch mit solchen Situationen ist das Kind im Grunde überfordert, zumal sie oft mit Befürchtungen einhergehen, z. B. dass etwas Schlimmes geschehen oder die Eltern sich trennen könnten.

Auch bei Erwachsenen können die erwähnten Gefühlszustände (Ängste, Unsicherheit, schlechtes Selbstwertgefühl usw.) eine Rolle spielen und müssen bei der Verordnung berücksichtigt werden.

Meist liegen die Ursachen hier jedoch eher in Belastungen und Anspannungen, die über eine längere Zeit anhalten und für die es unterschiedliche Gründe gibt:

- So haben manche Menschen von vornherein einen ausgeprägten Schaffensdrang bzw. Leistungsanspruch. Sie können nichts liegen lassen, sind pausenlos im Einsatz, arbeiten oft »bis zum Umfallen« und lassen sich auch durch Beschwerden nicht von ihren Tätigkeiten abhalten (Oak).
- Auch ein zu hohes Verantwortungsbewusstsein (Elm) kann dazu führen, dass man seine Kräfte in zu vielen Bereichen einsetzt und zu wenig darauf achtet, Erholungs- bzw. Entspannungspausen einzulegen.
- Dann wieder gibt es die Begeisterungsfähigen, die sich total von einer Idee oder hochfliegenden Plänen einnehmen lassen und derart »Feuer und Flamme« sind, dass sie übers Ziel hinausschießen und sich immer wieder verausgaben (Vervain) –
- oder die »Gehetzten«, die von klein auf gewohnt sind, alles mit hohem Tempo abzuwickeln und den Tag so durchzuplanen, dass sie möglichst viel wegschaf-

fen (Impatiens). Jede Minute des Tages ist durchstrukturiert, und für Pausen bleibt keine Zeit übrig.

- In eine derart übertriebene Geschäftigkeit kann man auch verfallen, um sich von Problemen abzulenken oder ihnen aus dem Wege zu gehen (Agrimony).

Neben denen, die von sich aus zu viel tun, gibt es aber auch Menschen, die ein Problem damit haben, sich gegenüber anderen abzugrenzen und dadurch in eine Überforderung hineingeraten. Dabei gibt es mehrere Möglichkeiten:

- Manche wollen es jedem recht machen und trauen sich nicht, »Nein« zu sagen, weil sie befürchten, andernfalls nicht gemocht bzw. abgelehnt zu werden (Centaury), oder weil sie ein so ausgeprägtes Harmoniebedürfnis haben, dass sie Spannungen und Konflikten lieber aus dem Wege gehen und »gute Miene zum bösen Spiel« machen (Agrimony). So lassen sie sich mehr aufhalsen als ihre Kräfte hergeben und verbrauchen viel Energie, um ihre freundliche Fassade aufrechtzuerhalten.

- Sehr kräftezehrend ist es auch, wenn jemand nicht in der Lage ist, sich gegen die Gefühle und das Leid seiner Mitmenschen abzugrenzen (Red Chestnut), sich deren Probleme zu sehr zu Herzen nimmt oder zu eigen macht und mit ihnen mitleidet. Den Betreffenden fehlt der schützende Abstand, und so spüren sie förmlich, wie es die Kräfte aus ihnen herauszieht, wenn andere ihre Sorgen bei ihnen abladen.

- Manche sind auch sehr um ihre Mitmenschen oder Angehörigen bemüht und ständig bestrebt, ihnen mit Rat und Tat zur Seite zu stehen, selbst wenn diese das gar nicht wollen. Wenn ihr Einsatz nicht geschätzt oder abgewehrt wird, müssen sie auch noch mit Enttäuschung und Frust fertig werden (Chicory).

Der Burn-out schließlich ist ein extremer Grenzzustand, in dem sich der Betroffene gehetzt und ausgebrannt fühlt und »kein Land mehr sieht«, weil er sich in zu vielen Bereichen verzettelt und seine Kräfte völlig verausgabt hat. Therapeutisch müssen hier meist mehrere der oben genannten Wesenseigenschaften berücksichtigt werden, da das Problem zum einen in der Überaktivität und dem Bemühen des Betreffenden besteht und er darüber hinaus meist auch nicht imstande ist, sich gegen die Ansprüche seiner Mitmenschen und/oder deren Gefühle ausreichend abzugrenzen.

In der Regel ist die Erschöpfung hierbei derart ausgeprägt und mit dem Gefühl von Ausweglosigkeit verbunden, dass man weitere Blüten in die Mischung einbeziehen muss, die dem Betroffenen helfen, seine Energiereserven wieder aufzufüllen (Hornbeam, Olive), und die der Verzweiflung bzw. der Resignation entgegenwirken (Gentian, Gorse, Wild Rose). Hierfür braucht es eine große Sensibilität, um den Gemütszustand des Patienten in seiner Vielschichtigkeit genau zu erfassen, und oft ist in der Anfangsphase eine große Anzahl von Bachblüten erforderlich, die in relativ kurzen Abständen der Entwicklung angepasst werden müssen (siehe auch »Burn-out-Risiko und Bachblüten« ab Seite 317).

3. Allergie

Die Allergie stellt im Grunde keine Krankheit dar, sondern ist mehr im Grenzbereich zwischen Gesundheit, funktionellen Beschwerden und Krankheit anzusiedeln. Sie kann aber durchaus in schwere chronische Krankheitszustände münden und sich manchmal sogar tödlich auswirken, z. B. bei einem anaphylaktischen Schock (allergische Überreaktion mit Kreislaufversagen). Umso wichtiger ist es zu wissen, was da eigentlich im Einzelnen abläuft. Dazu brauchen wir uns nicht mit dem Immunsystem und entsprechenden Theorien zu beschäftigen, sondern nur das Geschehen zu betrachten.

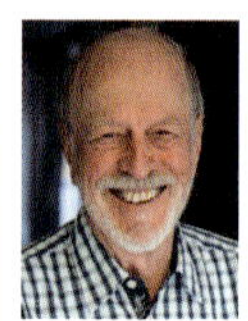

Allergien sind unverhältnismäßig heftige oder überschießende Reaktionen auf normale innere oder äußere Reize.

Allergie heißt auf Deutsch »andere Reaktion« und bedeutet, dass der Betreffende auf normale äußere oder innere Reize nicht in angemessener Weise, sondern anders, d. h. überschießend reagiert. Alltägliche äußere Reize wären Pollen, Milben, Haselnüsse, Milch usw., im Grunde jeder beliebige Stoff aus unserer Umwelt. Ein innerer Reiz wäre z. B. eine starke Abneigung gegen einen Mitmenschen oder eine unangenehme Tätigkeit. Im Gegensatz zur Schulmedizin sehen wir das Problem jedoch nicht in der Substanz, die eine allergische Reaktion auslöst, oder in unangenehmen Zeitgenossen bzw. Situationen, sondern in der Reaktionsweise des Allergikers. Normalerweise machen all diese Dinge einem in sich ausgeglichenen Menschen keine Probleme.

Aufgrund ihrer Sichtweise und unzureichender Zugriffsmöglichkeiten kann die Schulmedizin die Ursachen der Allergie weder beeinflussen noch aus dem Weg räumen, und so läuft ihr Behandlungsansatz darauf hinaus, allergieauslösende Substanzen so weit wie möglich zu vermeiden und die allergischen Symptome mithilfe starker Arzneien zu unterdrücken. Manchmal kann man durch vorsichtige Zufuhr des Allergens eine Toleranz des Patienten für die jeweilige Substanz erreichen (Hyposensibilisierung), aber oft verlagert sich die überschießende Reaktion danach auf andere Substanzen. Mit Heilung hat dieses Vorgehen also nichts zu tun.

Um das Phänomen der Allergie verstehen und erfolgreich behandeln zu können, ist die Kenntnis der individuellen Reaktionsweise des Patienten erforderlich, also der Bedingungen, die in ihm selbst vorliegen. Bekanntlich reagiert ja nur ein kleiner Teil der Menschen auf die erwähnten Auslöser mit allergischen Symptomen, woraus sich die Frage ergibt, was einen Allergiker von einem Nicht-Allergiker unterscheidet. Die Betrachtung der Allergene gibt dafür keine Erklärung, und die vielen Theorien, die es zur Allergie gibt, ebensowenig.

Das »Geheimnis« liegt in der Beobachtung, dass die Betroffenen auf unbedeutende, natürliche Reize unverhältnismäßig reagieren, entweder heftig und plötzlich oder aber verzögert und länger anhaltend. Ich möchte das mit einem Bild verdeutlichen: Wenn man einen prall gefüllten Luftballon mit einer spitzen Nadel berührt, platzt er. Wenn er nur wenig aufgepumpt ist, wird die Luft langsam entweichen. Wenn er leer ist oder man das Gleiche mit einer Apfelsine macht, geschieht überhaupt nichts Spektakuläres – außer, dass da nun ein kleines Loch drin ist.

Die Schlüsselworte sind »unverhältnismäßig« und »heftig«: Die Reaktion steht in keinem Verhältnis zur auslösenden Ursache. Jemand, der in überschießender Weise auf einen natürlichen Reiz reagiert, muss unter einem inneren Druck stehen, der durch diesen Reiz zur Entladung kommt, entweder in einer plötzlichen oder in einer langsam ablaufenden Reaktion.

Sehr heftige allergische Reaktionen wären z. B. ein akuter Hautausschlag, plötzliche Atemnot oder ein anaphylaktischer Schock, und sie zeigen an, dass der betroffene Mensch unter einer extremen inneren Anspannung steht. In der Bachblütentherapie würde dieser Zustand den Bachblüten Cherry Plum und/oder Rock Rose entsprechen, woraus sich auch die erste therapeutische Maßnahme für solche Notsituationen ergibt, nämlich die sofortige Verabreichung der Notfalltropfen, beim Bewusstlosen das Auftragen von 1–2 Tropfen direkt auf die Zunge. Das kann unter Umständen Leben retten!

Die Heftigkeit kann auch ein Hinweis darauf sein, dass sehr starke Gefühle, z. B. Aggressionen (Holly) mit im Spiele sind, die sich nicht nach außen (in aggressivem Verhalten) entladen, sondern nach hinten losgehen und den Betreffenden gewissermaßen schachmatt setzen. Oft ist den Betroffenen ihre innere Anspannung gar nicht bewusst, z. B. wenn sie gewohnt sind, belastende Dinge aus Unsicherheit (Cerato) bzw. Harmoniebedürfnis zu überspielen (Centaury, Agrimony) oder mit sich allein auszumachen (Water Violet). Dabei handelt es sich um Wesenseigenschaften, die für die Betroffenen vollkommen normal und die sie zeitlebens gewohnt sind, die sich aber im beschriebenen Sinne problematisch auswirken.

Auch die Aggression ist an und für sich kein pathologischer Zustand, sondern ein natürliches Gefühl, das entsteht, wenn man sich angegriffen fühlt, seinen Willen nicht durchsetzen kann oder sich über jemand anderen ärgert – sie ist also das Resultat ganz normaler Wesenszüge. Problematisch wird sie allerdings dann, wenn der Eigenwille (Vine) oder der Mangel an Toleranz (Beech) so ausgeprägt sind, dass sie sich nur beherrschen lassen, indem man sie gewaltsam unterdrückt. Dann trägt man eine Art Dynamit-Bombe in sich, die bei einem geringen Anlass hochgehen kann.

Unter die verzögerten, langsamer ablaufenden allergischen Reaktionen fallen flüchtige Hautausschläge, Heuschnupfen, Augenreizungen und Verdauungsprobleme. Hier ist die innere Aufladung nicht so explosiv, wenngleich es bisweilen auch mal zu heftigen Ausbrüchen kommen kann. Es handelt sich mehr um ein Mengenproblem, d. h. der Betreffende nimmt mehr an geistigen und emotionalen Reizen in sich auf, als er verarbeiten kann, oder es drängen aus seinem Inneren intensive Impulse hervor, die sich nicht alle umsetzen lassen oder mit denen er in seinem Umfeld auf Widerstand stößt. Diese Symptomatik kann in diesem Fall im Sinne eines »Überlaufens« verstanden werden, vergleichbar mit einem randvollen Eimer, in den man ständig noch mehr hineinzufüllen versucht.

Die Art der aufgenommenen Eindrücke kann sehr unterschiedlich sein. Eine häufig zu beobachtende Kombination besteht in einer zu großen Empfindsamkeit für die emotionalen Schwingungen anderer Menschen (Red Chestnut), die man ungefiltert in sich aufnimmt, ohne sie wirklich verarbeiten zu können, und einer gleichzeitig bestehenden Nachgiebigkeit sowie dem Bedürfnis nach Harmonie (Centaury). Die Betreffenden identifizieren sich zu sehr mit ihren Mitmenschen, schützen sich gleichzeitig zu wenig vor deren Ansprüchen und bekommen auf diese Weise innerlich und äußerlich mehr aufgebürdet, als sie bewältigen können. Der innere Überdruck wird dann über die Haut (Ausschläge) oder die Schleimhäute (Sekretion aus Nase und Augen, Durchfälle, Blähungen) nach außen abgeleitet.

Problematisch kann es auch werden, wenn sich jemand gegen ein Übermaß äußerer Anforderungen schlecht abgrenzen kann (Centaury, Cerato, Larch) oder nicht in der Lage ist, klare Prioritäten zu setzen, sodass die Zeit nicht ausreicht, um das alles zu bewältigen (Impatiens), bzw. wenn er im Übereifer (Vervain) oder von einem starken Willen getrieben (Vine) zu viele Dinge gleichzeitig und zu intensiv betreibt (Impatiens). Auch dadurch kann man ein Mengenproblem bekommen, welches nicht zu bewältigen ist und zu einem inneren Druckanstieg und permanenter Anspannung führt.

Aus der Menge der infrage kommenden Möglichkeiten habe ich hier nur einige herausgegriffen, die besonders häufig anzutreffen sind, um die Struktur der allergischen Reaktion in ihren grundsätzlichen Zügen darzustellen. Zentraler Punkt ist die unverhältnismäßige, überschießende Reaktion auf normale Dinge, aus der hervorgeht, dass der Patient unter einem mehr oder weniger ausgeprägten inneren Überdruck steht. Ein in sich ausgeglichener, entspannter Mensch kann im Grunde keine allergischen Symptome produzieren. Aus den Beispielen ist auch ersichtlich, dass es keine Patentverordnung gegen Allergie gibt, sondern dass das individuelle Reaktionsmuster in Verbindung mit den typischen Charakterzügen erst herausgearbeitet werden muss.

4. Neurodermitis

Bei der Neurodermitis handelt es sich um eine Störung, die mit lästigen, teilweise stark juckenden und bisweilen auch nässenden Hautausschlägen einhergeht. Diese können an allen Stellen des Körpers, bevorzugt an den Gelenkbeugen, auftreten. Oft beginnt die Störung schon im Säuglings- oder Kleinkindesalter und zeigt in der Regel einen chronischen Verlauf. Manchmal wird sie zusätzlich von allergischen Phänomenen begleitet, z. B. Heuschnupfen und/oder Atembeschwerden.

Während die Allergie eine vorübergehende körperliche Reaktion auf ein seelisch-geistiges »Mengenproblem« darstellt und somit auch längere symptomfreie Phasen aufweist, ist die Neurodermitis bereits organisch fixiert.

Beide Störungen spielen sich aber noch »an der Oberfläche« des Körpers ab – entweder an der äußeren Oberfläche (= Haut) oder an der inneren (= Schleimhaut), d. h. es sind keine inneren Organe betroffen. Das Modell für die Neurodermitis ist das Überdruckventil: seelischer Druck, der sich nicht auflösen lässt, wird nach außen – körperlich – abgeleitet, um so den Gesamtorganismus zu entlasten.

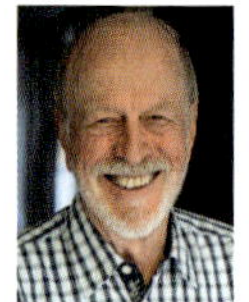

Neurodermitis bedeutet für mich: Ein dauerhafter seelischer Druck, der sich nicht auflösen lässt, wird nach außen – körperlich – abgeleitet, um auf diese Weise den Gesamtorganismus zu entlasten.

Durch dieses Bild wird auch die Problematik der unterdrückenden Behandlung mit Cortison-Salben oder Cortison-Spray deutlich: Das entlastende Ventil wird verschlossen, der innere Druck bleibt bestehen, nimmt mit der Zeit noch zu, und entlädt sich nun nach innen, auf die Organe. D. h. durch die beschriebene Behandlung tritt im Grunde eine Verschlimmerung des Zustands ein, eine Verschiebung der Störung von außen nach innen: Haut ➪ Schleimhaut ➪ Organsystem.

Die Bachblütentherapie hat demgegenüber zum Ziel, den seelischen Druck herabzusetzen bzw. zu beseitigen, und dazu muss man die unterschiedlichen Facetten erkennen, aus denen dieser sich zusammensetzt.

Dass bei der Allergie die Symptome gewissen Schwankungen unterliegen und über längere Zeit auch ausbleiben können, kann man so verstehen, dass sie eher mit aktuellen Gefühlsabläufen in Wechselwirkung stehen, die den Patienten mal mehr, mal weniger belasten. Demgegenüber besteht bei der Neurodermitis ein dauerhaft erhöhter innerer Druck, der anzeigt, dass nicht Schwankungen in der Gemütsverfassung der eigentliche Auslöser sind, sondern dass die Störung in relativ starken, konstanten Charakterzügen verankert ist. Allerdings kann eine Veränderung der Stimmungslage der Grund für eine vorübergehende Beschwerdezunahme oder Besserung sein.

Aus diesem Zusammenhang wird verständlich, wieso schon Säuglinge in den ersten Lebenswochen an Neurodermitis erkranken können. Typische Charakterzüge zeigen sich ja oft schon in dieser Lebensphase und sind relativ einfach zu erkennen. Dazu würden z. B. gehören:

- ausgeprägter Eigenwille (Vine);
- Wut – kann seinen Willen nicht durchsetzen (Holly);
- Verschlossenheit – wird seine Gefühle nicht los (Cherry Plum);
- kann die körperliche Zuwendung der Mutter schlecht zulassen (Water Violet);
- Feinfühligkeit – nimmt die Schwingungen der Umgebung auf, ohne sie verarbeiten zu können (Red Chestnut, Aspen).

Fallbeispiel:

Ein sechs Monate alter Säugling hatte seit eineinhalb Wochen einen juckenden Hautausschlag am ganzen Körper. Es handelte sich um ein sehr feinfühliges Kind, das tagsüber offenbar zu viele Eindrücke in sich aufnahm, sodass es abends im Bett nicht zur Ruhe kam und viel weinte. Auf meinem Arm »erstarrte« es förmlich und zog sich vollkommen in sich zurück, verharrte minutenlang in der gleichen Haltung und fing dann an zu weinen. Bachblüten-Verordnung: Aspen (diffuse Ängste), Red Chestnut (Feinfühligkeit), Water Violet (Verschlossenheit). Innerhalb weniger Tage klang der Hautausschlag vollständig ab und trat auch nicht wieder auf. Außerdem ließ das Kind sich seitdem abends problemlos zu Bett bringen.

Erklärung: Infolge seiner Feinfühligkeit nahm das Kind mehr Eindrücke aus seiner Umwelt auf, als es verarbeiten konnte, was dazu führte, dass es zunehmend ängstlich wurde. Dadurch, dass es sich in sich zurückzog und gewissermaßen diese Dinge in sich abkapselte, konnte es sich keine Erleichterung verschaffen, sodass der innere Druck schließlich zum Hautausschlag als körperlicher Entlastungsreaktion führte. Die verordneten Bachblüten halfen ihm, den nötigen inneren Abstand zu den Einflüssen seiner Umgebung zu gewinnen und die Belastung besser loszuwerden, d. h. sich an die Mutter anzuschmiegen und deren Trost anzunehmen. Diese Wirkungen traten (ohne zusätzliche Maßnahmen) innerhalb weniger Tage ein und die weitere Entwicklung des Kindes verlief vollkommen unproblematisch.

Oft wird eine Nahrungsmittelallergie (z. B. fast standardmäßig die Kuhmilchallergie) als Ursache der Neurodermitis angenommen, der man durch Vermeidung der jeweiligen Nahrungsmittel zu begegnen versucht. Dies kann zwar in manchen Fällen zu einer Besserung der Beschwerden beitragen, muss aber dauerhaft fortgeführt werden, weil es sonst zu akuten Verschlechterungen kommen kann. Wir haben in vielen Fällen die Beobachtung gemacht, dass nach Ausheilung der Neurodermitis auch alle normalen Nahrungsmittel vertragen wurden.

Was die zugrunde liegenden Charakterzüge und Gefühlszustände angeht, können wir uns im Wesentlichen auf die schon unter »Allergie« beschriebenen beziehen, zumal der Mechanismus der Ableitung seelischen Drucks über die Haut und Schleimhäute fast identisch ist – mit dem Unterschied, dass bei der Allergie die Übergänge noch fließend sind und einem schnellen Wechsel unterliegen, während bei der Neurodermitis das Ganze organisch fixiert ist und daher wesentlich zäher abläuft.

5. Spannungskrankheiten

wie Tennisellenbogen, Frozen Shoulder, Ohrgeräusche, Tinnitus …

Dieser Begriff ist in der Schulmedizin eigentlich nicht geläufig, da die darunter fallenden Krankheitsbilder unterschiedlichen Fachgebieten zugerechnet und dort als eigenständige Störungen verstanden werden. Ihre Behandlung erweist sich oft als ausgesprochen schwierig, da die Entstehung weitgehend unklar ist und in der Regel äußeren Einflüssen bzw. körperlichen Fehlsteuerungen zugeschrieben wird.

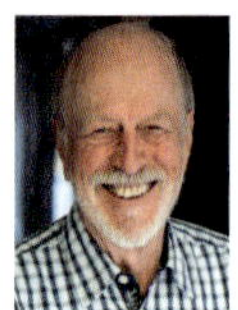

Spannungskrankheiten sind für mich körperlicher Ausdruck einer schon seit vielen Jahren bestehenden inneren Dauerspannung, die auf Charaktermerkmalen wie Festhalten-Wollen oder Sich-nicht-abgrenzen-Können beruht.

Darunter fällt z. B. der »Tennisellenbogen«, von dem durchaus auch Leute betroffen sein können, die noch nie einen Tennisschläger in der Hand gehabt oder den entsprechenden Arm fehlerhaft belastet haben. Es handelt sich dabei um einen meist länger bestehenden Schmerzzustand an der Außenseite des Ellenbogens, dem man mithilfe von Physiotherapie oder Schmerzmitteln beizukommen versucht und den man in besonders schweren Fällen sogar operativ angeht.

Ähnlich verhält es sich mit der »Frozen Shoulder« bzw. der »Schultersteife«, und auch hier bleibt als letzter Ausweg nur der operative Eingriff übrig. Wie wir sehen werden, liegt die eigentliche Ursache jedoch auf der seelischen Ebene, die man mit materiell wirkenden Mitteln oder einer Operation natürlich nicht beeinflussen kann.

Weitere Erkrankungen, die unter den Begriff der Spannungskrankheiten fallen, sind Hörsturz und Ohrgeräusche. Letztere können sich bis zum Tinnitus steigern und die Betroffenen bis zur Unerträglichkeit belasten. Dass es mittlerweile sogar Tinnitus-Kliniken gibt, zeigt gut, wie außerordentlich schwierig die Behandlung dieser Störung ist. Ursächlich werden dafür u. a. Durchblutungsstörungen verantwortlich gemacht und entsprechende Mittel eingesetzt: Infusionen, welche die Mikrozirkulation im Innenohr verbessern sollen, oder durchblutungsfördernde Arzneien wie z. B. Ginkgo. Ein anderer Ansatz besteht darin, eine vermutete körperliche Überreaktion durch Cortisongaben in hoher Dosierung zu unterbinden. Da diese Behandlungsversuche nur auf Hypothesen beruhen, sind die Therapieerfolge alles andere als zufriedenstellend.

Bei oberflächlicher Betrachtung wirken diese Krankheitsbilder zunächst wie rein organische Störungen. Da bei der Bachblütentherapie aber immer auch die Lebenssituation des Patienten und seine seelisch-geistige Verfassung einbezogen werden, hat sich im Laufe der Jahre herauskristallisiert, dass man sie als körperlichen Ausdruck einer schon seit vielen Jahren bestehenden inneren Daueranspannung verstehen kann. Da diese oft auf typischen Charaktermerkmalen beruht und nicht unbedingt auf die aktuelle Lebenssituation zurückzuführen ist, wird sie von den Betroffenen manchmal kaum bewusst wahrgenommen, und so entwickelt sich die Symptomatik meist schleichend über mehrere Jahre hinweg. Lediglich beim akuten Hörsturz lassen sich manchmal Zusammenhänge mit aktuellen Ereignissen erkennen, im Sinne einer plötzlichen Zuspitzung bzw. Addition schon länger bestehender Problembereiche.

Im Falle körperlicher Schmerzzustände und Versteifungen hat der zugrunde liegende Spannungszustand mit dem Einsatz der persönlichen Kräfte zu tun, mit Festhalten bzw. mit der Schwierigkeit des Loslassens; im Falle von Gehörsymptomen mit einer chronischen Überforderung durch die über das Ohr aufgenommenen Sinnesreize, mit ihrer Menge, ihrer Lautstärke und ihrem emotionalen Gehalt, sowie mit der meist gleichzeitig bestehenden Unfähigkeit, sich dagegen abzugrenzen bzw. sich davor zu schützen. Da schon in den vorangegangenen Kapiteln immer wieder von innerer Anspannung die Rede war, verweise ich in Bezug auf die Auswahl der passenden Bachblüten auf die dort erwähnten Charakter- und Gemütszustände.

Je länger solche Spannungszustände bestehen, umso mehr führt die nicht nachlassende Belastung zu einer allmählichen Verfestigung der betroffenen körperlichen Strukturen und schließlich zu bleibenden Schäden, die nicht mehr rückbildungsfähig sind, selbst dann nicht, wenn es gelingt, dem Patienten mithilfe der Bachblütentherapie zu einem ausgeglichenen und entspannten seelischen Zustand zu verhelfen. Da bleibt dann manchmal als Ultima Ratio tatsächlich nur noch eine operative Entlastung.

Auf der anderen Seite zeigt z. B. auch das nur zeitweise Verschwinden eines Tinnitus unter der Therapie an, dass das Symptom noch nicht organisch fixiert ist und somit die Aussicht auf einen vollen Behandlungserfolg besteht.

Fallbeispiel:

Frau B. ist 40 Jahre alt, verheiratet und hat zwei Kinder im Alter von neun und zwölf Jahren. Zwei Tage in der Woche ist sie berufstätig. Seit über zehn Jahren leidet sie an Heuschnupfen und anfallsweise auftretendem Drehschwindel und Ohrgeräuschen.

Von ihrem Naturell her ist sie kräftig und ausdauernd (Oak), hat klare Vorstellungen und hohe Erwartungen an sich selbst und andere und versucht, ihre Prinzipien eisern durchzuhalten (Rock Water). Gleichzeitig ist sie äußerst feinfühlig und emotional sehr mit den ihr nahestehenden Menschen verbunden, sodass sie deren Gedanken und Gefühle förmlich spürt (Red Chestnut). Sie hat eine sehr harmonische Kindheit verbracht und legt sehr viel Wert darauf, dass auch in ihrer eigenen Familie alles harmonisch abläuft. Sie kann sich aber gegen die pubertierende Tochter trotz vieler Erklärungen und Diskussionen nicht richtig durchsetzen (Centaury) und gerät dadurch immer wieder in starke innere Anspannung (Cherry Plum). Wenn sich diese Spannung einmal in heftigen Worten entlädt, hat sie hinterher Schuldgefühle (Pine). Zurzeit trauert sie um die Mutter, die vor drei Wochen verstorben ist.

Zwei Wochen nach Beginn der Bachblütentherapie ist die Patientin deutlich entspannter und ruhiger. Der Schwindel ist nicht mehr aufgetreten, phasenweise jedoch noch Ohrgeräusche, vor allem im Zusammenhang mit den Gedanken an die verstorbene Mutter, worüber sie allerdings mit niemandem spricht (Water Violet). Gegenüber der Tochter ist sie konsequenter geworden und kann sich auch besser durchsetzen.

Fünf Wochen später hat Frau B. keinerlei Beschwerden mehr; es geht ihr ausgesprochen gut. Sie bekommt die gleiche Bachblüten-Mischung noch einmal.

Drei Monate später: Phasenweise tauchen wieder Ohrgeräusche auf, wenn sie den starken Willensimpulsen der Tochter standzuhalten und ihre eigenen Vorstellungen durchzusetzen versucht (Centaury, Vine). Allergische Reaktionen oder Schwindel sind in der Zwischenzeit nicht mehr aufgetreten. Innerlich ist sie noch immer mit der verstorbenen Mutter verbunden (Red Chestnut, Walnut), deren liebevolle Zuwendung sie sehr vermisst (Honeysuckle, Heather).

Innerhalb weniger Wochen war Frau B. vollkommen beschwerdefrei und blieb es auch in der Folgezeit.

6. Magen-Darm-Krankheiten

wie Magengeschwüre, Reizdarm, Stuhlverstopfung, Leberfunktionsstörungen, Gallenbeschwerden, Divertikulitis …

Bei den Beschwerden und Krankheiten des Magen-Darm-Traktes (wozu auch Leber und Galle gehören) spüren die Betroffenen deutlicher als bei anderen den Zusammenhang mit ihrer emotionalen Verfassung. Darauf weist schon die Vielzahl entsprechender Redewendungen hin, z. B. »Mir schlägt etwas auf den Magen«; »Ich fresse vieles in mich hinein«; »Es ist zum Kotzen«; »Mir kommt die Galle hoch«; »Es ist mir eine Laus über die Leber gelaufen«; »Manche Dinge kann ich schwer verdauen«; »In manchen Situationen habe ich einfach Schiss«.

Das Spektrum der Symptome erstreckt sich von leichten, wechselnden Beschwerden, die mehr den funktionellen Störungen zuzuordnen sind, bis hin zu schweren Krankheitsbildern, wie z. B. Magengeschwür, Morbus Crohn und Colitis ulcerosa.

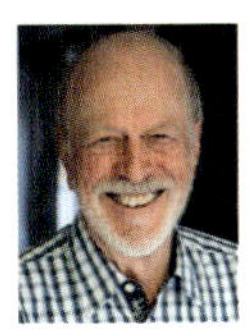

Magen-Darm-Krankheiten betrachte ich als mangelnde Verarbeitung von Erwartungen und Vorwürfen anderer, die heruntergeschluckt bzw. abgespalten werden.

Vor allem Kinder reagieren auf Probleme in ihrem Umfeld recht häufig mit Bauchbeschwerden, ohne dass eine Krankheit vorliegt; entsprechend unergiebig ist die Diagnostik. Hier kann die BBT dazu beitragen, dass das Kind mit der auslösenden Situation besser zurechtkommt.

Im weitesten Sinne haben die Beschwerden des Magen- Darm-Traktes mit der Aufnahme bzw. der Verarbeitung (»Verdauung«) von Erwartungen anderer und mit Vorwürfen zu tun, mit Kritik, Enttäuschungen, Kränkungen, Angriffen usw., selbst wenn diese nicht so gemeint sind oder man sie in den falschen Hals bekommen hat.

Das Charakteristikum dabei ist, dass der Betreffende nicht in angemessener Weise auf solche Dinge reagieren kann, sondern sie herunterschluckt und versucht, sie zu überspielen (Agrimony) bzw. abzuspalten (Water Violet). Vielleicht ist er im Innersten verletzt (Star of Bethlehem), verunsichert (Cerato), traut sich nicht, sich zur Wehr zu setzen (Larch) oder gibt um des »lieben Friedens willen« nach (Centaury). Oder er ist so überrumpelt, dass er im Moment total blockiert ist (Cherry Plum, Star of Bethlehem). Jedenfalls bleibt der negative Eindruck haften, und je empfindsamer (z. B. Star of Bethlehem) oder impulsiver (Beech, Vine) der Betreffende von seinem Wesen her ist, umso tiefer kann ein Vorwurf oder eine Kränkung (auch eine vermeintliche) eindringen. Typische Gefühlsreaktionen, die zu einer inneren Eskalation führen, wären z. B. die Angst auszurasten (Cherry Plum), Zweifel an allem (Gentian), Hader (Willow), Wut und Hass (Holly).

Wenn man Empörung, Enttäuschung oder Ärger in sich »hineinfrisst« und diese Gefühle dann buchstäblich im Magen landen, können Sodbrennen, Magenschmerzen, Übelkeit und Erbrechen die Folge sein. Kommt so etwas häufiger vor oder neigt der Betreffende überhaupt dazu, sich über andere zu ärgern, z. B. weil sie sich »unmöglich« verhalten (Beech) oder nicht das tun, was er von ihnen erwartet (Chicory, Vine), kann es mit der Zeit zu chronischer Übersäuerung, Entzündung der Magenschleimhaut und zu einem Magengeschwür kommen.

Rein topografisch gesehen liegt der Darm unterhalb des Magens, also »tiefer« im Körper. Wenn seelische Belastungen überspielt bzw. ungenügend wahrgenommen werden, landen sie in den tieferen Schichten der Seele, und in analoger Weise spüren die Betroffenen die Auswirkungen nicht im Magen, sondern in den Eingeweiden – in unkomplizierten Fällen zunächst in Form von Funktionsstörungen und Beschwerden:

- Stuhlverstopfung: Man kann die Dinge schlecht loslassen, kämpft im Innern um eine Lösung bzw. staut sie in sich auf (Oak, Water Violet, Crab Apple).

- Durchfälle, »Reizdarm«: Man gerät innerlich ins Flattern, weil man die Dinge nicht auf die Reihe kriegt z. B. aufgrund von Hektik (Impatiens), Unsicherheit, Schüchternheit oder Ängsten (Cerato, Larch, Mimulus, Rock Rose). Manche haben dann einfach »Schiss« bzw. »machen sich in die Hose«.

- Blähungen: Es geht nichts weiter, man will und kann nicht, die Peristaltik ist durcheinander, es kommt zu Stagnation im Darm und zu Gärungsprozessen (Agrimony, Cherry Plum, Chestnut Bud, Crab Apple, Holly).

- Leberfunktionsstörungen: Diese machen zunächst kaum Beschwerden, sondern zeigen sich in erhöhten Laborwerten. Wenn sie durch Ernährungsfehler oder andere schädliche Einflüsse nicht erklärlich sind, sollte man daran denken, dass ein verborgener Kummer dahinter stecken kann, der nicht zu einer Lösung kommt (Agrimony, Crab Apple, Honeysuckle, Mustard, Red Chestnut, Willow).

- Gallenbeschwerden: Sie sind oft darauf zurückzuführen, dass der Betreffende sich immer wieder über andere aufregt und seinen Ärger nicht los wird (Beech, Centaury kombiniert mit Vine, Holly, Willow), was auch dazu führen kann, dass dieser sich in Form von Gallensteinen sozusagen »materialisiert«.

Sehr starke Gefühle (z. B. Trauer, Aggression, Schuld) können in bestimmten Fällen derart tief verdrängt werden, dass der Betroffene sie gar nicht mehr bewusst wahrnimmt. Dann zeigen nur die körperlichen Auswirkungen, dass er mit irgendetwas nicht fertig wird, und es kommt in der Regel zu schweren chronischen Erkrankungen, wie z. B. Divertikulitis, M. Crohn, Colitis ulcerosa und Darmkrebs. In solchen Fällen besteht neben der obligatorischen schulmedizinischen Therapie immerhin noch die Möglichkeit einer begleitenden BBT, welche die Umstände der Erkrankung erträglicher macht.

Fallbeispiel:

Eine 23-jährige ausgebildete Hotelfachfrau leidet seit vier Jahren immer wieder unter Magenschmerzen, Übelkeit und Erbrechen.

Schon beim Berichten kommen ihr mit Macht die Tränen, was ihr außerordentlich peinlich ist, zumal sie eine Scheu hat, sich anderen Menschen zu offenbaren (Water Violet). Auslöser sind Situationen, die normalerweise nicht schwierig sind, in denen aber ihre pessimistische Einstellung (Gentian) mit ihr durchgeht und sie sich schlagartig überfordert fühlt. So musste sie einmal allein an einer Eislaufbahn die Eintrittskarten kontrollieren und geriet in Panik, weil sie aufgrund des guten Wetters be-

fürchtete, dass eine Riesenmenge an Leuten auf sie zukommen würde (Larch, Rock Rose).

Zurzeit arbeitet sie aushilfsweise in einem Tourismusbüro; sie hat »sich breitschlagen lassen« (Centaury), weil die zuständige Mitarbeiterin wegen Schwangerschaft ausgefallen ist. In neuen Situationen wird sie schnell unsicher (Cerato) und fühlt sich von der Menge der Aufgaben überfordert. Sie traut sich das aber nicht zu sagen und fühlt sich vollkommen unzulänglich (Pine). Die Arbeit verfolgt sie bis in die Träume, und sie sieht momentan keinen Ausweg (Gorse).

Eine Woche später fühlt sie sich psychisch wesentlich besser, hat aber immer noch Magenschmerzen. Sie kann es nicht gut vertragen, wenn andere in Stress geraten (z. B. ihre Mutter oder ihre Kolleginnen), und leidet mit ihnen (Red Chestnut). Sie setzt in solchen Fällen alle Kräfte ein, um den Betroffenen zu helfen (Oak). Beide Blüten werden der laufenden Mischung hinzugefügt.

Zwei Wochen später ist sie vollkommen beschwerdefrei, obwohl sich an den äußeren Verhältnissen nichts geändert hat. Sie wundert sich über ihre Gelassenheit und Tragfähigkeit, obwohl im Tourismusbüro zurzeit sehr viel los ist.

Vier Wochen später ist der Zustand immer noch stabil, und es geht ihr trotz hoher Anforderungen sehr gut. Zur Stabilisierung bekommt sie die gesamte Mischung noch einmal.

Ein bzw. drei Jahre später kam es aufgrund ähnlicher Probleme (sie hatte sich wieder »breitschlagen« lassen) und Schwierigkeiten im elterlichen Betrieb kurzzeitig wieder zu nervösen Spannungszuständen (allerdings ohne Magenbeschwerden), die nach jeweils einer Bachblüten-Verordnung innerhalb kurzer Zeit abklangen. Zusätzlich zu den bereits bewährten Blüten (Centaury, Cerato, Larch, Pine, Red Chestnut) kamen wegen ihrer überbesorgten, fürsorglichen Art und ihres hohen Verantwortungsgefühls noch Chicory und Elm zum Einsatz.

7. Bluthochdruck

Der Bluthochdruck (Hypertonie) ist eine der am weitesten verbreiteten Gesundheitsstörungen. In den westlichen Industriestaaten sind bis zu 50 % der über 50-jährigen Menschen davon betroffen, von denen nur ca. 70 % von der Erkrankung wissen und wiederum nur 50 % behandelt werden (aus MSD-Manual 2007).

Da der Bluthochdruck in den Anfangsstadien meist keine Symptome verursacht, wird er oft nicht bemerkt und manchmal nur als Zufallsbefund bei der ärztlichen Untersuchung festgestellt. Da er langfristig erhebliche Folgekrankheiten nach sich ziehen kann (z. B. Arteriosklerose, Nierenschäden, Herzschwäche, Schlaganfall), sollte das therapeutische Bemühen darauf gerichtet sein, die Blutdruckwerte in den normalen Bereich zurückzuführen.

Wir unterscheiden den primären und den sekundären Bluthochdruck. Letzterer geht auf organische Ursachen zurück (z. B. Nierenerkrankungen oder Hormonstörungen) und macht etwa fünf bis zehn Prozent der Gesamtfälle aus. Die restlichen 90–95 % sind dem primären Bluthochdruck zuzurechnen, dessen Ursachen nach schulmedizinischem Verständnis unbekannt sind. Die übliche Therapie erfolgt mit blutdrucksenkenden Medikamenten, die teils erhebliche Nebenwirkungen haben. Da sie die Ursache nicht beseitigen, müssen sie in der Regel lebenslang eingenommen werden.

Schwankungen des Blutdrucks sind bis zu einem gewissen Grade normal: Bei jedem Menschen kommt es, als Ausdruck einer erhöhten Aktionsbereitschaft, zu einem vorübergehenden Blutdruckanstieg, sobald er eine körperliche oder psychische Anforderung zu bewältigen hat (Sport, Arbeit, Prüfung, Aufregung usw.). Sobald der Betreffende wieder zur Ruhe oder in die Entspannung kommt, kehrt der Druck in die Ausgangslage zurück. Der Blutdruck passt sich also automatisch den jeweiligen Erfordernissen an. Bei manchen Menschen steigt der Blutdruck allerdings schon an, wenn sie nur eine Arztpraxis betreten, und täuscht dadurch einen Bluthochdruck vor (»Weißkittelsyndrom«), weswegen es ratsam ist, den Blutdruck selbst zu messen.

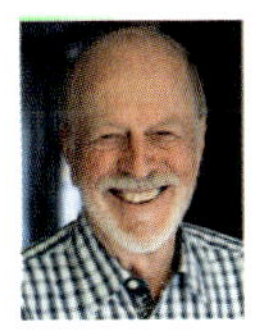

Bluthochdruck ist für mich fehlende Entspannung bei erhöhter innerer Grundspannung, bei der man sich selbst unter Druck setzt. Man mobilisiert seine vorhandenen Energiereserven, um Schwächen zu überwinden oder zu verbergen.

Aus diesem einfachen Zusammenhang lässt sich die Entstehung des Bluthochdrucks schon durch logische Schlussfolgerung ableiten. Wenn nämlich der Mensch nicht genügend zur Ruhe kommt und/oder sich nicht ausreichend entspannen kann, kehrt der Blutdruck nicht immer in die Ausgangslage zurück und kann mehr oder weniger erhöht bleiben. Treten diese Zustände häufiger auf und/oder halten sie über längere Zeit an, pendelt sich der Blutdruck mit der Zeit allmählich auf einem höheren Niveau ein – ein Vorgang, der sich meist über Monate und Jahre erstreckt. In der Folge kann ein Teufelskreis in Gang kommen: Durch den ständig erhöhten Druck (in höherem Alter auch durch Kalkablagerungen in den Gefäßwänden) verlieren die Arterien an Elastizität, die jedoch erforderlich ist, um die Pulswelle bis in die Peripherie fortzuleiten. Um diesen Elastizitätsverlust auszugleichen und die Peripherie mit genügend Sauerstoff versorgen zu können, muss der Körper den Blutdruck zusätzlich erhöhen (»Erfordernis-Hochdruck«), was zu weiterem Elastizitätsverlust führt und womit sich der Teufelskreis schließt.

Ein ausgewogener Alltagsrhythmus ist eine gute Voraussetzung, um einer solchen Entwicklung vorzubeugen. Wenn man bei der Arbeit Pausen einlegt, der Arbeitseinsatz in einem vertretbaren Maß bleibt und man am Feierabend oder am Wochenende ausreichend zur Ruhe kommt, hat man schon gute Grundvoraussetzungen. Der manchen Menschen noch bekannte Begriff »Muße« bezeichnet die zweckfreie Zeit, die der Entspannung, der Kreativität und dem Auftanken zugutekommt.

So einleuchtend das sein mag, lässt es sich jedoch nicht immer umsetzen, zumal wenn man innere »Antreiber« hat, die einen nicht zur Ruhe kommen lassen, oder wenn man aus anderen Gründen in eine Dauerspannung hineingerät. Dabei können wir grundsätzlich zwei Ursachenspektren unterscheiden:

Zum einen kann ein erhöhtes Energiepotenzial vorliegen, das die Betreffenden jedoch meist als normal empfinden. Es handelt sich dabei in der Regel um recht kräftige Menschen, die oft kein ausreichendes Gespür für ihre Leistungsgrenze haben, und so mit der Zeit in eine erhöhte Dauerspannung geraten, zumal dann, wenn sie Pausen eher für hinderlich halten und auf Phasen der Muße keinen großen Wert legen (Impatiens, Elm, Oak, Vervain, Vine). Sie sind ununterbrochen tätig und empfinden das als durchaus normal. Eine Blutdruckerhöhung wird bei ihnen oft nur zufällig festgestellt und ist auf den ersten Blick auch psychosomatisch nur schwer zu verstehen.

Zum anderen kann eine erhöhte Grundspannung aufgrund von Selbstunsicherheit, Schuld– oder Minderwertigkeitsgefühlen zustande kommen. Es gibt Menschen, die schon ein schlechtes Gewissen bekommen (Pine), wenn sie mal nichts tun oder auch nur eine Pause einlegen, weil ihre Erziehung durch hohe Erwartungen oder Leistungsdenken geprägt ist. Andere haben Schwierigkeiten, sich gegenüber dominanten, kritischen Mitmenschen (Ehepartner, Großfamilien, Schwiegermütter, Chefs oder Arbeitskollegen) zu behaupten. Sie lassen sich durch diese verunsichern (Cerato) und sind oft bemüht, es ihnen recht zu machen bzw. sich anzupassen, um akzeptiert zu werden (Centaury) oder um Konflikten aus dem Wege zu gehen (Agrimony). Sie haben Angst, etwas falsch zu machen, sich zu blamieren oder von ihren Mitmenschen kritisiert bzw. abgewertet zu werden. Auch eine generelle Unsicherheit (Cerato), Mangel an Selbstvertrauen (Larch) oder Ängstlichkeit (Mimulus) können dazu führen, dass der Betreffende immer wieder in Situationen gerät, die ihn in Anspannung versetzen.

Wenn diese Zustände auch die Grundspannung eines Menschen erhöhen, so führen sie für sich allein noch nicht unbedingt zu einer Blutdruckerhöhung, sondern eher zu Störungen, die diese Defizite körperlich widerspiegeln (z. B. Schwindel, Schwäche, Schlafstörungen). Der erhöhte Blutdruck kommt erst zustande, wenn der Betreffende sich selbst unter einen gewissen Druck setzt und seine vorhandenen Energien mobilisiert, um die Schwäche zu überwinden oder zu verbergen.

Weitere Faktoren wären die Neigung, sich über die Fehler anderer zu ärgern (Beech) oder Probleme in sich hineinzufressen bzw. mit sich allein auszumachen (Water Violet) und dadurch mit der Zeit innerlich unter Druck zu geraten.

Um Gefahren und Komplikationen vorzubeugen, sollte eine medikamentöse Blutdrucksenkung so lange durchgeführt werden, wie der Druck dauerhaft erhöht ist und die zugrunde liegenden Veranlagungen weiterbestehen. Erst wenn unter der Bachblütentherapie der Blutdruck kontinuierlich absinkt, kann man die Dosis der allopathischen Arzneien unter fortlaufender Blutdruckkontrolle schrittweise reduzieren und sie im günstigsten Falle schließlich ganz absetzen. Dabei sollte der Patient seine Werte regelmäßig selbst messen, um ein verlässliches Bild zu gewinnen. Er wird also voll in die Verantwortung einbezogen, um das Behandlungsergebnis zu sichern.

Fallbeispiel:

Bei einer 76-jährigen Patientin wurde vor zwei Monaten zufällig eine Blutdruckerhöhung festgestellt und eine Behandlung mit Valsartan eingeleitet. Vorher sei der Druck nie gemessen worden, da sie keinen Arzt gebraucht habe.

Ihre Gedanken drehten sich fast ständig um die verheirateten Kinder und deren Probleme. Sie nahm sich deren Sorgen sehr zu Herzen (Red Chestnut) und rief häufig bei ihnen an, um ihnen mit Rat und Tat zur Seite zu stehen. Oft kam jedoch wenig Resonanz zurück, was sie sehr enttäuschte und verbitterte (Chicory). Sie sprach allerdings nicht darüber (Water Violet), sondern versuchte, durch eine ungezwungene Miene und betonte Freundlichkeit eine positive Atmosphäre aufrechtzuerhalten (Agrimony).

Im weiteren Verlauf wurde deutlich, dass sie unterschwellig auch sehr kritisch gegenüber ihrer Schwiegertochter war (Beech) und sich oft im Stillen darüber ärgerte, dass diese sich nicht so verhielt, wie sie es von ihr erwartete (Vine). Diese Dinge waren nie zur Sprache gekommen, da sie in Konfliktsituationen lieber nachgab, um Streit zu vermeiden und aufkeimenden Ärger in sich selbst neutralisierte, indem sie das Ganze als »ärgerliche Situation« definierte und versuchte, »das Beste draus zu machen«.

Unter Einnahme der Bachblüten wurde sie allmählich gelassener und toleranter und konnte ihre Vorstellungen besser zurücknehmen. Sie gewann einen ausreichenden Abstand zu den Gefühlen ihrer Mitmenschen, sodass deren Probleme ihr nicht mehr so nahe gingen, und konnte ihre Bedürfnisse, sowie Dinge, mit denen sie nicht gut zurechtkam, offen zur Sprache bringen, woraufhin sich die ganze familiäre Situation zunehmend entspannte.

Im späteren Verlauf wurde deutlich, dass Missstimmungen und Konfliktsituationen in ihr unterschwellige Ängste und Befürchtungen hervorriefen, dass etwas Schlimmes passieren könne (Aspen) und dass sie oft das Gefühl hatte, sich vielleicht nicht richtig verhalten zu haben (Pine) – Reaktionen, die wohl ihrer ausgesprochenen Feinfühligkeit zuzuschreiben waren.

Sie fühlte sich subjektiv zunehmend besser und der Blutdruck ging so weit herunter, dass nach fünf Monaten die Valsartan-Dosis halbiert und das Medikament nach weiteren zwei Monaten ganz abgesetzt werden konnte. Auch zwei Monate später lagen die Blutdruckwerte weiterhin im Normalbereich.

8. Asthmatische Beschwerden

Asthmatische Beschwerden stehen in enger Beziehung zum Eigenwillen (Beech, Vervain, Vine) und seiner Unterdrückung. Diese kann von außen erfolgen, z. B. durch Widrigkeiten oder den Widerstand anderer, aber auch von innen, durch hemmende Einflüsse wie Ängste, Harmoniebedürfnis, Unsicherheit, Schuldgefühle usw.

Man kann dabei eine Brücke schlagen zur Neurodermitis, die ebenfalls mit dem Eigenwillen zu tun hat (siehe oben unter 4.), bei der jedoch ein stärkeres Bestreben besteht, diesen Willen auch durchzusetzen. Wird z. B. bei Kindern der Ausschlag durch Salben unterdrückt, sieht man relativ häufig eine Verschiebung auf die Schleimhaut, d. h. es entwickelt sich eine asthmatische Veranlagung mit der Neigung zu spastischer Bronchitis als Resultat der Behandlung. Auch durch die Unterdrückung des Eigenwillens mithilfe erzieherischer Maßnahmen kann sich in analoger Weise ein kindliches Asthma entwickeln.

Beim erwachsenen Asthmatiker spielen die äußeren Faktoren zwar ebenfalls eine Rolle, aber hier sind die inneren Faktoren für den Verlauf von größerer Bedeutung. Der Wille ist inzwischen mehr durchstrukturiert und starrer geworden. Er lässt sich nicht mehr ohne Weiteres beeinflussen oder unterdrücken. Auch andere Charakterzüge, die in enger Verbindung mit der Willenskraft stehen, haben sich ausgeformt und verfestigt: z. B. erfolgsorientiertes Leistungsdenken, das unermüdlich zum Ziel strebt (Oak); eingefahrene Vorstellungen und Sichtweisen, die nur von den eigenen Maßstäben ausgehen (Beech); enge und starre Prinzipien, von denen man nicht abweichen kann und will (Rock Water).

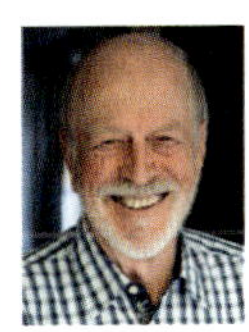

Asthmatische Beschwerden entstehen aus der Unterdrückung eines starken Eigenwillens aufgrund äußerer Widerstände oder durch hemmende innere Einflüsse wie Schuldgefühle, Unsicherheit, überstarkes Harmoniebedürfnis, die sich als Atembeschwerden äußern.

Diese inneren Antreiber stehen in wechselseitigem Zusammenhang mit gegenläufigen Gefühlszuständen, die durch Schwäche, Sehnsucht und Bedürftigkeit gekennzeichnet sind, und die den Betreffenden veranlassen, seinen Eigenwillen zurückzuhalten bzw. zu unterdrücken: z. B. Unsicherheit (Cerato), schlechtes Selbstwertgefühl und Mangel an Selbstvertrauen (Larch), Anfälligkeit für Schuldgefühle (Pine), das Gefühl, nicht geliebt zu sein und zu wenig Aufmerksamkeit zu erhalten (Heather), das Verlangen nach Resonanz und Dankbarkeit für die Mühe, die man sich für andere macht (Chicory). Man bremst sich selbst, um nicht unangenehm aufzufallen oder anzuecken.

Bildlich kann man sich das so vorstellen: Der Betreffende hat sich etwas in den Kopf gesetzt, holt tief Luft, möchte etwas sagen, bringt es aber nicht heraus.

Die Bronchien verengen sich, die Ausatmung stößt auf Widerstand und wird deutlich hörbar.

Bei längerer Dauer kommt es zu einer Überblähung der Lunge (Lungenemphysem) mit Schädigung und Zurückbildung der Lungenbläschen und einer Verschlechterung des Gasaustausches. Die Einatmung geht meist noch ungehindert, aber die Ausatmung ist erschwert und erfordert manchmal Inhalationen bzw. die Einnahme von Bronchien erweiternden Medikamenten.

Entsprechend den unterschiedlichen Charaktereigenschaften, Gefühlszuständen und Impulsen kann sich das Bild der Persönlichkeit recht vielgestaltig präsentieren, und es erfordert manchmal einige Zeit, um die verschiedenen Ebenen zu bearbeiten. Auch ist für die Bachblüten-Verordnung bisweilen eine beträchtliche Anzahl von Blüten nötig, um alle in Erscheinung tretenden Facetten abzudecken. Fehlt nur eine in der verordneten Mischung, kann die Therapie sofort ins Stocken geraten.

Die Behandlung des Asthmas bei Erwachsenen mithilfe der Bachblütentherapie stellt also eine große Herausforderung für Arzt und Patient dar und erfordert Geduld, Ausdauer und sehr sorgfältige Arbeit. Oft ist eine schulmedizinische Begleitbehandlung erforderlich, um dem Patienten eine einigermaßen akzeptable Lebensqualität zu ermöglichen. In vielen Fällen scheitert die Therapie daran, weil der Patient nicht bereit ist, seinen Eigenwillen auch nur infrage zu stellen, oder weil er derart ungeduldig bzw. voller Zweifel ist, dass er bei Verzögerungen oder dem Auftauchen von Schwierigkeiten das Handtuch wirft.

Bei Kindern sieht die Sache einfacher aus, da bei ihnen der Charakter noch nicht so ausgeformt und verfestigt ist, weil sie vertrauensvoller und lenkbarer sind und man leichter Zugang zu ihnen findet.

Fallbeispiel:

Die Patientin ist eine 34-jährige Verkäuferin in leitender Position, zwei Kinder im Alter von drei und sechs Jahren. Schon als Kind hatte sie Heuschnupfen, seit der Pubertät Belastungsasthma, seit einem Jahr immer wieder Schmerzen in den Fingergelenken. Behandlung mit Cetirizin, Ibuprofen und bedarfsweise Asthmaspray. 2002 erfuhr sie eine Heilung »auf geistigem Wege« (durch Glauben und Gebet), worauf die asthmatischen Beschwerden zwei Jahre lang vollkommen verschwanden.

Im August 2017 kam sie zu mir. Bei der Fallaufnahme erfuhr ich: Die Eltern hätten sie sehr streng erzogen und ihr wegen kleinster Vergehen schwere Vorhaltungen ge-

macht, und so habe sie schon früh ein schlechtes Selbstwertgefühl gehabt (Larch). Aus Angst vor Ablehnung entwickelte sie einen hohen Perfektionsanspruch (Rock Water), den sie mit starker Willensenergie durchzusetzen versucht (Vine). Sie ist jedoch so harmoniebedürftig, dass sie bei Konflikten sofort nachgibt (Centaury). Bei Fehlern bekommt sie schnell Schuldgefühle (Pine). Sie kann nicht lockerlassen, bevor nicht alles so ist, wie sie es sich vorstellt (Oak). Unterschwellig hat sie tiefsitzende, nicht genau benennbare Ängste (Aspen). Sie teilt anderen nur selten mit, was in ihr vor sich geht (Water Violet).

Zwei Wochen später: Sie ist um einiges entspannter. Ziemlich bald darauf zeigte sich allerdings ein jahrelang aufgestauter Frust: Enttäuschung und Verbitterung über die Mitmenschen, die ihre Mühe und ihren Einsatz nicht genügend gewürdigt (Chicory) und die ihr oft den »Erfolg ihrer Bemühungen vermasselt« haben (Willow). Auf die Frage, weswegen sie denn vor 13 Jahren die Heilung wieder verloren habe, sagte sie, dass sie schon seinerzeit mit ihren Lebensumständen gehadert und sich von Gott abgewandt habe.

Da die anfängliche Besserung sich schnell wieder verlor, war sie drauf und dran, die Therapie abzubrechen und konnte nur mit Mühe von diesem Schritt abgehalten werden. Die Neigung, zu zweifeln und mit dem Schicksal zu hadern, erforderte immer wieder die Verordnung von Gentian und Willow.

Von April bis Juni 2018 beruhigte sich das Bild langsam. Sie hatte wieder Zugang zum Gebet gefunden und positive Erfahrungen mit der Bewältigung schwieriger Situationen gemacht, was sie selbst überraschte. Auch mit unvorhergesehenen Dingen kam sie besser zurecht. Immerhin besserten sich die Probleme mit der Atmung, und sie konnte z. B. mit den Kindern, ohne in Luftnot zu geraten, wieder über die Wiese laufen.

Im Juli kam es im Zusammenhang mit ihrer Urlaubsplanung zu einer Krise mit verstärkten Gelenkschmerzen in den Fingern. Der Auslöser war eine totale Verunsicherung, weil ihre allzu perfekte Planung das finanzielle Budget heillos überforderte. Alle bekannten Gefühlszustände brachen wieder mit Macht durch, auch das Gebet wurde wieder von Zweifeln verdrängt.

In einer umfangreichen Bachblüten-Verordnung mit elf Blüten wurden alle kritischen Punkte noch einmal komplett einbezogen. Die Patientin nahm ihren regelmäßigen Gebetsrhythmus wieder auf, und innerhalb von zwei Monaten kam sie allmählich wieder ins Gleichgewicht, wobei auch sämtliche Beschwerden komplett abklangen. Mit der Empfehlung, die gleiche Mischung weitere sechs Wochen einzu-

nehmen und sich bei einer etwaigen Verschlechterung wieder vorzustellen, wurde die Therapie abgeschlossen.

Nach meinem Eindruck bestand der wesentliche Grund für den Behandlungserfolg darin, dass die Patientin die von ihr vor 13 Jahren abgebrochene Verbindung zu Gott wieder aufgenommen und ins Gebet zurückgefunden hatte. Die Bachblüten können in solchen Situationen dazu beitragen – wie ich auch in zahlreichen anderen Fällen gesehen habe –, Glaubenshindernisse, wie Zweifel, Hader, Eigenwillen, Aggressionen usw. aus dem Wege zu räumen.

9. Chronischer Kopfschmerz, Migräne

Kopfschmerzen sind ein sehr weit verbreitetes Symptom, das in jedem Alter auftreten kann. Eine Sonderform des Kopfschmerzes ist die Migräne, die anfallsartig auftritt, oft mit Übelkeit, Erbrechen und Lichtempfindlichkeit einhergeht und den Betreffenden komplett außer Gefecht setzen kann.

Wenn jemand häufiger mit Kopfschmerzen zu tun hat, sollte auf jeden Fall durch entsprechende Diagnostik (Sehtest, EEG, CT oder MRT) eine organische Ursache ausgeschlossen werden (z. B. Sehfehler, Anfallsleiden oder Tumor). Fallen alle Untersuchungen normal aus, kommt man nicht umhin, die Lebensgewohnheiten des Betreffenden sowie seine Wesenseigenschaften einer näheren Betrachtung zu unterziehen, um zu einer Lösung des Problems zu gelangen.

Bei akuten Kopfschmerzen fallen in der Regel zunächst die äußeren Auslöser ins Auge: z. B. Überanstrengung, Sorgen, Ärger, Missbrauch von Genussmitteln, Schlafmangel, Bildschirmtätigkeit, Nackenverspannungen usw. Oft werden die Schmerzen als lästige Störung wahrgenommen, ohne dass der Betreffende groß darüber nachdenkt. Er greift zur Tablette und versucht, die Dinge, die er sich vorgenommen hat, trotzdem durchzuziehen. Da diese Auslöser in gewisser Weise von den Gewohnheiten, vom Verhalten und vom Willen des Betroffenen abhängen, sind sie auch mehr oder weniger beeinflussbar. Wenn es allerdings an der nötigen Einsicht und Vernunft mangelt und der Griff nach der Tablette zur selbstverständlichen Gewohnheit wird, ist der Weg in ein chronisches Kopfschmerzsyndrom jedoch manchmal schon vorprogrammiert.

Viele Menschen neigen dazu, sich mit solchen einfachen Erklärungen zufriedenzugeben, solange sie die Beschwerden einigermaßen in den Griff bekom-

den selbst abspielt, seinen Geist in hohem Grade beansprucht und schließlich zu Kopfschmerzen führt, bzw. zu einem Migräneanfall, bei dem sich die aufgestaute Energie schlagartig und unvermittelt entlädt (wie bei einem Gewitter).

Oft treten solche Entladungen gerade in den Momenten auf, in dem der Betreffende zur Ruhe kommt, sodass er auch bei intensivem Nachdenken keinen Zusammenhang mit dem Alltagsgeschehen herstellen kann (»Ich weiß überhaupt nicht, warum ich wieder Migräne hatte. Es lag doch gar kein Problem vor«). Erst im Gespräch bei der Fallaufnahme wird dem Patienten dann deutlich, dass seine Grundspannung schon seit langer Zeit dauerhaft erhöht ist – und zwar aufgrund von Verhaltensweisen und Wesenszügen, die er schon immer von sich kennt und für vollkommen normal hält – was sie ja im Grunde auch sind, nur dass sie sich problematisch auswirken, wenn sie über das rechte Maß hinausgehen.

Fallbeispiel:

Seit zehn Jahren leidet die 27-jährige Patientin unter heftigen Migräneanfällen, die ca. einmal pro Monat auftreten.

Sie arbeitet im elterlichen Lebensmittelgeschäft mit und ist in ihrer Tätigkeit ungewöhnlich gewissenhaft und immer einsatzbereit (Elm). Meist nimmt sie sich zu viel vor und gerät dadurch in »Stress«; Süßigkeiten geben ihr dann die momentan fehlende Energie. Vom Wesen her ist sie relativ verschlossen (Water Violet) und geht im Gespräch nur schwer aus sich heraus. Sie lässt sich von anderen leicht verunsichern (Cerato) und hat auch keine besonders gute Meinung von sich selbst (Larch). Obwohl sie ansprechend aussieht, mag sie auch ihr Äußeres nicht. Im Bedürfnis nach zwischenmenschlichem Austausch ist sie sehr mitfühlend und hilfsbereit und stellt ihre eigenen Interessen hintan (Red Chestnut, Centaury). So investierte sie in eine drei Jahre währende Partnerschaft sehr viel Energie und wurde dann doch vom Freund verlassen, ein Schock, den sie nach zwei Jahren immer noch nicht überwunden hat (Star of Bethlehem).

Eine Woche nach der ersten Bachblüten-Verordnung (Cerato, Elm, Larch, Red Chestnut, Star of Bethlehem, Water Violet) haben die vorher schon bestehenden Nackenverspannungen noch zugenommen. Die Patientin berichtet, dass sie Schwierigkeiten habe, zwei Männern, die Interesse an ihr haben, einen »Korb« zu geben, da sie ihnen nicht wehtun möchte, sich aber sehr unwohl fühlt, weil sie ihnen nicht die Wahrheit sagt (Pine).

Nach Ergänzung der Bachblüten-Mischung um die fehlende Blüte (Pine) ging es ihr zunehmend besser, die Nackenverspannungen klangen ab, und seit dem Therapiebeginn war kein Migräneanfall mehr aufgetreten.

Bei der Nachbesprechung nach zwei Monaten gab sie an, immer noch ein starkes Verlangen nach Süßigkeiten zu haben. Dies führe sie darauf zurück, dass der Ex-Freund und dessen Mutter bei ihr angerufen hätten, wodurch die ganzen Erinnerungen wieder hochgekommen seien. Außerdem seien Rangkämpfe mit einer älteren Angestellten im Betrieb ihrer Eltern aufgetreten, die sie verunsichert hätten. Im Gespräch wirkte sie jetzt deutlich freier und offener. Sie mache sich vermehrt Gedanken über ihre Zukunft, habe aber noch keine klare Zielsetzung. Ihre zweite Bachblüten-Mischung enthielt Cerato, Honeysuckle, Larch, Water Violet, Wild Oat.

Sechs Wochen später stellte sie sich wieder vor. Sie fühlte sich sehr gut und war mit sich selbst zufrieden. Sie hatte die Vergangenheit abgeschlossen und kam auch mit ihrer Kollegin deutlich besser zurecht. Weitere zweieinhalb Monate später war sie immer noch völlig beschwerdefrei und fühlte sich vollkommen im Lot, woraufhin die Therapie beendet wurde.

10. Herzbeschwerden

wie Herzstolpern (Extrasystolen), Panikattacken, Angina pectoris, »gebrochenes Herz«, Herzinfarkt ...

Das Herz ist eine muskuläre Pumpe, die durch regelmäßige Kontraktionen unablässig dafür sorgt, dass das But im Körper zirkuliert. Kommt der Blutkreislauf aufgrund eines Herzstillstandes zum Erliegen, erfolgt innerhalb weniger Minuten der Hirntod, wenn nicht durch äußere Herzmassage ein »Notkreislauf« in Gang gehalten wird, der allerdings nur zur notfallmäßigen Überbrückung bis zu einer manchmal erfolgreichen Wiederherstellung der Herztätigkeit dienen kann.

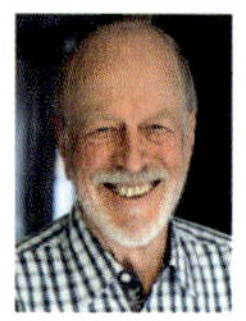

Herzbeschwerden sind für mich emotionale Überreaktionen, die sich durch Symptome am Herzen manifestieren und infolge von daraus resultierenden Ängsten manchmal zum Teufelskreis werden.

Entsprechend sensibel reagiert der Mensch auch auf geringfügige Störungen des Herzrhythmus. Unter normalen Umständen spürt er den Herzschlag nicht, der ganze Blutkreislauf spielt sich weitgehend unbemerkt ab. Andererseits gibt es Situationen, in denen das Herz einem »bis zum Halse schlägt«, z. B. bei einer starken körperlichen Anstrengung, bei einer Aufregung oder bei Angst. Das kennt jeder, und normalerweise misst man dem keinen großen Wert bei, da sich der Herzrhythmus nach Abklingen der Belastung recht schnell wieder beruhigt.

Auch ein gelegentliches Herzstolpern ist noch normal und in der Regel auf einzelne Extraschläge des Herzens (Extrasystolen) außerhalb des normalen Rhythmus zurückzuführen. Oft wird es nicht einmal bemerkt und ist nur als Zufallsbefund im EKG erkennbar. Spürt es der Betreffende jedoch, kann dies bei ihm u. U. zu erheblichen Irritationen führen. Wie ein Schock kann ihn der Gedanke erfassen, dass seine Gesundheit (oder sogar sein Leben) gefährdet ist (Star of Bethlehem), und es können alle möglichen Ängste hochkommen (Aspen, Cherry Plum, Mimulus, Rock Rose). Begünstigt werden solche Extrasystolen durch allgemeine Ängstlichkeit (Mimulus), Unsicherheit (Cerato), Mangel an Urvertrauen (Aspen, Gentian) oder dadurch, dass man sich das Leiden anderer Menschen zu sehr »zu Herzen nimmt« (Red Chestnut).

Auch akute seelische Belastungen, Aufregungen, Enttäuschungen, Ärger, Konflikte und Schreck – Dinge, von denen der Betreffende überrollt wird oder die ihm sehr »zu Herzen gehen« – können Extrasystolen und manchmal sogar ein Vorhofflimmern und Herzrasen auslösen. Das bedeutet jedoch nicht, dass das Herz organisch geschädigt ist, und oftmals fallen hinterher alle Untersuchungen normal aus. Was allerdings haften bleiben kann, ist der Schock – die Angst, dass doch etwas nicht stimmt. Und diese kann einen Teufelskreis in Gang setzen: Der Betreffende achtet vermehrt auf sein Herz, ob auch alles in Ordnung ist, und spürt nun auf einmal Dinge, die er vorher nicht bemerkt oder beachtet hätte. Alles, was er nun wahrnimmt, verstärkt die Angst vor einer Herzkrankheit, und die innere Anspannung kann so zunehmen, dass nun viel öfters Extrasystolen auftreten als vorher. Dies wiederum ruft erneut Angst und Panik hervor, und damit schließt sich der Teufelskreis. Wenn jemand in einen solchen Zustand gerät, kann die Verabreichung von Rescue sofortige Linderung verschaffen.

Von vielen wird das Herz auch mit der Liebe in Verbindung gebracht. »Das Herz ist der Sitz der Liebe« (J. C. Schlipalius). Man »schließt jemanden ins Herz«, »öffnet« ihm sein Herz oder »verliert« es sogar. Viele spüren das Gefühl inniger Zuneigung unmittelbar in der Herzgegend und haben das Verlangen, die geliebte Person ans Herz zu drücken. Jemand der ein »gutes Herz« hat, bringt seinen Mitmenschen Freundlichkeit, Mitgefühl und Liebe entgegen.

Manche Menschen bewegen jedoch ganz andere Dinge im Herzen: Neid, Wut (Holly), Missgunst, Hader (Willow), Intoleranz (Beech) und Herrschsucht (Vine). Diese Gefühle können, wenn sie in dem Betreffenden akut hervorbrechen, heftige Herzbeschwerden hervorrufen, wie Angina pectoris (ein akut einsetzendes Engegefühl im Brustbereich und Schmerzen) und, bei entsprechender Vorbelastung, sogar einen Herzinfarkt. »Herzlosigkeit« und »Hartherzigkeit« können sich langfristig organisch derart manifestieren, dass es zu Ablagerungen in den Herzkranzgefäßen, Enge, Verkrampfung und Durchblutungsstörungen kommt und damit eine zunehmende Anfälligkeit für akute Herz-Kreislauf-Erkrankungen. Sollte es zu einem solchen Ereignis kommen, ist sofort der Rettungsdienst und Notarzt zu benachrichtigen, um der akuten Lebensgefahr begegnen zu können. Als erste Maßnahme kann aber auch hier die Gabe von Rescue hilfreich sein, das Lutschen einer Galgant-Tablette und die üblichen schulmedizinischen Notfallmedikamente (z. B. Nitrolingual oder Isoket).

Mithilfe der Bachblütentherapie kann man solchen Entwicklungen vorbeugen. Auf der einen Seite kann sie dazu beitragen, den Menschen von Ängsten zu befreien, sein Urvertrauen zu stärken und ihm helfen, die Belastungen des Alltags mit einem gewissen Abstand und Gelassenheit zu verarbeiten. Auf der anderen Seite kann sie aber auch dazu helfen, seinen Mitmenschen mit Liebe, Toleranz und Großzügigkeit zu begegnen und das Herz frei von unguten Gedanken zu halten.

Fallbeispiel:

Der Patient, ein 34 Jahre alter gelernter Bankkaufmann, seit sechs Jahren Berufsjäger, wurde mir von einem schulmedizinischen Kollegen wegen Herzrhythmusstörungen zur Bachblütentherapie überwiesen.

Seit zwei Monaten war es bei ihm immer wieder zu plötzlichem Herzjagen und einem unangenehmen Gefühl in der Herzgegend gekommen, das bis zu vier Stunden anhielt und dreimal zur Krankenhauseinweisung und Intensivüberwachung geführt hatte. Im EKG wurde jedes Mal Vorhofflimmern festgestellt, das nach einiger Zeit wieder in den normalen Sinusrhythmus umsprang.

Seit drei Jahren arbeitet er mit einem Kollegen zusammen, der, wie er sagt, immer wieder »quertreibt, um ihn zu ärgern« (Willow), indem er den gemeinsamen Futter-

platz für das Wild nur nachlässig versorgt, worüber er selbst sich fürchterlich aufregt. Ihm kommt schon »die Galle hoch«, wenn er den Kollegen nur sieht (Cherry Plum). Sich selbst bezeichnet er als immer einsatzbereit und »100%ig zuverlässig« (Oak). Er fühlt sich in der Beurteilung des Kollegen vollkommen im Recht, da er »über eine hervorragende Menschenkenntnis verfüge« (Beech). Auf der anderen Seite verunsichert ihn der Chef, bei dem er sich oft beklagt hat, der aber nichts davon hören will (Cerato). Er ist sehr willensstark und setzt sich normalerweise durch, kann sich aber auch zurücknehmen, wenn er »die Notwendigkeit einsieht« (Vine). Vor schwierigen Situationen (z. B. der Meisterprüfung) gerät er leicht ins Schleudern und zweifelt an sich selbst (Larch).

Bericht nach zwei Wochen: Schon ein bis zwei Tage nach der Einnahme hat er eine deutliche Entspannung gespürt. In einer Wiederholungssituation mit dem Kollegen, die ihn früher total aufgeregt hätte, ist er ganz gelassen geblieben. Vor zwei Nächten hatte er noch einmal nachts Herzklopfen, als ihm sein Vater durch den Kopf ging, der seit zwei Jahren immer vergesslicher wird. Er macht sich große Sorgen um ihn und leidet mit ihm. Der Bachblüten-Mischung wurde Red Chestnut hinzugefügt.

Zwei Monate später berichtet er, dass keinerlei Beschwerden mehr aufgetreten sind und er sein Herz nicht mehr spüre. Nur manchmal, wenn er in Stress gerät, verspürt er innerlich Unruhe und Hektik. Es geht ihm nicht schnell genug (Impatiens), und außerdem lässt er sich von anderen zu viel aufhalsen (Centaury). Zum Vater hat er mehr inneren Abstand, fühlt sich allgemein viel sicherer und ist auch fröhlicher. Der Rest der Bachblüten-Mischung wie gehabt: Beech, Cerato, Holly, Larch, Red Chestnut, Vine. Nach einem weiteren Monat ist er vollkommen beschwerdefrei und fühlt sich sehr ausgeglichen. Mit einer Wiederholungsverordnung der letzten Mischung wird die Therapie beendet.

11. Rheumatische Störungen

Beschwerden im Bereich der Bewegungsorgane, wie Hexenschuss, Schulter-Arm-Syndrom, chronische Rückenschmerzen, Gicht, Bandscheibenschäden oder entzündliche rheumatische Krankheitserscheinungen wie Polyarthritis …

Rheumatische Störungen gehören zu den häufigsten Gründen, derentwegen Menschen zum Arzt gehen.

Darunter fallen zahlreiche Beschwerden und Erkrankungen im Bereich der Bewegungsorgane, der Muskeln, Knochen und Gelenke: Verspannungen (z. B. im Nackenbereich), chronische Rückenschmerzen, Gicht, Bandscheibenschäden, »Verschleißerkrankungen« bis hin zu entzündlichen rheumatischen Erkrankungen und der chronischen Polyarthritis, bei der es zu schweren Zerstörungen der Gelenke kommen kann.

Die schulmedizinische Behandlung besteht, je nach Schwere der Erkrankung, in der Gabe von Schmerzmitteln, Antirheumatika, Goldpräparaten, Cortison und Medikamenten, die das Immunsystem unterdrücken. Damit versucht man, die Beschwerden zu lindern und das Fortschreiten der entzündlichen bzw. destruktiven Vorgänge im Körper aufzuhalten. In vielen Fällen muss die Therapie, die mit starken Nebenwirkungen einhergehen kann, lebenslang durchgeführt werden. Über die Ursachen der Erkrankung gibt es von schulmedizinischer Seite nur Vermutungen, sodass auf diesem Wege eine wirkliche Heilbehandlung nicht möglich ist.

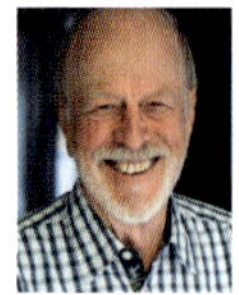

Rheumatische Störungen betrachte ich als Verarbeitungsstörungen im »seelischen Stoffwechsel«, die im Sinne kommunizierender Röhren zu (analogen) Verarbeitungsstörungen im Körperstoffwechsel und zur Anhäufung schädlicher Stoffwechselprodukte führen.

Wir kommen einem modellhaften Verständnis dieser Störungen näher, wenn wir genauer hinschauen, was da körperlich eigentlich abläuft: Es kommt zu schmerzhaften Verspannungen der Muskulatur, zur Anhäufung schädlicher Stoffwechselprodukte und deren Ablagerung im Gewebe (Bindegewebe, Muskeln und Gelenke) und schließlich zur Degeneration bzw. Zerstörung von Bandscheiben und Gelenkknorpeln aufgrund der schädlichen Eigenschaften der abgelagerten Stoffe.

Dieses körperliche Geschehen läuft parallel ab mit entsprechenden seelischen Vorgängen, da der körperliche und seelische »Stoffwechsel« wie kommunizierende Röhren miteinander in Verbindung stehen. Eine Verschlechterung oder Verbesserung auf der einen Seite wirkt sich in gleicher Weise auch auf die andere aus. Im seelischen Stoffwechsel spielen sich somit vergleichbare Vorgänge ab wie im körperlichen, und wir können sie auch mit denselben Begriffen umschreiben. Wenn wir im therapeutischen Gespräch den einzelnen körperlichen Zuständen die Gefühlszustände zuordnen können, mit denen sie jeweils korrespondieren, kommen wir zu einer Bachblüten-Mischung, die in das ganze Geschehen entlastend und heilsam eingreift:

- Innere Spannung aufgrund negativer Gefühle, denen man immer wieder ausgesetzt ist, die man aber vor anderen zu verbergen sucht (Water Violet, Agrimony): z. B. Unsicherheit (Cerato, Gentian, Larch, Scleranthus), Ängste (Aspen, Mimulus, Red Chestnut, Water Violet), Ärger und Zorn (Beech, Holly, Vine), Zweifel und Hader (Gentian, Willow), Resignation (Wild Rose) – oder Spannung aufgrund starrer Charakterzüge bzw. überzogener innerer Einstellungen: ständiger hoher Arbeitseinsatz (Oak), Machtstreben (Vine), Selbstüberschätzung (Vervain) usw.

- Anhäufung und Aufstau von Gefühlen: Sorgen um andere, Identifikation mit ihren Problemen (Red Chestnut), abgewiesene oder unzureichend gewürdigte Hilfsbereitschaft (Chicory); Tendenz nachzugeben, um Konflikte zu vermeiden (Centaury) oder weil man sich nicht zu wehren traut (Larch) – darauf aufbauend Unmut, unterschwelliger Groll und Aggressionen (Willow, Holly), die sich zwar explosiv bei banalen Anlässen entladen können (Cherry Plum), aber meist sofort wieder zurückgenommen werden (Cerato, Pine). In ähnlicher Weise, wie der Patient seine Gefühlsbelastung nicht loswerden kann (Water Violet), häufen sich auch die entsprechenden Stoffwechselprodukte im Organismus an.

- Ablagerung: Manche Menschen verdrängen ungute Gefühle, weil sie diese schwer aushalten können und andere damit nicht belasten wollen (Water Violet), oder sie überspielen sie durch äußere Ablenkung bzw. durch Aufbau einer heiteren Fassade vor sich selbst und anderen (Agrimony). In beiden Fällen ist die Belastung durch die Gefühle zwar geringer, aber sie werden nicht verarbeitet und addieren sich im Laufe der Zeit, bis sie sich schließlich im Körper als Rheuma bzw. Verschlackung manifestieren. In gewisser Weise kann man diese Ablagerungen sogar als einen Schutzmechanismus des Körpers verstehen, indem die schädlichen Stoffwechselprodukte in »Pufferzonen« deponiert werden, damit sie die inneren Organe (Herz, Leber, Nieren usw.) nicht direkt angreifen.

- Zerstörung: Je mehr aggressives Potenzial (Beech, Holly, Vine) die verdrängten bzw. überspielten Gefühle enthalten, umso schädlicher sind die ihnen entsprechenden Stoffwechselprodukte, die dann in den Geweben, in denen sie abgelagert werden, Schmerzen hervorrufen oder zerstörerische Prozesse in

Gang setzen können. Dies lässt sich beispielhaft bei Patienten mit chronischer Polyarthritis beobachten, deren oft stark deformierte Hände dem Betrachter sofort ins Auge fallen. In der Regel handelt es sich um freundliche, zurückhaltende, sanfte Menschen, die einen erstaunt ansehen, wenn man sie nach vielleicht vorhandener innerer Wut befragt. Dieses an sich normale Gefühl kennen sie gar nicht, da es – meist aufgrund der Erziehung – so stark verdrängt wird, dass es weder artikuliert noch ausgelebt werden kann und sich daher schließlich körperlich entlädt – vergleichbar einem Schuss, der nach hinten losgeht.

Wie aus den Beispielen ersichtlich wird, ist das Spektrum der Gefühlszustände und Charaktereigenschaften, aufgrund derer sich eine rheumatische Störung entwickeln kann, äußerst vielgestaltig und erfordert daher eine sehr subtile Betrachtung der Persönlichkeit mit all ihren unterschiedlichen Facetten. Erfahrungsgemäß sind in wechselnder Folge zahlreiche Blüten erforderlich, um die verschiedenen »Baustellen« abzuarbeiten und im Laufe der Zeit die innere Ordnung in ein ausgeglichenes Maß zu bringen. In schweren Fällen kann so eine Behandlung mehrere Jahre dauern.

Um das Ganze zu veranschaulichen, möchte ich den etwas einfacher gelagerten Fall einer 39-jährigen Frau anführen, deren Behandlung etwa ein Vierteljahr dauerte und zu kompletter Beschwerdefreiheit führte, wobei auffallend war, dass im Blut der Rheumafaktor erst nach drei Jahren nicht mehr nachweisbar war.

Fallbeispiel:

Seit sieben Monaten hatte Frau B. Schmerzen und Steifigkeit in beiden Handgelenken und Händen von wechselnder Intensität, die in den Wochen vor der Behandlung erheblich zugenommen hatten. Gelegentlich traten unter Belastung auch Schmerzen in den Knie- und Sprunggelenken sowie Schmerzen in den Kiefergelenken auf.

Es handelte sich um eine vitale, energische Frau mit gutem Auffassungsvermögen und klaren Zielsetzungen, die engagiert am Gespräch teilnahm und auf Fragen schnell und intensiv reagierte. Sie wirkte dabei eifrig, angespannt und hektisch und war mit ihrer Aufmerksamkeit sehr dicht an jedem angesprochenen Problem. Den plötzlichen und unerwarteten Tod der Mutter vor 17 Jahren, die in ihrer Gegenwart starb, hatte sie nicht verarbeitet und haderte mit Gott und der Kirche. Sie nahm sich die Probleme anderer Menschen viel zu sehr zu Herzen und war allein bei deren Schilderung emotional stark berührt. Auf der anderen Seite war sie sehr tragfähig und hatte eine ausgesprochen positive energetische Ausstrahlung. Allerdings glaubte sie, alles aus eigener Kraft verarbeiten und lösen zu müssen, fühlte sich für jedes auftauchende Problem persönlich verantwortlich und stieg auch sofort darauf ein.

Sie bekam zunächst Elm (Ausrichtung und Sammlung ihrer positiven Energie), Honeysuckle (Gedanken an die Vergangenheit), Oak (unermüdlicher Kräfteeinsatz), Red Chestnut (mangelnder Abstand zu den Problemen und Gefühlen anderer), Willow (Hader mit dem Schicksal bzw. mit Gott). Schon nach einer Woche klangen die Schmerzen in den Händen völlig ab, und es bestanden nur noch Restbeschwerden in den Knien und Sprunggelenken. Wegen einer drei Wochen später auftretenden entzündlichen Schwellung des rechten Mittelfingergelenks wurde die laufende Bachblüten-Mischung ergänzt durch Chicory, weil sie dem Sohn bei den Hausaufgaben dauernd im Nacken saß (Überfürsorge), und durch Vine, weil sie auch in anderen Fällen eine sehr ausgeprägte Willensenergie zeigte. Die Entzündung des Mittelfingers klang innerhalb weniger Tage vollständig ab.

In der Folgezeit traten immer wieder wechselnde Beschwerden in unterschiedlichen Gelenken auf, aufgrund derer weitere Charakterzüge der Patientin einbezogen werden mussten. Besonders auffallend war, dass Frau B. neben ihrer dominanten Wesensstruktur ein großes Harmoniebedürfnis (Centaury) hatte und deswegen ihre Vorstellungen oft anderen zuliebe zurückstellte, mit dem Erfolg, dass sich der Konflikt in ihr selbst abspielte – mit Wut über sich selbst und andere (Holly), die sie aber zu verbergen suchte. Auch das ständige Kreisen um ihre Gefühle und die Beschwerden (Heather, White Chestnut), eine gewisse Sprunghaftigkeit (Scleranthus) und eine Tendenz, in ihren Aktivitäten über das Ziel hinauszuschießen und in Hektik zu geraten (Vervain, Impatiens) waren Faktoren, die zu vorübergehender Zunahme der Beschwerden beitrugen und eine Änderung der jeweiligen Bachblüten-Mischung erforderten. Aufgrund der zunächst nur kurz anhaltenden Besserungsphasen und eines drastischen Behandlungsvorschlags seitens des von ihr zusätzlich konsultierten Rheumatologen wurde sie zwischenzeitig von Ängsten, Zweifeln und Panik ergriffen, die die zusätzliche Gabe von Aspen, Gentian und Rock Rose erforderten.

Im Verlaufe eines Vierteljahres stabilisierte sich der Zustand der Patientin zusehends, und die beschwerdefreien Phasen wurden immer länger. Schmerzmittel (Diclofenac) wurden nur in der Anfangsphase und kurzfristig bei akuten Verschlimmerungen verabreicht. Außer den Bachblüten erhielt sie keine weiteren Medikamente. Parallel zur Besserung der körperlichen Beschwerden kam Frau B. immer mehr in eine seelische Ausgeglichenheit, die es ihr ermöglichte, mit Alltagsproblemen gelas-

sener umzugehen und ihre Aktivitäten ruhig und überlegt anzugehen. Sie konnte den Tod ihrer Mutter besser verarbeiten und annehmen und fand auch relativ bald wieder zum Glauben zurück.

Die letzte Bachblüten-Verordnung liegt mittlerweile 18 Jahre zurück und Frau B. hat seitdem keinen rheumatischen Schub mehr erlebt.

https://www.hanspeterkjer.de/

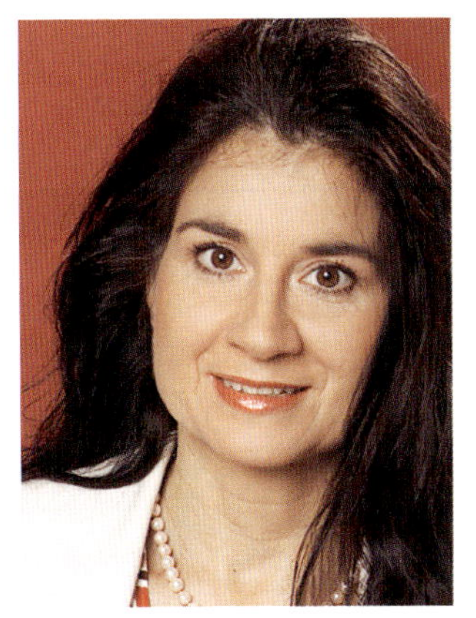

Patricia Winkler-Payer: Essverhalten und Darmgesundheit mit Bachblüten verbessern

Einführung

Als Allgemeinmedizinerin leite ich seit 30 Jahren ein Heilkundezentrum für »integrative Medizin«, die Heilsames aus verschiedenen medizinischen, naturheilkundlichen und psychologischen Richtungen verbindet (siehe Info-Kasten am Ende dieses Beitrags). Dabei ist mir die Salutogenese, das Erhalten der körperlich-seelisch-geistigen und sozialen Gesundheit, ebenso wichtig wie das Begleiten von Menschen durch Krankheit und Lebenskrisen zum Wiedergesundwerden.

Zwei Methoden sind für mich dabei unverzichtbar: die Blütentherapie nach Dr. Edward Bach und die Diagnostik und Therapie nach Dr. F. X. Mayr. Beide Methoden suchen den ganzheitlichen und individuellen Zugang zu den Patientinnen und Patienten, beider Ziel ist die Aktivierung der Autoregulationssysteme, der Selbstregenerationskräfte – oder wie Paracelsus, der erste Ganzheitsmediziner der Moderne, sagen würde: die Zusammenarbeit mit dem »inneren Arzt«.

Mit der Mayr-Medizin setze ich physisch »an der Wurzel« an und arbeite mit ganzheitlicher Darmsanierung, Entsäuerung und Detox der Gewebe und an Zellregeneration durch Fasten (Autophagie). Die damit verbundene Entlastung und Regeneration der Stoffwechselorgane bringt Verbesserungen für den gesamten Organismus und den ganzen Menschen. Diese reichen bis in die Verhaltensebene, indem gesundheitsfördernde Gewohnheiten mit Langzeitwirkung aufgebaut werden.

Mit der Bachblütentherapie wende ich mich den »seelisch-geistigen Wurzeln« von gestörtem Wohlbefinden, Disharmonie und letztlich auch Krankheiten zu. Im diagnostischen Dialog gebe ich dem individuellen Menschen und seinen

Bedürfnissen und Nöten Raum. Anders als bei manchen psychologischen oder psychotherapeutischen Methoden, erkunde ich ohne zu werten das Zustandsbild im Hier und Jetzt. Dabei werden emotionale Dysbalancen, innere Blockaden und belastende Denkmuster sichtbar, die aktuell von Bedeutung sind, und zugleich die dahinterliegenden Potenziale (im Sinne der Bachblütentherapie) angesprochen.

In Analogie zur Mayr-Medizin können wir bei der Bachblütentherapie von »seelischen Giften« oder »Psychotoxinen« sprechen, die durch das Bewusstwerden im Gespräch und die darauffolgende Einnahme der entsprechenden Blütenmittel ausgeleitet werden können und einen Regenerations- und Transformationsprozess anregen.

Sowohl für die Mayr-Medizin als auch für die Blütentherapie ist das Vorfeld der Krankheit, also das Erfassen von Abweichungen vom »ideal Gesunden« von größter Bedeutung. Mayr hat dazu seine Kriterien des »Ideal-Gesunden« definiert und als biometrische Maße sogar messbar und diagnostizierbar gemacht. Bach beschreibt mit seinen 38 archetypisch-menschlichen seelischen Potenzialen ein Orientierungspanorama für das »ideal Gesunde« auf der Seelenebene.

Die Bachblüten tragen als Katalysatoren zum Wiedererlangen der Verbindung zu diesen eigenen inneren Potenzialen bei. Ich beschreibe sie meinen PatientInnen oft auch als Türöffner zu den Räumen dieser Potenziale. Durch die Türe treten müssen sie allerdings schon selbst und die »schönen Schwingungen ihres Höheren Selbst« (E. Bach) durch die Denk- und Fühlebene in ihre alltäglichen Haltungen und Handlungen einfließen lassen. Nur dann kann eine nachhaltige Veränderung gelingen.

Dr. Edward Bach hat seine Bachblütentherapie vor ca. 90 Jahren auf die positiven Ressourcen, die Seelenstärken, ausgerichtet, statt sich auf Defizite und Negativzustände zu konzentrieren. Neuere Entwicklungen in der Psychologie und Psychotherapie haben mir die Sinnhaftigkeit und den praktischen Nutzen dieses Zugangs ebenso bestätigt wie die tägliche therapeutische Erfahrung. Als Beispiele möchte ich hier die von Dr. Nossrat Peseschkian (Facharzt für Psychiatrie, Neurologie und Psychotherapie, Prof. h.c.) entwickelte »positive Psychotherapie« und die Resilienz-Forschung nennen. Resilienz bedeutet die Fähigkeit zu Belastbarkeit und innerer Stärke. Mir ist es sehr wichtig, mit meinen PatientInnen resilienzorientiert zu arbeiten und mit den Bachblüten ihr »Immunsystem der Seele« zu stärken. Gerade in besonders herausfordernden Situationen wird es – individuell wie kollektiv – immer notwendiger, die Menschen dabei zu unterstützen, aus den verbreiteten angstbetonten Meinungsströmen auszutreten und wieder das Vertrauen zu gewinnen, dass sie eine Veränderung, Verbesserung schaffen können. »Binde deinen Karren an einen Stern« sagte schon Leonardo da Vinci – für mich ein treffendes Bild, sich am Höchsten in uns selbst, am Dauerhaften, zu orientieren.

Im Zusammenhang mit körperlicher Krankheit wende ich die Blütentherapie begleitend zu notwendigen komplementär- oder schulmedizinischen Maßnahmen an. Oft erlebe ich sie als sehr hilfreich, gerade wenn eine *lege artis* (im Sinne der ärztlichen Kunst oder der Standards) durchgeführte Therapie zu keinem nachhaltigen Erfolg führt und Beschwerden immer wieder auftreten, weil dahinterliegende Heilungshindernisse nicht beachtet wurden.

Durch meine Tätigkeit als F. X.-Mayr-Ärztin kommen viele PatientInnen mit Ernährungs-, Verdauungs- und Gewichtsproblemen zu mir. Schon im Erstgespräch zeigt sich meist, dass nicht nur der Körper und die Nahrungsmittelauswahl behandelt werden müssen, sondern dass für das Gesünderwerden auch die seelische Ebene einbezogen werden muss. Aus 30 Jahren Behandlung und Begleitung zu mehr »Gesundheit auf allen Ebenen« sind die folgenden Beispiele zusammengestellt.

Zu einem gesunden Essverhalten finden mit Bachblüten

Das Essverhalten ist bei vielen meiner Patientinnen und Patienten aus der gesunden Balance geraten. Dieses Ungleichgewicht, von »krankhaft zu viel« bis »krankhaft zu wenig« belastet sowohl ihr inneres Wohlfühlen als auch längerfristig ihre körperliche Gesundheit. Das Verständnis für ein gesünderes Verhalten ist wohl oft gegeben, aber die Umsetzung gelingt nicht oder nicht nachhaltig, weil Emotionen oder innere Haltungen dagegen arbeiten.

Bei der Bearbeitung solch belastender Essmuster ist die Bachblütentherapie sehr wirksam. Denn jeder Mensch hat immer gerade das Gewicht, das ihm in seiner gegenwärtigen Situation entspricht. Wenn es durch die Impulse der Blüten möglich wird, in der Innenwelt des Fühlens und der Einstellungen eines Menschen etwas zu verändern, dürfen sich seine körperliche Form und sein Gewicht ebenfalls verwandeln.

Das Essverhalten zeigt viel vom Umgang der PatientInnen mit sich selbst. Auf diesem sehr konkreten, nachvollziehbaren Weg, also über die Bearbeitung des Essverhaltens, lassen sich auch Lebenshaltungen bewusst machen und transformieren. Nicht umsonst gibt es den Volksspruch »Du bist, was du isst«. Als F. X.-Mayr-Ärztin kann ich hinzufügen: Vor allem »WIE du isst, zeigt an, wie du bist«; z. B.: hektisch, gierig, unbewusst, übersensibel, intolerant, reduktionistisch, lustlos. Dem Warum hinter diesen Verhaltensweisen können wir im psychosomatischen Bachblütengespräch auf die Spur kommen.

Die folgenden beispielhaften Essmuster stammen von PatientInnen aus meiner Allgemeinpraxis und können – bei leichteren Fällen und guter Selbstreflexion – auch zur Selbsthilfe mit Bachblüten anregen.

Wenn Essen allerdings zur Sucht oder Flucht wird, liegen öfters starke seelische Belastungen oder Schockerlebnisse in der Kindheit vor, beispielsweise Missbrauchs- oder Gewalterfahrungen mit Selbsthass und massiven Schuldgefühlen, die sogar mit Selbstbestrafungstendenzen verbunden sein können. Dieser Zusammenhang ist in einer umfangreichen Studie der Harvard School of Public Health in Boston (Janet Rich-Edwards und Kollegen, 2010, American Journal of Preventive Medicine) für hochgradig Übergewichtige erschreckend deutlich herausgearbeitet worden.

Ein Zuviel-Essen kann auch in Essen-Brechen (Bulimie) kippen oder seltener in Magersucht umschlagen. Themen wie »Macht«, »Kontrolle« oder »Zwänge« spielen hierbei eine wichtige Rolle. Diese krankhaften Essstörungen gehören immer in die Hand von Fachleuten und brauchen eine intensive Kombinationstherapie. Sie sollten auf keinen Fall »laienhaft« behandelt werden!

Damit Gewichtsreduktion durch das Lösen seelischer Blockaden nachhaltig gelingen kann

Viele Patienten kommen mit dem Wunsch nach Gewichtsreduktion in die Praxis. Oft haben sie schon so gut wie jede Zeitschriftendiät im heroischen Selbstversuch ausprobiert. Dabei sind sie einige Kilos losgeworden, doch nach der Diät schnellt die Waage meist wieder in die Höhe. Frustriert von ihren erfolglosen Bemühungen suchen diese Menschen nach »DER Erfolgsdiät« – die es aber nicht gibt. Bei manchen bewirken selbst die sonst sehr effektiven Therapien nach F.X. Mayr mit Schonung, Säuberung des Darms und Schulung des

Ess- und Trinkverhaltens nur eine vorübergehende Verbesserung und Gewichtsreduktion. Für einen bleibenden Therapieerfolg ist bei langjährigen Gewichtsproblemen die Suche nach tiefer liegenden seelischen Wurzeln für das Essverhalten notwendig. Nur wenn diese ins Bewusstsein gebracht und bearbeitet werden, ist es möglich, das Gewicht einer Person dauerhaft in ihr persönliches Wohlfühlgewicht zu verwandeln. Denn dann ist es nicht mehr notwendig, ganz andere Inhalte und Bedürfnisse über die Ebene des Essens zu kompensieren.

Organische Krankheiten als Ursachen von Übergewicht müssen zuvor ausgeschlossen werden.

Fragen, die in die Tiefe führen:

- Welche Stimmungen, Gefühle treten in Zusammenhang mit dem Essen auf?
- Welche negativen Haltungen kann ich wahrnehmen?
- Wofür brauche ich das Essen noch, außer um meinen Hunger und Appetit zu stillen?
- Wofür brauche ich dieses, mein jetziges Gewicht?
- Was habe ich davon, dass ich übergewichtig bin?
- Was wäre anders, wenn ich über Nacht mein Wunschgewicht hätte?
- Wann genau ist mein Gewicht entgleist, was war da?

Verschiedene Essmuster und hilfreiche typische Bachblüten – oder: Welcher Esstyp bin ich?

Die Analyse des persönlichen Essmusters liefert Ansätze zu einer Verbesserung des Essverhaltens und damit der Gewichtssituation. Die einzelnen Esstypen und -haltungen können auch kombiniert auftreten und die genannten Bachblüten natürlich mit anderen individuell benötigten Blüten kombiniert werden.

Schnelle Schlinger

essen stets zu viel, weil sie den Sättigungspunkt durch das hektische Schnellessen übersehen. Wenn sie, innerlich getrieben, das Essen schnell »erledigen«

müssen, geht ihnen nicht nur das natürliche Maß, sondern auch der Genuss verloren.

Bachblüte: Impatiens; Potenzial: sich Zeit nehmen und in Ruhe kauen, schmecken und genießen

Belohnungsesser

stillen ihre Bedürftigkeit nach Lob und Anerkennung mit Essen, nach dem Motto: »Wenn die Belohnung nicht von außen kommt, gönne ich sie mir wenigstens inwendig«. Sie bleiben bedürftig und unerfüllt, weil ihre eigentlichen Bedürfnisse über das Essen ja nicht stillbar sind.

Bachblüte: Heather; Potenzial: innere Leere und Mangel auffüllen und nicht den Kühlschrank

Kummeresser

»fressen« ihren Kummer und ihre Enttäuschung in sich hinein, versinken im Selbstmitleid und in der Schokolade. Sie haben auch eine gewisse Tendenz zu speichern und ihr Gewicht innerlich festzuhalten.

Bachblüte: Chicory; Potenzial: gute emotionale Selbst-Versorgung und Selbst-Liebe, die sich nicht von anderen abhängig macht

Willensschwache Esser

können nicht Nein sagen, wenn ihnen eine zweite Portion oder mitten in einer Fastenkur eine Schokoladentorte angeboten wird. Obwohl sie eigentlich gesund oder weniger essen möchten, fehlt ihnen auch der Wille, sich gegen den eigenen »inneren Schweinehund« zu behaupten.

Bachblüte: Centaury; Potenzial: Ich-Stärkung, klare Abgrenzung, auch z. B. gegen dominantere, sie bekochende Menschen in ihrem persönlichen Umfeld

Mental müde, abgespannte Esser

suchen im meist süßen Essen oder auch im Kaffee Ersatz für die verlorene Spannkraft. Das führt oft zu einem Teufelskreis, weil die in müdem Zustand und in zu großen Mengen gegessenen Kohlenhydrate noch müder machen und daneben meist das hilfreiche Trinken (vor allem gutes Wasser) vergessen wird.

Bachblüte: Hornbeam; Potenzial: mentale Frische, Regeneration, wieder »Biss auf das Leben« bekommen

Stressesser

setzen Essen bei großem inneren Druck zur Entspannung ein, nach dem Motto: »Schokolade beruhigt gereizte Nerven.« Wenn kein Essen verfügbar ist, können an sich friedliche Menschen auch die Nerven verlieren und explodieren. Das kann auch bei »zwingendem Süßhunger« passieren, dem Gefühl: »Ich MUSS jetzt etwas Süßes kriegen!« Hier liegt allerdings meist auf der organischen Ebene auch eine Tendenz zum Blutzuckerabfall durch zu viel Insulinausschüttung vor, die mit der F. X.-Mayr-Medizin gut behandelbar ist.

Bachblüte: Cherry Plum; Potenzial: inneres Druck-Ablassen, Entspannung und Gelassenheit; Cherry Plum hilft auch bei nächtlichem Zähneknirschen

Esser aus Langeweile und Frust

sind oft subtil unzufrieden oder frustriert, weil sie sich zu nichts entscheiden oder aufraffen können. Sie essen meist auch zu viel Verschiedenes, weil sie sich ja nicht festlegen wollen und von allem etwas nehmen, ohne je das Gefühl zu bekommen, wirklich satt zu sein.

Bachblüte: Wild Oat; Potenzial: Fokussierung auf das, was nachhaltig gut nährt, auf dem gewählten (Ernährungs-)Weg bleiben; Wild Oat ist auch hilfreich beim ständigen Switchen von einer Diät zur anderen, ohne mal dranzubleiben und Effekte abzuwarten.

Unbelehrbare Vielesser

wissen genau, dass ihnen zu viel nicht guttut – aber immer erst hinterher. Ein kurzer Moment der Erkenntnis, der Vorsatz zur Kurskorrektur – aber leider: Beim nächsten Essen ist es meist schon wieder vergessen.

Bachblüte: Chestnut Bud; Potenzial: aus Essfehlern lernen, den Körper besser beobachten und die richtigen Schlüsse aus seinen Signalen ziehen; vorausschauende Essensplanung; Chestnut Bud ist auch für alle, die immer wieder in alte Essmuster zurückrutschen, die ihnen erst auffallen, wenn der Körper oder die Waage deutlich reagieren.

Falsch-Esser durch Verunsicherung

vertrauen den Empfehlungen anderer oder den Aussagen von Fachleuten mehr als dem eigenen Gefühl. Sie essen dadurch häufig für sie nicht Bekömmliches, weil es als gesund angepriesen wird, wie z. B. die schon verdauungsschwache Großmutter, die sich trotz massiver Bauchbeschwerden der Körndl-Rohkost ihres Ernährungswissenschaften studierenden Enkels anschließt.

Bachblüte: Cerato; Potenzial: dem eigenen »inneren Arzt« vertrauen und sich in einen intuitiven Esser verwandeln, der mit Gewissheit spürt, was er braucht und auch gut verträgt

»Schutzmantel-Esser«

verschaffen sich durch Übergewicht die fehlende »dickere Haut«. Diese sehr sensitiven, feinfühligen Menschen können sich nur schwer abgrenzen und legen sich daher eine Isolationsschicht zu, die sie vor Verhaltensweisen anderer schützt, welche sie entweder als verletzend erleben oder zumindest in ihrer emotionalen Intensität schwer aushalten. Das kann schon sensible Kinder betreffen, die z. B. mit sehr lauten, eventuell auch heftiger streitenden Eltern konfrontiert sind – ein besonders interessantes Thema im Zusammenhang mit der stetigen Zunahme hochsensitiver Menschen!

Bachblüte: Aspen; Potenzial: sich geborgen und behütet fühlen, auch in einem schlanken Körper, und die feine Sensitivität nutzen, um die richtigen gesunden Verhaltensweisen aufzubauen

Für die Analyse sehr tief gehender seelischer Hintergründe des »Viel-Essens« empfehle ich professionelle therapeutische Gespräche, die die meist sehr emotionsgeladenen Themen sanft zu erkennen helfen und mithilfe der individuell gewählten Bachblüten eine innere Neuorientierung ermöglichen. Die gezielte Prozessbegleitung mit der Blütentherapie trägt die Betroffenen durch Krisen und verkürzt erfahrungsgemäß die Behandlungsdauer.

Wenn die Lust am Essen verloren gegangen ist

In der ambulanten Arbeit mit Ernährungsmedizin und auch bei stationären F. X.-Mayr-Kuren gibt es auch die umgekehrte Problematik: Das Gewicht liegt unter dem Normalgewicht. Entweder bemühen sich die Patientinnen und Patienten vergeblich, ihr Wohlfühlgewicht zu erreichen, oder die eigene Wahrnehmung ist so verändert, dass gerade ein etwas zu niedriges Gewicht erstrebenswert erscheint.

Zur Abgrenzung: Hier sind nicht Fälle von pathologischer Magersucht gemeint, auch nicht Appetitlosigkeit bei schweren Depressionen. Ferner setze ich voraus, dass notwendige körperliche Maßnahmen wie eine sanfte Darmregeneration zur Verbesserung der Verdauungsleistung, Zufuhr von Enzymen, Probiotika, Bitterstoffen etc. individuell eingesetzt werden.

Wie können Bachblüten-Impulse dazu beitragen, dass das Essen – und das Leben – wieder schmecken?

Lustlose

haben den Appetit auf das Leben verloren, können nicht mehr genießen, auch die Lieblingsspeisen verlocken nicht mehr. Es ist ihnen einerlei, was sie essen. Außer um den an sich geringen Hunger zu stillen, hat Essen keinen Reiz mehr.

Bachblüte: Wild Rose; Potenzial: Lebendigkeit, Freude an den Genüssen des Lebens – z. B. nach einer Fastenphase wieder die Geschmacksexplosion einer reifen Frucht erleben können – und Freude an der zunehmenden Buntheit des Nahrungsangebotes

Perfektionierer

steigern sich auf der Suche nach dem perfekten Körper in Diäten, Workouts bis zu kosmetischen Korrekturen hinein und ruhen und rasten nicht, bevor sie ihrer persönlichen fixen Vorstellung vom Idealgewicht und Aussehen nähergekommen sind. Sie mobilisieren sehr viel Energie dafür und wollen auch andere um jeden Preis von der »idealen Essweise« überzeugen.

Bachblüte: Vervain; Potenzial: das richtige Maß finden, entspannt genießen können, mit der Schönheit der eigenen Unvollkommenheit gut leben können und auch andere ihr Leben leben lassen

Genussbefreite

sind sehr hart gegen sich selbst und ignorieren körperliche Bedürfnisse, zeigen Starrheit im Durchziehen von Diäten, spüren die natürlichen Impulse des Körpers nicht mehr, haben oft Schwierigkeiten, aus einer intensiveren monotoneren Schonkostphase herauszufinden und danach wieder abwechslungsreicher zu essen.

Bachblüte: Rock Water; Potenzial: gesunde Flexibilität und Anpassung an die individuellen Bedürfnisse, mehr innere Freiheit und Losgelöstheit von Regeln; Kommunikation mit dem Körper lässt Genuss wieder zu

Reinheits-Freaks

fühlen sich vom Essen verunreinigt, weit über das Maß einer gesunden Vorsicht und Suche nach biologischer Nahrung hinaus mit Schadstoffen belastet, sind pingelig bis ins kleinste Ernährungsdetail, sogar kleine Abweichungen irritieren sie sehr.

Bachblüte: Crab Apple; Potenzial: entspannter mit kleinen Fehlern sowohl der Lebensmittel als auch im eigenen Essverhalten umgehen, sich im Bemühen um gesundes Essen auf das Wesentliche konzentrieren und auch »mal fünf gerade sein lassen«

Realitätsflüchter

leben nach dem Motto: »Wenn ich nicht da bin, brauche ich auch nichts zu essen«. Sie sind manchmal fast durchscheinende Wesen, die irgendwie durchs Leben schweben, sind weit weg von ihrem Körper in ihren Bildern und Träumen und haben wenig Verbindung zu irdischen Genüssen. Am besten gefiele ihnen »Lichtnahrung« ohne Erdenschwere.

Bachblüte: Clematis; Potenzial: hier und jetzt im Leben sein mit allem, was dazu gehört – auch die körperlichen Genüsse

Intolerant-Kritische

reagieren auf sehr viele Lebensmittel mit Abneigung bis zu körperlich wahrgenommenen Unverträglichkeiten oder sind überzeugt, dass nur sie die richtige Ernährungsform gefunden haben. Sie kritisieren alle anderen übermäßig für deren Essverhalten.

Bachblüte: Beech; Potenzial: entspannte Toleranz gegenüber der Verschiedenartigkeit unterschiedlicher Ernährungsweisen; Probieren statt Kritisieren. Beech Hilft aus meiner Erfahrung sehr gut unterstützend auch bei messbaren Intoleranzen auf der Körperebene.

Mit diesen Blüten sind einige Kernthemen angesprochen. Die Auswahl der passenden Blüten erfolgt aber wie immer nach dem aktuellen Seelenzustand. Öfters wird auch eine Kombination von mehreren der 38 Bachblüten gebraucht werden.

Aus der Praxis

Wie lange dauert die Behandlung?

Die Einnahmedauer kann sehr unterschiedlich sein und hängt von dem Zusammenhang ab, in dem sie eingesetzt wird:

- von ein paar Tagen z. B. im Zusammenhang mit kurzfristigen psychischen Kurreaktionen am Beginn von Heilfasten- oder Darmregenerationskuren

- über mehrere Wochen als begleitendes Bearbeiten von Essmustern während einer solchen F. X.-Mayr-Kur
- bis zu Monaten des Re-Harmonisierens negativer seelischer Muster bei tiefer gehenden Blockaden mit regelmäßigen Kontrollen zur Aktualisierung der Bachblüten-Kombination.

Wenn mehrere Fehlhaltungen zusammenkommen (Beispiel: Orthorexie)

Ein Beispiel für eine Kombination mehrerer innerer Fehlhaltungen dem Essen gegenüber ist das Zustandsbild der Orthorexie, der übersteigerten Suche nach gesunder, reiner Nahrung. Beim Beginn dieser Störung und bei leichteren Tendenzen können die Impulse mit der Blütentherapie eine Rückkehr zu natürlicher Gesundheit unterstützen. Hinweis: Ausgeprägtere Formen brauchen eine Psychotherapie.

- ständig kreisende Gedanken um »gesundes Essen« und darum, es sich zu beschaffen
Bachblüte: White Chestnut

- Sorgen darüber, unreine oder ungesunde Nahrung zu sich zu nehmen
Bachblüte: Crab Apple

- Schuld- oder Schamgefühle, wenn vermeintlich »unreine« Nahrung aufgenommen wurde
Bachblüte: Pine

- Irritation, Gereiztheit, aggressives Verhalten, z. B. wenn »gesundes Essen« auf Hindernisse stößt
Bachblüte: Holly

Fallbeispiel: Ein »Emotionaler Stressbauch« in Pandemie-Zeiten

Ich möchte noch einen aktuelleren Fall schildern, der das heilsame Ineinandergreifen von Bachblütentherapie und F. X.-Mayr-Diagnostik und -Therapie aufzeigt:

Die 34-jährige Patientin hat deutlich an Gewicht verloren, weil sie »nichts mehr vertragen würde« und unter krampfartigen Bauchschmerzen leide. Sie berichtet, dass ihr Internist aber keine pathologischen organischen Befunde erheben konnte und ihr deswegen ein Anxiolytikum (Angst- und spannungslösendes Medikament) verordnet hatte. Das wollte sie aber nicht einnehmen, weil sie »doch körperlich und nicht psychisch krank wäre«.

Bei der Untersuchung nach Mayr findet sich ein deutlich angespannter Dünndarm und einige weitere organische Zeichen für eine Stressbelastung. Auf diesen »emotionalen Stressbauch« angesprochen, lässt sie sich doch hinter die toughe Fassade blicken: Sie sei immer gesund gewesen, aber seit dem Lockdown beschäftige sie sich intensiv mit den Pandemie-Meldungen. Ihr Denken kreise nur mehr um Angehörige, die erkranken könnten, und um die gefühlte Bedrohung der eigenen Gesundheit, die sie schon bis in den Schlaf verfolge. Ihre zunehmend belastenden Symptome hatte sie natürlich alle gegoogelt, was die innere Panik noch vergrößerte – ebenso wie auch das Gefühl, nicht ernst genommen zu werden, und nicht zu wissen, was sie tun könnte.

Durch das ärztliche Gespräch kann sie erkennen, dass sie sich die Beschwerden nicht einbildet, sondern ihr Körper sehr wohl nach der Mayr-Diagnostik messbare Veränderungen zeigt, diese aber hauptsächlich in ihrer inneren Angst und Stressbelastung wurzeln. Den Therapievorschlag für »Körper und Seele« nimmt sie gerne (und auch erfolgreich) an: vier Wochen ambulante Regeneration mit einer auf sie abgestimmten milden Diät, Substitution fehlender Stoffe und Darmflora-Aufbau. Die häufigen sanften ärztlichen Bauchbehandlungen bieten gute Gelegenheiten für psychosomatische Gespräche. Zur seelischen Reharmonisierung nimmt sie folgende Bachblütenmischung:

- Aspen: um sich besser gegen die kollektiven Ängste abzuschirmen
- Gentian: um wieder Vertrauen in ihren Körper und ihre Resilienz aufzubauen
- Red Chestnut: um die übergroße Sorgen um die Familie wieder mehr loslassen zu können
- Rock Rose: zum Lösen der Panikzustände, die sich organisch manifestieren
- White Chestnut: um aus den Kreisgedanken herauszufinden
- Willow: um aus der Hilflosigkeit wieder in die Eigenverantwortung zu finden

Nach den vier Regenerationswochen ist sie beschwerdefrei, nimmt aber die Bachblüten noch einige Wochen über das körperliche Wohlbefinden hinaus, um die innere Neuorientierung gut zu stabilisieren:

Dies ist einer von vielen Fällen, auf die das Paracelsus-Zitat »Angst und Schrecken öffnen der Krankheit Tür und Tor« zutrifft. Die Bachblüten sind ausgezeichnete Helfer, um sich krank machende Verhaltensweisen, Emotionen und Denkmuster bewusst zu machen und wieder Anschluss an die eigenen Seelenpotenziale zu gewinnen und damit die »Türen zur Gesundheit« wieder zu öffnen.

Zusammenfassung: Seelenharmonie und Darmgesundheit

Bei der Begleitung von F. X.-Mayr-Kuren zur ganzheitlichen Darm- und Stoffwechselregeneration integriere ich die Bachblütentherapie mit Freude und Dankbarkeit

- zum Bearbeiten akuter seelischer Themen, die sich während des Kur-Retreats zeigen
- zum Transformieren von belastenden Essmustern, die einen nachhaltigen Kurerfolg verhindern
- zur leichteren Bewältigung von psychischen Kurreaktionen
- zum Erkennen und Behandeln von psychischen Heilungshindernissen bei immer wiederkehrenden Beschwerden
- zur Resilienzstärkung und als zusätzliche Motivation für einen längerfristigen Regenerationsprozess
- zur seelischen Gesundheitsvorsorge, bevor belastende Gefühle und Denkmuster sich auch in körperlichen Beschwerden niederschlagen

Warum möchte ich die Bachblütentherapie nicht missen?

- Weil die Medizinphilosophie des Dr. Bach meinem Verständnis von ganzheitlicher Gesundheit und Heilung näher kommt als alles andere, mit dem ich mich beschäftigt habe.
- Weil sie als »Höhenpsychologie« die Rückverbindung zu unserem Höheren Selbst anstrebt und dadurch hilft, innere Brücken zur bestmöglichen Version von uns selbst zu bauen und dadurch Lebenssinn zurückzugewinnen.

Über die Autorin:

Patricia Winkler-Payer, Jahrgang 1960, absolvierte nach dem Medizinstudium in Graz diverse komplementärmedizinische Ausbildungen. Seit 1990 ist sie als Ärztin für Allgemeinmedizin und integrative Medizin in eigener Praxis tätig, seit 2005 leitet sie das IntegraMed Heilkundezentrum in Klagenfurt, Österreich.

Die Ausbildung für die Bachblütentherapie erfolgte schon während ihrer Studienzeit bei Mechthild Scheffer, später kamen einige Jahre Lehrtätigkeit für das Institut für Bachblütentherapie hinzu. Patricia Winkler-Payer war Mitglied der Ärztegesellschaft Dr. med. Edward Bach. Sie ist Autorin eines Ratgebers über Bachblütentherapie aus der Komplementärmedizinreihe des österreichischen Ärztekammerverlages.

Seit 30 Jahren ist sie Referentin für Medizinberufe und Gesundheitsinteressierte zu ganzheitsmedizinischen Themen. Sie ist Dozentin der Internationalen Gesellschaft der Mayr-Ärzte für die Diplomausbildung in Diagnostik und Therapie nach Dr. F. X. Mayr. Ferner absolvierte sie eine Ausbildung und langjährige Unterrichtstätigkeit zu praktischer, interkultureller Lebensphilosophie und praktischer Psychologie.

Schwerpunkte im IntegraMed Heilkundezentrum:
Psychosomatik, F. X.-Mayr-Medizin, Bachblütentherapie – prophylaktisch als seelische Gesundheitsvorsorge und als psychosomato-kausale Begleittherapie, ganzheitliche Begleitung bei psychosozialer Stressbelastung, chronischen Erschöpfungszuständen und Lebenskrisen in allen Lebensphasen.

www.integramed.at

- Weil sie ein konstruktives menschliches Miteinander fördert.
- Weil sie über das hinausgeht, was im Gespräch an Transformation angestoßen wird, und die Entwicklungsschritte durch das Einnehmen der gewählten Blütenessenzen tagtäglich aktiviert und befestigt. Somit zieht sie »Stützpfeiler« zwischen den Impulsen der Therapiegespräche ein.

- Weil sie eine ebenso geniale wie einfache Methode ist, die für Menschen jeglicher Altersstufe, Herkunft, Ausbildung als ganzheitliche »psychosomato-kausale«® Therapie eingesetzt werden kann.
- Weil sie psychische Ursachen von körperlichen Beschwerden zu lösen hilft und in vielen Fällen Haltungen des Leidens in solche des konstruktiven Lernens verwandelt.
- Weil sie mir selbst seit Jahrzehnten hilft, in der intensiven therapeutischen Arbeit mein seelisches Gleichgewicht zu bewahren, für eine gute Psychohygiene zu sorgen und selbst »glücklich und hoffnungsfroh zu sein, um andere aus ihrer Verzagtheit emporzuziehen« (E. Bach).

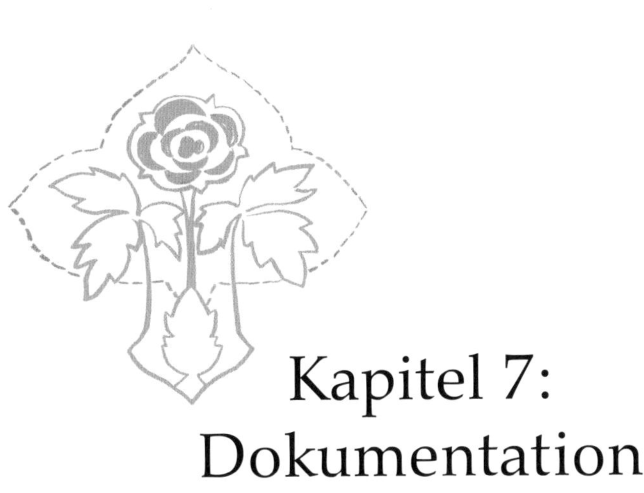

Kapitel 7: Dokumentation

Information: Original Bachblütentherapie

Heute ist die Bachblütentherapie bei Ärzten, Psychologen und Therapeuten zwar dem Namen nach bekannt, aber die wenigsten wissen, worum es sich genau handelt.

Daher habe ich das nebenstehende Informationsblatt entwickelt, das Sie gern kopieren und an Ihre Klienten und Gesprächspartner weitergeben können.

Institut für Bachblütentherapie, Forschung und Lehre
Mechthild Scheffer

Information: Original Bachblütentherapie

Die Bachblütentherapie ist ein völlig eigenständiges, in sich abgeschlossenes System, nicht vergleichbar mit anderen therapeutischen und medizinischen Systemen und Methoden.

Die Zielsetzung ist:
Seelische Selbsthilfe durch Selbsterkenntnis und Selbstentfaltung
Die Bachblütentherapie setzt Impulse zur bewussten Wahrnehmung der eigenen Inneren Stimme (Innere Führung). Dadurch werden ganzheitlich die Selbstheilungskräfte aktiviert.

Die Methode: »Bachblüten-Gespräch« und Bachblüten-Einnahme

1. Bewusstmachung der von Dr. Edward Bach sogenannten »geistigen Missverständnisse«, die den Kontakt zur Inneren Führung blockieren.
   Erkennen, wie der Kontakt wieder aufgenommen werden kann und dadurch eigene seelische Potenziale und Ressourcen wieder genutzt werden können.
2. Empfehlung, aus welchen der 38 Bachblüten eine aktuelle Mischung bestehen sollte, die diesen Prozess energetisch bestmöglich unterstützt.

Im Bachblüten-Gespräch wird keine Diagnose im heilkundlich-gesetzlichen Sinne gestellt. Es orientiert sich nicht an körperlichen, psychologischen oder psychiatrischen Krankheitssymptomen.
Daher kann die Bachblütentherapie eine fachgerechte Diagnose und Behandlung durch Ärzte, Psychologen oder Psychotherapeuten nicht ersetzen.
Aber sie bereichert als seelische Unterstützung alle therapeutischen Maßnahmen.

Die Bachblüten (homöopathieähnliche Auszüge aus Blüten wild wachsender Pflanzen und Bäume) vertragen sich mit allen Behandlungen und Medikamenten schulmedizinischer und naturheilkundlicher Art.

Reaktionsprotokolle

Derartige Reaktionsprotokolle wurden im Rahmen des Ausbildungsprogrammes des Instituts für Bachblütentherapie Mechthild Scheffer von jedem Teilnehmer erstellt. Sie dokumentieren anschaulich, wie jede einzelne Bachblüte genau wirkt und welche eindrucksvollen persönlichen Entwicklungsschritte durch die passende Bachblüten-Mischung möglich werden.

Reaktionsprotokoll 1

Apothekenangestellte, 35 Jahre

30.09.2007–07.10.2007

Blütenmischung: ELM, PINE, WALNUT, AGRIMONY

Keine andere Therapieform

Vorgeschichte: Ich fühle mich immer wieder gestresst und überfordert, weil ich für vieles zuständig bin. Dass mir eigentlich alles zu viel wird, merkt aber keiner.

30.09. Abends nach der ersten Einnahme fühle ich sehr große Müdigkeit, habe das Gefühl, mir wächst zu Hause alles über den Kopf. Ich kenne dieses Gefühl sehr gut: Überall wartet Hausarbeit auf mich, ich bin leider zu müde dazu und kann mich kaum aufraffen, etwas zu machen. Elm

Allerdings zwinge ich mich dazu, denn wenn ich es nicht tun würde, hätte ich schreckliche Schuldgefühle, schließlich bin ich ja verantwortlich für die Hausarbeit. Pine Elm

Ich zeige nach außen nichts von meinen »inneren Gedanken« und funktioniere einfach.

Agrimony

Die nächsten beiden Tage kann ich in meinem beruflichen Umfeld beobachten, dass meine Arbeitskolleginnen extrem anders auf mich reagieren: lockerer, ehrlicher, offener, die Stimmung ist wesentlich angenehmer für mich. Ich schließe daraus, dass ich ebenfalls offener bin und ein Stück mehr von mir zeige. Ich möchte endlich so bleiben und nicht wieder in mein altes Muster (mich nicht zu zeigen – Agrimony) zurückfallen.

Agrimony
Walnut

Zu Hause fühle ich mich leicht überfordert, Lärm ist mir zu viel, kopfmäßig fühle ich mich wieder extrem überlastet von den Hausaufgaben der Kinder, der Arbeit ... Sofort kommen Schuldgefühle auf: Wieso bekommst du das nicht hin?

Elm
Pine

Interessanterweise fühle ich den Stress bis in die Haarwurzeln.

Ich fühle mich auch schuldig, weil ich zu wenig zu den Dingen komme, die ich für mich brauchen würde (Ruhe, Bewegung, auf mich konzentrieren ...)

Pine
Walnut

Dieses Gefühl kenn ich schon lange, wann kann ich es endlich ändern, ich weiß doch theoretisch, wie es geht.

Elm

Ich beobachte, dass ich seit der Einnahme alles viel genauer wahrnehme, z. B. was mich in die Überforderung bringt. Zudem bemerke ich, dass es mich sehr viel Kraft kostet, immer alles »harmonisch« zu gestalten und nichts von meinem Inneren zu zeigen.

Agrimony

Nach sieben Tagen: Ich habe das Gefühl, dass sich langsam alles löst, der Stress bis in die Haarspitzen lässt nach, es fällt eine »Schicht« von mir ab, ich fühle mich lebendiger und stärker, eine gewisse Erschöpfung löst sich auf, ich habe das Gefühl, ein Schritt nach vorne ist gelungen, ein Schritt zu mir selbst.

Walnut

Ich habe auch das Gefühl, dass ich sichtbarer bin. Die Umwelt reagiert äußerst nett auf mich und nimmt mich als Person wahr – ein schönes Gefühl.

Agrimony

Am 10.10. nehme ich die Mischung zum letzten Mal ein und fühle mich gestärkt. Ich bin voll und ganz mit mir zufrieden. Innerlich bin ich ruhig, fühle mich meinen Aufgaben viel besser gewachsen und auch ein Stück selbstbewusster – ich bin den Blüten sehr dankbar.

Elm
Pine

Reaktionsprotokoll 2

Sozialpädagogin, 40 Jahre

22.06.2004–06.07.2004

Blütenmischung: CHERRY PLUM, HONEYSUCKLE, ROCK WATER, WILD OAT

Ausgangssituation: Ich lebe und arbeite 1000 km von meiner Familie entfernt. Manchmal habe ich Heimweh. Meine Partnerschaft läuft unrund, ich fühle mich oft unter Druck, bin unzufrieden. Beruflich möchte ich mich weiterentwickeln, weiß aber nicht, welche der Fortbildungen, die mich interessieren, ich tatsächlich machen soll.

22.06. Träumte von meinem verstorbenen Vater, ich war so berührt, dass ich ihn umarmen und festhalten wollte; traute mich aber nicht und umarmte ihn nur ganz kurz.

Honeysuckle
Cherry Plum

Mache mir über meine berufliche Richtung Gedanken.

Wild Oat

23.04. Traum: Ich koche in der Wohnung meiner Mutter für Gäste; es gab traditionelles Essen, was meine Mutter früher gekocht hatte.

Honeysuckle

Dabei kam mir die Überlegung, ob es das richtige Essen sei, ob es überhaupt schmeckt …

Rock Water

24.06. Urlaubsvorbereitungen stressen mich; fühle mich unter Druck. Aufregung und Druck spüre ich in der Herzgegend, versuche es zu unterdrücken. Mir ist alles zu viel, das macht mich wütend und gereizt, versuche mich zu beherrschen.

Cherry Plum

25.06. Die Wut überträgt sich auf die Beziehung. Obwohl ich wenig Zeit habe, treffe ich mich mit meiner Partnerin. Der Wunsch ging von mir aus, ich glaubte, es machen zu müssen, da meine Vorstellung von einer guten Partnerschaft mich antreibt.

Cherry Plum
Rock Water

Die Situation wirkte natürlich verkrampft, meine Enttäuschung über ihre reservierte Art platzte aus mir heraus.

Cherry Plum

Ein klärendes Gespräch lässt wieder die Liebe fließen.

Es ist typisch für mich, wütende Gedanken und Enttäuschungen zu unterdrücken, bis sie aus mir herausbrechen.

Cherry Plum

26.06. Ich bin bei meiner Familie in Bremen. Da wir uns nur selten sehen, habe ich den Wunsch, so viel Zeit wie möglich mit meiner Fa-

Rock Water

milie zu verbringen. Dadurch setze ich mich unter Druck. V.a. wenn ich Zeit für mich brauche, ignoriere ich das.

28.06. Wenn die Nähe zu viel wird, ziehe ich mich geistig zurück, bin irgendwie abwesend, nicht ganz da.	Clematis
30.06. Immer öfter kommen Gedanken zur Heilpraktiker-Ausbildung. Ich würde sie gerne machen.	Wild Oat
01.07. Träumte vom Klassentreffen mit meiner Mutter.	Honeysuckle
02.07. Träumte von einem riesigen Haus; die Aufgabe hieß, aus diesem Hauslabyrinth herauszukommen. Nach einigen Versuchen schaffte ich es.	Wild Oat
04.07. Träumte wieder von meiner Familie.	Honeysuckle
06.07. Habe seit Tagen eine Entzündung am Weisheitszahn; dadurch beschäftige ich mich mehr mit Homöopathie mit allen Zweifeln, Neugierde und Erfolgen.	
Gleichzeitig kreisen Gedanken immer mehr um die Entscheidung, eine Ausbildung als Heilpraktikerin zu machen.	Wild Oat

Resümee/Zusammenfassung:

Durch die Einnahme von Honeysuckle habe ich verstärkt von meiner Familie geträumt. Honeysuckle half mir, mein Heimweh zu lindern. Es zeigte mir, wie wichtig mir Familienbande sind.

Die Bachblüte Wild Oat half mir, aus dem Berufungs-Labyrinth herauszukommen. Davor war ich handlungsunfähig. Jetzt bin ich mir sicher, dass ich die Ausbildung zur Heilpraktikerin machen werde.

Rock Water zeigte mir auf, dass ich in Beziehungen Dinge erzwingen möchte, weil es meiner Vorstellung, wie eine gute Partnerin oder Tochter zu sein hat, entspricht. Dabei wurde mir klar, dass erzwungene Verhaltensweisen unecht und verkrampft wirken und dass mein Wunsch nach Alleinsein auf der Strecke bleibt. Dadurch werden nur Wut und Enttäuschung wach, die die Liebe zu mir selbst und anderen ins Stocken bringen.

Cherry Plum war ein wichtiger Begleiter, um angestaute Wut herauszulassen. Die Wut verursachte tagelang Zahnschmerzen.

Es fiel mir schwer, diese Wut zu äußern, widerspricht sie doch meinen Ansprüchen, eine gute Partnerin zu sein.

Rock Water und Cherry Plum möchte ich weiterhin einnehmen.

Schlüssel zur Seele – das Grundkonzept in Kürze

Das Buch »Schlüssel zur Seele« beschreibt die Ebene der menschlichen Persönlichkeit differenzierter als meine anderen Bücher und erklärt genau, wie es zu einer Unterbrechung der Kommunikation mit der Inneren Führung und damit zu seelischen Blockaden kommt. Ursachen dieser Unterbrechung sind Bewusstseinskonflikte auf psychischer Ebene, Kommunikationsstörungen innerhalb unserer Persönlichkeit, d. h. unsere inneren Instanzen Gefühl & Verstand, Bewusstsein & Unterbewusstsein spielen nicht richtig zusammen.

Alte Traditionen wie die Huna-Lehre stellen sich diese Instanzen in unserem Körper sogar als zwei verschiedene Wesen vor. Ich nenne diese Instanzen der Bildhaftigkeit halber »Fühl-Ich« und »Denk-Ich«.

Fühl-Ich und Denk-Ich

Diese beiden Instanzen können leicht in Konflikt geraten, weil sie in ganz verschiedenen Welten leben, ganz verschiedene Eigenschaften besitzen, und weil eine unterschiedliche Motivation und Zielsetzung ihr Handeln bestimmt.

Besonders wichtig zu wissen: Fühl-Ich und Denk-Ich haben ganz unterschiedliche Aufgaben bei der Zusammenarbeit mit der Inneren Führung. Nur eine gute Teamarbeit von Fühl-Ich und Denk-Ich ermöglicht eine optimale Verbindung zum Höheren Selbst.

Der Vorteil dieses Persönlichkeitsmodells ist, dass es uns hilft, genauer zu verstehen, von welcher der beiden Instanzen die Kommunikationsstörung ausgeht und wo man ansetzen muss, um die Verbindung zur Inneren Führung wieder aufzunehmen. Dies ist bei jedem der 38 destruktiven Reaktionsmuster der Bachblüten unterschiedlich.

Weil Frauen generell eher mit den Eigenschaften des Fühl-Ich und Männer eher mit den Eigenschaften des Denk-Ich identifiziert werden, erscheint im Bild das Fühl-Ich mit weiblichen, das Denk-Ich mit männlichen Attributen.

Die Aufgaben des Fühl-Ich

Das Fühl-Ich hat eine direkte Verbindung zum Höheren Selbst, im Bild dargestellt durch den goldenen Seelenvogel.

- Das Fühl-Ich soll das Denk-Ich mit Energie, Mustern und Bildern versorgen, wenn sie gebraucht werden.
- Es soll die Impulse vom Höheren Selbst aufnehmen und an das Denk-Ich weitergeben, in der Hoffnung, dass das Denk-Ich sie aufgreift und die entsprechenden Entscheidungen trifft.

Die Aufgaben des Denk-Ich

Das Denk-Ich hat keinen direkten Kontakt zur Inneren Führung; es bekommt ihn nur über das Fühl-Ich.

- Es muss für beide die Initiative zur Kontaktaufnahme mit dem Höheren Selbst ergreifen.
- Es kann durch bewusste Entscheidungen die Reaktionsmuster des Fühl-Ich gezielt verändern. Es muss destruktive Glaubenssätze des Fühl-Ich entkräften und durch neue ersetzen, die der Verwirklichung des eigenen Lebensplanes dienlicher sind.

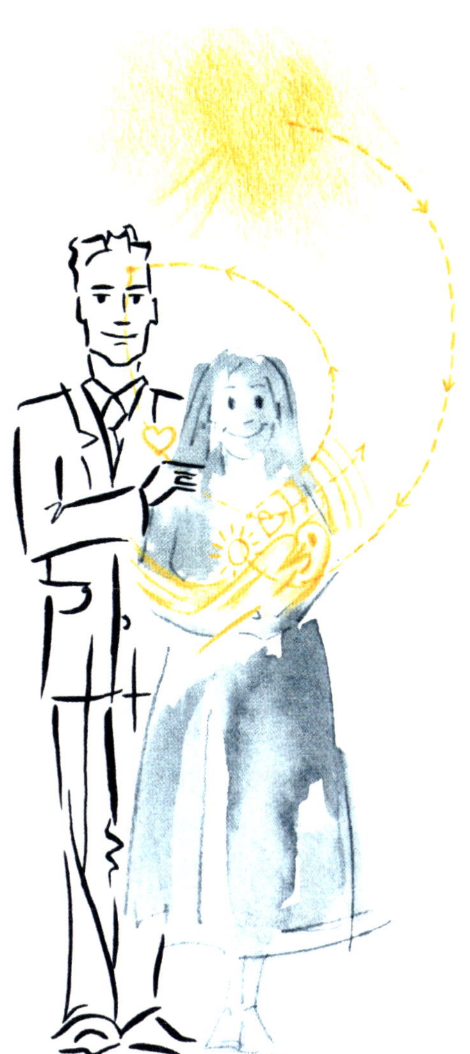

Gemeinsame Aufgabe

- Gemeinsam sollen sie den Lebensplan der Persönlichkeit verwirklichen.

Fünf Muster der Fehlkommunikation innerhalb der Persönlichkeit

Jede Fehlkommunikation zwischen Denk-Ich und Fühl-Ich führt zu einem der 38 destruktiven Seelenzustände der Bachblütentherapie. Die Bilder zeigen, ob und wie der goldene »Seelenvogel« der Inneren Führung als Vermittler der Impulse des Höheren Selbst mit der Persönlichkeit verbunden ist, und wo die Persönlichkeit den Zugang zur kosmischen Energiequelle unterbrochen hat. Die Persönlichkeitsinstanz, von der die Störung ausgeht, ist jeweils rechts im Bild gezeigt.

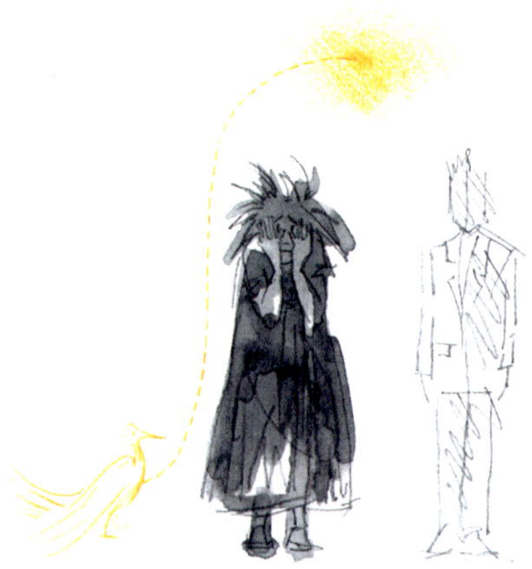

1. Das Fühl-Ich vergisst, dass es eine Verbindung zum Höheren Selbst hat, wendet sich aber auch nicht an das Denk-Ich. Das Denk-Ich kann deshalb auch nicht aktiv werden. (Im Bild das Beispiel Aspen)

2. Das Fühl-Ich ist mit dem Denk-Ich in einen Teufelskreis verstrickt und hat dadurch den Kontakt zum Höheren Selbst verloren. Beide sind nur noch miteinander beschäftigt. (Im Bild das Beispiel Pine)

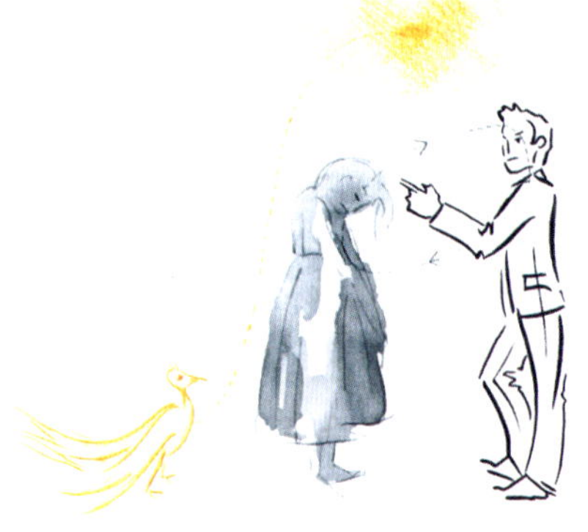

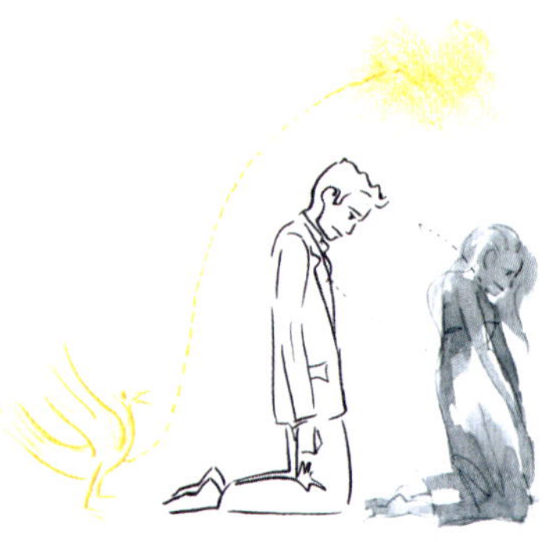

3. Das Fühl-Ich hat die Verbindung zur Inneren Führung verloren, das schwache Denk-Ich übernimmt die Gefühle des Fühl-Ich, anstatt sie durch Bewusstsein zu relativieren. Dadurch wird das Fühl-Ich überfordert. (Im Bild das Beispiel Centaury)

4. Das Denk-Ich hat sich vom Fühl-Ich abgekoppelt. Es bekommt daher keine Inspirationen von der Inneren Führung und keine Energie vom Großen Ganzen. Es entscheidet einseitig und kocht im eigenen Saft. (Im Bild das Beispiel Oak)

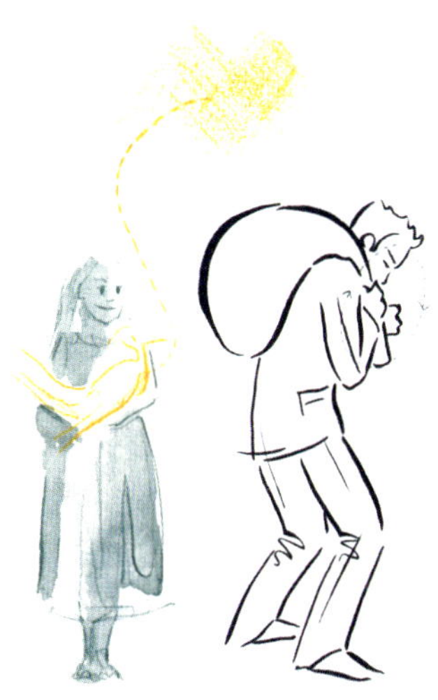

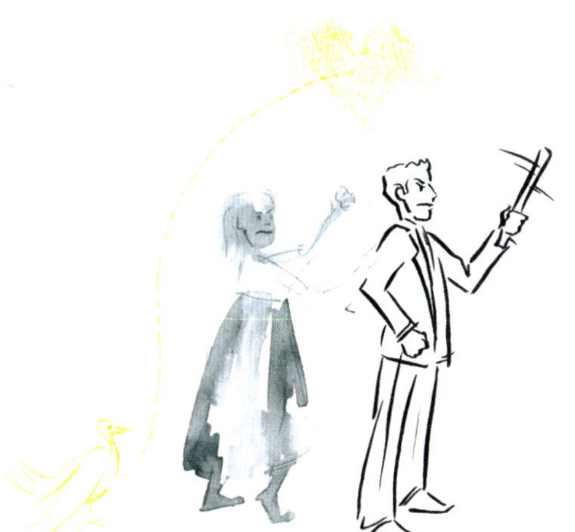

5. Das Denk-Ich reißt das Fühl-Ich mit und benutzt es als Werkzeug. Dadurch verliert das Fühl-Ich den Kontakt zum Höheren Selbst. (Im Bild das Beispiel Vine)

Die ideale Form der Kommunikation innerhalb der Persönlichkeit

Das Fühl-Ich in Verbindung mit der Inneren Führung sendet Impulse zum Denk-Ich. Das Denk-Ich akzeptiert diese Impulse, prüft sie und entscheidet konstruktiv im Sinne des Lebensplans. Die folgende Rückmeldung an das Fühl-Ich löst Freude aus, welche die Persönlichkeit insgesamt bewusst im Herzen erlebt.

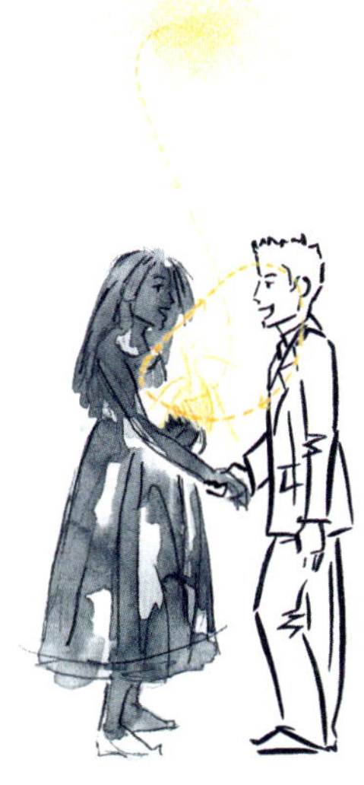

Ein konkretes Beispiel: Gentian

Das Muster der Fehlkommunikation innerhalb der Persönlichkeit gehört zur Gruppe 3.

- So geht der Kontakt zur Inneren Führung verloren

Das Fühl-Ich ist enttäuscht und entmutigt. Um nicht wieder enttäuscht zu werden, wehrt es weitere Erfahrungen ab. Das Denk-Ich identifiziert sich mit diesen Erfahrungen, anstatt sie gegenüber dem Fühl-Ich verstandesmäßig zu relativieren. So entsteht ein dauerhaftes Misstrauen auch gegenüber den Impulsen des Höheren Selbst.

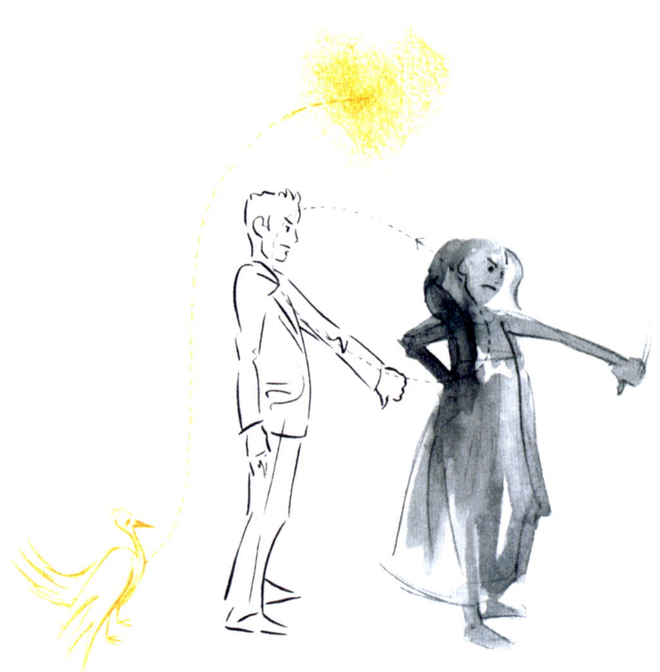

- So wird der Kontakt zur Inneren Führung wiederhergestellt

Anstatt sofort mutlos zu reagieren, muss das Fühl-Ich sich an das Höhere Selbst wenden und ihm vertrauen. Das Denk-Ich muss begreifen, dass Lernprozesse in Zyklen verlaufen und dass man die einzelnen Schritte (auch Rückschläge und Enttäuschungen) nicht verallgemeinern darf.

Quiz: Welcher Stress-Typ sind Sie?

Dieser Text wurde am Ende des ersten Seminarblocks der Ausbildung des Instituts für Bachblütentherapie vorgelesen. Die Teilnehmer mussten die hier in Klammern stehenden Blüten nennen. So konnten sie ihren erreichten Wissensstand spielerisch überprüfen.

Der Schiffsuntergang oder: In welchem Passagier erkennen Sie sich wieder?

Ein Fährschiff kollidiert im Nebel mit einem Frachter. Das Ausmaß der Karambolage ist noch nicht ganz übersehbar. Der Kapitän stellt die Fahrgäste vor die Alternative, entweder zu warten, bis das zu Hilfe gerufene Schwesternschiff eintrifft, oder wahlweise jetzt gleich Rettungsboote zu besteigen und sich von dem unversehrten Frachter übernehmen zu lassen.

Wie reagieren 38 verschiedene Menschen in dieser Stress-Situation?

- »Eigentlich sollte ich meinen Beruf an den Nagel hängen«, sagt sich insgeheim der Kapitän. Obwohl er andererseits tief im Inneren weiß, dass er ein tüchtiger Vertreter seines Berufs ist und so etwas auch dem Tüchtigen passieren kann. (Elm)

- Der Chefsteward hat die Situation ganz cool im Griff. Mit seinem bestimmten: »Fragen Sie nicht – sondern tun Sie jetzt genau, was ich Ihnen sage!« dirigiert er die ersten Gäste fast militärisch in die Rettungsboote. (Vine)

- Eine blasse junge Frau lässt die Prozedur völlig teilnahmslos über sich ergehen. (Wild Rose)

- Aber wo ist der junge Kollege, der dem Chefsteward helfen sollte? Der ist in der Bar verschwunden. »Ich muss erst einmal zwei Tassen Espresso trinken, sonst packe ich es nicht«, meint er. (Hornbeam)

• »Schon zwanzig Stunden im Dienst. Eigentlich hätte ich jetzt Pause. Aber bis hier alles klar ist, halte ich jetzt auch noch durch«, sagt sich der Steuermann. (Oak)

• »Typisch! Das passiert natürlich ausgerechnet dann, wenn ich Dienst habe. Das Schicksal ist mal wieder gegen mich«, schmollt innerlich der Zahlmeister. (Willow)

Inzwischen sind fast alle Passagiere an Deck gekommen. Die Diskussionswellen schlagen hoch, die Verwirrung ist groß.

• Eine eifrige Mittvierzigerin im schicken Seemanns-Outfit läuft wie ein aufgeregtes Huhn zwischen verschiedenen Menschengrüppchen hin und her und fragt jeden, was er jetzt an ihrer Stelle tun würde. Jede Antwort macht sie noch verwirrter. (Cerato)

• Ein etwas streng blickender älterer Herr, Typ höherer Beamter, ergeht sich in schweren Vorwürfen gegen den Kapitän. »So etwas darf einfach nicht passieren! Auch nicht bei Nebel.« (Beech)

• »Das wäre heute sowieso passiert«, sagt sich eine verhuschte Dame und zieht ihr indisches Mäntelchen fester um sich. »Ich hatte schon die ganze Zeit über so ein komisches Gefühl.« (Aspen)

• »Mein Großvater ist als Kapitän mit seinem Schiff untergegangen«, wirft eine stille ältere Dame ein, »die Situation erinnert mich daran.« (Honeysuckle)

• »Na, so schlimm wird es doch nicht gleich kommen«, versucht eine rundliche Krankenschwester die Situation humoristisch aufzufangen. »Ich sage immer, Unkraut vergeht nicht, nicht wahr, Frau Wangenheim?« und beugt sich über die alte Dame im Rollstuhl, die sie betreut. (Agrimony)

• Die seufzt resigniert: »Ich weiß nicht, ich habe da wenig Hoffnung – wenn nicht ein Wunder geschieht …« (Gorse)

• Das hört ein spanischer Kaplan, er nickt, faltet die Hände, blickt empor und sendet wohl ein Stoßgebet zum Himmel. (Sweet Chestnut)

• »Mir ist schon so ein Wunder passiert«, platzt eine junge Sozialarbeiterin heraus. Sie fasst die Krankenschwester am Ärmel und ist im Begriff, ihre ganze Lebensgeschichte zu erzählen, obwohl die jetzt keiner hören möchte. (Heather)

• Ein dabeistehender älterer Engländer, der offensichtlich viel in der Welt herumgekommen ist, guckt etwas erstaunt auf die junge Dame, wendet sich dann mit unmerklichem Kopfschütteln ab und zieht sich in sich selbst zurück. (Water Violet)

- »Ob wir hier wieder lebend rauskommen? – Ich bin sehr skeptisch«, sagt mit gerunzelter Stirn ein Marketing-Mann. »So was geht meistens schief!« (Gentian).

- »Hier, setz dich erst mal auf den Deckstuhl«, sagt er und kämpft für seine Freundin, die vor Schreck über das Ereignis noch wie gelähmt ist, einen Platz frei. (Star of Bethlehem)

- Dabei scheucht er einen blondgelockten Oberschüler auf, der es sich auf der Erde mit seinem Science-Fiction-Roman bequem gemacht hat und gar nicht zu registrieren scheint, was um ihn herum vorgeht. (Clematis)

- »Schnell, schnell in die Boote«, ruft ein junger Vater und treibt seine fünfköpfige Familie sinnlos zur Eile an. Die Warteschlange bewegt sich dadurch um keinen Deut schneller. (Impatiens)

- »Gehen Sie doch aus dem Weg«, sagt er zu einer jungen Frau, die unschlüssig im Gang steht und sich seit einer halben Stunde hin und her überlegt, ob sie das Rettungsboot besteigen soll oder lieber auf die andere Fähre warten soll. Sie kann sich einfach nicht entscheiden. (Scleranthus)

- Die Ehefrau des hektischen Vaters macht ihr Handtäschchen auf und prüft in einem Spiegel, ob der Lippenstift auch noch korrekt ist, erst dann reicht sie ihren Kindern die Schwimmwesten. (Crab Apple)

- »Ich habe aber Angst, in dem kleinen Boot zu fahren«, sagt leise ihr elfjähriger Sohn. (Mimulus)

- »Mit so einer Schwimmweste komme ich nicht klar. Du musst sie mir umbinden, das kannst du besser«, quengelt die Schwester. (Larch)

- »Wo ist denn Michael nun wieder?«, ruft der Vater. »Wie immer, wenn er Angst hat, auf'm Klo«, meint die Schwester, nicht ganz ohne gehässigen Unterton. (Rock Rose)

- »Und wegen diesem ganzen Theater muss ich heute meine Meditation ausfallen lassen«, denkt ein Asketentyp undefinierbaren Alters. (Rock Water)

- »Hier, halt doch mal!«, sagt er und hängt seiner blassen Begleiterin noch eine schwere Fototasche um. Sie duldet es still, obwohl die Tasche viel zu schwer für sie ist … (Centaury)

- … und sie schon einen Säugling auf dem Arm hat, der vor Übermüdung leise weint. (Olive)

- »Warum habt Ihr mich nicht früher gerufen? Schließlich habe ich die ganze Reise bezahlt!«, bricht sich ein pompöser Schwiegermuttertyp Bahn durch die Menge und gestikuliert vorwurfsvoll auf die arme junge Mutter ein. (Chicory)

- Das kann der neben der jungen Frau stehende dynamische Student nicht so ohne Weiteres mit ansehen: »Alle anderen haben die Glocke doch auch gehört«, verteidigt er die junge Frau eifrig, »nicht wahr, Sie haben sie doch auch gehört?«, wendet er sich an die Umstehenden. (Vervain)

Aber seine nett gemeinte Hilfsaktion findet kein großes Echo. Die meisten sind zu sehr mit sich beschäftigt.

- »Hab ich das Gas vor der Abreise zu Hause ausgemacht oder nicht?«, fragt sich eine ältere Lehrerin wieder und wieder wie unter Zwang. (White Chestnut)

- Ihre mitreisende Kollegin denkt: »Wird mein Enkel morgen die Klassenarbeit verhauen, weil ich ihm heute nicht bei den Schularbeiten helfen kann? Ich mach mir solche Sorgen um ihn.« (Red Chestnut)

- »Hätte ich die Idee mit der Schiffsfahrt nicht gehabt, wäre uns das nicht passiert«, denkt schuldbewusst die dritte Lehrerkollegin im Bunde. (Pine)

- An der Bar umringt ein Grüppchen Unentwegter eine attraktive Blondine, die rundherum flirtet, aber nicht weiß, an welchen Herrn sie sich in der jetzigen Situation wohl am günstigsten halten soll. (Wild Oat)

- Der feurige Vertreter rechts von ihr ist jetzt schon eifersüchtig, weil die Wahl nicht sofort auf ihn gefallen ist. (Holly)

- Die Blonde hat sich aber gerade auf den stämmigen Künstlertyp mit den traurigen Augen kapriziert, der wiederum keine Notiz davon nimmt, weil er, wie so oft, in tiefe Traurigkeit versunken ist. (Mustard)

- »Na dann eben nicht«, denkt sie sich und wendet sich – betont liebenswürdig – dem links von ihr sitzenden Ingenieur zu. Der schwankt, ob er darauf eingehen soll. Eigentlich wollte er gerade aufstehen, weil ihm die Situation zu abgedroschen ist – »Aber«, fragt er sich, »das gehört sich doch nicht. Man kann doch eine Dame nicht so einfach sitzen lassen?« (Walnut)

- »Wenn die nicht bald noch etwas bestellen oder zahlen, platze ich«, denkt grimmig der Barkeeper, läuft rot an, lässt sich aber nichts anmerken. (Cherry Plum)

- Sein Gehilfe wirft unterdessen zum fünften Mal den Eiswürfelbehälter um, stellt ihn aber immer wieder automatisch an die gleiche Stelle. (Chestnut Bud)
- Da fällt dem Barkeeper plötzlich etwas ein. Er geht an sein Privatfach, holt ein kleines braunes Fläschchen heraus, gibt vier Tropfen in ein Wasserglas, trinkt und sieht plötzlich sichtlich entspannter aus. Gefragt, was er da eben so heimlich getrunken habe, sagt er vieldeutig: »Das ist etwas, was jetzt alle hier an Bord gebrauchten könnten …« (Rescue)

Ausstellung »Krank – Warum?«

1997 Schloss Halbthurn unweit des Neusiedler Sees

In der Ausstellung ging es um die Vielfalt der Ursachen von körperlichen Erkrankungen. Um die seelischen Ursachen von Erkrankungen zu zeigen, schuf die Schweizer Malerin Verena Baumann in enger Zusammenarbeit mit mir 38 Bilder, auf denen jeweils ein verzerrter Seelenzustand im Sinne der Bachblütentherapie als mögliche Krankheitsursache dargestellt ist.

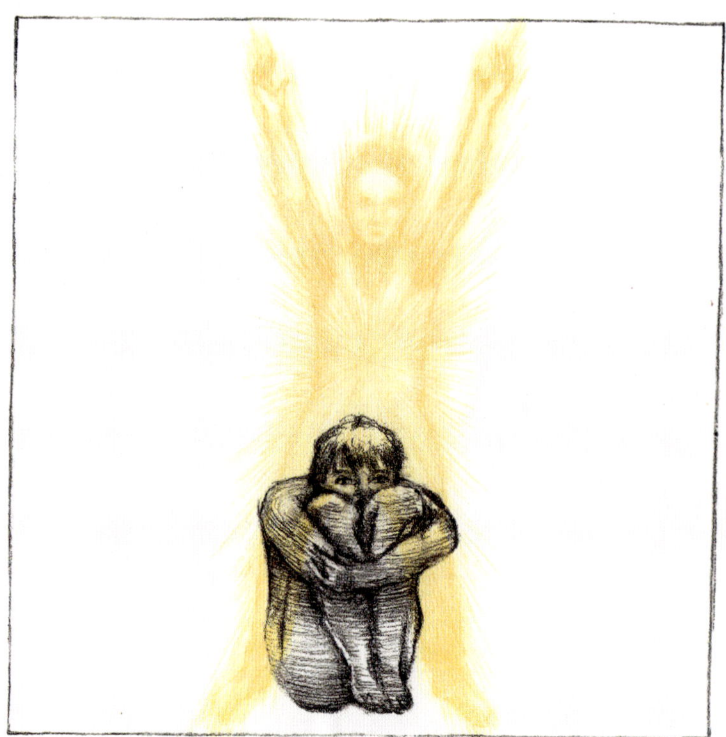

Ängstlichkeit

(Mimulus)

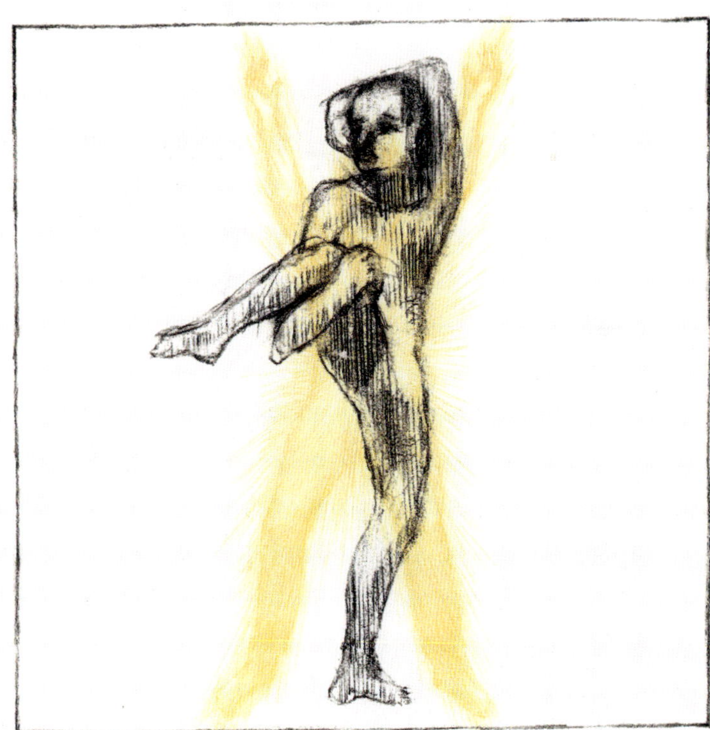

Übertriebene Selbstdisziplin

(Rock Water)

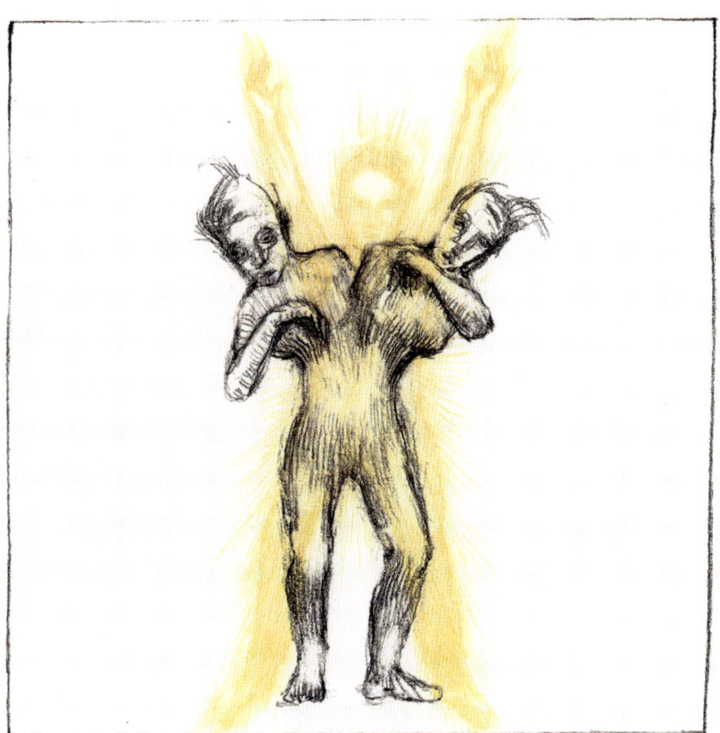

Entscheidungs-schwäche

(Scleranthus)

Ausstellung »Erfühle deine Seelenlandschaft«

1993 im Landesmuseum Burgenland in Eisenstadt

Der Maler Luis Sloboda hatte jeweils einige Tage lang die Tropfen einer Bachblüte eingenommen. Dadurch inspiriert, malte er dann jeweils eine Landschaft – insgesamt also 38 Bilder (siehe Kapitel 2, Seite 24). Hier zeigen wir die Bilder zu den Blüten Honeysuckle (links unten), Gentian (rechts oben) und Vervain (rechts unten).

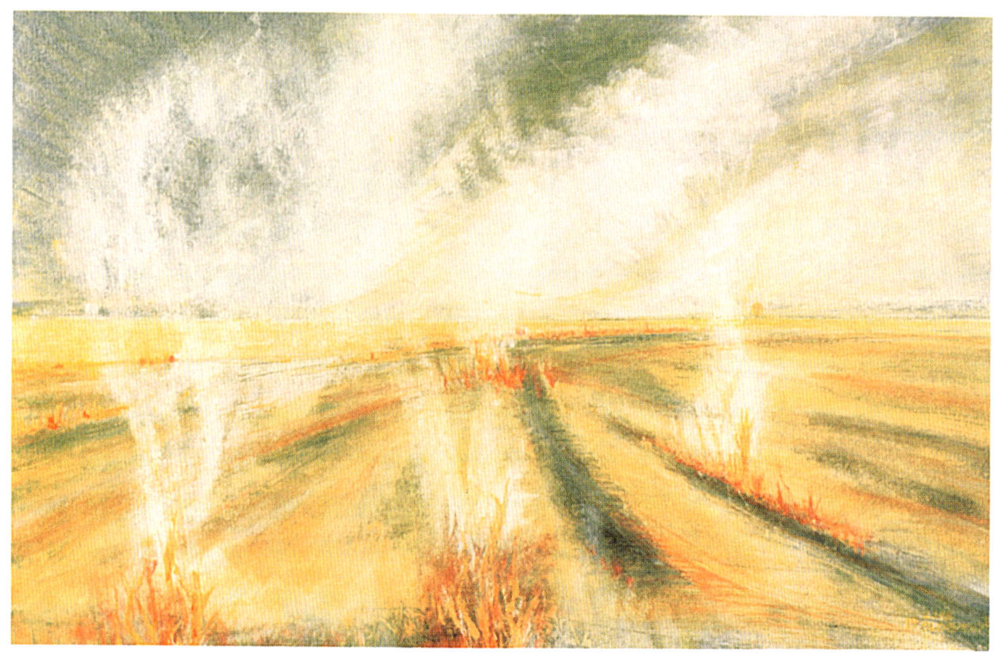

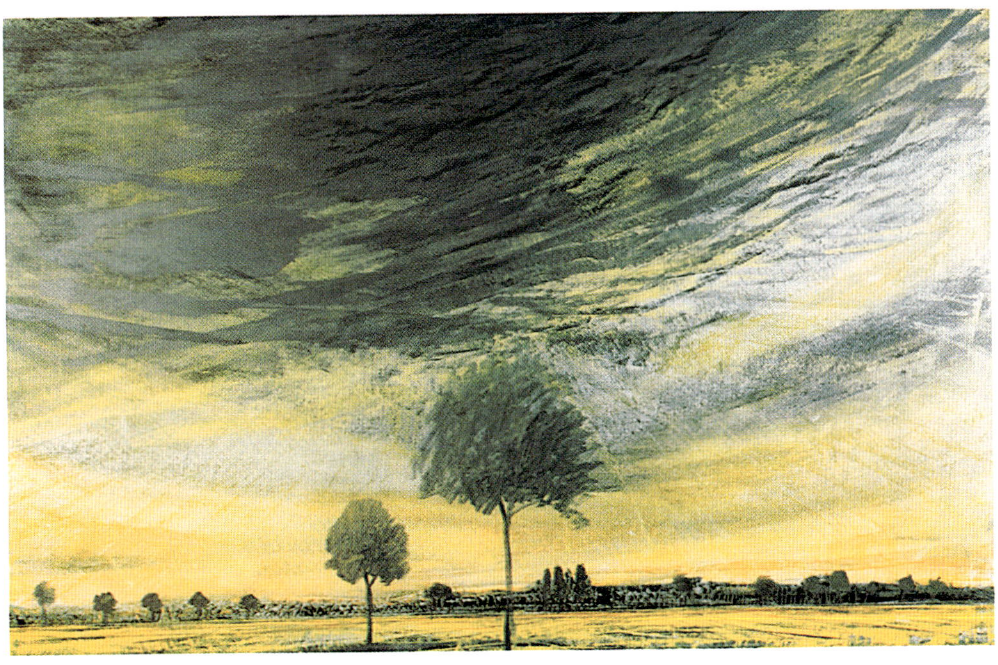

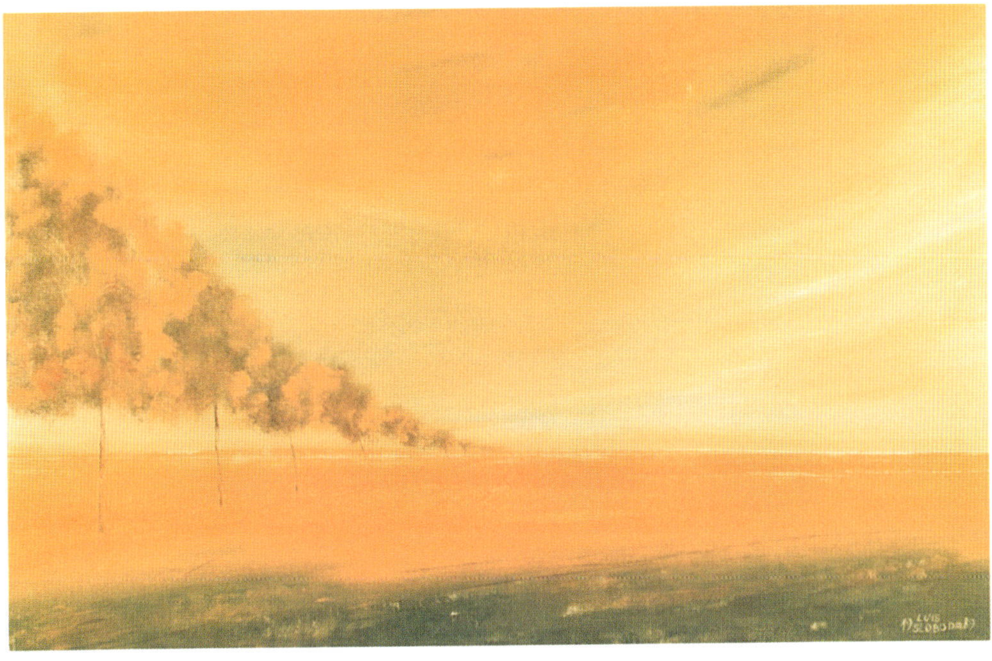

Kommentierte Publikationsliste

(chronologisch nach Datum der Erstveröffentlichung, ohne Nachauflagen)

1. Bach-Blütentherapie. Theorie und Praxis, München: Hugendubel, 1981. 302 Seiten. ISBN 3-88034-689-5
Das erste Buch zur Bachblütentherapie in deutscher Sprache, das für den Durchbruch dieser Therapie in Deutschland, Österreich und der Schweiz sorgte. Auch in Englisch, Französisch, Italienisch, Niederländisch, Dänisch, Portugiesisch, Spanisch, Finnisch, Polnisch, Slowenisch, Japanisch, Tschechisch, Schwedisch, Ungarisch

2. Erfahrungen mit der Bach-Blütentherapie. München: Hugendubel, 1984. 135 Seiten. ISBN 3-88034-778-6

3. Selbsthilfe durch Bach-Blütentherapie München: Heyne, 1988. 219 Seiten. Kurzfassung von 1. als Taschenbuch ISBN 3-453-02505-9

4. Original Bach-Blütentherapie. Lehrbuch für die Arzt- und Naturheilpraxis. Neckarsulm: Natura Med, 1990. 324 Seiten. ISBN 3-8243-1420-7

5. mit Wolf-Dieter Storl: Die Seelenpflanzen des Edward Bach. Neue Einsichten in die Bach-Blütentherapie. München: Hugendubel, 1991. 217 Seiten. ISBN 3-88034-821-9
Ein Buch für Leser, die einen tieferen Zugang zur Pflanzenwelt Edward Bachs suchen. Auch in Spanisch und Portugiesisch

6. Die praktische Anwendung der Original Bach-Blütentherapie in Fragen und Antworten. München: Goldmann, 1993. 247 Seiten. ISBN 3-442-16176-2

7. Schlüssel zur Seele: Das Arbeitsbuch zur Selbst-Diagnose mit den Bach-Blüten. München: Hugendubel, 1995. 238 Seiten. ISBN 3-88034-964-9
Aktive Bachblütentherapie jenseits der Tropfen-Einnahme – eines meiner wichtigsten Bücher. Siehe hier Seiten 412 ff. (Kap. 7)

8. Bachblüten-Bilder: für Harmonisierung, Zentrierung, Meditation. München: Hugendubel, 1997. ISBN 978-3-88034-972-8
Große Meditationskarten

9. Die Original Bach-Blütentherapie. Das gesamte theoretische und praktische Bach-Blütenwissen. München: Hugendubel, 1999. 384 Seiten. ISBN 978-3-517-08712-2
Das Standardwerk in deutscher Sprache., auch in Englisch, Französisch, Italienisch. Aktualisierte Fassung: siehe hier unter **23.**

10. Praxis der Original Bach-Blütentherapie. Das Material zur praktischen Anwendung. Kreuzlingen/München: Hugendubel, Irisiana, 2000. 192 Seiten. ISBN 978-3-7205-5059-8
Ringbuch, Auskopplung aus dem Standardwerk (**9.**)

11. Die Original Bach-Blütentherapie für Einsteiger. Die Blüten – Die Anwendung – Die Wirkung. München: Hugendubel/Irisiana, 2002. 110 Seiten. ISBN 978-3-424-15190-9

12. Die Original Bach-Blütentherapie zur Selbstdiagnose. Blockierte Seelenzustände erkennen und verändern. München: Hugendubel, 2002. 144 Seiten. ISBN 978-3-7205-2372-1
Überarbeitete Kurzfassung von **7.**

13. Der Original Bach-Blüten Check-up. Das Kartenset zur einfachen Anwendung der Bach-Blütentherapie. München: Hugendubel, 2003. 43 Karten. ISBN ISBN 978-3-7205-2701-0
Prägnante Bildbeispiele aus Kunst und Karikatur zu den einzelnen Bachblüten-Zuständen. Das Erfahrungskonzentrat aus 25 Jahren Praxis. Vorläufer von **25.**

14. Die Original Bach-Blütentherapie. Das Kartenset zum einfachen Einstieg. München: Hugendubel, 2005. 38 Karten im Spielkartenformat. ISBN 978-3-7205-2668-2

15. Bach-Blüten SPONTAN. Seelenkräfte für jeden Tag. München: Integral, 2005. 160 Seiten. ISBN 978-3-7787-9157-8
Mit welcher Bachblüten-Energie stehe ich heute in Resonanz? Hilfreiche Inspirationen für seelische Engpass-Situationen im Alltag. Mit den Strahlenbildern von Ludwig D. Knapp. Auch in Italienisch

16. Die Original Bach-Blütentherapie zur Selbsthilfe. München/Kreuzlingen: Hugendubel, 2005. 224 Seiten

17. Die Original Bach-Blütentherapie für Haustiere. Broschüre aus der Reihe »Pick-up«. München: Hugendubel, 2005. 112 Seiten. ISBN 3-7205-2675-5

18. Die Original Bachblütentherapie. Der schnelle Einstieg. Broschüre aus der Reihe »Pick-up«. München: Hugendubel, 2005. 124 Seiten. ISBN 978-3-424-15170-1

19. Bach-Blüten-Selbsthilfe in Krisensituationen. München: Hugendubel, 2006. 176 Seiten. ISBN 978-3-7205-2806-1
Anhand von 50 Praxisbeispielen werden Bachblüten-Muster aufgezeigt, die in Krisensituationen häufig sind, und Rezeptbausteine für persönliche Krisenmischungen gezeigt. Siehe im vorliegenden Buch Seite 292 ff. Auch in Englisch

20. Hörbuch CD: Die Original Bachblütentherapie. Das gesamte theoretische und praktische Bachblüten-Wissen. München: Hugendubel, 2006 ISBN 978-3-7205-2804-7
Auszüge aus **9.**

21. Bach-Blütentherapie. Das Lehrbuch für die therapeutische Praxis. München: Elsevier Verlag, 2008. 270 Seiten. ISBN 978-3-437-57900-4
Vollständig überarbeitete Fassung von **4.**

22. Bach-Blüten nach Reaktionstyp. Der neue Einstieg in das Bach-Blüten-System. München: Irisiana, 2009. 128 Seiten. ISBN 978-3-424-15009-2
Eines meiner wichtigsten Bücher. Beschreibt erstmals die energetische Basis der Bachblütentherapie anhand der Naturell-Lehre. Die daraus resultierende seelische Konstitutionstherapie ist eine neue Möglichkeit, auf einfache Weise, ohne vertiefte Seelenanalyse, die Kraft der Bachblüten für sich zu nutzen.

23. Die Original Bach-Blütentherapie. Das gesamte theoretische und praktische Bach-Blütenwissen. München: Südwest, 2011. 392 Seiten. ISBN 978-3-517-08712-2
Vollständig aktualisierte, erweiterte Ausgabe des Standardwerks **9.** Weitere unveränderte Neuauflagen wieder bei Irisiana (ISBN 978-3-434-15198-3)

24. Die Original Bach-Blüten. Finden, bestimmen und anwenden. Stuttgart: Franck-Kosmos Verlag, 2011. 190 Seiten. ISBN 978-3-440-12263-1
Unter Mitarbeit von Christine Schumann.
Der einzigartige Naturführer zum Thema hilft dabei, die Bachblüten-Pflanzen am natürlichen Standort zu finden und sicher zu bestimmen.
Auch in Französisch

25. Bachblüten als Wegbegleiter. Entfalte deine Seelenstärke. München: Irisiana, 2013. 40 Karten und 93 Seiten Begleitbuch. ISBN 978-3-424-15237-1
Die erweiterte Ausgabe des Check-up (**13.**) mit der prägnantesten Beschreibung der Bachblüten-Zustände und der geistigen Missverständnisse

26. Die Original Bachblüten-Therapie. Das Hörbuch zum Standardwerk. Theorie und Praxis. Hamburg: Aurinia, 2015. ISBN 978-3-95659-023-8
Neufassung von **20.**

27. Tiere heilen mit Bachblüten. Hamburg: Aurinia, 2017. 128 Seiten. ISBN 978-3-95659-020-7
Überarbeitung von **17.**

28. Bachblüten-Ayurveda, Romeon-Verlag, 2018. 127 Seiten. ISBN 978-3-96229-060-3
Überarbeitung und Erweiterung von **22.**

Über die Autorin

Mechthild Scheffer, geboren 1938, gilt als internationale Fachautorität auf dem Gebiet der Original Bachblütentherapie. Sie führte das Werk von Dr. Edward Bach 1981 im deutschen Sprachraum ein und baut es seither systematisch in der Anwendung aus.

Jahrzehntelang fungierte Mechthild Scheffer als Repräsentantin des englischen Bach Centre in den deutschsprachigen Ländern. Ihre über 40-jährige Praxis- und Forschungstätigkeit fand ihren Niederschlag in 17 Büchern und diversen Fachveröffentlichungen. Einige ihrer Bücher gelten als Grundlagenwerke und wurden in viele Sprachen übersetzt.

Die gebürtige Potsdamerin und Wahlwienerin entwickelte zudem das weltweit erste Ausbildungsprogramm in der Original Bachblütentherapie und gründete zwischen 1993 und 1995 die Institute für Bachblütentherapie, Forschung und Lehre in Hamburg, Wien und Zürich.

Mit dem von ihr entwickelten Ansatz der Bachblüten-Harmonisierung nach Reaktionstyp beschrieb Mechthild Scheffer 2009 erstmals die energetische Basis der Bachblütentherapie und entwickelte sechs spezifische Mischungen (Reharmony®), mit denen man die eigene seelische Konstitution gezielt stärken kann.

Eine einzigartige Initiative ist der »Bachblüten-Kraftpark«, den Mechthild Scheffer 2007 in Zusammenarbeit mit der Gemeinde Rechnitz im Südburgenland anlegte. Hier findet man alle 38 Bachblüten-Pflanzen mit den Tafeln ihrer jeweiligen Kraftformeln. Besucher können sich auf einem meditativen Rundgang gezielt mit den spezifischen Kräften der einzelnen Bachblüten aufladen.

Mechthild Scheffer
Institut für Bachblütentherapie Forschung und Lehre
Pfeilgasse 29/14
1080 Wien
info@bach-bluetentherapie.com www.bach-bluetentherapie.com